Wolfgang Voges

# Pflege alter Menschen als Beruf

Für Herrn Kohler
mit besten Empfehlungen
und weiterhin viel Erfolg
im Studium.

W. Voges

Wolfgang Voges

# Pflege alter Menschen als Beruf

*Soziologie eines Tätigkeitsfeldes*

Westdeutscher Verlag

Die Deutsche Bibliothek – CIP-Einheitsaufnahme
Ein Titeldatensatz für diese Publikation ist bei
Der Deutschen Bibliothek erhältlich

1. Auflage Januar 2002

Alle Rechte vorbehalten
© Westdeutscher Verlag GmbH, Wiesbaden 2002

Lektorat: Nadine Kinne

Der Westdeutsche Verlag ist ein Unternehmen der Fachverlagsgruppe BertelsmannSpringer.
www.westdeutschervlg.de

Umschlaggestaltung: Horst Dieter Bürkle, Darmstadt
Druck und buchbinderische Verarbeitung: Rosch-Buch, Scheßlitz
Gedruckt auf säurefreiem und chlorfrei gebleichtem Papier
Printed in Germany

ISBN 3-531-13492-2

# Inhaltsverzeichnis

# Abkürzungsverzeichnis

| | |
|---|---|
| ABM | Arbeitsbeschaffungsmaßnahme nach § 260 ff., § 272 ff. SGB III |
| ABVP | Arbeitgeber- und Berufsverband Privater Pflege |
| ADL | Aktivitäten des täglichen Lebens |
| ADS | Arbeitsgemeinschaft Deutscher Schwesternverbände und Pflegeorganisationen |
| AFG | Arbeitsförderungsgesetz, jetzt SGB III |
| AltPflG | Altenpflegegesetz |
| AOK | Allgemeine Ortskrankenkasse |
| ASMK | Arbeits- und Sozialminister-Konferenz |
| AVAVG | Gesetz über Arbeitsvermittlung und Arbeitslosenversicherung, Vorläufer des AFG |
| AVR | Arbeitsvertragsrichtlinien |
| AWO | Arbeiterwohlfahrt |
| BA | Bundesanstalt für Arbeit |
| BAB | Berufsausbildung |
| BAföG | Bundesausbildungsförderungsgesetz |
| BAGFW | Bundesarbeitsgemeinschaft der Freien Wohlfahrtspflege |
| BALK | Bundesarbeitsgemeinschaft Leitender Krankenpflegepersonen |
| BAT | Bundes-Angestelltentarifvertrag |
| BAT-KF | BAT-Kirchliche Fassung |
| BAT/Kr | BAT/Krankenhaustarif |
| BBiG | Berufsbildungsgesetz |
| BDA | Bundesvereinigung Deutscher Arbeitgeberverbände |
| BDH | Bund Deutscher Hebammen |
| BFS | Berufsfachschule |
| BGW | Berufsgenossenschaft für Gesundheitsdienst und Wohlfahrtspflege |
| BiBB | Bundesinstitut für Berufsbildung |
| BiG | Gewerkschaft für Beschäftigte im Gesundheitswesen |
| BKK | Berufsverband für Kinderkrankenschwestern und Kinderkrankenpfleger |

| | |
|---|---|
| BLLP | Bundesausschuss der Lehrerinnen und Lehrer für Pflegeberufe |
| BMAS | Bundesministerium für Arbeit und Sozialordnung |
| BMFSFJ | Bundesministerium für Familie, Senioren, Frauen und Jugend |
| BMFuS | Bundesministerium für Familie und Senioren, jetzt BMFSFJ |
| BMG | Bundesministerium für Gesundheit |
| BPA | Bundesverband privater Alten- & Pflegeheime und ambulanter Dienste |
| BSG | Bundessozialgericht |
| BSHG | Bundessozialhilfegesetz |
| BT | Bundestagsdrucksache |
| DAG | Deutsche Angestellten-Gewerkschaft, jetzt VERDI |
| DBfK | Deutscher Berufsverband für Pflegeberufe |
| DBVA | Deutscher Berufsverband für Altenpflege |
| DCV | Deutscher Caritas-Verband |
| DDR | Deutsche Demokratische Republik |
| DGB | Deutscher Gewerkschaftsbund |
| DGGG | Deutsche Gesellschaft für Gerontologie und Geriatrie |
| DJI | Deutsches Jugendinstitut |
| DKG | Deutsche Krankenhaus-Gesellschaft |
| DPV | Deutscher Pflegeverband |
| DPWV | Deutscher Paritätischer Wohlfahrtsverband |
| DRK | Deutsches Rotes Kreuz |
| DV | Deutscher Verein für öffentliche und private Fürsorge |
| DVP | Deutscher Verein zur Förderung der Pflegewissenschaft |
| DW | Diakonisches Werk der EKD |
| DZA | Deutsches Zentrum für Altersfragen |

| | | | |
|---|---|---|---|
| DZI | Deutsches Zentralinstitut für soziale Fragen | KZfSS | Kölner Zeitschrift für Soziologie und Sozialpsychologie |
| EKD | Evangelische Kirche in Deutschland | MAGS | Ministerium für Arbeit, Gesundheit und Soziales |
| et al | et altera (und weitere) | MDK | Medizinischer Dienst der Krankenversicherung |
| EU | Europäische Union | | |
| EuGH | Europäischer Gerichtshof | MG | Mehr-Generationen-Haushalt |
| FHR | Fachgebundene Hochschulreife | MittAB | Mitteilungen aus der Arbeitsmarkt- und Berufsforschung |
| FH | Fachhochschule | | |
| FS | Fachschule | MPIB | Max-Planck-Institut für Bildungsforschung |
| GEK | Gmünder Ersatzkasse | | |
| gGmbH | gemeinnützige Gesellschaft mit beschränkter Haftung | MSD | Mobiler Sozialer Dienst |
| | | MZ | Mikrozensus |
| GKV | Gesetzliche Krankenversicherung | nv | nicht vergleichbar |
| | | NW | Nordrhein-Westfalen |
| GP | Gewerkschaft Pflege, jetzt BiG | ÖTV | Gewerkschaft Öffentliche Dienste, Transport und Verkehr, jetzt VERDI |
| GPV | Gesetzliche Pflegeversicherung | | |
| HeimG | Heimgesetz | | |
| Hh | Haushalt | PDL | Pflegedienstleitung |
| HeimPersV | Heimpersonalverordnung | PflegeVG | Pflege-Versicherungsgesetz |
| HR | Hochschulreife, Abitur | PLAISIR | Informationsgestützte Planung der erforderlichen Pflege |
| HS | Hauptschule | | |
| HzA | Arbeitsbeschaffungsmaßnahme nach § 19f. BSHG | rel | relativ, Angaben in Prozent |
| | | RS | Realschule |
| IAB | Institut für Arbeitsmarkt- und Berufsforschung der BA | SGB | Sozialgesetzbuch |
| | | SGB III | SGB 3. Buch Arbeitsförderung |
| IBV | Informationen für die Beratungs- und Vermittlungsdienste der BA | SGB V | SGB 5. Buch Krankenversicherung |
| ICD | Internationale Klassifikation der Krankheiten | SGB VII | SGB 7. Buch Unfallversicherung |
| | | SGB XI | SGB 11. Buch Pflegeversicherung |
| ICNP | Internationale Klassifikation der Pflegetätigkeiten | SOEP | Sozio-Oekonomisches Panel |
| | | StBA | Statistisches Bundesamt |
| IPW | Institut für Pflegewissenschaft | UNI | Universität |
| ISCED | Internationale Standard-Klassifikation des Bildungswesens | VERDI | Vereinte Dienstleistungsgewerkschaft |
| IW | Institut der deutschen Wirtschaft | VZ | Volkszählung |
| IZ | Informationszentrum Sozialwissenschaften | WfB | Werkstätten für Behinderte |
| | | WHO | Welt-Gesundheits-Organisation |
| kA | keine Angabe möglich | WIdO | Wissenschaftliches Institut der AOK |
| KBV | Koordinierte Bevölkerungsvorausberechnung | | |
| | | WZB | Wissenschaftszentrum Berlin für Sozialforschung |
| KDA | Kuratorium Deutsche Altershilfe | | |
| KF | Kernfamilien-Haushalt | ZDL | Zivildienstleistende |
| kM | keine Mitgliedschaft vorgesehen | ZeS | Zentrum für Sozialpolitik |
| KMK | Ständige Konferenz der Kultusminister | ZWST | Zentrale Wohlfahrtsstelle der Juden in Deutschland |
| KrPflG | Krankenpflegegesetz | | |

Alle Angaben zu relativen Werten sind in den Abbildungen und Tabellen *kursiv* gesetzt.
Werte in Klammern ( . . . ) basieren auf weniger als 10 Fällen.

# Vorwort

Alle Berufe sind Verschwörungen
gegen die Laien.

George Bernard Shaw
Der Arzt am Scheideweg (The Doctor's
Dilemma) in: 7 *Stücke*, Berlin: Aufbau 1967[2]

Rent A Nurse

Werbespruch eines privaten ambulanten
Pflegedienstes in Berlin, Dezember 1999


Das vorliegende Buch ist als ein Studienbuch zur Berufssoziologie angelegt
und richtet sich an einen größeren sozialwissenschaftlich interessierten Kreis.
Schwerpunktmäßig sollen Prozesse der Berufskonstruktion innerhalb eines Tätigkeitsfeldes im Zusammenhang mit gesellschaftlichem Strukturwandel und sozialstaatlichen sowie kulturellen Veränderungen aufgezeigt werden. Zum besseren
Verständnis werden in einigen Kapiteln Erklärungsansätze aus der Betriebsso-
ziologie, der Organisationssoziologie, der soziologischen Sozialpolitik- und Ar-
beitsmarktforschung einbezogen sowie Aspekte der Arbeitswissenschaft, Bevölke-
rungswissenschaft und Politikwissenschaft aufgegriffen.

Da sich eine Umstrukturierung der Arbeitsgesellschaft vollzieht, ist es sinnvoll,
einen Bereich gesellschaftlicher Arbeit eingehender zu betrachten, an dem sich
die vielfältigen Beziehungen von Arbeit und Beruf vor dem Hintergrund einer
sich verändernden Arbeitsteilung verdeutlichen lassen. Zur allgemeinen Anschau-
lichkeit wird deshalb die berufliche Form von Arbeit am Beispiel der Altenpflege
aufgezeigt. An diesem Beruf lässt sich der Prozess der Institutionalisierung eines
Fähigkeitsprofils von einem ›Ersatzberuf‹ der 1960er Jahre zu einem ›geschütz-
ten‹ Fachberuf der 1990er Jahre in geeigneter Weise verdeutlichen. Auf Grund
der immer noch andauernden Diskussion bietet es sich an, grundlegende berufs-
soziologische Fragestellungen und Forschungsergebnisse – auch auf empirischer
Basis – an diesem Beruf vorzustellen.

Um die Veränderungen innerhalb dieses Tätigkeitsfeldes und die Mechanismen
der Berufskonstruktion aufzuzeigen, werden ausgewählte Fragestellungen und Ergebnisse der angeführten sozialwissenschaftlichen Disziplinen herangezogen. Sie
ermöglichen es, den Zusammenhang zwischen Verberuflichung der ›primären
Pflege‹, verstanden als ›körpernahe‹, direkt personenbezogene Dienstleistungen,

und der Professionalisierung der eher ›körperfernen‹, indirekt personenbezogenen Dienstleistungen zur ›sekundären Pflege‹ im Sinne von Pflegemanagement
und Pflegewissenschaft aufzuzeigen.

Da es sich bei der Berufskonstruktion um einen Aushandlungsprozess mit
historisch unterschiedlicher Dynamik handelt, kann die Veruflichung der Erledigung einer gesellschaftlichen Arbeitsaufgabe nicht als linear ablaufender Prozess
vom einfachen zum komplexeren Berufszuschnitt betrachtet werden. Vielmehr bedarf es zur Einschätzung der aktuellen Diskussion um einen ›neuen Beruf‹ und
dessen weiterer Entwicklung häufig einer historischen Relativierung. Von daher
gilt es in erster Linie, die allgemeinen Zusammenhänge, Mechanismen und Akteure dieses Prozesses am Beispiel der Altenpflege zu verdeutlichen. Die soziologische
Studie zu diesem Tätigkeitsfeld ist als Weiterführung der von Hans Albrecht Hesse
sowie Ulrich Beck und Michael Brater entworfenen Berufssoziologie konzipiert.

Diese Einführung in die Berufssoziologie soll insbesondere den Studierenden
sowie den in diesem Tätigkeitsfeld Beschäftigten ermöglichen, die Probleme der
Konstruktion von Altenpflege als Beruf im Zusammenhang mit dem aufgezeigten Spannungsverhältnis zwischen Verberuflichung und den Bestrebungen um
Professionalisierung (›Upgrading‹) auf der einen Seite und den Tendenzen der
Entberuflichung (›Downgrading‹) der Altenpflege auf der anderen Seite zu erkennen und besser zu verstehen. Damit soll u. a. der Einstieg in die Diskussion
um das Berufsbild von Pflegeberufen, die Rahmenbedingungen der Pflegeausbildung und die Öffnung weiterführender Bildungsgänge erleichtert werden. Es
wäre wünschenswert, wenn das Studienbuch den Charakter einer konzeptionellen
Handreichung für Berufseinsteiger in den Pflegebereich annehmen würde.

Die Themenbereiche sind in mehrere Kapitel mit Unterabschnitten gegliedert,
an deren Ende sich Hinweise auf weiterführende Literatur befinden. Damit das
Studienbuch auch als berufsspezifisches Nachschlagewerk genutzt werden kann,
wurde ein Sachregister eingefügt. Ein Glossar erleichtert den Einstieg in die Fach-
begrifflichkeit. Die zu Grunde gelegte Literatur wird am Ende des Buches oder,
sofern sie weiterführenden Charakter hat, am Ende des Kapitels angeführt. Bei
der weiterführenden Literatur handelt es sich um eine Auswahl zur allgemeinen
Vertiefung des jeweiligen Themas oder speziell in Bezug auf »Pflege«. Allgemeine
Hinweise zu »Pflege als Beruf« in Fachzeitschriften, Bibliografien und Literaturdatenbanken schließen den thematischen Einstieg in die Berufssoziologie ab.

Ergebnisse empirischer Forschung werden soweit wie möglich in Tabellen
zusammengefasst oder in Schaubildern dargestellt. Da nur für einige Bereiche empirische Daten zur Altenpflege vorliegen und methodische Informationen über die
verwendeten Verfahren bei ihrer Erhebung oder Auswertung oft fehlen, wurden
für diese theoretisch-empirische Einführung häufig allgemein zugängliche Daten-
bestände ausgewertet oder im Rahmen von Lern-Lehr-Forschung erhobenes Ma-
terial verwendet. Um bei dieser Darstellung zu verdeutlichen, inwieweit sich der

Altenpflegeberuf spezifisch und systematisch von anderen Berufen unterscheidet, werden ein Büroberuf und der Krankenpflegeberuf zum Vergleich herangezogen.

Pflege alter Menschen ist ein Beruf, der kein geschlechtsspezifisches Fähigkeitsprofil voraussetzt. Trotzdem wird er überwiegend von Frauen ausgeübt. Um eine stete Doppelbezeichnung zu vermeiden, wird in diesem Buch nur die feminine Form (Altenpflegerin) benutzt, auch wenn sie gleichermaßen für Frauen und Männer gemeint ist. Analog wird bei der Krankenpflege von der Krankenschwester gesprochen und nicht gesondert eine männliche Berufsbezeichnung angeführt. Ansonsten wird die Bezeichnung Alten- bzw. Krankenpflegekräfte verwendet.

An dieser Stelle möchte ich den befragten Pflegekräften sowie den Studierenden der Fachbereiche Human- und Gesundheitswissenschaften sowie Sozialwissenschaften an der Universität Bremen danken, die an Diskussionen und Befragungen mitgewirkt haben und mich zu der Konzeption dieses Buch angeregt haben. Mein Dank gilt auch den Lehrkräften aus dem Pflegebereich und insbesondere den Vertretern jener Verbände, die sich trotz mancher Vorbehalte für Expertengespräche zur Verfügung gestellt haben. Für vielfältige Hilfe und Unterstützung danke ich auch der Berufsgenossenschaft für Gesundheitsdienst und Wohlfahrtspflege, dem Bundesinstitut für Berufsbildung (BiBB), der Informationsvermittlungsstelle der Staats- und Universitätsbibliothek Bremen, Infratest Burke, dem Institut für Arbeitsmarkt- und Berufsforschung (IAB), dem ÖTV-Vorstandssekretariat (Bereich Gesundheitswesen, Kirchen, soziale Dienste, soziale Sicherung) sowie dem Statistischen Bundesamt (Sachgebiete Bevölkerung, Erwerbstätigkeit, Bildung und Kultur).

Mein besonderer Dank gilt allen Kolleginnen und Kollegen, die durch Hinweise und Anregungen zur Konzeption und Gestaltung dieses Buches beigetragen haben. Insbesondere hat mich Uwe Helmert tatkräftig bei der Auswertung des Mikrozensus unterstützt. Rolf Jansen war mir bei der Auswertung der BiBB/IAB-Erhebungen behilflich. Rainer Müller und Heinz Rothgang haben mich darin unterstützt, die arbeits- und sozialmedizinischen bzw. die ökonomischen Aspekte angemessen einzubringen. Ich danke allen Mitarbeitern, die an der Erstellung der Druckvorlage unter LaTeX und an den Literaturrecherchen mitgewirkt haben.

Für finanzielle Unterstützung sei schließlich an dieser Stelle der Hans-Böckler-Stiftung sowie dem Zentrum für Sozialpolitik der Universität Bremen gedankt.

Schließlich danke ich meinen Kindern für ihre unendliche Geduld, die sie mit mir haben. Ihnen widme ich dieses Buch.

Im November 2001                                               Wolfgang Voges

# 1 Konstruktion sozialer Berufe: Das Beispiel Altenpflege

Berufe sind Muster sozialer Organisation von Arbeit. Sie verbinden die strukturelle Ebene des Beschäftigungssystems mit der subjektiven Ebene der Arbeitskraft und schlagen sich in einer gesellschaftlichen ›Berufsgliederung des Arbeitsvermögens‹ nieder.

Arbeit tritt je nach gesellschaftlich-historischem Kontext in unterschiedlicher Organisationsform auf. Beruf ist nur eine davon. So wird Pflege in beruflicher und nicht-beruflicher Form geleistet. Während hier die Verberuflichung zunimmt, wird allgemein eine Entberuflichung der Arbeit prognostiziert. Dabei wird der Beruf jedoch von Arbeitsvermögen auf ›Erwerbsberuf‹ verkürzt. *Kapitel 1.1*

Gesellschaftliche Arbeitsteilung schlägt sich nicht quasi natürlich in beruflicher Arbeitsorganisation nieder. Berufe sind vielmehr das Ergebnis der Interessendurchsetzung von ›Berufsinhabern‹ in einer bestimmten gesellschaftlich-historischen Situation. Eine Verberuflichung der Aufgabenerledigung spiegelt in hohem Maße eine geschlechtsspezifische Arbeitsteilung wider. *Kapitel 1.2*

Ein Fähigkeitsprofil wird dann als Beruf ›institutionalisiert‹, wenn es einen Nutzen für Anbieter und Abnehmer der Arbeitskraft verspricht. Die verschiedenen Interessengruppen bringen ihre Vorstellungen vom Berufszuschnitt durch Berufsbilder ein. Deren instrumenteller Charakter erzeugt eine Vielfalt, die mitunter Berufsinhaber und Nachfrager der Arbeitskraft verunsichert. *Kapitel 1.3*

Die Bedingungen für die Entstehung und den Zuschnitt eines Berufs ändern sich im Zeitverlauf. Daher ist Berufskonstruktion ein kontinuierlicher Prozess. In diesem eignen sich Berufsinhaber berufsfremde Arbeitsfähigkeiten an und übertragen weniger prestigeträchtige Arbeitstätigkeiten auf andere Berufe. Dieser Mechanismus wird durch mehrere Berufseinstiegskohorten bewirkt. *Kapitel 1.4*

Die Allokation von Arbeitsaufgaben auf Berufsgruppen ist nicht nur Grundlage sozialer Differenzierung, sondern auch der Chancen für gesellschaftliche Teilhabe. Auf Grund der an einen Beruf geknüpften Opportunitätsstrukturen hat er stets eine ›ungleichheitsrelevante‹ Komponente. Soziale Platzierung und Ansehen einer Person sind daher in hohem Maße durch den Beruf bestimmt. *Kapitel 1.5*

## 1.1    Arbeit und Beruf als Grundkategorien

Ebenen soziologischer Betrachtung von Berufen

Soziologie als ›Wissenschaft von der Gesellschaft‹ bezieht sich zunächst auf zwei Aspekte menschlichen Zusammenlebens. Zum einen ist sie die Wissenschaft von der Struktur gesellschaftlicher Verhältnisse und deren Wandel. Vor diesem Hintergrund befasst sich Berufssoziologie mit der gesellschaftlichen Arbeitsteilung und den strukturellen Aspekten von Berufen. Von daher muss sie erklären, wie Berufe als Institutionen Bestandteil individueller Handlungsressourcen werden und das Verhalten von Akteuren beeinflussen. Zum anderen ist Soziologie aber auch jene Wissenschaft, die sich mit den sozialen Akteuren und deren Handeln befasst. Dementsprechend betrachtet sie soziale Phänomene auf der Makroebene wie etwa den Wandel der Berufsstruktur als Ausdruck individueller Handlungsfolgen auf der Mikroebene. Im zunehmenden Maße wird jedoch deutlich, dass diese Dichotomie nicht ausreicht, um Veränderungen von Berufen hinreichend zu erklären. Daher wird nunmehr verstärkt die Ebene sozialer Organisationen als Mesoebene einbezogen. Berufssoziologie muss sich deshalb auch damit befassen, wie etwa Bedingungen von Erwerbsarbeit einen Beruf modifizieren oder auf die gesellschaftlichen Verhältnisse zurückwirken.

Beruf: Merkmal ohne Erklärungskraft?

Beruf war stets eine zentrale Kategorie von Sozialforschern, um den ›sozialen Ort‹ von Personen zu erfassen. Seit die These, dass der die Arbeit ausgehe, weite Verbreitung fand, wird häufig die Meinung vertreten, dass auch der Berufsbegriff seine Erklärungskraft verloren hätte und zu einer leeren Worthülse geworden sei. Beruf und Arbeit werden bei dieser Erörterung allerdings mitunter synonym verwendet oder es wird zur weiteren Differenzierung auf den Begriff der Qualifikationen abgehoben. Aber auch wenn sich ein Strukturwandel der Arbeitsgesellschaft vollzieht oder sich die Arbeitsabläufe verändern, ist es weiterhin der Beruf sowie dessen Aneignung und Ausübung, die etwa den Lebensverlauf in eine vor-berufliche, berufliche und nach-berufliche Phase zergliedert. Durch Verschiebung der Anteile der Phasen innerhalb der Lebenszeit verringert sich der Anteil der beruflichen Phase. Dennoch hat der Beruf auch weiterhin den Charakter eines »Struktur bestimmenden Grundtatbestands« (JÄGER 1993). Ohne diese Begrifflichkeit ließe sich etwa das Spannungsverhältnis zwischen (Berufs-)Bildungssystem, Beschäftigungssystem und individuellem Arbeitsvermögen nicht erfassen.

Der planmäßige Einsatz des individuellen Arbeitsvermögens   Arbeit
zur Abdeckung einer Bedürfnislage wird als Arbeit bezeichnet.
Wenn man davon ausgeht, dass alle realisierten körperlichen und
geistigen Tätigkeiten zur Bewältigung des alltäglichen Lebens
*Arbeit* sind, dann hat Arbeit den Charakter einer »anthropologi-
schen Konstanten« oder einer »Kerneigenschaft menschlichen
Wesens« (BAHRDT 1983). Objektiv betrachtet könnte unter Arbeit jedes Handeln eines Menschen verstanden werden, das auf
die natürliche Umwelt und soziale Mitwelt einwirkt und dort beobachtbare Folgen hinterlässt. Arbeit ist damit »eine Tätigkeit,
die im Rahmen bestimmter Aufgaben entfaltet wird und zu einem
materiellen und/oder immateriellen Arbeitsergebnis führt, das
in einem Normensystem bewertet werden kann« (HOYOS 1986).
Für einen handelnden Akteur kann Arbeit den Charakter von
Möglichkeiten zur Befriedigung individueller Bedürfnisse, zur
Lebenserhaltung oder zur Selbstverwirklichung haben (Tabelle 1.1). Durch die körperliche Beanspruchung wirkt jede Arbeit
zunächst unmittelbar auf den Handelnden. Über das Ergebnis
beeinflusst Arbeit aber auch mittelbar das alltägliche Leben und
Denken sowie die Lebensplanung von Arbeitenden.

Im allgemeinen Sprachgebrauch werden unter Arbeit jedoch   Arbeit und
nicht nur Tätigkeiten verstanden, sondern vor allem deren Er-   ›Nicht-Arbeit‹
gebnis. Da es sich bei Pflege um Tätigkeiten handelt, deren
Ergebnis nicht unmittelbar sichtbar ist, wird sie mitunter in der
breiten Öffentlichkeit auch als ›Nicht-Arbeit‹ angesehen. Daher
sind bei dieser personenbezogenen Dienstleistungsarbeit auch all
jene Negativ-Vorstellungen von Erwerbsarbeit anzutreffen, wie
sie gegenüber Hausarbeit und zahlreichen anderen Arbeitstätigkeiten im Dienstleistungssektor im Umlauf sind. Dennoch zeigen
sich hier bereits Unterschiede zwischen Kranken- und Altenpflege. Die Klienten, mit denen die Krankenpflege befasst ist, sind
zumeist episodenhaft krank. Ihre Rehabilitation kann auch als Ergebnis der Pflegearbeit betrachtet werden. Altenpflege hat es dagegen mit Klienten zu tun, die gleichzeitig unter mehreren, zumeist chronischen Krankheiten leiden und bei denen ein Rehabilitationserfolg manchmal völlig ausbleibt. Das Ergebnis der Arbeit
lässt sich dadurch häufig kaum vermitteln. Daher steht die sicht-
bare medizinisch-pflegerische Arbeit im Vordergrund. Sie wird
mitunter arbeitsethisch auf die Maxime ›sauber, satt und sediert‹
(ruhig gestellt) reduziert. Die Einführung von Pflegestandards
dient dazu, das Ergebnis von Pflegearbeit messbar zu machen.

*Tabelle 1.1:*
Ausgewählte
Bedeutungen
von Arbeit,
Beruf und
Profession

| Strukturelle Bedeutung | Individuelle Bedeutung |
|---|---|
| **1. Arbeit** | |
| zweckgerichtetes und erfolgsorientiertes menschliches Einwirken auf die natürliche oder soziale Umwelt | Möglichkeit zur Befriedigung menschlicher Bedürfnisse, zur Lebenserhaltung und Selbstverwirklichung |
| ernsthafter Einsatz physischer, psychischer und geistiger Fähigkeiten und Fertigkeiten | Suspendierung unmittelbarer Triebbefriedigung (im Gegensatz zu Erholung und Muße) |
| Aufwendung von Arbeitskraft | Erfahren von Körperlichkeit |
| **2.1 Beruf** | |
| normierte und institutionalisierte Entwicklungs- und Handlungsschablone | Chance zur Entfaltung individueller Fähigkeiten und Persönlichkeitsbildung |
| Orientierungsmuster von Bildungsprozessen | Identitätsschablone, Grundlage für individuelles Selbstverständnis |
| konsensfähiges Produkt, das aus Interessenauseinandersetzungen resultiert | subjektive Wertung und ethische Beurteilung von angeeigneten Arbeitsfähigkeiten |
| Grundlage für soziale Ungleichheit, Differenzierung, Statussymbol | Basis für soziale Wertschätzung, Ansehen, Prestige |
| Bestimmung des sozialen Orts im gesellschaftlichen Gefüge | Vermittlungsglied sozialer Beziehungen |
| strukturiertes Arbeitskraftangebot | spezifisches Leistungsvermögen |
| Organisationsform gesellschaftlicher Arbeitsteilung | Fähigkeit zur Übernahme von gemeinschaftsdienlichen Aufgaben |
| **2.2 Profession** | |
| Teilhabe am Kompetenzmonopol, Ausübung als ›freier Beruf‹ | Sicherstellung von Formen der Ehrerbietung |
| Entwicklung von horizontalen und vertikalen Strukturen innerhalb eines Berufs | Vermehrte Übernahme von Leitungs- und Anweisungsbefugnissen |
| Kontaktverhalten mit einem besonderen Sprachschatz, der von den Außenstehenden nicht ohne weiteres verstanden wird | Verinnerlichung genereller abstrakter Normen, um sich in unterschiedlichen Problemsituationen zurechtzufinden |

Quelle: BAHRDT 1983; BECK et al. 1980; DOSTAL et al. 1998; FRIELING 1980; HESSE
1972; JAHODA 1983.

In der Ökonomie werden nur solche Tätigkeiten als Arbeit bezeichnet, die eine »Marktrelevanz« haben, also auf dem Markt für Güter und Dienstleistungen angeboten und nachgefragt werden. Demnach wird Arbeit mit Erwerbsarbeit gleichgesetzt. Bei dieser Betrachtung wird davon ausgegangen, dass die Marktmechanismen eine spezifische Organisationsform von Tätigkeiten bewirken. Zweifelsohne kommen dem Markt und den Erwerbsmöglichkeiten bei der Zuschneidung eines Fähigkeitsprofils und dessen Institutionalisierung als Beruf eine große Bedeutung zu. Dennoch wäre es verkürzt, lediglich den erwerbsmäßigen Einsatz von Arbeitskraft als Arbeit zu bezeichnen. So handelt es sich bei Altenpflege um Arbeitstätigkeiten, die zwar im zunehmenden Maße auf dem Markt für personenbezogene Dienstleistungen angeboten, aber weitaus häufiger ohne Erwerbscharakter im Privatbereich erbracht werden (Kap. 4.1, S. 151). Technisch-funktionell gleiche Arbeit kann in unterschiedlicher sozialer Form gesellschaftlich organisiert sein. Handwerk, Eigenarbeit im privaten Haushalt, Ehrenamt, aber auch geschlechtsspezifische Arbeitsteilung sind neben dem Beruf andere Organisationsformen von Arbeit (BECK, BRATER 1978). Ebenso wie diese tritt Pflegearbeit in gesellschaftlich-historischen Situationen je nach Kontext in unterschiedlicher Organisationsform und Häufigkeit auf.

*Arbeit ≠ Erwerbsarbeit*

Um Unterschiede in der gesellschaftlichen Organisation von Arbeitskraft erklären zu können, wird zwischen Arbeit und Beruf unterschieden. Diese Begriffe werden daher häufig als die Endpunkte auf einem Kontinuum zwischen nicht-beruflicher und beruflicher Organisation von Arbeitskraft verstanden. Während es sich bei Arbeit um den Einsatz eines gegebenen Arbeitsvermögens handelt, bezieht sich Beruf darauf, wie Arbeitskraft zu strukturieren ist, so dass sie verhältnismäßig allgemein und langfristig auf einem Markt nachgefragt wird. Beruf hebt damit auf die Ausstattung von menschlicher Arbeitskraft mit spezifischem Wissen, mit Kenntnissen, Fertigkeiten und normativen Orientierungen ab. Ein zertifizierter Beruf steht somit für eine spezifische Kombination von abgrenzbaren Arbeitsfähigkeiten, die Berufsinhabern institutionell im Rahmen einer Ausbildung zugeordnet wurden. Für Berufseinsteiger hat der anzueignende Beruf den Charakter eines normierten und institutionalisierten Handlungsmusters, einer Art »objektivierter Fähigkeitsschablone«, nach der sie ihr Arbeitsvermögen bündeln, spezialisieren, definieren und generationsübergreifend weitergeben können (BRATER 1983).

*Arbeit und Beruf*

Arbeit und Ver-    Mitunter wird, dem Alltagsverständnis folgend, unter Verbe-
beruflichung    ruflichung ein quasi evolutionsbedingter Übergang von einfacher
Arbeit zum komplexen Beruf verstanden. Verberuflichung bezeichnet jedoch den Prozess der Kombination von Arbeitsfähigkeiten zu einem spezifischen Fähigkeitsprofil und dessen Institutionalisierung als Beruf im Berufs- und Bildungssystem (Kap. 3.2,
S. 111). Sie bezieht sich damit auf die Veränderung der Organisationsform von Arbeit sowie der Systematisierung und Aneignung von Fachwissen zu deren Erledigung. Durch Verberuflichung werden ›Zwecksetzungen‹ in Form von Berufen geschaffen, die bereits mit den ersten Erfolgen ihrer Institutionalisierung
eigenen Rationalitätskriterien folgen. Diese haben wenig mit einer verbesserten Lösung gesellschaftlicher Arbeitsaufgaben wie
etwa Versorgung Pflegebedürftiger zu tun. Hier geht es vielmehr
»um Zeit und Geld, Status und Prestige, Wissen ...« (OSTNER,
BECK-GERNSHEIM 1979). Verberuflichung wird daher vor allem
vorangetrieben von Erwerbspersonen mit einem spezifischen Fähigkeitsprofil und deren Interessenvertreter, die Erwerbschancen
und strategische Stellung der Berufsinhaber im Beschäftigungssystem verbessern wollen. Der Bedeutungszuwachs, den dabei
ein Beruf für die soziale Platzierung erfährt, wird auch als »Verberuflichung von Marktchancen« bezeichnet (KONIETZKA 1999).

Beruf: struktur-    Berufe verbinden im weitesten Sinne die strukturelle Ebene
*und* individu-    des Arbeitsplatzes mit der subjektiven Ebene der Arbeitskraft
umsbezogen    (DOSTAL et al. 1998). Als Folge der Institutionalisierung im Berufs-
und Bildungssystem haben Berufe zunächst den Charakter struktureller Gegebenheiten. Diese verweisen auf das in einer bestimmten gesellschaftlich-historischen Situation gegebene Angebot an marktrelevanten, legitimierten und sanktionierten Arbeitsfähigkeiten. Berufe sind damit ein stabilisierendes Element
der Sozialstruktur einer Gesellschaft. Veränderungen der Berufsstruktur ergeben sich aus dem Zuschnitt der Arbeitsfähigkeiten
und deren Verteilung auf Individuen. Berufe sind »Bündel von
Handlungschancen« (HESSE 1972), die den Individuen mit der
Aneignung des Fähigkeitsprofils offen stehen. Indem sie sich ein
bestimmtes Arbeitsvermögen in Ausbildungsgängen als Erwerbs-
grundlage aneignen, erweitern sie nicht nur ihren subjektiven
Handlungsspielraum, sondern wirken damit zugleich tendenziell verändernd auf die Berufsstruktur. Das individuelle Arbeitsvermögen stellt ein Tauschmuster dar, das als standardisiertes Arbeitskraftangebot entsprechend der Marktstruktur platziert wird.

Ein Beruf bezieht sich somit stets auf das spezifische Arbeitsvermögen, das sich Berufsinhaber in gesellschaftlich anerkannten Ausbildungsgängen angeeignet haben. Er stellt für die individuellen Akteure einen »Kapitalstock« dar (BECKER 1975). In der Phase der Aneignung eines Berufs investieren Individuen in sich selbst, indem sie Aufwendungen zur Schaffung dieses Kapitalstocks tätigen, um in der nachfolgenden Phase der Berufsausübung den maximalen Nutzen daraus ziehen zu können. Berufsabschlüsse sind damit Ausdruck von in unterschiedlichem Umfang getätigten Investionen in Humankapital. Entsprechend haben Weiterbildung und Training-on-the-Job den Charakter von Reinvestitionen. Diese lohnen sich nur bis zu einem bestimmten Zeitpunkt im Berufsverlauf. Danach ist deren Nutzen wegen der knappen Lebenszeit und bevorstehenden Beendigung der Erwerbsphase sehr gering.

*Beruf = persönliche Arbeitsfähigkeiten*

> »Der Beruf kann nicht einfach auf Komplexe individueller Eigenschaften, Fähigkeiten und Fertigkeit reduziert werden. Er ist vielmehr als gesellschaftliche Erscheinung zu fassen, oder anders gesagt: Er ist eine gesellschaftliche Institution. Damit soll ausgedrückt werden, dass nicht beliebige verschiedenartige Tätigkeiten bereits den Charakter von Berufen haben. Vielmehr erlangen erst in bestimmter Weise von der Gesellschaft legitimierte und sanktionierte Arbeitsbefähigungen, die für die Erfüllung spezifischer Arbeitsaufgaben erworben werden müssen, die Qualität des Berufes. Die Berufe entstehen einerseits aus der Differenzierung und Spezialisierung des gesellschaftlichen Arbeitsprozesses, andererseits treten sie den Menschen als objektiv existierende Formen von Arbeitsfähigkeiten gegenüber« (BOHRING, DUCKE 1979).

Es gibt strukturell bedingt keine Entsprechung zwischen dem, was Berufsinhaber als berufliches Fähigkeitsprofil in eine Position einbringen, und dem, was ihnen als Aufgabenprofil gegenübersteht und sie in der Arbeitsrolle umzusetzen haben. Nur in wenigen Ausnahmen entsprechen die strukturellen Anforderungen eines Arbeitsplatzes dem eingesetzten Arbeitsvermögen von Berufsinhabern. Von daher kann aus beobachtbaren Tätigkeiten oder Arbeitsvollzügen *nicht* auf den Beruf und das entsprechende Fähigkeitsprofil geschlossen werden. Die ausgeübte Erwerbstätigkeit könnte nur in einem begrenzten oder in gar keinem Zusammenhang mit dem beruflichen Arbeitsvermögen stehen. Diese strukturelle Diskrepanz zwischen dem, was Berufsinhaber in der Lage sind, beruflich zu leisten und dem, was ihnen am Arbeitsplatz abgefordert wird, wird mitunter unzutreffend mit den Begriffen *erlernter Beruf* und *ausgeübter Beruf* charakterisiert.

*Beruf ≠ beobachtbare Arbeitstätigkeiten*

Beruf ≠
Kombination
›instrumen-
teller‹ Qua-
lifikationen

Ein Beruf wird häufig mit einer Kombination von Qualifikationen gleichgesetzt und als »Qualifikationscollage« (GEISSLER
1996) betrachtet. Als Qualifikationen im engeren Sinn werden
zumeist technisch-fachliche Fertigkeiten und Kenntnisse bezeichnet, die aus den Anforderungen gegebener Arbeitsplätze abgeleitet werden. Das sich anzueignende Fachwissen und die Fertigkeiten wären dadurch ein Reflex (sozial-)technisch-funktionaler
Arbeitsbedingungen und -anforderungen. Übersehen wird dabei, dass mit jeder Aneignung von Arbeitsfähigkeiten – selbst im
Sinne eines Verständnisses von Beruf als »Qualifikationsbündel«
(MIKL-HORKE 2000) – Werte, Orientierungen, Einstellungen übernommen werden. Berufseinstieg bedeutet daher auch Persönlichkeitsformung und Entfaltung individueller Fähigkeiten sowie
Entwicklung von Mustern zur Lösung von Arbeitsaufgaben und
Fähigkeit zur Gestaltung der Berufsrolle in einem betrieblichen
Kontext. Eine Reduzierung von Beruf auf mehr oder weniger einheitlich erfassbare Qualifikationen oder ›Elemente eines Dienst-
leistungsprozesses‹ negiert die subjektive Komponente des Berufs.
Eine derartige Betrachtungsweise ist charakteristisch für eine
verkürzte mechanistische Auffassung von Beruf. Die allenthalben
aufkommende Diskussion um die potenzielle Überqualifikation
von Altenpflegekräften basiert auf diesem Berufsverständnis.

ohne Arbeit ≠
ohne Beruf?

Unter Beruf werden mitunter » die auf Erwerb gerichteten cha-
rakteristischen Kenntnisse und Fertigkeiten sowie Erfahrungen
erfordernden und in einer typischen Kombination zusammenflie-
ßenden Arbeitsverrichtungen« (StBA 1975) subsumiert. Abgren-
zungsmerkmal ist dabei die *ausgeübte Tätigkeit* (StBA 1992). Diese
Definition ist problematisch, da der Umkehrschluss bedeuten
würde, dass nicht-erwerbstätige Personen über keinen Beruf verfügen. Das spezifische Arbeitsvermögen von Berufsinhabern geht
ja nicht dadurch verloren, dass sie ohne Erwerbstätigkeit sind. Sie
werden dadurch keineswegs *berufslos*. Zweifelsohne unterscheidet
sich auf Grund von technologischem und sozialem Wandel der
Wert ihres Fachwissens/-könnens von demjenigen der im jeweiligen Arbeitsmarkt Beschäftigten. Während erwerbstätige Berufsinhaber ihre Arbeitsfähigkeiten einsetzen und durchaus erweitern
können, ist es möglich, dass diese bei erwerbslosen Berufsinha-
habern als Folge fehlender Einsatzmöglichkeiten verkümmern.
Durch Arbeitslosigkeit muss berufliches Arbeitsvermögen nicht
gänzlich verloren gehen. Eingeschränkte Erwerbschancen lassen
allenfalls dessen Tauschwert auf dem Arbeitsmarkt sinken.

Berufsinhaber erfahren im Arbeitsalltag, dass die Ziele ihres beruflichen Handelns durch eine betriebliche Organisation vorgegeben sind und sie häufig nicht Wege und Mittel zu deren Erreichung selbstständig wählen können. Jede betriebliche Arbeitsteilung birgt das Risiko in sich, dass Beschäftigte ihre Tätigkeiten als ›fremdbestimmtes‹ Handeln wahrnehmen. Dieser Eindruck entsteht, wenn der Einsatz des Arbeitsvermögens nicht als subjektive Leistung, sondern als Ausführung einer bis ins Detail vorgegebenen und organisatorisch bis ins Kleinste vorgeschriebenen Funktion empfunden wird. Bei entfremdeter Arbeit entgleitet Erwerbstätigen die Kontrolle über die Arbeitsinhalte, die dann eine Eigendynamik entfalten. Erwerbsarbeit wird so auf eine Tätigkeit zur Sicherung der Lebensgrundlage (Mittel zur Existenzsicherung) reduziert. Pflegearbeit wird mitunter als eine personenbezogene Dienstleistungsarbeit idealisiert, bei der das Risiko einer Entfremdung von den Arbeitstätigkeiten vergleichsweise gering sei. Der hohe Anteil an Berufsaussteigern lässt eher vermuten, dass auch in diesem Bereich immer weniger Pflegekräfte bereit sind, Arbeiten zu erbringen, die sich von ihnen verselbstständigen und als etwas Fremdes wahrgenommen werden.

Vielfach wird davon gesprochen, dass sich eine »Entberuflichung der Arbeit« vollziehe und dadurch das Berufsethos an Bedeutung verlieren (OFFE 1983). Die These vom Bedeutungsverlust des Berufs wird jedoch fragwürdig, wenn etwa der Rückgang von Erwerbspersonen *ohne* Berufsabschluss (REINBERG 1999) oder die wachsende Zahl angelernter Pflegekräften betrachtet wird, die in Teilzeit-Ausbildung den Abschluss für den Altenpflegeberuf nachholen. Ein Berufseinstieg ist durchweg mit der Aneignung von Arbeitstugenden wie Pflichtbewusstsein, Disziplin, Selbstbeherrschung verbunden. Als Folge der Individualisierung der Gesellschaft ist er jedoch zunehmend um Möglichkeiten der ›Selbstentfaltung‹ bzw. ›Selbstverwirklichung‹ zentriert. Wenn Arbeitsinteressen höher als Arbeitspflichten bewertet werden, verringert sich der Bezug zur traditionellen Arbeitsethik. Im Extremfall kann dies zu einer hedonistischen Sicht und zur Berufsausübung nach dem aktuellen Lustprinzip führen (KLAUDER 1996). Bislang war eine hedonistische Einstellung zur Erwerbsarbeit eher auf unteren Berufspositionen oder im unspezifischen Teilarbeitsmarkt zu finden. Dagegen ist das berufliche Handeln von Inhabern höherer Berufspositionen zumeist immer noch an Berufsethik und überkommenen Arbeitstugenden orientiert.

*Marginalien:*
berufliche Pflegearbeit ≠ entfremdete Arbeit?

Beruf und Wertewandel

Beruf und Job

Aufgabenstellungen, die es erlauben, berufliches Arbeitsvermögen umfassend einzusetzen, ermöglichen auch eine tiefer gehende Identifikation mit der Arbeit. In einigen Tätigkeitsfeldern werden durchweg alle Arbeiten unabhängig vom Identifikationsaspekt als *Jobs* bezeichnet. Im Bereich personenbezogener Dienstleistungen steht dagegen Job eher für Arbeit, die aus einer instrumentellen Arbeitshaltung ausgeübt wird. Sie wird auf den Einkommensgesichtspunkt reduziert und bei Bedarf kurzfristig gewechselt. Zumeist ist nicht intendiert, die unterschiedlichen Erwartungen und Anforderungen des Arbeitsplatzes mit dem Arbeitsvermögen in Einklang zu bringen. Zum Job entwickelt sich berufliche Arbeit in jenen Tätigkeitsfeldern, in denen der Einsatz des Arbeitsvermögens ohne mentale Einbindung in die betriebliche Organisation erfolgt, ein ›unterwertiges‹ Beschäftigungsverhältnis vorliegt oder ausschließlich die Erledigung voraussetzungsloser, begrenzter Arbeitsaufgaben abverlangt wird. Da über diese Einbindung in das Beschäftigungssystem nur geringe soziale Gratifikationen zu erzielen sind, tritt zunehmend die materielle Gratifikation als ausschließliches Arbeitsmotiv in den Vordergrund.

Pflegearbeit und Job-mentalität

In der öffentlichen Meinung, unterstützt durch die Pflegeversicherung, handelt es sich bei der Altenpflege um eine Arbeit, für die im Wesentlichen ›Jedefrau-Qualifikationen‹ ausreichen. Auf dem Teilarbeitsmarkt für Jedermann-/Jedefrau-Qualifikationen (Kap. 6.2, S. 249) hat Erwerbsarbeit weitaus häufiger Jobcharakter als im berufsfachlichen Arbeitsmarktsegment. Daher ist es nicht verwunderlich, dass eine Jobmentalität unter Altenpflegekräften häufiger zu finden ist, was auf Grund der hohen Beziehungsdichte und sozialen Verantwortung unter ethischen Gesichtspunkten eigentlich nicht vertretbar ist. Der Personalmangel in der Altenpflege hat jedoch dazu geführt, dass hier zunehmend Arbeit Suchende beschäftigt sind, die die Versorgung Älterer als vorübergehenden Job betrachten. Nur durch deren Beschäftigung ist der Personalnotstand und die Gefahr der Unterversorgung ansatzweise zu bewältigen. Aber auch wenn Pflegearbeit mit Jobmentalität geleistet wird, werden Pflichten wie Verantwortung und Hilfsbereitschaft übernommen. Eine funktionelle Beziehung zur Erwerbstätigkeit schließt daher formende Werterlebnisse nicht von vornherein aus (FÜRSTENBERG 1972). Von daher sind Tendenzen von »Lohnpflegegleichgültigkeit« (DIESSENBACHER, SCHÜLLER 1993) weitaus weniger auf fehlenden Wertbezug als vielmehr auf fehlendes berufliches Arbeitsvermögen zurückzuführen.

Bei beruflicher Pflege wird oftmals immer noch auf ein humanistisch-idealistisches Verständnis von Beruf im Sinne von ›Berufensein‹ abgehoben. Die Berufsentscheidung wird als ›Berufung‹ zu karitativer Dienstleistungsarbeit und der Pflegeberuf zum ›Eignungsberuf‹ für ›charismatische Persönlichkeiten‹ hochstilisiert. Dabei wird häufig unterstellt, dass Berufsinhaber besonders tugendhaft und selbstlos seien und der Berufseinstieg aus moralisch-ethischen Prinzipien erfolge. »Pflege als Berufung und nicht als Beruf [anzusehen], für den die Gesetze der Arbeitswelt gelten« ist eine »berufsfeindliche Betrachtung« (STEPPE 1994). Diese Sichtweise von Pflege als Berufung hat sich deshalb so lange gehalten, weil bei Pflegearbeit den Berufsinhabern vermehrt nicht in der Ausbildung zu erwerbende Sozialkompetenz (Kap. 1.3, S. 36) und Grundfähigkeiten des Rollenhandelns (Kap. 4.2, S. 158) abverlangt werden. Übersehen wird dabei, dass jede Berufsausübung zunächst der Existenzsicherung und erst dann einer Selbstbestätigung durch Einsatz dieser Arbeitsfähigkeiten dient. Und auch diese mögliche innere Befriedigung, die durch den Arbeitskrafteinsatz zu Stande kommt, steht nicht für Erwerbsarbeit aus einem Gefühl ›innerer Berufung‹.

*Beruf und*
*›Berufung‹*

Berufliche Altenpflege umfasst zunächst alle unmittelbar personenbezogenen Dienstleistungen zur Versorgung Älterer und Hochbetagter. Wenn in dieser Einführung von Pflegearbeit gesprochen wird, handelt es dabei zunächst um ›körpernahe‹ Arbeitstätigkeiten, die sich gleichermaßen auf die physischen, psychischen, sozialen und mentalen Aspekte der Betreuung und Versorgung Pflegebedürftiger beziehen. Nach diesem Verständnis geht sie weit über eine traditionelle, auf die Somatik verengte Sichtweise von Pflegearbeit hinaus. Pflege in diesem Sinne bezieht sich somit grundsätzlich sowohl auf medizinisch-pflegerische als auch sozial-pflegerische Arbeitsanteile. Da sie stets einen therapeutischen Charakter hat, handelt es sich *immer* um eine pflegerische Intervention. In diesem Zusammenhang ist es angebracht, zwischen primärer und sekundärer Pflege zu unterscheiden. *Primäre Pflegearbeit* umfasst alle gewollten und planmäßig ausgeführten Arbeitstätigkeiten, die *direkt* oder *indirekt* für Pflegebedürftige oder an ihnen durchgeführt werden. Demgegenüber bezieht sich *sekundäre Pflegearbeit* auf alle ›körperfernen‹ *dispositiven* Arbeitstätigkeiten zur Versorgung der Klienten. Die Zunahme dispositiver Arbeitsaufgaben im Pflegebereich verstärkt die berufliche Segmentation von primärer und sekundärer Pflege.

*Pflege = Beruf*
*für personen-*
*bezogene*
*Dienstleis-*
*tungsarbeit*

## 1.2  Arbeitsteilung und Berufskonstruktion

Arbeitsteilung als endogener Prozess?

Die in einer Gesellschaft anfallenden Aufgaben werden nach unterschiedlichen Kriterien in Teilaufgaben zerlegt. Deren Erledigung wird zu einem Merkmal von Berufen. Als Folge funktionaler Differenzierung haben gesellschaftliche Arbeitsteilung und berufliche Arbeitsorganisation zugenommen. Sie sind die Voraussetzung für die Modernisierung und die Herausbildung sich ergänzender und wechselseitig beeinflussender gesellschaftlicher Teilbereiche. Diese gesellschaftliche Entwicklung wird häufig auf »evolutionäre Universalien« (PARSONS 1969) zurückgeführt. Danach entwickeln sich quasi Naturgesetzen folgend funktionale Problemlösungsmuster für gesellschaftliche Aufgaben, und zwar unabhängig von den individuellen Akteuren. Als Begleiterscheinung der Differenzierung in der Arbeitsgesellschaft entsteht soziale Ungleichheit. Diese Sichtweise wird als struktur-funktionalistischer Erklärungsansatz bezeichnet. Obschon ihm in der Soziologie nur eine begrenzte Erklärungskraft zugesprochen wird, erfreut er sich auf Grund seiner scheinbaren ›Plausibilität‹ und der Nähe zum alltagsweltlichen Verständnis großer Beliebtheit. Dadurch hat diese Sichtweise bis in die Gegenwart die Vorstellungen von Arbeitsteilung und Verberuflichung beeinflusst.

Funktionalität und Sachgesetzlichkeit als Grundannahmen

Der struktur-funktionalistische Erklärungsansatz geht davon aus, dass mehr oder weniger zufällig auftretende Veränderungen im Beschäftigungssystem sich dann im Berufssystem durchsetzen, wenn diese sich als zweckmäßig erwiesen haben. Dahinter stehen die Annahmen von einer *funktionalen Entwicklung des Berufssystems* und einer *sachimmanenten Entstehung einzelner Berufe*.
– Nach der These von der funktionalen Entwicklung entsprechen sich gesellschaftliche Arbeitsaufgaben und zu lösende Probleme sowie vorhandene oder sich herausbildende Berufe. Ein gegebenes Berufssystem und dessen konkrete Ausprägung in einzelnen Berufen werden als gesellschaftlich adäquate, funktionale Lösungsmuster für die anfallenden Aufgaben angesehen.
– Die These einer sachimmanenten Entwicklung des Berufssystems basiert auf der Annahme, dass Berufe auf Grund von neuen Erkenntnissen und Fortschritt in Wissenschaft und Technik entstehen oder sich verändern. Sie werden als direkte oder indirekte, scheinbar unausweichliche Folge bestimmter Bedingungen angesehen, die außerhalb des Berufssystems liegen und die sich vor allem aus dem technologischen Wandel ergeben.

Die Annahme eines endogenen Prozesses gesellschaftlicher Arbeitsteilung wird fragwürdig, wenn man sich die öffentliche Diskussion um bestimmte Berufe vergegenwärtigt. Berufe, denen Personen zumeist durchweg große Wertschätzung entgegenbrachten, sind zum Gegenstand von Auseinandersetzungen geworden (etwa Behandlungsfehlerproblematik der Ärzte) und stehen mit einem Mal unter erheblichem Legitimationsdruck. Darüber hinaus sind dort, wo bestimmte Berufsgruppen unmittelbar vom technologischen Fortschritt betroffen waren, erhebliche Konflikte aufgetreten (etwa Drucker-/Setzerstreiks in der 1980er Jahren als Folge der Einführung von PC-Satzsystemen). Oder es wurden Berufe konstruiert, die in der gesellschaftlichen Arbeitsteilung nicht vorkamen und für die scheinbar kein Bedarf bestand (etwa Soziologie als Studienfach in den 1960er Jahren). Daraus lässt sich zum einen schließen, dass sich Arbeitsteilung und Einpassung von Berufen in ein Berufssystem nicht unmittelbar und problemlos aus dem technologischen Wandel ergeben. Zum anderen können die gegebenen Berufsformen keineswegs uneingeschränkt als funktionales Muster zur Erledigung der in einer Gesellschaft anfallenden Arbeitsaufgaben interpretiert werden.

*Phänomene, die gegen eine natürliche Entwicklung sprechen*

Durch den struktur-funktionalistischen Erklärungsansatz hat sich lange die Vorstellung von einer linearen Entwicklung eines Berufs vom einfachen zum komplexen Fähigkeitsprofil gehalten. Dahinter steht die Annahme, dass ein Beruf vor dem Hintergrund von Kriterien der Effektivität und Rationalisierung laufend umgestaltet wird. Die Entwicklung eines Berufszuschnitts ist jedoch weniger das Ergebnis einer neuen Erkenntnis als vielmehr des in einer bestimmten Situation gegebenen Durchsetzungspotenzials der Inhaber eines Arbeitsvermögens. Dies kann sich in einer spezifischen Konstellation gesellschaftlicher Bedingungen und Akteure auftun. Berufszuschneidung ist aber keineswegs ein linearer Prozess zur verbesserten Lösung gesellschaftlicher Arbeitsaufgaben. Ebenso wenig kann von einem kausalen Ursache-Wirkung-Zusammenhang zwischen technologischem Fortschritt und Berufssystem ausgegangen werden. Statt von kausaler Bedingtheit eines Berufs zu sprechen, ist es angebracht, von miteinander verbundenen, sich wechselseitig beeinflussenden Determinanten gesellschaftlicher Teilbereiche auszugehen. Das Berufssystem ist ein gesellschaftlich-historisches Konstrukt, das sich aus der Bewertung eines spezifischen Bedarfs und im zähen Ringen zwischen unterschiedlichen korporativen Akteuren entwickelt hat.

*Entwicklung weder linear noch kausal*

historische
Formen der
Arbeitsteilung

Das Berufssystem hat sich als »historisch-gesellschaftliches Produkt und ›Attribut‹ übergreifender Schicht- und Klassenverhältnisse« entwickelt. Von daher ist es angebracht, sich kurz die gesellschaftlichen Formen der Arbeitsteilung und der Organisation von Berufen zu vergegenwärtigen (Beck, Brater 1978).

familiale
Organisation

Die familiale Organisation der Arbeitsteilung kann als Grundform beruflicher Arbeitsorganisation betrachtet werden. Sonderwissen und besondere Fertigkeiten bilden die Grundlage für eine Spezialisierung der Mitglieder eines Familienverbands. Der Wissensbestand wird über Generationen weitergegeben. Durch diese arbeitsteilige Spezialisierung wird eine existenzsichernde Erwerbsmöglichkeit als eine Art ›Beruf‹ geschaffen. Die Familien- und Verwandtschaftsstruktur dient als Organisationsprinzip, nach dem Arbeit gesellschaftlich verteilt wird. Auf Grund der begrenzten Tauschchancen beschränkt sich die Spezialisierung auf Familien innerhalb eines überschaubaren Gemeinwesens.

zunftförmige
Organisation

Durch Bevölkerungswachstum, landwirtschaftliche Überschüsse, Kaufkraftsteigerung, Abnahme autarker Haushalte, wachsenden Konsumbedarf sowie Ausdehnung des interethnischen Handels entsteht in der mittelalterlichen Stadt ein lokaler Markt mit vermehrten Chancen des Tauschs von Arbeitsergebnissen. Es entwickeln sich Zünfte als organisatorische Einheiten der arbeitsteilig differenzierten Arbeitskräfte. Zunftmonopol und Zunftregeln sichern die institutionalisierte Arbeitsteilung. Der Beruf, an den der Einzelne lebenslang gebunden ist, wird durch starre Berufs- und Standesregeln zugeschrieben. Der zunftförmige Handwerksberuf entsteht als Vorform heutiger Berufe.

warenförmige
Organisation

Mit dem Aufkommen kapitalistischer Arbeitsbedingungen verändern sich die Bedingungen, unter denen die Arbeitskraft verwertet wird. Arbeitende tauschen nicht mehr das Ergebnis ihrer Arbeit, sondern stellen stattdessen anderen ihre Arbeitskraft gegen Entgelt zur Verfügung. Deren unterschiedliche Möglichkeiten für die Aneignung eines bestimmten Fähigkeitsprofils und dessen Verwertung bestimmen nunmehr die Tauschbeziehungen. Die Arbeitskraft selbst bekommt dadurch den Charakter einer tauschbaren Ware. Auf dem Arbeitsmarkt hat sie sowohl einen Gebrauchswert, der sich aus dem Fähigkeitsprofil der Arbeitskräfte ergibt, als auch einen Tauschwert, der aus der ökonomischen Verwertbarkeit der Arbeitskraft bestimmt wird. Diese doppelte Zweckstruktur von Arbeitskraft ist ein wesentliches Merkmal von modernen Berufen (Beck, Brater 1978).

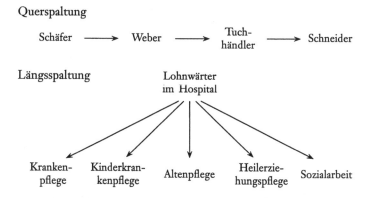

*Abbildung 1.1:*
*Quer- und*
*Längsspaltung*
*von Berufen*

Durch Spezialisierung von Arbeit werden Produktionsprozesse in kleine Schritte zerlegt und für jede Teilaufgabe ein Beruf ›konstruiert‹. Er wird die Grundlage eigenständiger Existenzsicherung. Ausgelöst durch materielle Unterversorgung entstehen neue Berufe durch Spaltung von Arbeitsaufgaben. Das Aufkommen einer Berufsgruppe geht stets zu Lasten von anderen Berufsständen. Querspaltung von Teilen eines Produktionsprozesses begünstigt neue Berufe und vermindert die Erwerbschancen alter Berufsgruppen (Abbildung 1.1). Zunftgesetze dienten dazu, Konflikte um die günstigste Aufspaltung von Arbeitsaufgaben zu verringern und existenzsichernde Erwerbsmöglichkeiten für viele zu sichern. Strukturbedingte Schwächen sowie das Aufkommen neuer wirtschaftlicher Gruppen begünstigten den Zerfall der Zünfte. Zunftvorschriften erwiesen sich als hemmend für die Expansion gewerblicher Produktion. Da Gewerbe und Beruf als Einheit galten, nahm mit der Einführung der Gewerbefreiheit die Bedeutung des Zunftzwangs ab und die des Rechts auf Berufsfreiheit zu. Dadurch konnten die im 19. Jahrhundert aufkommenden Berufsverbände nicht mehr in gleicher Weise auf eine berufliche Arbeitsteilung einwirken. Mit der warenförmigen Organisation von Arbeitskraft moderner Gesellschaften werden Berufe häufiger durch Längsspaltung von Arbeitsaufgaben *zugeschnitten*. Ein Beruf wird konstruiert, wenn ein Fähigkeitsprofil zur Erledigung einer Teilaufgabe als Arbeitskraftangebot langfristig vermarktet werden kann. Das setzt voraus, dass die unterschiedlichen Interessengruppen dem Berufszuschnitt auch einen attraktiven Gebrauchswert und Tauschwert zuschreiben. Moderne Berufe sind daher stets das Ergebnis von Tausch- bzw. Lohnarbeitsverhältnissen in einer bestimmten gesellschaftlich-historischen Situation.

Spaltung von Arbeitsaufgaben als Berufe

Formen
der Berufs-
zuschneidung

Bislang hat nur das Aufkommen technischer Systeme zu gänzlich neuen Berufen geführt. Selbst die Einführung neuer Werk-
stoffe oder technischer Verfahren hat das Berufssystem nicht
grundlegend verändert, sondern lediglich das Fähigkeitsprofil
einzelner Berufe erweitert (z. B. TROLL 1996). Neue gesellschaftliche Aufgaben haben eher dazu geführt, dass Berufsgruppen ihr
Fähigkeitsprofil neu kombinieren oder anreichern. Dabei lassen
sich drei Formen unterscheiden:

- Ein Beruf wird zugeschnitten, indem Bestandteile institutiona-
  lisierter Berufsausbildungen neu kombiniert werden, um veränderten Arbeitsanforderungen entsprechen zu können. So entsteht der Beruf der Ökotrophologin aus einer Neukombination
  von Elementen der Haushalts- und Ernährungswissenschaft.
- Ein Beruf wird um zusätzliche, zunächst berufsfremde Arbeitsfähigkeiten angereichert. Diese wurden bislang nicht ausgeübt
  und kommen durch die neue Kombination stärker zum Tragen,
  wenn etwa ein Pflegeberuf um Bestandteile von Pflegemanagement zum Beruf des Heimleiters erweitert wird.
- Ein neuer Beruf entsteht durch Verselbstständigung oder Ab-
  spaltung von Teilgebieten eines institutionalisierten Fähigkeitsprofils wie etwa die medizinisch-technischen Dienstleistungsberufe (ZELLER, BECK 1980).

Entwertung
nicht-beruf-
licher Arbeit

Die Modernisierung bewirkt eine Verberuflichung der Erledigung
gesellschaftlicher Arbeitsaufgaben. »Ablösung von Laienlösungen
durch Formen rationalisierter Expertenlösungen« (LUCKMANN,
SPRONDEL 1972) führt dazu, dass immer mehr nicht-berufliche
durch berufliche Arbeit ersetzt wird. Marktmechanismen bewirken, dass die nachgefragten Arbeitsfähigkeiten als ›feste Berufe‹
institutionalisiert werden. Nachfrager von Arbeitskraft verlangen nach einem eindeutigen, klar umrissenen Fähigkeitsprofil.
Durch eine Institutionalisierung als ›fester Beruf‹ wird dessen
Gebrauchswert für die Nachfrager von Arbeitskraft und dessen
Tauschwert für die Berufsinhaber erhöht. Dadurch wird aber zugleich die nicht-berufliche Form derselben Arbeit entwertet. Sie
erfährt eine geringere soziale und auch materielle Anerkennung.
Berufsinhaber festigen daher ihre eigene funktionale Domäne,
indem sie die nicht-beruflichen Arbeitsanteile gering halten. Bei
den Pflegeberufen werden die haushaltsnahen Arbeitsfähigkeiten
häufig mit nicht-beruflichen gleichgesetzt. Daher sind diese Arbeitsanteile, obschon sie einen beträchtlichen Teil der Berufsarbeit ausmachen, für deren Bewertung von geringerer Bedeutung.

Gesellschaftliche Arbeitsteilung und die individuellen Chancen, sich einen Beruf anzueignen und ihn auszuüben, stehen in einem engen Wirkzusammenhang. »Arbeitsteilung bedeutet immer schon Arbeits*fähigkeits*teilung« (BECK et al. 1977). So hat etwa bereits das Zunftsystem Frauen von zahlreichen Berufen ausgeschlossen und damit den Rahmen für eine geschlechtsspezifische Verteilung von beruflicher und nicht-beruflicher Arbeit abgesteckt. Diese Entwicklung verfestigte eine Zuweisung von außerhäuslichem und hausarbeitsnahem Arbeitsvermögen nach dem Geschlecht. Dadurch ist eine »Kluft zwischen ›arbeitsamen Frauen‹ und ›berufstätigen Männern‹« (HAHN, EHMER 1995) aufgekommen. Auf Grund der Aufteilung in einen primär männlichen und einen primär weiblichen Arbeitsbereich hat sich eine qualitative Verschiedenheit und unterschiedliche gesellschaftliche Bewertung des Arbeitsvermögens herausgebildet. Die Fähigkeit der Frauen für ›körpernahe‹ Arbeit ist nicht angeboren. Vielmehr werden Personen je nach Geschlecht bestimmte Einstellungen, Fähigkeiten und Interessenlagen zugeschrieben, die sie sich mehr oder weniger aneignen. Die Verberuflichung gesellschaftlicher Aufgabenerledigung ist zumeist immer noch an dieser geschlechtsspezifischen Differenzierung orientiert.

> geschlechtsspezifische Arbeitsteilung

In die Institutionalisierung eines Fähigkeitsprofils als Beruf fließen normative Vorstellungen und Rollenbilder ein, die ihm eine geschlechtsspezifische Ausrichtung geben. Von daher kann das Berufssystem als das wesentliche Instrument zur Konstruktion von Geschlecht als soziale Kategorie (›gender‹) angesehen werden. Durch die (Berufs-)Ausbildung werden die künftigen Erwerbspersonen zugleich an das gesellschaftliche Geschlechterverhältnis angepasst. Dementsprechend werden Frauen auf personenbezogene Arbeit in *haushaltsnahen* Berufen und Männer auf sachbezogene Arbeit in *haushaltsfernen* Berufen verwiesen. Dadurch werden der gesamte Berufsverlauf und die Erwerbschancen als Frau oder Mann mitstrukturiert (Kap. 6.2, S. 250). Arbeitsteilung auf Grund geschlechtsspezifischen Arbeitsvermögens wirkt doppelt diskriminierend. Zum einen bewirkt sie, dass Frauen vorzugsweise auf Arbeitsplätze kommen, in denen ›frauenspezifische Fähigkeiten‹ nachgefragt werden. Zum anderen bewirkt sie, dass die Arbeitsfähigkeiten dort geringer bewertet werden, da es sich um nicht-berufliche handelt. Eine geschlechtsspezifische Verberuflichung der Erledigung gesellschaftlicher Teilaufgaben steckt somit zugleich unterschiedliche Chancen sozialer Teilhabe ab.

> Geschlecht und Berufssystem

Unterschiede
Frauenberuf
Männerberuf

Bestandteile eines Frauenberufs und dessen Abgrenzung von einem Männerberuf resultieren kaum aus physiologischen oder sachlich-problembezogenen Anforderungen. Es wird vielmehr angenommen, dass Frauenberufe stärker um *zugeschriebene* allgemeine Fähigkeiten und Männerberufe eher um *erworbene* berufliche Fähigkeiten konstruiert wurden. Mit Zuschreibung wird auf ein diffus im Familienkontext vermitteltes Arbeitsvermögen abgehoben, während Erwerb für systematische Aneignung im Bildungssystem steht. Arbeitsbereiche, in denen der Zugang zu Berufspositionen auf Grund von Zuschreibung möglich ist, gelten als ›unmoderner‹ als jene, in denen der Erwerb von Fachwissen vorausgesetzt wird. Von daher unterscheiden sich Berufe auch hinsichtlich sozialer Gratifikationen. Männerberufe sind in der Regel besser bezahlt, haben ein höheres Berufsprestige, eröffnen mehr Aufstiegsmöglichkeiten und sind häufig durch bessere Arbeitsbedingungen gekennzeichnet. Diese höhere Bewertung basiert u.a. darauf, dass die gängigen gesellschaftlichen Bewertungssysteme auf einer männlich definierten Norm beruhen. Dadurch werden z.B. vergleichbare körperliche Anforderungen in einem typischen Männerberuf wie Bauarbeiter höher bewertet als jene in einem typischen Frauenberuf wie Altenpflegerin.

Pflege als
›unvollständige
Lohnarbeit‹

Pflegearbeit war bis ins 19. Jahrhundert nicht als Frauenberuf organisiert. Die geschlechtsspezifische Ausrichtung entstand vielmehr in einer gesellschaftlich-historischen Situation, in der Frauen weitgehend von der beruflichen Arbeitsorganisation ausgeschlossen waren. In diesem Kontext wurde Pflegearbeit als Möglichkeit gesehen, bürgerlichen Frauen den Zugang zum Berufssystem zu öffnen. Das Übergewicht haushaltsnaher Arbeitsanteile resultiert jedoch nicht aus diesem Umstand, sondern aus der Komplementarität der Pflege zur von Männern dominierten Medizin. Um Pflege als bürgerlichen Frauenberuf jenseits der Proletarisierung von Erwerbsarbeit zu etablieren, war sie nur eingeschränkt an den Grundsätzen beruflicher Lohnarbeit ausgerichtet. Grundlage der Berufsausübung sollte nicht ein Lohnarbeitsverhältnis, sondern die religiös oder ethisch legitimierte Lebensgemeinschaft sein (Kap. 7.2, S. 295). Ein Pflegeberuf kann in einem modernen Sozialstaat nicht an Grundsätzen eines ›unvollständigen Lohnarbeitsverhältnisses‹ ausgerichtet sein. Die Entwicklung zur Lohnarbeit ist das strukturell stärkere Prinzip von Beruflichkeit. Dennoch bleiben Relikte vergangener Formen beruflicher Arbeitsorganisation wirksam (VOLKHOLZ 1973).

| Zunehmender Bedarf an Arbeitskraft für Pflege | Abnehmendes Arbeits-Kraftpotenzial für Pflege | *Tabelle 1.2:* Bedingungen veränderter gesellschaftlicher Arbeitsteilung in Bezug auf Pflege |
|---|---|---|
| – gestiegene Lebenserwartung u. veränderte Krankheitsbilder<br>– zunehmender Anteil pflegebedürftiger Heimbewohner<br>– vermehrtes Wissen um Rehabilitationsfähigkeit im Alter<br>– größere Vielfalt an Angeboten zur Versorgung Hochbetagter<br>– gestiegene Ansprüche an Versorgungsleistungen<br>– intensivierte Pflegearbeit für demenziell veränderte Klienten | – veränderte »Sorge- und Pflegekultur« (qualitativ)<br>– verminderte personelle Fürsorgereserve (soziales Netzwerk)<br>– geringe soziale Anreize für Einstieg in berufliche Pflegearbeit<br>– verkürzte Arbeitszeiten im Tätigkeitsbereich Altenpflege<br>– abnehmende Verweildauer im Altenpflegeberuf<br>– begrenzte finanzielle Mittel für berufliche Pflegearbeit | |

Auch die Pflegeberufe sind im Prozess zunehmender gesellschaftlicher Arbeitsteilung entstanden. Arbeitsteilung fördert die Nachfrage nach Berufsinhabern auch für Arbeitsbereiche, die üblicherweise der privaten Verantwortung überschrieben sind und deren Arbeitsanforderungen bislang nicht-beruflich erledigt wurden. Moderne Sozialstaaten sind eher bereit, zahlreiche Arbeitsaufgaben in beruflicher Form erledigen zu lassen. Dies bedeutet jedoch nicht, dass eine gegebene Arbeitsteilung und berufliche Arbeitsorganisation unabhängig vom gesellschaftlich-historischen Kontext Bestand hat, wie sich etwa beim Altenpflegeberuf zeigt.

In Bezug auf die Altenpflege gibt es, bedingt durch die Probleme der Finanzierung dieser Dienstleistungsarbeit aus dem System sozialer Sicherung (Kap. 2.4, S. 82 ff.), Tendenzen, diese Arbeitsaufgabe wieder verstärkt jenseits des Berufssystems zu erledigen. Obschon bestimmte gesellschaftliche Veränderungen einen zunehmenden Bedarf an beruflicher Arbeitskraft zur Versorgung Älterer (Tabelle 1.2) nahelegen, existieren keine fixen, zeitkonstanten Größen, an denen ein Bedarf festgemacht werden kann. Ein durch sozialstrukturellen Wandel induzierter Bedarf bildet daher lediglich eine notwendige, keineswegs aber eine hinreichende Bedingung für erhöhte Nachfrage nach beruflicher Altenpflege. Von daher gibt es eine große Variation in der Einschätzung dessen, was in einer Gesellschaft als Bedarf Arbeitskraft für berufliche Pflegearbeit benötigt wird. Im Allgemeinen gilt das als Bedarf an beruflicher Arbeitskraft, was die politischen Akteure (Körperschaften, Kostenträger, Wohlfahrtsverbände, wirtschaftspolitische Akteure) als solchen selbst festlegen.

Arbeitsteilung und historischer Kontext

gesellschaftliche Aufgaben und Bedarf an Arbeitskraft

# 1.3   Berufskonstruktion durch Berufsbilder

Berufsbilder =
kodifizierte
Stereotypen
von Fähig-
keitsprofilen

Berufskonstruktion wird beeinflusst durch Leitvorstellungen, die in Berufsbildern kodifiziert sind. Dabei handelt es sich zum einen um »gemachte soziale Stereotype, die dem Einzelnen zur Deutung seiner beruflichen Realität angeboten werden«, und zum anderen um »Stereotype, die die Entscheidungen derjenigen beeinflussen, die für die Konstruktion der beruflichen Handlungsmuster zuständig sind« (HESSE 1972). In Form von Monografien sind sie Bemühungen, die unterschiedlichen Aspekte eines Berufs in systematischer Weise darzustellen, so dass ein differenziertes Bild für potenzielle Berufseinsteiger als künftige Arbeitskraftanbieter sowie Nachfrager dieser Arbeitskraft vermittelt wird. Dementsprechend umfassen die Darstellungen alle Berufsmerkmale einschließlich des Ausbildungsweges, der zur Aneignung und zum Einsatz des spezifischen Fähigkeitsprofils führt. Sie müssen insbesondere die Möglichkeiten der Verwertung eines Berufs in Form potenzieller Berufslaufbahnen und daran geknüpfter sozialer und materieller Gratifikationen aufzeigen. Ein Berufsbild bezieht sich damit auf die als Beruf institutionalisierte Kombination von Arbeitsfähigkeiten, und zwar zunächst unabhängig von einer gegebenen Tätigkeits- und Aufgabenstruktur.

Berufsbilder ≠
Übersichten
von Tätigkeits-
merkmalen

In der amtlichen Klassifikation werden Berufe als »typische Kombination zusammenfließender Arbeitsverrichtungen« angesehen (BA). Dementsprechend ist das Berufsbild durch Tätigkeitsmerkmale bestimmt. Ein Berufsbild im soziologischen Sinne schließt den Bezug zu konkreten Arbeitstätigkeiten nicht aus, hebt jedoch auf die Arbeitsfähigkeiten ab. Arbeitstätigkeiten werden indirekt Bestandteil eines Berufsbildes über die zu vermittelnden Ausbildungsinhalte. Dadurch bestimmen sie das Fähigkeitsprofil auf einer Ebene, bei der von den konkreten betrieblichen Arbeitsbedingungen abgesehen wird. Berufsbilder müssen vielmehr den Zusammenhang von anzueignenden Arbeitsfähigkeiten und deren künftigen Einsatz als Arbeitstätigkeiten theoretisch vorwegnehmen. Sie umfassen daher »einen *abgeschlossenen* ›abprüfbaren‹ Kosmos von Lerninhalten, der den Maßstab für die ›Vollständigkeit‹ des zu erwerbenden Fähigkeitsprofils bzw. dafür gibt, wann einer mit dem Lernen ›fertig‹ ist und damit das (meist zertifizierte) Recht erhält, den Arbeitsmarkt zu betreten« (BRATER 1980). Berufsbilder müssen Berufselemente so darstellen, dass die *Marktfähigkeit eines Berufszuschnitts* deutlich wird.

Gegenüber der Gesellschaft gilt es im Berufsbild zunächst, die Richtung der Ausbildung sowie die Merkmale für die Zusammengehörigkeit und Vollständigkeit eines spezifischen Arbeitsvermögens aufzuzeigen. Da die Pflegearbeit nur in einer Verbindung von haushaltsnahen und berufsbezogenen Tätigkeiten geleistet werden kann und darüber hinaus das Arbeitsergebnis häufig nicht einsehbar ist, sind auch alle Negativ-Vorstellungen von personenbezogener Dienstleistungsarbeit anzutreffen (analog: Haushaltsarbeit als Nicht-Arbeit). Ein Berufsbild hat daher die Funktion, für die Anbieter des Arbeitsvermögens den Beruf so in der öffentlichen Wahrnehmung darzustellen, dass er eine hohe soziale Anerkennung erfährt. Für Einrichtungen des Sozial- und Gesundheitswesens als Nachfrager sind Berufsbilder dagegen »Bausteine (›Module‹) betrieblicher Arbeitsorganisation« (LUTZ). Da die gesellschaftlichen Erwartungshaltungen an die berufliche Altenpflege nicht widerspruchsfrei sind, muss ein Berufsbild dazu Stellung beziehen. In Bezug auf Altenpflege gilt es darüber hinaus aber auch, klischeehafte Vorstellungen von den tatsächlichen Arbeitstätigkeiten zu korrigieren und zu gewährleisten, dass ›anspruchsvolle Schattenarbeit‹ honoriert wird.

*Berufsbild: gesellschaftsbezogene Funktion*

Jedes Berufsbild umfasst implizit auf der Subjektseite ein sozial standardisiertes Persönlichkeitsbild. Ein systematischer Berufseinstieg bedeutet nicht Erwerb von Wissen zur Handhabung von »sozial- und medizinisch-pflegerischen Instrumenten« (BRATER 1980), sondern ist ein Prozess der Aneignung eines spezifischen Fähigkeitsprofils. Dadurch stellt er zugleich eine Persönlichkeitsformung im weitesten Sinne dar. Dementsprechend bezieht sich ein Berufsbild nicht nur auf Angaben über die zu erwerbenden Arbeitsfähigkeiten und Fachkenntnisse, sondern eben auch darauf, wie normierte und institutionalisierte Handlungsmuster vermittelt werden und die Formung der Persönlichkeit des Berufseinsteigers bewirken. Ein Berufsbild hat für Berufseinsteiger den Charakter einer »Schablone ihrer Entwicklung, indem es ihre Denkweise, Beobachtungsgabe, Ausdrucksfähigkeit, innere Haltung und äußere Gesten und Erscheinungsformen nach dem ihm eigenen Muster prägt bzw. auszubilden vorschreibt« (BECK et al. 1980). Es soll damit Berufseinsteigern auch aufzeigen, in welcher Weise sie ihren individuellen Lebensstil, ihre Handlungsmuster und Einstellungen mit dem anzueignenden Arbeitsvermögen in Einklang zu bringen haben. So lässt sich etwa ein hedonistischer Lebensstil nicht mit jedem Beruf verbinden.

*Berufsbild: subjektbezogene Funktion*

Berufsbilder als
Instrumente

Berufsbilder dienen dazu, Interessen bei Berufszuschneidung und Abstecken von Erwerbschancen durchzusetzen. Da einem Berufsbild in diesem Zusammenhang eine instrumentelle Funktion zukommt, unterscheidet es sich je nachdem, ob es von Interessenvertretern der Anbieter oder der Abnehmer der Arbeitskraft oder gar Kostenträgern der Arbeitsleistung erstellt ist. Die Berufsbilder der Berufsverbände sind in der Regel sehr umfassend. Sie verweisen detailreich auf jene Aspekte der Versorgungslage von Klienten, für die die von ihnen vertretenen Berufsinhaber über das geeignete Fähigkeitsprofil verfügen. Im Berufsbild der Abnehmer werden jene Elemente des Berufs eher verengt herausgestellt, die nach Ansicht dieser Interessengruppe für einen Arbeitskrafteinsatz nachgefragt werden. Von daher gibt es keine Darstellung eines Berufs, in der gleichermaßen alle Merkmale der Aneignung, des Einsatzes und der Verwertung eines Fähigkeitsprofils aufgezeigt werden. Je heterogener die Berufsbilder jener Interessengruppen, die durch Einflussnahme auf berufsrelevante politische Entscheidungen mitwirken (Kap. 7.1, S. 287 f.), desto diffuser sind die in der Öffentlichkeit verbreiteten Vorstellungen über die wesentlichen Bestandteile des jeweiligen Berufs.

Berufsbild und
Stabilisierung
der Identität

Das Berufsbild umfasst in der Regel auch Angaben über das Verhalten und die Einstellungen von Berufsinhabern. Sie bilden die Grundlage für deren Selbsteinschätzung als Angehörige einer bestimmten Berufsgruppe, aus der sie >berufseigene< Verhaltensweisen ableiten (HESSE 1972). Berufsangehörige orientieren sich am Berufsbild insbesondere in ihrer Beziehung zu Angehörigen anderer Berufsgruppen. Ein Berufsbild hat für Berufsinhaber den Charakter einer »Identitätsschablone« (BECK 1986), mit der sich persönliche Fähigkeiten sowie die ökonomische und soziale Stellung verorten lassen (man >ist<, was man beruflich >macht<). Sie interpretieren ihre Leistungen mit Bezug auf ein gegebenes Berufsbild und »legitimieren ihren Anspruch bzw. ihre Stellung in Bezug auf Einkommen, Einfluss und Ansehen mit ihrer Leistung für die Gesellschaft« (MIKL-HORKE 2000). Von daher entspricht die Forderung nach einem fest umrissenen Berufsbild auch dem Wunsch der meisten Berufsinhaber. Vor diesem Hintergrund wirken Vielfalt und Wandel von Berufsbildern überwiegend verunsichernd. Da Berufsbilder jedoch häufig der Einflussnahme auf den Prozess der Berufszuschneidung dienen, weichen sie zwangsläufig voneinander ab. Dieser Umstand stößt bei Berufsinhabern und insbesondere Berufseinsteigern auf Unverständnis.

In Bezug auf die Funktion von Berufsbildern bei der Berufskonstruktion gibt es zunächst die Vorstellung, dass ein Berufsbild
den Abschluss eines Prozesses beruflicher Differenzierung darstellt. Danach dient es dazu, das neue Fähigkeitsprofil als Ergebnis der Berufszuschneidung in eine feste Form zu bringen und
mit einer Berufsbezeichnung zu versehen. Das Berufsbild *normiert* quasi die Vorstellungen davon, was von nun an als Bestandteil des ›neuen‹ Berufs gelten soll. Berufskonstruktion wäre damit
ein Prozess, der einmal beendet ist. Auf der anderen Seite steht
die Annahme, dass Berufszuschneidung ein fortwährender Prozess ist. Bedingt durch Übernahme zunächst ›berufsfremder‹
Arbeitsfähigkeiten oder Übertragung von Arbeitsanteilen auf andere Berufe, verändert sich das Fähigkeitsprofil im zeitlichen Verlauf. Vor diesem Hintergrund dienen Berufsbilder in bestimmten gesellschaftlich-historischen Situationen der Einflussnahme
im Prozess der Entscheidungsfindung bei der Umgestaltung eines Fähigkeitsprofils (Kap. 1.4, S. 41). Es ist anzunehmen, dass
Berufsbilder sowohl dazu verwendet werden, Positionen der Berufskonstruktion festzuschreiben als auch damit während des
Prozesses der Berufszuschneidung zu intervenieren.

Berufsbild:<br>Festschreibung<br>oder Inter-<br>vention

Im Allgemeinen weisen Berufsbilder nur jene Fähigkeiten aus,
die formale Merkmale des Berufs sind. Sie haben funktionalen
Charakter und sind auf die expliziten Anforderungen der Berufspositionen bezogen. Als informale Bestandteile fließen implizite
Anforderungen des Beschäftigungssystems zusätzlich mit ein. Sie
beziehen sich auf individuelle Ressourcen und Eigenschaften der
Berufsinhaber. Informale Bestandteile sind zunächst ›erwartete
Fähigkeiten‹, die wichtig sind, um die Arbeitsaufgabe erledigen
zu können. Geht man davon aus, dass Pflegearbeit zugleich »Gefühlsarbeit« ist (DUNKEL 1988), dann erweist sich etwa Einfüh-
lungsvermögen als eine derartige extrafunktionale Fähigkeit. Zu
den informalen Bestandteilen eines Berufsbilds können sich aber
auch den Berufsinhabern ›zugeschriebene Eigenschaften‹ entwickeln. Vorstellungen, wonach Arbeitskräfte Pflege unpersönlich
ritualisiert leisten, häufig die Pflegeeinrichtung wechseln oder eine abnehmende berufliche Bindung aufweisen, werden zu ›Nega-
tiv-Posten‹ eines Berufsbilds. Obschon darüber kaum gesicherte
Erkenntnisse vorliegen, werden sie in der Öffentlichkeit als in-
formales Merkmal von Pflegeberufen betrachtet. Der Anteil an
informalen Bestandteilen eines Berufsbilds ist ein wesentliches
Kriterium wertender sozialer Differenzierung von Berufen.

Berufsbild:<br>formale und<br>informale<br>Bestandteile

*Abbildung 1.2:*
Einsatz von
›Grundfähig-
keiten‹ im
Pflegeberuf

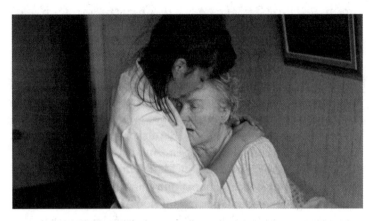

›erwartete‹
Fähigkeiten
als informale
Bestandteile

Unter ›erwartete‹ Arbeitsfähigkeiten werden zumeist Qualifikationen wie Freundlichkeit, Geduld, Empathie, Zuwendung
geben u. ä. verstanden, die Berufseinsteiger sich nicht erst in der
Berufsausbildung aneignen, sondern bereits als Verhaltensmerk-
mal bei Aufnahme der Ausbildung mitbringen. Mitunter wird
in diesem Zusammenhang von einer ›allgemeinen Disposition‹
oder auch von ›Grundfähigkeiten‹ gesprochen. Diese Verhal-
tensmerkmale sind jedoch keineswegs nur ›nützliche Tugenden‹
einzelner Berufsinhaber, sondern vielmehr erforderliche Vorbedingungen für die Erledigung einer Arbeitsaufgabe im Bereich
personenbezogener Dienstleistungen. »Ausgebildete Fachkräfte
[müssen beim Berufseinstieg] über ein weit über dem Normal-
maß liegendes Repertoire von Fertigkeiten, Kenntnissen und
Fähigkeiten verfügen, das bei einer späteren Berufstätigkeit vom
Arbeitgeber nicht vergütet werden muss« (MEIFORT 1991).

Das Dilemma haushaltsnaher Berufe besteht somit darin, dass
für einige erforderliche, jedoch außerhalb der Berufsausbildung
angeeignete Arbeitsfähigkeiten gesellschaftlich keine Gratifikationen verteilt werden. Pflegekräfte bringen daher die nicht-zertifizierten Fähigkeitsanteile quasi ›gratis‹ mit in ihren Berufsalltag
ein (BISCHOFF 1994). Von daher werden im Berufsbild vor allem
die zertifizierten berufsfachlichen Fähigkeitsanteile hervorgehoben. Ansonsten würde »ein Image von Pflege als Allerweltsqualifikation« (MEIFORT 1997) gefestigt werden. In Bezug auf den
Einstieg in einen Pflegeberuf sind es jedoch »oft gerade die
›unberuflichen‹ Seiten des Berufsbildes: Zuwendung geben, Eingehen auf den Patienten, Trost und Hilfe – die junge Frauen nach
wie vor ... [dazu] motivieren« (BAUSINGER-ARKOMANIS 1988).

Im Prozess der Berufskonstruktion werden unterschiedliche Berufsvorstellungen nach einer konsensualen Entscheidung von den staatlichen Agenturen in Form von Verordnungen oder Gesetzen normativ fixiert. Durch die normative Fixierung entstehen ›heteronome‹ Berufsbilder. Demgegenüber haben die Aussagen der Anbieter und Abnehmer der Arbeitskraft zum Beruf eher den Charakter ›autonomer‹ Berufsbilder. Um ein Fähigkeitsprofil als Beruf zu institutionalisieren, muss der Sozialstaat in den normativen Vorgaben Berufsbilder mehr oder weniger eindeutig fassen. So liegt etwa dem Altenpflegegesetz (AltPflG) eine eindeutige Fassung eines Berufsbildes zu Grunde, da der Altenpflegeberuf dadurch attraktiver werden soll. Demgegenüber steht das Pflege-Versicherungsgesetz (PflegeVG) für ein Gesetz mit einem weniger eindeutig gefassten Berufsbild. Lediglich für die in einem Pflegedienst verantwortliche ausgebildete Pflegekraft ist ein Berufsbild definiert. Ansonsten wird im Kontext von Pflegearbeit undifferenziert von Pflegenden, Pflegekräften und Pfle*gefach*kräften gesprochen. Um berufliche Altenpflege aus Kostengründen als durch Laienpflege substituierbar erscheinen zu lassen, wird hier ein weniger eindeutig gefasstes Berufsbild zu Grunde gelegt. Durch eine eindeutige sozialstaatliche Fixierung wird zugleich auch eine weitgehende Einordnung von Absolventen der Berufsausbildung in das Lohn- und Gehaltsgefüge vorgenommen und die Position der Berufsinhaber in der betrieblichen Hierarchie festgelegt (GEORG, SATTEL 1995).

*sozialstaatliche Kodifizierung von Berufsbildern*

| |
|---|
| – Altenpflege ist Lebenshilfe und für die Gesellschaft notwendige Dienstleistung und befasst sich mit gesunden und kranken Menschen aller Altersgruppen.<br>– Altenpflege leistet Hilfen zur Erhaltung, Anpassung oder Wiederherstellung der physischen, psychischen und sozialen Funktionen und Aktivitäten des täglichen Lebens.<br>– Altenpflege ist eine abgrenzbare Disziplin mit einem Gebiet von Wissen und Können, welches sich von anderen Fachgebieten des Gesundheitswesens unterscheidet.<br>– Altenpflege ist als eigenständiger Beruf und selbstständiger Teil des Gesundheitswesens für die Feststellung der Pflegebedürftigkeit, die Planung, Ausführung und Bewertung der Pflege zuständig und für die eigene Ausbildung sowie Fort- u. Weiterbildung verantwortlich.<br>– Altenpflege stützt sich in der Ausübung des Berufs und in der Forschung auf eine pflegewissenschaftliche Basis und nützt die Erkenntnisse und Methoden der Natur-, Geistes- und Sozialwissenschaften. |

*Tabelle 1.3:*
*›Autonomes‹*
*Altenpflege-*
*Berufsbild des*
*Bayerischen*
*Roten Kreuz*
*(BRK)*

Quelle: BRK basierend auf Deutscher Berufsverband für Pflegeberufe (DBfK) 1995 und Deutscher Berufsverband für Altenpflege (DBVA) 1996.

Funktion
einer Berufs-
bezeichnung

Die Berufsbezeichnung ist ein wesentlicher Bestandteil des Berufsbilds. Sie ist eine »Bündelung von Informationen, bei der jeweils ein Merkmal der gängigen Beschreibung vom Berufsfeld bzw. Berufsbild in den Vordergrund rückt« (TROLL 1996). Sie muss verhältnismäßig anschaulich auf das Fähigkeitsprofil der Berufsinhaber, typische Arbeitsvollzüge und damit verbundene Gratifikationen verweisen. Neue Berufsbezeichnungen in Stelleninseraten stehen zunächst für Veränderungen in Tätigkeitsbereichen. Sie verweisen häufig darauf, dass hier ein Fähigkeitsprofil umgestaltet wird und ein neuer Berufszuschnitt entsteht (DOSTAL et al. 1998). Zumeist stehen neue ›Berufstitel‹ jedoch lediglich für dasselbe Fähigkeitsprofil mit geringfügig verändertem Zuschnitt. Die Änderung einer Berufsbezeichnung ist ein häufig verwendetes Mittel, um auf einen quasi neuen Berufszuschnitt zu verweisen und damit den Tauschwert des Fähigkeitsprofils zu verbessern (z. B. Ergotherapeut statt Arbeitstherapeut). Daher sind Berufsinhaber zumeist weniger an positionsbezogenen Berufstiteln als vielmehr an einer ›professionelleren‹ Berufsbezeichnung interessiert.

Berufsbe-
zeichnung und
Vorbehalts-
aufgaben

Ein gesetzlicher Schutz der Berufsbezeichnung soll gewährleisten, dass lediglich die Berufsinhaber spezifische Arbeitsaufgaben übernehmen. Bei Berufen mit einem haushaltsfernen Fähigkeitsprofil ist dies zumeist gewährleistet. Bei haushaltsnahen Berufen ist dies nicht unbedingt der Fall. So wurden etwa für die im PflegeVG genannte, *nicht-berufliche* Pflegeperson bereits ›Berufsbilder‹ entworfen. Aber auch die Trennlinie zwischen Pflege auf Fachkraftniveau und Helferniveau ist sehr unscharf. Von daher wird von den Pflegeberufen im zunehmenden Maße ein gesetzlich verankerter Erlaubnisvorbehalt für erwerbsmäßige Pflegearbeit und Vorrang der Berufsinhaber gefordert. Danach soll neben die Erlaubnis zur Führung der Berufsbezeichnung eine staatliche Zulassung zur Ausübung eines Pflegeberufs im Sinne eines Heilberufs treten. Dazu müssen Aufgabenbereiche und Verantwortlichkeiten von Pflegeberufen gesetzlich normiert werden. Eine entsprechende Regelung hat sich bereits für Hebammen bewährt. Voraussetzung dafür wäre eine klare Abgrenzung der Zuständigkeiten zwischen Pflegeberufen und Ärzten bei der Bestimmung von allgemeiner und spezieller Pflege (Kap. 4.3, S. 170). Damit könnten Pflegeplanung und die Beurteilung von Pflegebedürftigkeit sowie die Bewertung erbrachter Dienstleistungen zu Arbeitsaufgaben werden, deren Erfüllung nur den Inhabern von Pflegeberufen vorbehalten ist (IGL 1998).

Die Berufsbezeichnung hat hohe symbolische Bedeutung für das Selbstverständnis der Berufsinhaber. Das Dilemma der Altenpflege besteht darin, dass es sich sowohl um eine Bezeichnung für einen bestimmten Berufszuschnitt als auch für ein relativ weites Tätigkeitsfeld handelt. Daher wird hin und wieder vorgeschlagen, die berufliche Versorgung Älterer mit einem anderen Berufstitel zu versehen. Die Bezeichnung »Altenpflege« verweise zu unbestimmt auf Dienstleistungstätigkeiten für eine Personengruppe und zu wenig auf den Berufscharakter. Die Besonderheiten des Fähigkeitsprofils ließen sich durch eine andere Berufsbezeichnung besser verdeutlichen. Die späte Einführung von Altenpflege als geschützte Berufsbezeichnung hat in der breiten Öffentlichkeit sicher nicht dazu beigetragen, die professionelle Versorgung Älterer als einen Pflegeberuf mit spezifischem Fähigkeitsprofil wahrzunehmen. Von daher sind Standesvertretungen daran interessiert, möglichst eine auf ein bestimmtes Image verweisende Berufsbezeichnung zu etablieren. Die Bezeichnung soll gesellschaftlich positiv bewertete Aspekte des Fähigkeitsprofils hervorheben und negative zurückdrängen. So wurde in der Vergangenheit mit Erfolg aus der Fürsorgerin die Sozialarbeiterin.

*neue Berufsbezeichnung für Altenpflege*

Die Überlegungen, das Fähigkeitsprofil der beruflichen Versorgung Älterer mit einer anderen Berufsbezeichnung zu versehen, sind allerdings nicht neu. So wurde bereits Ende der 1970er Jahre der Vorschlag gemacht, den Beruf mit der Berufsbezeichnung »Geriatrieschwester« zu versehen. Dies stieß damals aber auf erheblichen Widerstand der Interessenvertretungen des Krankenpflegeberufs. Der neuerliche Vorschlag, die berufliche Betreuung und Versorgung Älterer als »Gerontologische Pflege« zu bezeichnen, würde vermutlich stärker auf ein wissenschaftlich fundiertes Fähigkeitsprofil verweisen. Vor dem Hintergrund der Bestrebungen zur Professionalisierung der Pflegeberufe könnte die Verwendung dieses Begriffs durch die berufsständischen Akteure eine sinnvolle Strategie sein. Allerdings setzt dies voraus, dass die Umbenennung sich tendenziell auch in einer Anhebung des Ausbildungsniveaus niederschlägt, und gerade dies erscheint mehr als fraglich. Von daher würde eine derartige Berufsbezeichnung letztlich doch nur eine Worthülse bleiben. Geht man davon aus, dass bereits mittelfristig eine grundständige Ausbildung für alle Pflegeberufe mit einer einheitlichen Berufsbezeichnung institutionalisiert wird, würde allerdings Altenpflege ohnehin nur noch auf einen Ausbildungsschwerpunkt verweisen.

*Altenpflege = Gerontologische Pflege?*

## 1.4   Berufskonstruktion als Prozess

Berufskonstruk-
tion – Prozess
auf mehreren
Ebenen

Als auslösendes Moment für den Prozess der Berufskonstruktion werden häufig neue gesellschaftliche Aufgaben in einer bestimmten historischen Situation angeführt (Makroebene). Dabei wird jedoch übersehen, dass die Einrichtung eines Berufs als Institution durch die korporativen Akteure (Interessenvertretungen der Betriebe und Berufsinhaber) durchgesetzt wird (Mesoebene). Aber erst die individuellen Akteure bewirken durch Aneignung und Einsatz des spezifischen Fähigkeitsprofils Akzeptanz und Veränderung des Berufszuschnitts (Mikroebene). Daran wirkt jede neue Kohorte von Berufseinsteigern mit. Ob jemand in jungen Jahren oder erst im mittleren Erwachsenenalter in einen ›Beruf einsteigt‹, schlägt sich auch in unterschiedlicher Bereitschaft nieder, sich etwa verbandlich zu organisieren (Kap. 7.4, S. 312 ff.) oder in anderer Weise gestaltend am Berufszuschnitt mitzuwirken. Vor diesem Hintergrund ist es angebracht, bei der Betrachtung der Berufskonstruktion als Prozess neben den systemischen Bedingungen die kollektiven und insbesondere die individuellen Zusammenhänge zu verdeutlichen.

gesellschaftliche
Bedingungs-
konstellation

Ob bzw. wann die Erledigung einer Arbeitsaufgabe berufsförmig organisiert wird, hängt von den in einem bestimmten Zeitraum gegebenen Einflussgrößen ab. Der Prozess der Berufskonstruktion lässt sich als Zusammenwirken von strukturellen Rahmenbedingungen und Einflussnahmen verschiedener korporativer Akteure zu unterschiedlichen gesellschaftlich-historischen Zeitpunkten verstehen. Im Zusammenhang mit Altenpflege erweisen sich demografische Veränderungen wie die verstärkte Zunahme des Anteils Älterer sowie die Abnahme von Jüngeren, die potenziell deren Versorgung übernehmen können, als bedeutsame Einflussgrößen (Abbildung 1.3). Aber auch die zunehmende Bereitschaft, die Ehe kurzfristig aufzulösen oder die abnehmende Bereitschaft, langfristige Bindungen einzugehen, haben nicht nur die Familien- und Haushaltsdynamik erhöht, sondern auch im Zusammenhang mit der erhöhten Erwerbsneigung von Frauen zu einer Veränderung der familialen Pflege- und Versorgungsstruktur geführt (Kap. 2.1, S. 63). Die sozialstaatlichen Bedingungen stecken schließlich den Rahmen ab, innerhalb dessen eine Gesellschaft bereit ist, Älteren und Hochbetagten eine angemessene gesellschaftliche Teilhabe sowie Betreuung und Versorgung durch das System sozialer Sicherung zu gewährleisten.

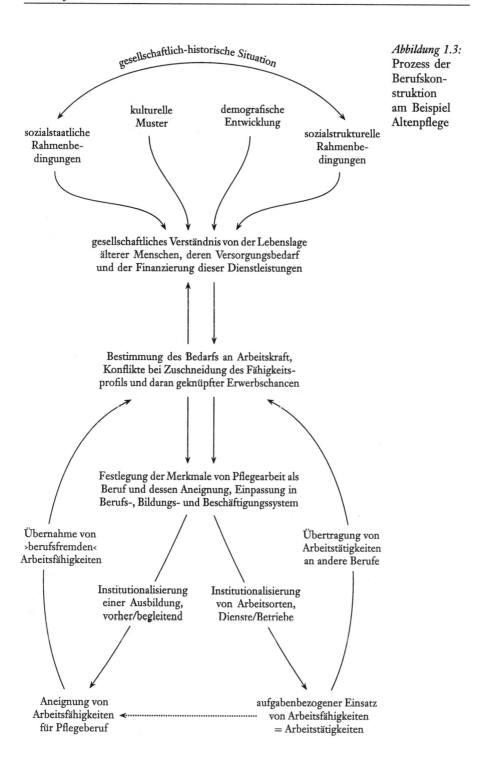

*Abbildung 1.3:*
Prozess der
Berufskon-
struktion
am Beispiel
Altenpflege

gesellschaftlich-historische Situation

kulturelle
Muster

demografische
Entwicklung

sozialstaatliche
Rahmenbe-
dingungen

sozialstrukturelle
Rahmenbe-
dingungen

gesellschaftliches Verständnis von der Lebenslage
älterer Menschen, deren Versorgungsbedarf
und der Finanzierung dieser Dienstleistungen

Bestimmung des Bedarfs an Arbeitskraft,
Konflikte bei Zuschneidung des Fähigkeitsprofils und daran geknüpfter Erwerbschancen

Festlegung der Merkmale von Pflegearbeit als
Beruf und dessen Aneignung, Einpassung in
Berufs-, Bildungs- und Beschäftigungssystem

Übernahme von
›berufsfremden‹
Arbeitsfähigkeiten

Übertragung von
Arbeitstätigkeiten
an andere Berufe

Institutionalisierung
einer Ausbildung,
vorher/begleitend

Institutionalisierung
von Arbeitsorten,
Dienste/Betriebe

Aneignung von
Arbeitsfähigkeiten
für Pflegeberuf

aufgabenbezogener Einsatz
von Arbeitsfähigkeiten
= Arbeitstätigkeiten

Bedarf als his-
torische Größe

Diese Bedingungen legen nicht nur ein spezifisches gesellschaftliches Verständnis von der Lebenslage Älterer nahe, sondern auch vom Bedarf an Arbeitskraft zu deren Versorgung.
Ein Bedarf lässt sich jedoch nicht allein aus der Erhebung von
Merkmalen der Unterversorgung bestimmen. Da eine Erfassung
von ›Bedarf an sich‹ nicht möglich ist, konstituiert er sich, wie
auch andere soziale Phänomene, vielmehr »erst im Verhältnis
zu den Standards seiner Feststellung« (HABERMAS 1968). Ein
Bedarf ergibt sich daher erst aus der Interpretation und Bewertung sozialer Gegebenheiten (Kap. 2, S. 57 ff.). Es handelt
sich somit nicht um einen objektiven Wert, sondern um das Ergebnis eines interessengeleiteten Prozesses. Die Nachfrage an
spezifischen Arbeitsfähigkeiten erweist sich somit als eine durch
Diskurs in einer gesellschaftlich-historische Situation festgelegte
Größe. In diesem Diskurs wird zunächst auf den *quantitativen Aspekt* abgehoben und die Frage gestellt, welche gesellschaftlichen
Institutionen (Einrichtungen oder Berufe) in welchem Ausmaß
Arbeitsfähigkeiten einbringen können. Des Weiteren stellt sich
die Frage nach dem *qualitativen Aspekt* und inwieweit durch das
Fähigkeitspotenzial der jeweiligen Institutionen eine möglichst
hohe Versorgungsqualität gewährleistet werden kann.

Umsetzung
des Bedarfs
als Beruf

Die Umsetzung eines Bedarfs an Arbeitsfähigkeiten in einem
Beruf folgt den Prinzipien und Strategien eines Marktes. Auf
diesem wird das Verhältnis der verschiedenen Berufsgruppen
untereinander als Anbieter von Arbeitsfähigkeiten sowie zu den
Abnehmern bestimmter Arbeitsleistungen geregelt. Dabei versuchen die Interessenvertreter der Anbieter, den Tauschwert ihrer
Arbeitskraft optimal zu sichern oder zu erhöhen. Die Abnehmer
sind dagegen daran interessiert, den Tauschwert gering zu halten.
Sie wollen die Nutzbarkeit der Arbeitskraft optimieren und damit
den Gebrauchswert erhöhen. Durch ein anders zugeschnittenes
Angebot an Arbeitskraft auf dem Markt verschaffen sich die jeweiligen Berufsinhaber marktstrategische Vorteile. Diese können
sie jedoch nur zu Lasten anderer Berufsgruppen durchsetzen.
Möglicherweise wollen diese selber ihre Erwerbschancen verbessern und die Arbeitsleistungen zur Erledigung dieser Arbeitsaufgabe erbringen. Dadurch kommt es zu Konflikten zwischen
Berufsgruppen bei der Berufskonstruktion. Die Einpassung eines
neuen Fähigkeitsprofils in ein gegebenes Berufssystem erfolgt
daher zumeist auf Grund eines konsensfähigen Kompromisses
zwischen unterschiedlichen Interessengruppen.

Eine Annäherung der unterschiedlichen Positionen für einen Berufszuschnitt mit *angemessenen* Erwerbschancen erfolgt durch Festlegung der Merkmale eines Berufs sowie der Form und des Umfangs, in dem das Arbeitsvermögen anzueignen ist. Während etwa die Nachfrager dieses Fähigkeitsprofils an einer möglichst kurzen Ausbildung und damit gering zu entlohnender Arbeitskraft interessiert sind, wollen die Anbieter des Fähigkeitsprofils eine längere und umfangreichere Ausbildung, die ihre Chancen auf höheres Erwerbseinkommen und eine Berufskarriere verbessert. Auf diesem ›probeweisen‹ Konsens werden Ausbildungspläne entworfen, die beschreiben, wie das berufliche Arbeitsvermögen zu erwerben ist. Im Allgemeinen findet die Aneignung von Arbeitsfähigkeiten vor der Berufsausübung statt. Ausbildungspläne stecken den Rahmen für eine strenge, zumeist auch unwiderrufliche Arbeitsteilung ab (Kap. 3.2, S. 112 f.). Sie geben Aufstiegsmöglichkeiten vor und stecken Berufslaufbahnen ab. Im Pflegebereich sind diese bislang sehr beschränkt (Kap. 4.2, S. 160 f.). Auf der anderen Seite werden Arbeitsorte geschaffen, an denen die Versorgung Älterer durch Einsatz des gesellschaftlichen Arbeitskraftpotenzials gewährleistet wird (Kap. 5.2, S. 204 ff.). Da jedoch nur bei wenigen Arbeitsanforderungen das gesamte berufliche Arbeitsvermögen abverlangt wird, beziehen sich Arbeitstätigkeiten zumeist nur auf einen Teil des Fähigkeitspotenzials.

Aneignung von Fähigkeiten und Ausübung von Tätigkeiten

Um den Beruf als Institution langfristig abzusichern, werden zum einen jene Arbeitsanteile, die für den Berufszuschnitt nicht nützlich sind, auf andere Berufe übertragen. So hatten etwa die Altenpflegerinnen in den 1970er Jahren noch Reinigungsarbeiten zu übernehmen. Im Prozess der Verberuflichung wurden diese Arbeitstätigkeiten auf eine andere Berufsgruppe übertragen. Diese Strategien sind notwendig zur ›Abschottung‹ des eigenen Berufs. Zum anderen haben sich auf Grund der starken Zunahme von Schwerstpflegebedürftigen in stationären Pflegeeinrichtungen die Arbeitsanforderungen verändert. In zunehmendem Maße werden medizinisch-pflegerische Arbeitsanteile abverlangt, die entsprechend in das anzueignende Fähigkeitsprofil eingehen. Diese Veränderungen, d. h. die Aneignung zunächst ›berufsfremder‹ Arbeitsfähigkeiten und die Übertragung von Arbeitstätigkeiten auf andere Berufe, finden ihren Niederschlag in veränderten Berufsbildern zur Einflussnahme auf den Prozess der Berufszuschneidung. Diese Entwicklung ist das Ergebnis eines Wandels von Bedarfslagen und Aufgabenprofilen (Kap. 4.3, S. 167 f.).

Übertragung von Tätigkeiten und Aneignung neuer Arbeitsfähigkeiten

Phasen der
Berufszu-
schneidung

Bei der bisherigen Betrachtung wurde unterstellt, dass es im Zeitverlauf einen Punkt gibt, an dem sich ein gesellschaftlicher Konsens einstellt, wie ein Arbeitskraftprofil als Beruf zu organisieren ist. Tatsächlich lässt sich ein derartiger Zeitpunkt kaum ausmachen. Die Zuschneidung eines Fähigkeitsprofils und dessen Einrichtung als Beruf erweist sich als ein langwieriger Prozess in einzelnen Phasen, an dem mehrere ›Berufs‹einstiegskohorten mit unterschiedlichen Interessen beteiligt sind (Abbildung 1.4). In der ersten Phase sind Erwerbstätige bemüht, durch eine öffentlich wahrnehmbare veränderte Kombination von Wissensbeständen und Arbeitsfähigkeiten ihre Erwerbschancen zu verbessern. Experten versuchen in dieser Phase bereits, Arbeitsinhalte als Charakteristika für den Einsatz dieser Fachkräfte abzustecken. Sobald diese Erwerbstätigengruppe auf dem Arbeitsmarkt einen quantitativ relevanten Umfang erreicht hat, geht sie als Berufsklasse in die Berufssystematik ein (Tabelle A.3, S. 348) und wird statistisch erfasst. Die Berufsstatistik weist dabei jede Arbeitsposition als »Beruf« aus. »Berufe« außerhalb dieser Klassifikation werden als ›temporäres Ungleichgewicht‹ der Berufssystematik angesehen.

Phase der
Schaffung einer
Institution

Zunächst zielen die Interessen der Berufsinhaber darauf, ihr spezifisches Fähigkeitsprofil als Institution zu etablieren. Zugleich wird versucht, den Zuschnitt für den künftigen Beruf so zu erweitern, dass er für sie die besten Erwerbschancen eröffnet. Um dies langfristig zu sichern, gilt es eine Ausbildung für die formale Aneignung des Fähigkeitsprofils zu konstruieren und im (Berufs-) Bildungssystem zu implementieren. Erst wenn schließlich eine Ausbildung absolviert und mit einem Zertifikat abgeschlossen werden kann, ist ein Beruf im soziologischen Sinne entstanden. Bis der Beruf institutionalisiert ist, sind Personen mit je differenten Erwerbschancen in den Berufsbereich eingestiegen (TROLL 1996). Bei der ersten Kohorte handelt es sich um Erwerbstätige mit einem erweiterten Fähigkeitsprofil, das auf dem Markt den Charakter eines neuen Arbeitskraftpotenzials hat. Gegenüber dieser werden die Fachkräfte der zweiten Kohorte bereits nach bestimmten Kriterien angelernt. Aber erst die dritte Kohorte eignet sich die Arbeitsfähigkeiten nach einer gewissen Systematik an, die es ihr ermöglicht, das Fähigkeitsprofil mit einer Berufsbezeichnung zu versehen. Die vierte Kohorte schließlich durchläuft einen etablierten Ausbildungsgang und ist daran interessiert, durch Gründung eines Berufsverbands die Erwerbschancen weiter zu sichern. Die Gestaltung eines Berufsverlaufs wird möglich.

*Abbildung 1.4:* Bedeutung von Einstiegskohorten bei der Entstehung eines neuen Eerufsbereichs

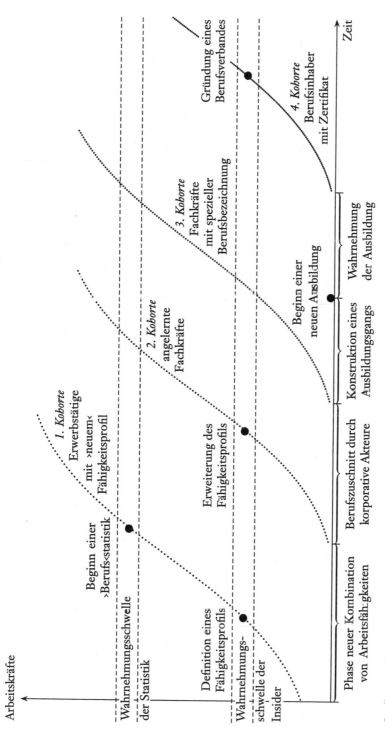

Quelle: in Anlehnung an Troll 1996 (IAB).

Berufskon-
struktion und
Lebensverlauf

Durch eine Betrachtung der Verberuflichung zu einem bestimmten Zeitpunkt lässt sich nur begrenzt der prozessuale Charakter der Berufskonstruktion verdeutlichen. Eine Betrachtung der Institutionalisierung eines Fähigkeitsprofils im Zeitverlauf zeigt, dass es vor allem die Berufseinsteiger unterschiedlicher Kohorten sind, die die Verberuflichung ihres spezifischen Arbeitsvermögens vorantreiben. Allerdings lässt sich daraus nicht entnehmen, inwieweit die Einrichtung eines Fähigkeitsprofils als Beruf daraus resultiert, dass Angehörige spezifischer Altersgruppen oder Kohorten zu bestimmten historischen Zeitpunkten den Prozess forcieren. Es wird daher davon gesprochen, dass Verberuflichung, wie andere soziale Prozesse auch, durch miteinander ›vermengt‹ wirksame Alters-, Kohorten- und Periodeneffekte beeinflusst wird. Deshalb ist es notwendig, wie bei jeder dynamischen Betrachtungsweise genau zu bestimmen, welche Bedeutung dem jeweiligen Effekt beigemessen werden soll. Da der Verweildauer im Beruf eine wesentliche Bedeutung für dessen Stabilität als Institution zukommt, soll daran die Problematik verdeutlicht werden. Als mittlere Verweildauer im Pflegeberuf werden häufig fünf Jahre angeführt (Kap. 4.5, S. 187).

Querschnitts-
versus Verlaufs-
betrachtung

Erkenntnisse über die Verweildauer werden zumeist aus der Betrachtung einer Anzahl von Berufsinhabern zu einem bestimmten historischen Zeitpunkt gewonnen (Abbildung 1.5). Diese Querschnittsbetrachtung bezieht sich jedoch auf Personen, die sich in unterschiedlichen Phasen des Lebens- und Berufsverlaufs (horizontale Linie) befinden. Die konvexe Linie verdeutlicht die Zunahme der Berufsangehörigen. Sie durchschneidet die horizontale Linie des Lebensverlaufs zum Zeitpunkt des Berufseinstiegs. Dieser hat sich im Zeitverlauf mit jeder neuen Berufseinstiegskohorte im Lebensverlauf altersmäßig nach vorn verschoben. Aus dem späten Einstieg in die Altenpflege als Zweitausbildungsberuf wird in zunehmendem Maße ein früher Einstieg in einen Erstausbildungsberuf. Um etwa Aussagen über die Verweildauer im Beruf machen zu können, müsste daher zunächst der Berufsverlauf aller Berufseinsteiger bis zum Berufsaustritt (Berufswechsel, Übergang in Rente) betrachtet werden. Des Weiteren müssten die Art und der zeitliche Umfang von Unterbrechungen im Berufsverlauf berücksichtigt werden. Nur so ist es möglich, Unterschiede in der Verweildauer als Differenzen innerhalb von Berufseinstiegskohorten und zwischen den Kohorten zu bestimmten Alterszeitpunkten zu erkennen.

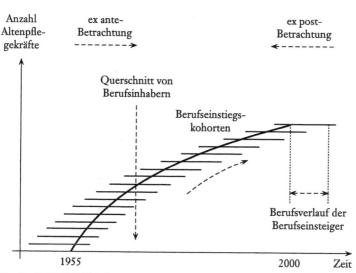

Anzahl Altenpflegekräfte

ex ante-Betrachtung

Querschnitt von Berufsinhabern

Berufseinstiegs-kohorten

ex post-Betrachtung

Berufsverlauf der Berufseinsteiger

1955    2000    Zeit

*Abbildung 1.5:*
Ansätze zur Betrachtung der Berufs-konstruktion als Prozess

Quelle: BiBB/IAB-Erhebungen 1991/92, 1998/99; geschätzte Angaben.

Um Aussagen über die künftige Entwicklung eines Berufs machen zu können, ist es notwendig, zwischen einer rückblickenden (ex post) und einer vorausblickenden (ex ante) Betrachtung zu unterscheiden (Abbildung 1.5). Ex post etwa weisen ausgebildete Altenpflegekräfte gegenüber den Krankenschwestern eine größere Bereitschaft zum Berufswechsel auf (Kap. 4.5, S. 188). Allerdings ist nicht klar, inwieweit dies aus der Konstruktion des Altenpflegeberufs (Zweitausbildungsberuf für Frauen, Berufsausbildung *ohne* Auf-/Umstiegsmöglichkeit) oder den Erwerbschancen in anderen Teilarbeitsmärkten resultiert. Um mögliche Veränderungen erkennen zu können, müssen für Projektionen erwartbare Größen zu Grunde gelegt werden. Einige könnten aktiv durch eine künftige Politik gestaltet werden, während sich andere einer derartigen Beeinflussung entziehen. Welche Entwicklung zeichnet sich etwa ab, wenn die Altenpflege in eine vereinheitlichte Pflegeausbildung integriert und damit als Erstausbildungsberuf festgeschrieben wird? Prognosen dieser Art entsprechen einer ex ante-Betrachtung. Es handelt sich dabei um eine Projektion der Situation eines Berufs unter veränderten Bedingungen in die Zukunft. Eine Vermengung von ex ante- und ex post-Betrachtung führt mitunter zu Fehleinschätzungen hinsichtlich der weiteren Entwicklung eines Fähigkeitsprofils. Da stets Erfahrungswerte in die Zukunft projiziert werden, handelt es sich bei allen Prognosen um »sorgfältig begründete Spekulationen« (SCHUBNELL).

Prognose zwischen ex post- und ex ante-Betrachtung

# 1.5  Beruf und soziale Ungleichheit

Berufssystem
und soziale
Ungleichheit

Die Vergesellschaftung der Individuen erfolgt in den modernen Wohlfahrtsstaaten über den Beruf. Die zunehmende Differenzierung des Berufssystems entspricht einer hierarchischen Allokation von Erwerbs-, Versorgungs- und Versicherungschancen auf Berufsgruppen. Dadurch werden Berufseinsteiger bereits bei Aneignung eines Berufs und dessen späterer Ausübung auf einen bestimmten sozialen Status verwiesen. SCHELSKY (1979) hatte daher den Beruf auch als »das einzige ungleichmachende Prinzip in unserer Gesellschaft« bezeichnet. Soziale Ungleichheit heißt in diesem Zusammenhang, »dass die Chancen der Individuen, ihre jeweiligen Bedürfnisse zu befriedigen, ungleich verteilt sind. Insbesondere handelt es sich um Ungleichheiten in den Chancen, 1. sich mit Gütern zu versorgen, 2. wichtige Informationen zu gewinnen und 3. das Handeln anderer Menschen gegebenenfalls auch gegen deren Widerstand zu beeinflussen (d. h. Macht auszuüben bzw. Machtansprüche abzuwehren)« (BAHRDT 1984). Auch differenzielle, familial bedingte Lebenschancen lassen sich wieder auf den Beruf zurückführen (MAYER 1987). Die Berufsgliederung ist daher nicht nur Ausdruck der Verhältnisse sozialer Ungleichheit, sondern zugleich Grundlage für deren Reproduktion.

Bestimmung
der Statuslage
im Ungleich-
heitsgefüge

Die Bestimmung des sozialen Status von Personen im Ungleichheitsgefüge erweist sich jedoch als ein erhebliches Problem. Der Zugang zu Ressourcen wie Einkommen, Wohlstand und Bildung, aber auch zu Beziehungen und Netzwerken wird durch den Beruf eröffnet. Anhand der Versorgung von Personen mit diesen Ressourcen und daran geknüpften Lebenschancen lassen sich objektiv bestimmbare soziale Positionen innerhalb eines vertikal gegliederten Systems sozialer Ungleichheit ausmachen. Die Positionen sind aber auch mit unterschiedlichen subjektiven Komponenten verknüpft. Dazu zählt etwa das zugeschriebene Potenzial an Einfluss oder Macht. Daher kann die Statuslage »nicht an einer immanenten Eigengesetzlichkeit [des Berufs] gemessen [werden], sondern [nur] an dem Maß materieller und ideeller Wertschätzung seiner Träger« (FÜRSTENBERG 1972). Sollen objektive und subjektive Dimensionen sozialer Lagerung im Ungleichheitsgefüge berücksichtigt werden, erweist sich das Berufsprestige als ein guter Indikator. Damit lässt sich auch der Wandel der Wertschätzung eines Berufs aufzeigen, wenn dieser regelmäßig Angehörigen anderer sozialer Schichten zugänglich wird.

Die Bestimmung ungleicher Statuslage basiert zunächst auf der Prämisse, dass es ein stetiges, hierarchisch geordnetes Statuskontinuum gibt, in das sich Personen anhand des Berufsprestiges verorten lassen. Das Prestige gilt als Ausdruck der durch Aneignung und Ausübung eines zertifizierten Berufs vermittelten Chancen gesellschaftlicher Partizipation. Als Grundlage der Bewertung und Einordnung in das Ungleichheitsgefüge werden häufig vermutet: 1. die mit dem Beruf verbundenen Erwerbschancen (materielle Lebenslage), 2. die soziale Stellung und die Autonomie, die der Beruf dem Berufsinhaber gewährt, 3. die Voraussetzungen für den Zugang zum Beruf und der zeitliche Aufwand für dessen Aneignung, 4. der öffentliche Bekanntheitsgrad des Berufs und dessen sozialstaatliche Einbindung sowie 5. die Möglichkeiten für Karrieren im Beruf. Das Berufsprestige bezieht sich also nicht unmittelbar auf die Arbeitstätigkeiten. Von daher ist die Vermutung, Pflegeberufe würden auf Grund eines nicht-sichtbaren Arbeitsergebnisses über ein niedrigeres Berufsprestige verfügen, in dieser Weise sicher nicht zutreffend. Die einem Beruf *zugeschriebenen* Möglichkeiten, materielle und soziale Gratifikationen zu erzielen, haben eine deutlich größere Bedeutung für das Berufsprestige.

Das Berufsprestige beruht auf zwei grundlegenden Dimensionen mit gegensätzlicher Ausrichtung: der subjektiven Wertschätzung eines Berufs und dessen objektiver sozialstruktureller Einbettung. Die erste Dimension hebt darauf ab, dass Personen Berufsinhaber vor allem nach der *Reputation* des Berufs in eine Rangordnung bringen. Dabei basiert die Reputation auf Erfahrungen Dritter sowie auf eigenen Erfahrungen, die gewichtet und individuell aggregiert werden. Das soziale Ansehen des Berufs konstituiert eine ›Reputationsskala‹. Die zweite Dimension basiert auf der Annahme, dass Personen Berufsinhaber nach investiertem Humankapital (Bildung) und erzieltem ökonomischem Kapital (Erwerbseinkommen) in eine Rangordnung bringen. Die *sozialstrukturelle Lagerung* des Beruf würde damit einer ›Strukturskala‹ entsprechen. Beide Dimensionen führen nicht unbedingt zu einer identischen Einordnung in eine Statushierarchie. Dies ergibt sich daraus, dass eine Bewertung von Berufen sowohl auf Prozesse sozialer Schließung als auch sozialer Offenheit abhebt (WEGENER 1985). Bei der Reputationsbetrachtung wird eher soziale Offenheit betont. Die Chancen für einen Beruf gelten implizit als gleich verteilt. Die Strukturbetrachtung hebt eher darauf ab, dass diese auf Grund struktureller Bedingungen teilweise verschlossen sind.

*Bestimmungsfaktoren für Berufsprestige*

*Prestige = Reputations- und Struktur-Komponente*

Berufsbezeich-
nung und
Reputations-
komponente
des Prestige

Prestige von
Gesund-
heitsberufen

In den 1960er und 1970er Jahren dominierte die Vorstellung, dass das Prestige im Sinne der Reputation eines Berufs die sozialen Beziehungsmuster bestimme und damit ein guter Indikator zur Erfassung sozialer Ungleichheit sei. Eine Einordnung von Berufsinhabern anhand dieses Merkmals in eine Rangordnung entspräche dem Statusdenken aller sozialen Akteure. In den klassischen Studien wurde daher auf die freie intuitive Wertschätzung gesetzt. Grundlage der Betrachtung bildet die Berufsbezeichnung, da sie »ja schon einen Eindruck von der Art der Tätigkeit, der Art und Höhe der Bezahlung, der Art und dem Umfang der Verantwortung, dem Ausbildungsgang, den vermutlichen Interessen, dem Lebensstil, den Umgangsformen« vermittelt (KLEINING, MOORE 1968). Die Möglichkeiten, anhand der Berufstitel die Statuslage zu erfassen, sind jedoch bisweilen überschätzt worden. Daher haben andere Studien bei der Erfassung des Prestiges durch Selbst- oder Fremdeinschätzung auch strukturelle Merkmale der Berufsinhaber berücksichtigt. BOLTE et al. (1970) haben die Ergebnisse der Studien konzeptionell zusammengefasst, so dass die Prestigeschichtung eine Approximation an das System ungleicher Verteilung sozialer Ressourcen darstellt (Tabelle 1.4).

Sowohl unter den *Männerberufen* als auch unter den *Frauenberufen* wird dem Arztberuf das höchste Ansehen zugeschrieben. Der Arztberuf wurde durchweg in alle Reputationsstudien einbezogen. Von den durch die einsetzende Differenzierung entstandenen neuen Gesundheitsberufen herrschten derart vage Vorstellungen vor, dass deren Reputation nicht einschätzbar erschien. Aber auch andere nicht-ärztliche Heilberufe waren weitaus seltener Bestandteil von Modellen der Prestigeschichtung. Daher ist deren Prestige auch geringer empirisch abgesichert. Die Zuordnung des Berufs der Krankenschwester zur gehobenen Mittelgruppe (Tabelle 1.4) basiert auf einer Emnid-Studie, in der die Reputation der Krankenpflege eingehender untersucht wurde (Studienstiftung... 1969). Danach ist das Prestige dieses Pflegeberufs zwar gesunken, bewegt sich aber dennoch auf einem vergleichsweise hohen Niveau. Hätte man damals den neuen Beruf der Altenpflegerin miteinbezogen, wäre dieser – bedingt durch die gerade erst einsetzende Verberuflichung – vermutlich in der unteren Mittelgruppe eingeordnet worden. Da Altenpflege noch nicht bundesweit als Beruf institutionalisiert war, wäre ihr das »Image einer Allerweltsqualifikation« bzw. eines »Hilfs- und Anlernberufs« (MEIFORT 1997) zugeschrieben worden.

| Statuslage | Männerberufe[a] | Frauenberufe[a] |
|---|---|---|
| Spitzenpositionen | Höchste Regierungsbeamte, Minister, Bischöfe, Professoren, Direktoren größerer Unternehmen und Banken, Chefärzte größerer Kliniken | Universitätsdozentinnen, Ärztinnen, Regierungsrätinnen, Studienrätinnen |
| Obergruppe | sonstige akademische Berufe, höhere Beamte, Abteilungsleiter in größeren Betrieben | |
| obere Mittelgruppe | Hauptschullehrer, Fachhochschulingenieure | Hauptschullehrerinnen, Gewerbelehrerinnen |
| gehobene Mittelgruppe | Selbstständige, Einzelhändler[b], Handwerker, Bankkaufleute, mittlere Beamte | Medizinisch-technische Assistentinnen, Buchhalterinnen, *Krankenschwestern* |
| mittlere Mittelgruppe | Werkmeister, Industriefacharbeiter | Sekretärinnen[b], Köchinnen, Frisörinnen |
| untere Mittelgruppe | Maurer, Kellner[b], Straßenbahnschaffner, Verkäufer, Musiker, Seeleute | Verkäuferinnen, Kellnerinnen, *Altenpflegerinnen*[c] |
| Endpositionen | Hilfsarbeiter, Landarbeiter, Straßenreiniger | ungelernte Arbeiterinnen, Raumpflegerinnen |

*Tabelle 1.4:*
Prestige ausgewählter Berufe nach Studien der 1970er Jahre

[a]Die Reihenfolge der Positionen innerhalb der Gruppen stellt keine Abstufung dar. [b]Berufspositionen, die sich je nach spezifischer Ausformung erheblich verschieben können. [c]Da der Beruf »Altenpflegerin« in keine Studie einbezogen wurde, handelt sich es hier um eine nachträgliche Einordnung. Sie soll das mögliche Prestige des Berufs im gesellschaftlich-historischen Kontext vermitteln. Quelle: BOLTE et al. 1970.

Auf Grund der intuitiven Einschätzung des Prestiges mussten sich Studien stets auf eine kleine Auswahl von Berufen beschränken. Bei diesen wurde vermutet, dass Personen deren soziales Ansehen ohne zusätzliches Wissen unmittelbar einschätzen können. Die auf diese Weise erhobenen Angaben zur Prestigeschichtung haben jedoch bei einem stark differenzierten Berufssystem nur eine begrenzte Aussagekraft. Darüber hinaus wird ausgeblendet, dass die männlich dominierten Berufe im Berufssystem wesentlich stärker differenziert sind als die von Frauen eingenommenen Dienstleistungsberufe. Dadurch unterscheiden sie sich auch hinsichtlich des Eindrucks, den sie im öffentlichen Bewusstsein hinterlassen haben und der intuitiv wiedergegeben werden kann.

Reputationsmessung und Berufsvielfalt

*Tabelle 1.5:*
Wandel im
Prestige ausge-
wählter Berufe

| Berufsbezeichnung | Prestige in Prozent | | | | | | |
|---|---|---|---|---|---|---|---|
| | West | | | | | Ost | |
| | 1966 | 1975 | 1985 | 1991 | 2001 | 1991 | 2001 |
| Arzt, Mediziner | 84 | 79 | 76 | 79 | 73 | 89 | 78 |
| Pfarrer, Geistlicher | 49 | 48 | 46 | 41 | 43 | 25 | 26 |
| Rechtsanwalt | 37 | 37 | 30 | 35 | 29 | 51 | 36 |
| Hochschulprofessor | 44 | 38 | 39 | 41 | 33 | 31 | 33 |
| Apotheker | 34 | 28 | 23 | 30 | 22 | 32 | 31 |
| Ingenieur | 41 | 28 | 25 | 28 | 22 | 20 | 25 |
| Direktor (große Firma) | 23 | 20 | 22 | 22 | 21 | 18 | 23 |
| Grundschullehrer | 37 | 26 | 17 | 17 | 26 | 34 | 34 |
| Studienrat | 28 | 26 | 15 | 16 | 13 | 11 | 11 |
| Redakteur, Journalist | 15 | 11 | 18 | 18 | 19 | 20 | 13 |
| Politiker | 15 | 22 | 16 | 14 | 10 | 15 | 8 |

FRAGE: »Hier sind einige Berufe aufgeschrieben. Könnten Sie bitte die fünf davon heraussuchen, die Sie am meisten schätzen, vor denen Sie am meisten Achtung haben?«                    Quelle: Institut für Demoskopie Allensbach 2001.

Wandel der
Reputations-
komponente
des Prestiges

Auf Grund des geringeren Bezugs zu sozialstrukturellen Bedingungen wird häufig vermutet, dass eine Einschätzung des Prestiges als Reputation wegen der starken Stereotypisierung über die Zeit relativ stabil sei. Bei einigen Berufen zeigt sich jedoch ein deutlicher Wandel im Prestige (Tabelle 1.5). Der Beruf des Lehrers, ein in der Bildungseuphorie der 1960er Jahre durchweg geschätzter Beruf, hat in der Form des Studienrats an Wertschätzung verloren. Ähnlich erging es dem Grundschullehrer, der jedoch in den 1990er Jahren an Ansehen gewonnen hat. Trotz Einbußen bewegt sich das Prestige des Arztberufs auf relativ hohem Niveau. Einbußen auf einem niedrigeren Niveau hat der Beruf des Rechtsanwalts erfahren. Ein Vergleich der Veränderungen seit Anfang der 1990er Jahre in Ost- und Westdeutschland verweist auf deutliche Unterschiede. Innerhalb einer Dekade ist das Prestige von Journalisten und Politikern in Ostdeutschland deutlich gesunken. Ein ähnlicher Rückgang in der Wertschätzung zeigt sich in Westdeutschland bei Apothekern und Hochschullehrern. Im Zeitverlauf konnten nur wenige Berufe ihr Prestige halten. Die meisten haben durch die Entwertung von Berufstiteln für einen kontinuierlichen Erwerbsverlauf an Ansehen verloren. Die Einschätzung der Reputation erweist sich auch als deutlich vom Strukturwandel und der gesellschaftlich-historischen Situation geprägt. Ihre Aussagekraft bleibt jedoch auf »das ›Image‹ bestimmter Berufspositionen« beschränkt (BOLTE, HRADIL 1988).

| Berufsbezeichnung | MPS[a] | FPS[b] | |
|---|---|---|---|
| Ärzte | 186,76 | 262,92 | *Tabelle 1.6:* |
| Universitäts- und Hochschullehrer | 167,04 | 238,37 | Prestige aus- |
| Rechtsanwälte | 150,78 | 194,76 | gewählter |
| Führungskräfte in der Privatwirtschaft | 146,28 | 182,12 | Berufe nach |
| Gymnasial- und Fachlehrer | 114,62 | 106,09 | Geschlecht der |
| Apotheker | 111,35 | 99,50 | Berufsinhaber |
| Elektro-/Elektronikingenieure | 109,87 | 96,57 | |
| Grundschullehrer | 93,41 | 67,98 | |
| Sozialarbeiter, Sozialfürsorger | 91,19 | 69,83 | |
| Medizinische Assistenten | 78,63 | 46,03 | |
| Krankenschwestern/Krankenpfleger | 69,26 | 40,62 | |
| Pflegepersonal ohne weitere Angaben | 56,60 | 22,66 | |

[a]Magnitude-Prestigeskala = Werte für männliche Berufsinhaber. [b]Frauen-Prestigeskala = Werte für weibliche Berufsinhaber. Quelle: WEGENER 1986.

Bei Betrachtung des Prestiges als Reputation wird die an einen Beruf geknüpfte sozialstrukturelle Einbettung nur indirekt und sehr vage erfasst. Um diese in ein valideres Maß für das Berufsprestige einzubinden, wurde ein auf Einkommensposition, Bildungsniveau und Schichteinschätzung basierender Index gebildet und als Grundlage für die Skalenkonstruktion herangezogen (WEGENER 1985). Obschon auch bei dieser Skala gelegentlich Inkonsistenzen auftreten können, erweist sie sich als außerordentlich valide, um den Zusammenhang von Statuslage der Berufsinhaber und Prestige in bestimmten Positionen sowie deren Veränderungen im Berufsverlauf zu bestimmen. Allerdings wurde dabei zunächst nicht nach dem Geschlecht der Berufsinhaber differenziert. Es hat sich jedoch gezeigt, dass ein Beruf je nach Geschlecht des Berufsinhabers verschieden bewertet wird und dann unterschiedlichen Zugang zu knappen Gütern und Lebenschancen eröffnet. Reine Statusskalen, die ausschließlich auf einem Merkmal wie Einkommen, Bildung oder Schichtzugehörigkeit basieren, bilden zumeist nur unzutreffend die soziale Position von Frauen ab. Demgegenüber haben Wertzuweisungen, denen mehrere Indikatoren zu Grunde liegen, für Frauen als Berufsinhaberinnen bzw. allgemein für die Statuslage von Frauenberufen im Ungleichheitsgefüge eine größere Aussagekraft. Sie geben deren soziale Lagerung angemessener wieder. Bei der Interpretation wird davon ausgegangen, dass niedrige Prestigewerte sowohl subjektiv für geringe Wertschätzung eines Berufs als auch objektiv für eine niedrige soziale Stellung im System sozialer Ungleichheit stehen.

Grundlagen der Strukturkomponente des Prestiges

geschlechts-
spezifische
Unterschiede
im Prestige

Frauen als Inhaber von statushohen Berufen weisen ein höheres Prestige als Männer auf (Tabelle 1.6). Besonders deutlich wird dies beim Beruf des Arztes oder Hochschullehrers. Umgekehrt haben Berufe im unteren Bereich der Berufshierarchie ein noch deutlich niedrigeres Prestige, wenn sie von Frauen ausgeübt werden. Dies zeigt sich vor allem bei den Pflegeberufen. Insbesondere sonstige Pflegekräfte, worunter häufig Krankenpflegehilfe und Altenpflege subsumiert werden, haben ein außerordentlich niedriges Prestige, wenn es sich dabei um Frauen handelt. Die Berücksichtigung der Strukturkomponente des Prestiges bewirkt eine gegenüber der Reputationsbetrachtung rangniedrige Einordnung der Pflegeberufe. Die Unterschiede im Prestige zwischen Männern und Frauen als Berufsinhaber von Frauenberufen werden zumeist immer noch auf ein zugeschriebenes Fähigkeitspotenzial und eine geschlechtsspezifische Arbeitsorganisation zurückgeführt. Bei Männern wird unterstellt, dass sie bemüht sind, ihre Arbeitstätigkeit abzugrenzen, spezielle Fähigkeiten zu entwickeln und insgesamt ihren Arbeitsalltag nach einem *Handwerkermodell* zu organisieren. Dagegen würden Frauen die Arbeitsrolle auf der Grundlage weiblichen Arbeitsvermögens eher nach einem *Hausfrauenmodell* mit diffuser Allzuständigkeit in der Pflege gestalten.

Zunahme von
Statusinkon-
sistenzen

Der gesellschaftliche Strukturwandel und die kulturellen Veränderungen haben eine neue sozialstrukturelle Vielfalt erzeugt, die die Bedeutung traditionell an den Beruf geknüpfter Merkmale und Eigenschaften im Zeitverlauf verändert hat. Während der Bildung noch zu Beginn der 1960er Jahre eine überragende Rolle zukam, hat sich deren Bedeutung als Folge der Bildungsexpansion verringert (Kap. 3.2, S. 112). Die Umbrüche auf dem Arbeitsmarkt haben es mit sich gebracht, dass es auch nicht mehr den vermuteten ›perfekten‹ linearen Zusammenhang zwischen Berufsstatus und Höhe des Erwerbseinkommens oder Position in der Betriebshierarchie gibt. Vor diesem Hintergrund wird von einer Zunahme von Statusinkonsistenzen gesprochen. Für die Einordnung in eine berufsbezogene Rangordnung gewinnen Merkmale wie etwa das Ausmaß der an den Beruf geknüpften Möglichkeiten individueller Gestaltung von Handlungsspielräumen an Bedeutung. Aber selbst wenn derartige Berufsmerkmale zu Grunde gelegt werden, würde sich die Position der Pflegeberufe im Ungleichheitsgefüge nicht verändern, da sie durchweg in eine hierarchische Arbeitsorganisation mit geringer vertikaler und horizontaler Differenzierung eingebunden sind (Kap. 5.3, S. 217).

Zunehmend wird daher die Frage gestellt, inwieweit eine Einordnung in das System sozialer Ungleichheit sich noch auf additiv verknüpfte berufsbezogene Merkmale beziehen kann. Eine soziale Rangordnung auf dieser Grundlage wäre wegen fehlender Berücksichtigung des tatsächlich beobachtbaren Verhaltens eindimensional (HRADIL 1987). Außerdem würden objektive Gegebenheiten wie Geschlecht, Nationalität, Region, Alter in Verbindung mit subjektiven Faktoren wie Einstellungen, Werthaltungen und Mentalitäten in der Interpretation einer Lebenslage wesentlich deutlicher den Handlungskontext bestimmen. Dieser Perspektivenwechsel in den Faktoren der sozialen Lagerung wird diskutiert als »Modernisierung sozialer Ungleichheit« (BECK) jenseits der Berufskategorie. Diese geht einher mit einem Wandel von Strukturen vertikaler sozialer Ungleichheit zu horizontaler Differenzierung. Studien zeigen jedoch, dass vertikale Faktoren immer noch die Chancen gesellschaftlicher Teilhabe und auch die Risiken negativer Sanktion beeinflussen (GEISSLER 1996). Auch wenn sich die ungleichheitsrelevante Bedeutung des Berufs verringert, verschwindet dadurch nicht das Ungleichheitsgefüge.

Die niedrige Platzierung der Pflegeberufe in eine strukturbezogene Prestigeschichtung ist im Wesentlichen durch die niedrigen Bildungs- und Einkommensbestandteile bedingt. Inwieweit eine Akademisierung deren soziale Lagerung verbessert, ist nicht abzusehen, da das Bildungssystem die Platzierungsfunktion längst an das Beschäftigungssystem abgegeben hat. Fehlende Berufspositionen für akademisierte Pflegeberufe auf dem Arbeitsmarkt vermindern bislang die Chancen für einen deutlichen Statusgewinn. Die unterschiedliche Lagerung von Krankenpflege und anderen Pflegeberufen bei der Reputation wird häufig auf unterschiedliche Nähe zum Tätigkeitsbereich des Arztes zurückgeführt. Dabei wird vermutet, dass die geringe Medizinernähe der Altenpflege einen Prestigenachteil darstellt (CAPPELL 1996). Die Unterschiede in der sozialen Lagerung zwischen Männern und Frauen in Pflegeberufen verweisen darauf, dass Pflege bei Frauen als Berufsinhaber nicht als deren *berufliches* Fähigkeitsprofil wahrgenommen und honoriert wird. Kampagnen zur Verbesserung des *Image* von Pflegeberufen können daher letztlich nicht deren soziale Lagerung im Ungleichheitsgefüge verbessern. Denn Image und auch Prestige sind eher die ›Oberflächenphänomene‹ ungleicher Verteilung von Gütern und Lebenschancen. Andere ungleichheitsrelevante Merkmale wirken stärker in der Tiefenstruktur nach.

*Randnotizen:*

soziale Differenzierung ohne Berufskategorie?

soziale Lagerung von Pflegeberufen

## Weiterführende Literatur

### zu Kapitel 1.1

BECK, U.; BRATER, M.; DAHEIM, H. (1980): Elemente einer Theorie des Berufs. In: dies., *Soziologie der Arbeit und der Berufe*. Reinbek: Rowohlt, S. 23–41.

BOLTE, K. M.; BECK, U.; BRATER, M. (1988): Der Berufsbegriff als Instrument soziologischer Analyse. In: K.M. Bolte (Hrsg.), *Mensch, Arbeit und Betrieb*. Weinheim: VCH Verlagsgesellschaft, S. 39–54.

CORSTEN, M. (1995): Beruf als institutioneller Hyperzyklus. In: H. Sahner; S. Schwendtner (Hrsg.), *Gesellschaften im Umbruch. Kongreßband II*. Opladen: Westdeutscher Verlag, S. 590–599.

WALTHER, R. (1990): Arbeit. Ein begriffsgeschichtlicher Überblick von Aristoteles bis Ricardo. In: H. König; B. v. Greiff; H. Schauer (Hrsg.), *Sozialphilosophie der industriellen Arbeit*. Opladen: Westdeutscher Verlag (Leviathan Sonderheft 11), S. 3–25.

### zu Kapitel 1.2

DAHEIM, H.; SCHÖNBAUER, G. (1993): Probleme der Arbeitsgesellschaft. In: dies., *Soziologie der Arbeitsgesellschaft*. Weinheim: Juventa, S. 129–162.

DURKHEIM, E. (1992): Über soziale Arbeitsteilung. Frankfurt/M.: Suhrkamp, S. 41–75 [zuerst 1893].

MITTERAUER, M. (1993): Als Adam grub und Eva spann. Geschlechtsspezifische Arbeitsteilung in vorindustrieller Zeit. In: E. Bolognese-Leuchtenmüller; M. Mitterauer (Hrsg.), *Frauen-Arbeitswelten. Zur historischen Genese gegenwärtiger Probleme*. Wien: Verlag für Gesellschaftskritik, S. 17–42.

### zu Kapitel 1.3

BECK, U.; BRATER, M.; DAHEIM, H. (1980): Beruf und Persönlichkeit. In: dies., *Soziologie der Arbeit und der Berufe*. Reinbek: Rowohlt, S. 199–233.

### zu Kapitel 1.4

SCHARMANN, T. (1977): Wesen, Entstehung und Wandlung der Berufe. In: K. H. Seifert; H.-H. Eckhardt; W. Jaide (Hrsg.), *Handbuch der Berufspsychologie*. Göttingen: Hogrefe, S. 31–68.

### zu Kapitel 1.5

BECK, U.; BRATER, M.; DAHEIM, H. (1980): Berufe und soziale Ungleichheit. In: dies., *Soziologie der Arbeit und der Berufe*. Reinbek: Rowohlt, S. 42–70.

BOLTE, K. M. (1990): Strukturtypen sozialer Ungleichheit. In: P. A. Berger; S. Hradil (Hrsg.), *Lebenslagen, Lebensläufe, Lebensstile*. Göttingen: Schwartz (Soziale Welt Sonderband 7), S. 27–50.

WEGENER, B. (1985): Gibt es Sozialprestige? *Zeitschrift für Soziologie*, 14, S. 209–235.

WOLF, C. (1995): Sozio-ökonomischer Status und berufliches Prestige. *ZUMA-Nachrichten*, 37, S. 102–136.

# 2 Bedarf und Nachfrage als Voraussetzungen der Berufskonstruktion

Ein Beruf entsteht oder verändert sich, wenn Bedarf und Nachfrage nach spezifischen Arbeitsfähigkeiten vorliegen. Bedarf ist jedoch keine fixe, zeitkonstante Größe, sondern das Ergebnis der Interpretation sozialstruktureller und sozialstaatlicher Gegebenheiten einer bestimmten gesellschaftlich-historischen Situation.

Als ›harte‹ Rahmenbedingung für den Bedarf an Arbeitskraft *Kapitel 2.1* wird häufig der demografische Wandel angesehen, da er scheinbar keinen Interpretationsspielraum eröffnet. Durch demografische Alterung und abnehmende familiale Fürsorgereserve werden mehr Pflegekräfte zur Versorgung Älterer benötigt bei gleichzeitiger Abnahme potenzieller Einsteiger in den Pflegeberuf.

Auch dem Wandel der Familien- und Haushaltsformen wird *Kapitel 2.2* bereits der Charakter eines faktischen Tatbestands für erhöhten Bedarf an beruflicher Altenpflege zugeschrieben. Zunahme von Ein-Personen-Haushalten und Separierung von Generationen erschweren eine subsidiär angelegte Altenpflege. Rund die Hälfte jeder Geburtskohorte muss im Alter stationär versorgt werden.

Die Tendenz zur Hochaltrigkeit begünstigt das Auftreten chro- *Kapitel2.3* nisch-degenerativer sowie demenzieller Erkrankungen und führt zu unterschiedlichen Krankheitsverläufen. Unter denen werden Verläufe mit Siechtums-Charakter als abnehmende Größe angesehen. Dennoch erhöht allein die zunehmende Langlebigkeit das Pflegerisiko und bewirkt vermehrten Bedarf an Arbeitskraft.

Es schlägt sich jedoch nur jener Bedarf in Nachfrage nieder, *Kapitel 2.4* für den eine Zahlungskraft gegeben ist. Dadurch wirkt die sozialstaatliche Sicherung des Pflegerisikos zugleich als konstitutives Moment für berufliche Altenpflege. Die Pflegeversicherung soll jedoch durch Bedarfskategorien (Pflegestufen) die finanziellen Aufwendungen bei gleichzeitiger Qualitätssicherung begrenzen.

Als besonders ›weiche‹ Rahmenbedingung mit dem größten *Kapitel 2.5* Interpretationsspielraum für die Nachfrage gilt die Entwicklung des Fachwissens. Einer zunehmenden Produktion und Diffusion von Pflegewissen steht deren eingeschränkter Transfer als Anwendung in das Tätigkeitsfeld von Berufsinhabern gegenüber.

# 2.1   Demografischer Wandel

Wandel der
Bevölkerungs-
struktur durch
Zunahme der
Lebenser-
wartung

Die Bevölkerungsstruktur und deren Veränderungen sind eine konstitutionelle Größe für die Konstruktion der Altenpflege als Beruf und dessen weitere Entwicklung. Dabei erweist sich die Zunahme der Lebenserwartung als ein bedeutsames Moment. Bis Ende des 19. Jahrhunderts war der Tod allgegenwärtig und konnte zu jedem Zeitpunkt im Lebensverlauf auftreten. Vermehrt trat er jedoch im Säuglings- und Kindesalter auf. Ein Sterblichkeitsrisiko von 23 % im ersten Lebensjahr führte dazu, dass die mittlere Lebenserwartung 1871/81 weniger als 40 Jahre betrug. Für ein neugeborenes Mädchen lag die Lebenserwartung bei etwa 38 Jahren und für einen Jungen bei rund 36 Jahren. In Folge der Modernisierung der Gesellschaft treten lebenszeitverkürzende Ereignisse nicht mehr relativ zufällig auf. Das verringerte Frühsterblichkeitsrisiko hat einen vorhersehbaren Lebensverlauf ermöglicht. Der Tod ist dadurch zu einem Ereignis geworden, das vor allem im höheren Lebensalter auftritt.

*Abbildung 2.1:*
Geburten und
Kindestod nach
Eheschlie-
ßungsjahr

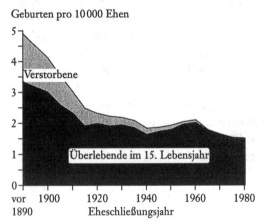

Erläuterung: nach 1950 Westdeutschland
Quelle: Statistisches Bundesamt (StBA).

Die Lebenserwartung eines Neugeborenen hat deutlich zugenommen. Starben von den Kindern der Eheschließungskohorte 1900 noch rund 28 % vor dem Erreichen des 15. Lebensjahres, so waren es von denen der Eheschließungskohorte 1975 weniger als ein Prozent (Abbildung 2.1). Dadurch ist die mittlere Lebenserwartung eines 1998 geborenen Mädchens auf etwa 80,3 Jahre und die eines Jungen auf rund 74 Jahre angestiegen. Bis Mitte des 20. Jahrhunderts ist daher die Zunahme der allgemeinen Lebenserwartung vor allem das Ergebnis einer Verringerung des Sterblichkeitsrisikos im Säuglings- und Kindesalter. Die weitere Zunahme der Lebensspanne wird dagegen durch andere Veränderungen bewirkt.

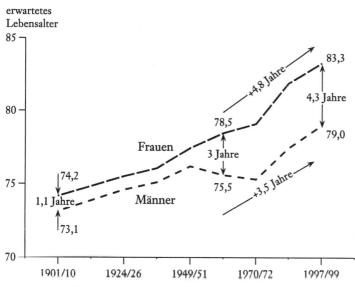

*Abbildung 2.2:*
Veränderung
der Lebenser-
wartung von
60-Jährigen im
Zeitverlauf

Quelle: StBA 1972, Sterbetafel 1997/99; Rytlewski, Opp de Hipt 1987.

Seit den 1960er Jahren erwachsen Gewinne der Lebenserwartung vor allem aus einer Zunahme der Überlebenswahrschein-
lichkeit im höheren Alter, und zwar sowohl absolut als auch relativ. Betrachtet man die mittlere Lebenserwartung über 60-Jäh-
riger im Zeitverlauf (Abbildung 2.2), so wird deutlich, in welchem
Ausmaß die weitere Lebenserwartung zu einem bestimmten Zeitpunkt gegenüber dem jeweils vorhergehenden zugenommen hat.
Der Trend zur Langlebigkeit vollzieht sich zwar gleichermaßen bei beiden Geschlechtern, allerdings ist er bei den Frau-
en deutlich größer als bei den Männern. Es sprechen wenige
Anzeichen dafür, dass sich diese Entwicklung verändern wird.
Bei dieser Zunahme handelt es sich jedoch nicht um einen linearen Prozess, sondern um eine Entwicklung, die im erheblichen Maße vom historischen Kontext beeinflusst ist. So ist etwa
die weitere Lebenserwartung der Männer, die noch von den Auswirkungen der Wirtschaftskrisen und des Zweiten Weltkriegs
betroffen waren, zwischen 1949/51 und 1970/72 sogar leicht gesunken. Es ist zu vermuten, dass es sich dabei um eine Übersterblichkeit von Kriegsteilnehmern handelt. Bei den Frauen nimmt
dagegen die weitere Lebenserwartung deutlich zu. Die Ursachen
der erhöhten Langlebigkeit von Frauen und der allgemeinen
Übersterblichkeit von Männern – beides erst Erscheinungen des
20. Jahrhunderts – sind noch weitgehend ungeklärt.

Veränderung
der Lebenser-
wartung im
historischen
Kontext

*Abbildung 2.3:*
Prognostizierte
weitere Lebens-
erwartung über
50-jähriger
Männer (Anteil
Überlebender)

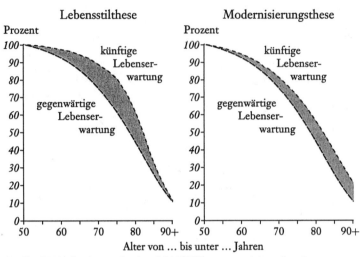

Quelle: StBA, abgekürzte Sterbetafel 1997/99; prognostizierte Angaben.

Entwicklung
der weiteren
Lebenser-
wartung

Die Lebenserwartung ist durch eine Vielzahl von Einflussfaktoren wie somatische und sozio-ökonomische Bedingungen, natürliche und soziale Umwelten, Stand des medizinischen Versor-
gungsniveaus sowie individuelle Verhaltensweisen beeinflusst. In
den Prognosen über die künftige Lebenserwartung werden diese
Faktoren unterschiedlich gewichtet. Die Lebensstilthese basiert
zunächst auf der Annahme, dass die maximal mögliche Lebensspanne in den modernen Wohlfahrtsstaaten nahezu erreicht ist.
Da Personen mittleren Alters im zunehmenden Maße mehr für
ihre individuelle Gesundheitsvorsorge tun, kommt es jedoch zu
einer weiteren Verschiebung der Sterblichkeit ins höhere Lebensalter (Abbildung 2.3). Schwere Erkrankungen verdichten
sich dadurch auf die letzte Lebensphase. Demgegenüber geht
die Modernisierungsthese davon aus, dass der gesellschaftliche
Fortschritt in zahlreichen Lebensbereichen Langlebigkeit begünstigt und dadurch die maximale Lebensspanne noch steigt.
Zugleich wird eine zeitliche Ausdehnung der Phase mit schweren
Erkrankungen und Pflegebedürftigkeit im Lebensverlauf unterstellt. Das StBA geht in seinen Prognosen von der vereinfachten
Annahme aus, dass die Lebenserwartung zwischen 2000–05 ansteigt und dann relativ konstant bleibt. Es hebt damit auf eine
Kombination der beiden Thesen ab. Auf Grund dieser Schätzungen wird vermutet, dass bis 2050 die fernere Lebenserwartung
60-jähriger Frauen gegenüber 1996/98 um weitere 3,5 Jahre und
die der Männer um 2,7 Jahre zunimmt.

Durch tendenziell zunehmende Langlebigkeit und vermindertes Bevölkerungswachstum steigt der Anteil Älterer und Hochbetagter. Dabei beeinflusst zunächst der Geburtenrückgang maßgeblich die demografische Alterung der Bevölkerung. So ist die Geburtenrate, verstanden als Nettoreproduktionsrate 15–45-jähriger Frauen, von 1,18 (1964) auf 0,65 (1999) gesunken. In den Bevölkerungsschätzungen des StBA wird davon ausgegangen, dass im Mittel je Frau 1,4 Kinder geboren werden. Innerhalb Europas gehört Deutschland damit zu den Ländern mit der niedrigsten Geburtenrate und der höchsten Kinderlosigkeit. Vor dem Hintergrund des verminderten Bevölkerungswachstums ist der Anteil der über 65-Jährigen von 4,6 % 1871 auf 16,2 % 1999 angestiegen.

*vermindertes Bevölkerungswachstum = demografische Alterung*

Es spricht wenig dafür, dass sich das generative Verhalten mittelfristig verändern wird. Bei sinkender Geburtenrate und einer weiteren moderaten Zunahme der Langlebigkeit steigt der Anteil Älterer und Hochbetagter bis 2040 auf 37 % an. Heute ist etwa jeder Sechste älter

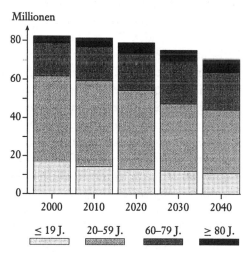

*Abbildung 2.4:*
Entwicklung ausgewählter Altersgruppen, Projektion 2000–2040

Quelle: StBA, 9. KBV, 1. Variante.

als 65 Jahre, 2040 könnte es jeder Dritte sein. Die Gruppe der 60–79-Jährigen, bei denen die Wahrscheinlichkeit, hilfe- und pflegebedürftig zu werden, bereits bei 3,5 % liegt, wird von rund 21 % 2000 auf 27 % 2040 zunehmen. Bei den über 80-Jährigen, jener Altersgruppe, die mit 28,2 % ein überdurchschnittliches Pflegerisiko aufweist (SCHNEEKLOTH, POTTHOFF 1996), wird mit einem Anstieg von 4,4 % auf mehr als 10 % gerechnet. Deren Anteil an der Bevölkerung würde damit im Prognosezeitraum überproportional zunehmen. Vor dem Hintergrund der ›Schrumpfung der Bevölkerung‹ wird erörtert, inwieweit einer »Vergreisung der Deutschen« (SPIEGEL 1997) mittelfristig durch eine gesetzlich geregelte ›Bestandserhaltungsmigration‹ begegnet werden kann.

Zuwanderung
und kulturelle
Differenzierung
des Alters

Bei natürlicher Entwicklung der Bevölkerung würde sich diese im Zeitraum von 1994 bis 2050 halbieren und von 81,5 auf 38,9 Millionen verringern. Dies resultiert aus dem eingetretenen Geburtenrückgang, der sich aber auch bereits in einer verminderten Anzahl potenzieller Eltern fortgesetzt hat und dadurch ein weiteres Absinken der Geburtenrate begünstigt. Ohne Zuwanderung wäre der Schrumpfungsprozess weitaus deutlicher und würde bis Ende des 21. Jahrhunderts zu einem Bevölkerungsbestand von 19,3 Millionen führen (BIRG 1997). Das inländische Defizit wird nur zum Teil durch ein dauerhaftes, jährliches Zuwanderungssaldo ausgeglichen. Dies bewirkt Strukturverschiebungen des Alters. Bereits jetzt nimmt der Wunsch einer ›Rückkehr in die Heimat‹ bei älteren Ausländern beständig ab (BAGFW 1996). Dies wird meist mit sozio-emotionalen Bindungen und besserer Altersversorgung begründet. Die zukünftige Gesellschaft wird sich daher nicht nur in der Altersstruktur, sondern auch in ihrer ethnischen Zusammensetzung erheblich von der gegenwärtigen unterscheiden. Die sich abzeichnende Entwicklung wird bereits mittelfristig eine »kulturelle Differenzierung des Alters« (NAEGELE et al. 1997) und einen spezifischen Versorgungsbedarf mit sich bringen.

regionale
Unterschiede
demografischer
Alterung

Die Prognosen gehen davon aus, dass sich der Bevölkerungsrückgang in den beiden Teilen Deutschlands in unterschiedlicher Weise vollzieht. Für Westdeutschland wird auf Grund einer Nettozuwanderung mittelfristig immer noch ein Bevölkerungszuwachs erwartet. In Ostdeutschland ist die Situation Ende der 1990er Jahre durch Abwanderung Jüngerer und niedrigere Geburtenraten gekennzeichnet. Da auch mit geringer Zuwanderung von jüngeren Ausländern gerechnet werden muss, wird hier früher ein Bevölkerungsrückgang prognostiziert. Zugleich verringern sich die regionalen Unterschiede in der Tendenz zur Langlebigkeit. Die Lebenserwartung ostdeutscher Frauen nähert sich den Werten westdeutscher Frauen an (Deutscher Bundestag 1998). Durch diese Veränderungen ist ein deutlicher Ost-West-Unterschied im relativen Zuwachs der über 60-Jährigen zu erwarten, der auf eine schnellere demografische Alterung in Ostdeutschland hinausläuft. Der wachsenden Zahl Älterer und Hochbetagter mit tendenziell hohem Versorgungsbedarf steht eine abnehmende Zahl Jüngerer gegenüber, die diesen Bedarf potenziell abdecken könnte. Dadurch entsteht hier frühzeitiger eine demografische Versorgungslücke und die Fürsorgereserve (caretaker ratio) wird hier eher zu einer unsicheren Größe.

Bei der familialen Fürsorgereserve handelt es sich im Wesentlichen um »Frauen im 5. bis 7. Lebensjahrzehnt« (RÜCKERT 1992). Daher wird mitunter auch von einem »Töchter-Pflegepotenzial« (KDA 1992) gesprochen. Wie sich diese Fürsorgereserve in den letzten 30 Jahren verändert hat, wird deutlich, wenn man die Zahl der Frauen im Alter von 45–70 Jahren je 100 über 70-Jährige betrachtet. Standen 1961 noch 100 über 70-Jährigen 264 Frauen gegenüber, so sind es 2000 nur 135 und 2040 werden es nur noch 70 sein. Das familiale Pflegepotenzial hat sich innerhalb von 40 Jahren bereits um 49 % verringert und wird in den nächsten 40 Jahren um weitere 25 % abnehmen. Legt man die Zahl Pflegebedürftiger nach Altersgruppen zu Grunde, die 1999 Leistungen nach dem PflegeVG in Anspruch genommen haben, und setzt sie ins Verhältnis zur Anzahl 45–70-jähriger bzw. 45–60 jäh riger Frauen, so wird die demografisch bedingte Abnahme des familialen Pflegepotenzials deutlich (Abbildung 2.5). Um die familiale Fürsorgereserve zu erhalten, wäre es eigentlich angebracht, den Anteil pflegender Männer zu erhöhen. Studien zeigen jedoch, dass diese lediglich bereit sind, ihre Partnerin zu versorgen. Selbst Söhne pflegen kaum die eigenen Eltern, sondern überlassen dies den Ehefrauen (SCHNEEKLOTH, MÜLLER 2000). Fallen Frauen bei körpernaher Pflege von Angehörigen aus, so kann dies nicht durch stärkere Einbindung von Männern aufgefangen werden. Das gegenwärtige Geschlechterverhältnis in der Beteiligung an familialer Pflege ist das Ergebnis sozialer Zuschreibungen (Kap. 1.2, S. 29). SCHNEEKLOTH und POTTHOFF (1996) sprechen in diesem Zusammenhang auch von einer »defacto Singularisierung der innerfamilialen Altenhilfe und -pflege«. Von daher wird vermutlich allein die demografische Entwicklung langfristig zu einer verstärkten Nachfrage nach beruflicher Pflegearbeit führen.

*Abnahme der >familialen Fürsorgereserve<*

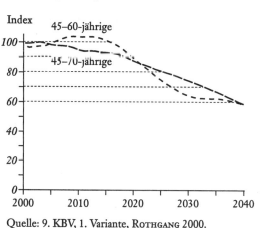

Quelle: 9. KBV, 1. Variante, ROTHGANG 2000.

*Abbildung 2.5: Entwicklung des >familialen Pflegepotenzials,< Projektion 2000–2040 (1999 = 100)*

Arbeitskraft-
bedarf und
Bevölkerungs-
potenzial der
Personal-
gewinnung

Um den Arbeitskraftbedarf abschätzen zu können, muss neben dem Versorgungsbedarf (Kap. 2.3, S. 81) auch die Bevölkerungsgruppe betrachtet werden, die als Arbeitskraftangebot zur
Verfügung steht. Der Umfang des Arbeitskraftbedarfs lässt sich
verdeutlichen, indem die Relation Pflegekräfte: Pflegebedürftige
nach SGB XI zu Grunde gelegt wird. 1998 standen 245 Pflegekräfte 1 000 Pflegebedürftigen gegenüber. Bleiben Pflegebedarf und
Nachfrage von Pflegesachleistungen konstant, dann steigt der
zusätzliche Arbeitskraftbedarf um 70 % (Abbildung 2.6). Um das
Versorgungsniveau von 2000 auch 2040 aufrecht zu erhalten,
würden weitere 170 000 Pflegekräfte benötigt. Bei einer Zunahme
von Pflegesachleistungen von 20 % auf 60 % würde der Arbeitskraftbedarf um 132 % steigen und es wären 318 000 Pflegekräfte

*Abbildung 2.6:*
Arbeits-
kraftangebot
und -bedarf,
Projektion
2000–2040
(2000 = 100)

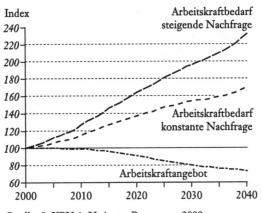

Quelle: 9. KBV, 1. Variante, Rothgang 2000.

erforderlich, um
Versorgungslü-
cken zu vermei-
den. Vor dem
Hintergrund ak-
tuellen Mangels
an Pflegeperso-
nal erscheint ei-
ne weitere Er-
höhung kaum
realisierbar. Die
Problematik ver-
schärft sich noch
bei    Kontrolle

der demografischen Entwicklung. Durch vermindertes Bevölkerungswachstum verringert sich auch jene Bevölkerungsgruppe,
aus der der Nachwuchs für erwerbsmäßige Pflegearbeit gewonnen werden könnte. Anhand des Mikrozensus lässt sich der Anteil
einer Geburtskohorte bestimmen, der derzeit in der Altenpflege
erwerbstätig ist. Eine Übertragung dieser Werte auf den Umfang
künftiger Altersgruppen verdeutlicht den Rückgang der Zahl
potenzieller Pflegekräfte. Bei konstantem Anteil von in der Altenpflege Beschäftigten würde sich das Arbeitskraftangebot bis 2040
relativ um 28 % und absolut um 100 000 Personen vermindern.
Der Arbeitskraftbedarf übersteigt daher die Zahl potenzieller
Einsteiger in die erwerbsmäßige Altenpflege um ein Vielfaches.
Bei einem abnehmenden Interesse an Erwerbstätigkeit im Altenpflegebereich wäre die Bedarfslücke noch entsprechend größer.

Obschon der demografische Wandel auf ein abnehmendes Pflegepotenzial verweist, lässt sich daraus keineswegs eine proportionale Zunahme des Bedarfs an beruflicher Altenpflege ableiten. »Ein solcher trenddemografischer Determinismus würde übersehen, dass es bezogen auf die Vergangenheit kaum Belege dafür gibt, dass das Tempo gesellschaftlicher Veränderungen ausschließlich oder überwiegend durch demografische Verschiebungen bestimmt wurde« (MAYER 1992). Es ist unklar, in welchem Umfang berufliche Altenpflege ansteigt, wenn das Pflegepotenzial zurückgeht. Zunächst basieren alle Projektionen auf der Annahme identischen Verhaltens Älterer und Hochbetagter. Deren Lebensstil hat sich jedoch bisher mit jeder Generation deutlich verändert (MAYER 1989). So ist etwa der Lebensstil der heutigen Älteren bestimmt durch die individuelle Präferenz, erst bei erhöhter Pflegebedürftigkeit in ein Heim zu übersiedeln sowie durch die sozialstaatliche Vorgabe, Pflegebedürftigen Dienstleistungen nach dem Grundsatz »ambulant vor stationär« zukommen zu lassen. Vor diesem Hintergrund ist nicht absehbar, wie sich unter veränderten Bedingungen ein zunehmender Bedarf nach beruflicher Altenpflege etwa in einer Erhöhung stationärer oder ambulanter Versorgung niederschlägt.

kein proportionaler Anstieg des Arbeitskraftbedarfs

Eine weitere Schwierigkeit besteht darin, den Bedarf an beruflicher Altenpflege unter Einschluss der Qualität der Pflegeleistungen und des Qualifikationsniveaus der Pflegekräfte zu bestimmen. Dabei prognostizieren Anbieter der Dienstleistungen und Interessenvertreter der Berufsinhaber stets einen höheren quantitativen und qualitativen Personalbedarf als etwa die Kostenträger (BMFuS 1993). Sie sehen eher die Grenzen des Sozialstaats, expandierende berufliche Altenpflege zu finanzieren (Kap. 2.4, S. 90). Daher wird eine Gesellschaft, der es nicht möglich ist, die Aufgabe der Versorgung Älterer außerhalb des Berufssystems zu bewältigen, bemüht sein, die Erledigung auf einem niedrigen Niveau der Verberuflichung zu organisieren. So könnten etwa die Qualitätsstandards für Pflegeleistungen so angesetzt werden, dass die Arbeitsaufgaben auch durch Erwerbstätige mit einem qualitativ niedrigeren Fähigkeitsprofil ausgeführt werden können. Dadurch werden formal Pflege*fach*kräfte durch Pflege*hilfs*kräfte substituiert. Ein zunehmender Bedarf an beruflicher Altenpflege würde sich dann nicht in erhöhter Nachfrage nach einem pflegerischen Vollberuf, sondern vielmehr einem ›preisweteren‹ Ersatzberuf mit vermindertem Fähigkeitsprofil niederschlagen.

Qualifikationsniveau des Arbeitskraftbedarfs

## 2.2   Familien- und Haushaltsstruktur

Pflege im Fa-
milienverband

Zumeist wird die Familie als jene Solidargemeinschaft gesehen, die die beste Versorgung für ältere Angehörige gewährleistet. Dabei handelt es sich jedoch häufig um eine »abstrakte Idealisierung und Romantisierung von Pflege zu Hause«, die von den strukturellen Voraussetzungen absieht (JANSEN 1996). In den letzten vierzig Jahren hat sich die Struktur der Familie drastisch verändert. Als Folge der Pluralisierung der Lebensformen (z. B. Zunahme kinderloser Paarbeziehungen, sukzessive Partnerschaft) und erhöhter Dynamik des Familienverlaufs (z. B. geringere Bereitschaft zu langfristigen Bindungen in Lebensgemeinschaften) stellt sich die Frage nach Umfang und Dauer künftiger Pflegearbeit in Familienhaushalten. Nicht nur die steigende Zahl Älterer beeinflusst die gesellschaftliche Organisation von Pflegearbeit als Beruf. In gleicher Weise wirken Veränderungen in den Formen des Zusammenlebens und der Organisation des Alltags im Haushalt. Die Veränderung der familialen Fürsorgereserve wird so zur wesentlichen Bedarfskategorie für berufliche Altenpflege.

Zunahme der
Ein-Personen-
Haushalte

In den letzten Jahrzehnten hat die Anzahl der Ein-Personen-Haushalte sowohl absolut als auch relativ drastisch zugenommen. Während sie 1939 lediglich rund ein Zehntel aller Privathaushalte stellten, machten sie 1950 bereits ein Fünftel und gegenwärtig mehr als ein Drittel aus (Tabelle 2.1). In den Großstädten liegt ihr Anteil mit rund 44 % noch deutlich höher (München 55 %). Prognosen gehen davon aus, dass sich der Anteil der Ein-Personen-Haushalte bis 2015 bundesweit auf mehr als 37 % erhöhen wird. Diese Entwicklung basiert auf zwei unterschiedlichen Trends. Zum einen gewinnt Alleinleben als ›neue‹ temporäre Lebensform bei den jüngeren Geburtskohorten zunehmend an Bedeutung (›sozialer Single‹). Zum anderen ist Alleinleben im Alter das Ergebnis der Tendenz zur Langlebigkeit und der Frühsterblichkeit von Männern (›biologischer Single‹). Unter dem Aspekt potenzieller Unterstützung zwischen den Generationen im Privathaushalt zeichnet sich damit ein problematischer Trend ab. Einschränkungen im Alter führen zu einem erhöhten Bedarf an alltagsnaher Unterstützung durch andere Haushaltsmitglieder, der jedoch als Folge zunehmender Singularisierung Jüngerer und Älterer nicht gegeben ist. Dies bewirkt eine regional unterschiedliche Ausdünnung des familialen und nachbarschaftlichen Netzwerks und eine Verringerung des Unterstützungspotenzials.

| Jahr | insgesamt | | nach Altersgruppen | | | | | | | | Tabelle 2.1: |
|---|---|---|---|---|---|---|---|---|---|---|---|
| | | | 45–54 J. | | 55–64 J. | | 65–74 J. | | über 75 J. | | Ein-Personen-Haushalte nach |
| | abs.[a] | v.H.[b] | abs. | v.H.[c] | abs. | v.H.[c] | abs. | v.H.[c] | abs. | v.H.[c] | ausgewählten Altersgruppen |
| 1961 | 4,01 | 20,6 | 0,52 | 12,3 | 0,90 | 20,7 | 0,95 | 36,1 | 0,55 | 45,2 | |
| 1970 | 5,53 | 25,1 | 0,49 | 14,8 | 1,24 | 27,5 | 1,46 | 41,7 | 0,86 | 56,8 | |
| 1980 | 7,49 | 30,2 | 0,60 | 13,6 | 1,00 | 28,2 | 2,03 | 47,4 | 1,58 | 64,1 | |
| 1990 | 9,85 | 35,0 | 1,02 | 18,7 | 1,10 | 24,4 | 1,61 | 46,1 | 2,22 | 67,3 | |
| 1998 | 11,10 | 36,2 | 1,07 | 20,7 | 1,28 | 29,4 | 1,92 | 44,3 | 2,20 | 69,6 | |

[a]Anzahl der Haushalte in Millionen. [b]Relativer Anteil an allen Haushalten.
[c]Relativer Anteil an den Haushalten der jeweiligen Altersgruppe.
Quelle: StBA, Westdeutschland.

Bei jedem zweiten Haushalt mit einem über 65-jährigen Haushaltsvorstand handelt es sich um einen Ein-Personen-Haushalt. Deren Zahl ist zwischen 1970 und 1990 um mehr als ein Viertel gestiegen. Besonders drastisch ist die Zunahme bei den über 75-Jährigen. Hier hat sich die Zahl der Alleinlebenden seit 1961 vervierfacht. Deren Anteil an allen Haushalten dieser Altersgruppe ist um 25 Prozentpunkte gestiegen. Wird die abnehmende Haushaltsgröße und die zunehmende räumliche Distanz zwischen den Haushalten der Generationen berücksichtigt, dann verweist diese Entwicklung auf eine überproportionale Zunahme von Haushalten ohne unmittelbare ›Fürsorgereserve‹. Im Alter potenziell unterversorgt zu sein ist vor allem ein Problem älterer Frauen, das häufig als ›Feminisierung des Alters‹ charakterisiert wird.

> Alleinstehend im Alter

Eine Betrachtung von sozialen Phänomen wie etwa ›Alleinlebend im Alter‹ und dessen Zunahme birgt jedoch die Gefahr in sich, dass diese Lebensform, die aus dem Zusammenwirken von altersspezifischen und historischen Einflüssen resultiert, als Merkmal dieser Lebensphase überbewertet wird. Dabei wird übersehen, dass es sich bei Älteren stets um Angehörige bestimmter Geburtskohorten handelt. Diese sind in unterschiedlichen historischen Situationen und Phasen der Lebensplanung auf spezifische Gelegenheitsstrukturen zur Familien- und Haushaltsbildung getroffen. So waren etwa auf Grund von Kriegsfolgen für einzelne Kohorten die Möglichkeiten zu Erstheirat, Wiederverheiratung oder Bildung nicht-ehelicher Lebensgemeinschaft erheblich eingeschränkt. Von daher ist es angebracht, die Zunahme des Status ›Alleinstehend im Alter‹ im Zusammenhang mit der mittleren Lebensphase im Kohortenvergleich zu betrachten.

> Alleinlebend
> – nicht nur
> ein Ergebnis
> des Alters

Wandel im
Zusammen-
leben von
Kohorten

In welchem Ausmaß ›Alleinstehend im Alter‹ durch den Wandel im Zusammenleben innerhalb des Lebensverlaufs von Geburtskohorten beeinflusst ist, zeigt sich unter anderem im Verhältnis von Ein-Personen-Haushalten zu Mehr-Personen-Haushalten. Die Veränderungen der Lebensformen im Zeitverlauf verdeutlichen, dass die Hälfte der Jüngeren und 90 % derjenigen im mittleren Erwachsenenalter in Mehr-Personen-Haushalten zusammenleben (Abbildung 2.7). Mit zunehmendem Alter verringert sich der Anteil der Zusammenlebenden. Alleinlebend wird nunmehr die vorherrschende Haushaltsform. Lebten von den Angehörigen der Kohorte 1925–30 im Alter von 20–25 Jahren 55 % im Mehr-Personen-Haushalt, sind es bei den 1935–40 Geborenen nur noch 48 %. Bei den jüngeren Kohorten liegt der Anteil noch darunter. Deutliche Unterschiede zeigen sich auch zwischen Älteren und Hochbetagten. Im Alter von 60–65 Jahren lebten noch drei Viertel der 1895–1900 Geborenen

*Abbildung 2.7:*
Zusammen-
leben mit
mehreren
Personen im
Lebensverlauf
ausgewählter
Kohorten

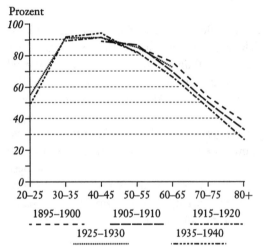

Quelle: Mikrozensus (MZ), StBA, Statistische Landesämter Saarland und Berlin; Schwarz 1995.

mit der Familie zusammen, während es in der Kohorte 1915–20 lediglich zwei Drittel sind. Auf Grund der höheren Lebenserwartung steigt in den jüngeren Kohorten der Anteil der Älteren, die mit einem Partner zusammenleben. Für die Hochbetagten zeigt sich dagegen eine umgekehrte Entwicklung. Von der Kohorte 1895–1900 lebten im Alter von über 80 Jahren noch 38 % in Mehr-Personen-Haushalten, während dies bei den nachfolgenden jüngeren Kohorten nur noch bei 33 % bzw. 27 % der Fall ist. Die Projektion für die beiden jüngsten Kohorten geht von etwas mehr als 20 % aus. Die Wahrscheinlichkeit, im Alter sich allein zu versorgen und auf soziale Dienste angewiesen zu sein, wird in zunehmendem Maße zu einer Größe in der Lebensplanung.

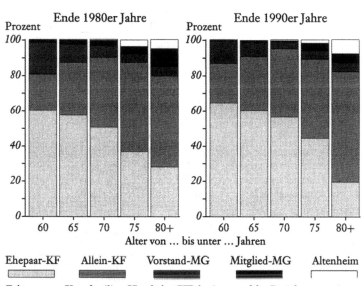

*Abbildung 2.8:*
Versorgungs-
formen nach
Alter und
historischen
Zeitpunkten

Ehepaar-KF    Allein-KF    Vorstand-MG    Mitglied-MG    Altenheim

Erläuterung: Kernfamilien-Haushalte (KF) basieren auf der Beziehung zu einem
Partner. Mehr-Generationen-Haushalte (MG) umfassen weitere Personen. Der
Ältere kann hier Vorstand oder Mitglied sein.    Quelle: SOEP 1988, 1998.

Bei Älteren in Mehr-Personen-Haushalten kann es sich um Personen handeln, die sich mit einem Partner im Kernfamilien-Haus-
halt selbst versorgen oder durch Angehörige im Mehr-Generationen-Haushalt versorgt werden. Mit höherem Alter nehmen die
Ressourcen ab, um sich im eigenen Haushalt selbst zu versorgen
(Abbildung 2.8). Entsprechend nimmt der Anteil Älterer zu, der
mit Jüngeren im Mehr-Generationen-Haushalt zusammenlebt.
In den 1980er Jahren lebt nahezu ein Fünftel in dieser Haushaltsform. Der Rückgang in den 1990er Jahren steht im Zusammenhang mit dem Ausbau der ambulanten Dienste. Dadurch können
Ältere noch allein leben, die eine Dekade zuvor bereits im Mehr-
Generationen-Haushalt versorgt wurden. Ist die Belastbarkeit
des Haushalts oder der Hauptpflegeperson erschöpft, erfolgt eine
Unterbringung in einem Pflegeheim. Dadurch beträgt der Anteil
stationär Versorgter über 65-Jähriger rund 5 %. Werden statt Altersgruppen zu einem bestimmten Zeitpunkt jedoch Geburtskohorten im Zeitverlauf betrachtet, dann sind es 42 % der Männer,
die die letzte Lebenszeit im Pflegeheim verbringen. Bei den Frau-
en beträgt der Anteil je nach weiteren Einflussgrößen 66–73 %
(KLEIN, SALASKE 1994). Dies entspricht den Werten in anderen
modernen Sozialstaaten. Das Heimeintrittsrisiko dürfte jedoch bei
Berücksichtigung des »Töchter-Pflegepotenzials« geringer sein.

Übergang
zwischen
Versorgungs-
formen

*Tabelle 2.2:*
Einfluss-
größen auf
Versorgungs-
formen über
60-Jähriger

| Einflussfaktoren | Privathaushalt | | | Alten-heim |
| --- | --- | --- | --- | --- |
| | Kernfamilie | | Mehr-Ge-nerationen-Haushalt | |
| | Allein | Paar | | |
| Weiblich | 1,81* | 1,06 | 0,87* | 0,99** |
| Alter 70–79 Jahre | 1,79* | 1,10* | 0,91* | 1,02* |
| Alter 80–89 Jahre | 1,77* | 1,08* | 0,90* | 1,05* |
| Alter 90 + Jahre | 0,36* | 0,95 | 0,83 | 1,06* |
| Pflegebedürftigkeit | 0,48* | 0,96* | 1,17 | 1,17* |
| Familienstand verheiratet | 0,98* | 1,82* | 0,84 | 0,99* |
| Familienstand verwitwet | 1,80* | 0,98* | 1,22* | 0,99* |
| Hauptschulabschluss | 0,36* | 0,94 | 1,20* | 1,02* |
| ohne Beruf | 0,44* | 0,96* | 1,26* | 1,04* |
| letzte Stellung Arbeiter | 0,31* | 0,94 | 1,19* | 1,02* |
| Fälle | 15.576 | 24.786 | 7.527 | 1.277 |

Erläuterungen: *, ** auf dem 1 %-, 5 %-Niveau signifikant. Logit-Schätzung. Ein relativer Wert von z.B. 1,81 bzw. 0,36 besagt, dass das Risiko für die jeweilige Versorgungsform um 81 % über bzw. 64 % unter der Referenzgruppe liegt. Referenzgruppe: Männlich, Alter 60–69 Jahre, keine Pflegebedürftigkeit, Familienstand ledig/geschieden, Realschulabschluss und höher, Beruf, letzte berufliche Stellung Angestellter u. a.                    Quelle: MZ 1996.

Determinanten
für Wechsel
der Versor-
gungsform

>Weiblich< und ein Lebensalter ≤ 90 Jahre erweisen sich als Folge der Übersterblichkeit der Männer als stärkste Einflussgrößen auf das Risiko, sich im Alter allein versorgen zu müssen (Tabelle 2.2). Umgekehrt vermindern diese Faktoren das Risiko, in einen Mehr-Generationen-Haushalt zu wechseln. Versorgung im Altenheim wird nur im geringen Umfang durch das Lebensalter bestimmt. Hier erweist sich erwartungsgemäß Pflegebedürftigkeit als stärkste Einflussgröße. Auf Grund hoher Mortalität Pflegebedürftiger kurz nach Heimeintritt ist der Effekt hier deutlich geringer. Demgegenüber ist >nicht-pflegebedürftig< eine wesentliche Voraussetzung, um sich allein versorgen zu können. Ein konstitutives Merkmal der Versorgung im Zwei-Personen-Haushalt ist dagegen der Familienstand >verheiratet<. Umgekehrt erhöht Verwitwung deutlich das Risiko, allein zu leben und im geringen Umfang jenes, in einen Mehr-Generationen-Haushalt zu wechseln. >Hauptschulabschluss<, >ohne Beruf< und >letzte Stellung Arbeiter< kennzeichnen die soziale Lage von Angehörigen unterer sozialer Schichten. Diese Lebenslage vermindert das Risiko, sich im Alter allein zu versorgen und erhöht das Übergangsrisiko in den Mehr-Generationen-Haushalt. Darüber hinaus vergrößert sie im geringen Umfang das Risiko, im Altenheim versorgt zu werden.

Obschon Familien- und Haushaltsstruktur einem deutlichen
Wandel unterworfen sind, werden immer noch mehr als vier Fünftel aller pflegebedürftigen über 60-Jährigen in Privathaushalten
versorgt (Tabelle A.2, S. 347). Nahezu ein Drittel der Hilfe- und
Pflegebedürftigen lebt räumlich getrennt von der Hauptpflegeperson im eigenen Haushalt. Bei etwa der Hälfte erfolgt die Versorgung älterer Angehöriger im Kontext eines Mehr-Generatio-
nen-Haushalts. Zwar trägt bei der Versorgung Pflegebedürftiger
außerhalb von Einrichtungen vor allem eine Hauptpflegeperson
die Arbeitslast, dennoch wirken bei einigen auch Nachbarn aus
dem Wohnquartier mit. Dabei dürfte es sich aber eher um eine sozio-emotionale als um eine instrumentelle Unterstützung
handeln (REICHERT, NAEGELE 1996). Nachbarschaftshilfe endet
zumeist dort, wo sich eine kontinuierliche und regelmäßige oder
belastende Pflege als notwendig erweist. Bei etwa einem Viertel wird familiale Pflege durch ambulante Dienste unterstützt.
Die größere soziale Nähe von Familien zu freigemeinnützigen
Trägern bewirkt, dass, sofern professionelle Leistungen nachgefragt werden, es vor allem deren Versorgungsangebote sind.

*familiale und
außerfamiliale
Pflege*

Das Bild eines Netzes familialer Pflege unterstützt durch ambulante Dienste lässt nur allzu leicht vergessen, dass drei Viertel
aller pflegebedürftigen Älteren durch *eine* familiale Hauptpflegeperson betreut werden (SCHNEEKLOTH, MÜLLER 2000). Dabei
handelt es sich vor allem um Frauen, die auf Grund normativen
Drucks diese Aufgabe übernehmen und, sofern sie erwerbstätig
sind, die Berufsausübung aufgeben oder einschränken. Eine prekäre Betreuungssituation führt auch bei Krankenschwestern dazu, erwerbsmäßige Pflegearbeit zu Gunsten der Pflege eines Familienangehörigen aufzugeben (Tabelle A.2, S. 347). Daher gehen zwei Drittel der Hauptpflegepersonen keiner Erwerbstätigkeit nach. Frauen, die ältere Angehörige versorgen, schränken
jedoch die Verwertung ihres beruflichen Arbeitsvermögens nicht
nur aktuell, sondern auch für den weiteren Erwerbsverlauf ein.
Jede zeitlich befristete Unterbrechung hat bisher für Frauen die
Chancen auf Kontinuität im Berufsverlauf vermindert. Sofern sie
sich beruflich entfalten wollen, sind sie kaum in der Lage, die Versorgung Älterer zu gewährleisten und zugleich Leistungsfähigkeit
im Beschäftigungssystem unter Beweis zu stellen. Der Bedarf für
berufliche Altenpflege dürfte in dem Maße steigen, wie künftige
Frauenkohorten eigene Erwerbsinteressen durchsetzen und sich
dem normativen Druck zu familialer Pflege entziehen können.

*familiale Pflege
und Berufs-
planung von
Frauen*

Schwellen der
Inanspruch-
nahme sozia-
ler Dienste

Von den Haushalten mit einem Hilfebedürftigen wird nur jeder sechste durch ambulante Dienste unterstützt. Aber auch bei den Haushalten mit einem Pflegebedürftigen nimmt nur jeder dritte professionelle Dienste in Anspruch. Selbst unter den Haushalten, die Ältere mit ständigem Pflegebedarf versorgen, sind das nur zwei Fünftel (Schneekloth, Potthoff 1996). Die geringe Nutzung hängt häufig mit dem Wunsch Älterer zusammen, im Fall von Pflegebedürftigkeit nur von den eigenen Angehörigen versorgt zu werden. Sie vermuten, dass Inanspruchnahme ambulanter Dienste als Ausdruck fehlender Familiensolidarität gedeutet wird. Körpernahe Pflege setzt darüber hinaus ein besonderes Vertrauensverhältnis voraus, das nach Ansicht vieler Älterer nicht bei beruflicher Versorgung gegeben ist. Das Bemühen, dem Versorgungsbedürfnis zu entsprechen, wirkt als Hemmschwelle der Nutzung ambulanter Dienste. Am ehesten werden niedrigschwellige, zugehende Hilfeformen akzeptiert. Hemmschwellen sinken jedoch deutlich mit dem Alter der zu versorgenden Person, deren Krankheitsbild sowie dem Ausmaß der Pflegebedürftigkeit. Als strikte Barrieren erweisen sich vor allem geringe Bekanntheit, Erreichbarkeit und Zugänglichkeit des Versorgungsangebots.

familiale
Pflege und
Belastungs-
grenzen

Die Übernahme familialer Pflege ist nicht nur mit materiellen und immateriellen Einschränkungen, sondern auch erheblichen Pflegebelastungen (caregiver burden) verbunden. Körperliche Beeinträchtigungen ergeben sich vor allem durch das Heben und Tragen von Pflegebedürftigen. Psychische Belastungen haben häufig ihren Ursprung in einer mit zunehmender Pflegebedürftigkeit erfolgten Umkehrung des Eltern-Kind-Verhältnisses. Kinder müssen Verantwortung für die Versorgung ihrer alten Eltern übernehmen. Auch die sozialen Beziehungen der Hauptpflegeperson werden durch familiale Pflege verändert. Umfassende Versorgung beeinträchtigt das soziale Netzwerk und vermindert dessen stützendes Potenzial. Schließlich ergeben sich finanzielle Einbußen durch vermehrte Ausgaben für Pflege (Windeln, Kosten für Pflegekräfte). Diese schlagen sich in einem reduzierten Haushaltseinkommen nieder und werden vor allem bei gleichzeitigem Wegfall von Erwerbseinkommen als außerordentlich große Belastung empfunden. Die körperlichen Belastungen führen zu degenerativen Veränderungen des Bewegungsapparats, die psychosozialen zu Depressionen, Schlaflosigkeit, Migräne u. ä. Die Belastungsgrenzen werden um so eher erreicht, je geringer die Ressourcen zu deren Bewältigung sind (Koppelin 2001).

Manchmal wird vermutet, dass eine sozialstaatliche Sicherung des Pflegerisikos (Kap. 2.4, S. 82) die Bereitschaft zur Pflege in der Familie untergräbt. Dies fördert die Abschiebung von Pflegebedürftigen in Heime, während sie bis in die 1960er Jahre weitaus häufiger als heute durch den Familienverband versorgt wurden. Aus den Angaben in Tabelle A.2, S. 347 lässt sich kein Anhaltspunkt für die ›Abschiebung von Pflegebedürftigen‹ finden. Da aber immer noch 8 von 10 Pflegefällen ausschließlich im Familienverband versorgt werden, ist es nicht angebracht, von einem ›Verfall der Pflegebereitschaft‹ zu sprechen. Auch bei einer veränderten »Sorge- und Pflegekultur« (SCHMIDBAUER 1993) gelangen viele Pflegefälle erst dann in ein Heim, nachdem sie bereits jahrelang zu Haus und teilweise unter prekären Bedingungen versorgt wurden. Vor diesem Hintergrund ist zu vermuten, dass zahlreiche Haushalte die Versorgung Pflegebedürftiger bis zur Überforderung leisten. Von daher gilt es eher, durch Prävention der massiven Überforderung der pflegenden Familienmitglieder entgegenzuwirken. Insgesamt kann die allenthalben aufkommende Vermutung vom »massenhaften Abschieben der Älteren [als] soziales Märchen« abgetan werden (NAEGELE, SCHMIDT 1993).

*familiale Pflege und Abschiebungsthese*

Als Folge des Strukturwandels der Familie wird bereits mittelfristig die Bedeutung des Familienverbands bei der Versorgung Älterer abnehmen. Dies resultiert zunächst aus gestiegener Instabilität von Ehen, abnehmender Heiratsneigung und zunehmender Kinderlosigkeit. Aber auch unter Voraussetzung der ›Normalfamilie‹ separiert die größere Mobilität im Erwerbsleben die Generationen und bewirkt eine deutliche Abkopplung ihrer Lebensbereiche. Dadurch vermindert sich die Bereitschaft, die erheblichen persönlichen und finanziellen Opfer für die Übernahme familialer Pflegearbeit zu erbringen. Damit nehmen auch die Voraussetzungen ab, um ambulante Dienste als subsidiäres Versorgungsangebot einzusetzen. Durch diese Entwicklung wird die durch professionelle Altenpflege zu schließende Versorgungslücke noch größer und würde auf einen erhöhten Bedarf hinauslaufen. Allerdings ist dies eine am herkömmlichen Familienzyklus orientierte Betrachtung. Es könnten auch andere Lebensformen im Alter (z. B. Wohngemeinschaften) an Bedeutung gewinnen. Durch verringerte Zentrierung um den eigenen Haushalt als Lebensmittelpunkt würde sich für die zukünftig Älteren ein anderer Versorgungsbedarf ergeben, der sich dann in einer niedrigeren Bedarfszunahme für berufliche Altenpflege niederschlägt.

*Strukturwandel der Familie und berufliche Altenpflege*

## 2.3 Krankheit und Pflegebedürftigkeit

Altern und
Morbidität

Mit dem Älterwerden geht nicht quasi naturwüchsig ein Verlust an Leistungsfähigkeit, Wohlbefinden und Gesundheit einher. In welchem Alter es zu subjektiv wahrgenommenen oder objektiv feststellbaren körperlichen, geistigen und seelischen Veränderungen oder Störungen kommt, hängt von einer Reihe von Faktoren ab. Diese stehen in einem engen Zusammenhang mit dem Ausmaß verfügbarer sozialer Ressourcen und dem Status von Personen und ihrer Lebensweise. Aus der demografischen Zunahme des Anteils älterer Menschen kann nur begrenzt auf den tatsächlichen Versorgungs- und Betreuungsbedarf geschlossen werden. Dennoch kann mit großer Wahrscheinlichkeit angenommen werden, dass Menschen im höheren Lebensalter einen großen Verlust an Aktivität und Selbstständigkeit bis hin zur chronischen Gebrechlichkeit und Pflegebedürftigkeit erfahren werden. Aussagen zum künftigen Bedarf an Arbeitskraftpotenzial für Pflegearbeit können eigentlich erst dann gemacht werden, wenn gleichzeitig Krankheitsbilder und -verläufe sowie Pflegebedürftigkeit Älterer und Hochbetagter berücksichtigt werden.

Verdrängung
infektiöser
Erkrankungen

Mit einer veränderten Lebenserwartung geht auch eine Veränderung der Krankheitsbilder und -verläufe einher. Sie ist vor allem darauf zurückzuführen, dass Infektionskrankheiten, die im Säuglings- und Kindesalter mit Todesfolge verbunden waren, zurückgedrängt werden konnten. Waren es vor mehr als hundert Jahren noch mehr infektiöse und parasitäre Krankheiten wie Pest, Pocken, Fleckfieber, Typhus, Tuberkulose, Cholera u. ä., die in allen Altersstufen dem Leben ein Ende setzen konnten, so hat die Verdrängung dieser Krankheiten dazu beigetragen, dass die meisten Menschen heute mit einer längeren Lebenszeit rechnen können. Daher sind es nunmehr Erkrankungen des mittleren und höheren Erwachsenenalters, die Morbidität und Mortalität beeinflussen. Zu den Erkrankungen, die bei den über 65-Jährigen verstärkt auftreten, zählen Herzinsuffizienz, koronare Herzkrankheit, akuter Herzinfarkt. Daher bilden 1999 Herz-Kreislauf-Erkrankungen den Behandlungsgrund bei 25 % der im Krankenhaus stationär versorgten über 65-jährigen GEK-Versicherten. Weitere 13 % wurden auf Grund von gut- und bösartigen Neubildungen und 14 % wegen Hüftgelenkschäden und Schenkelhalsfraktur behandelt. Dabei ziehen häufig Knochenbrüche die schwersten gesundheitlichen und sozialen Folgen nach sich.

Mit der Tendenz zur Langlebigkeit steigt auch das Risiko, von spezifischen funktionalen Störungen und Erkrankungen mit chronisch-degenerativem Verlauf betroffen zu sein (Abbildung 2.9). Aus diesem Umstand lässt sich jedoch nicht ein Trend zunehmender Verschlechterung des Gesundheitszustands der Bevölkerung ableiten. Vielmehr ist die höhere Prävalenz chronischer Erkrankungen im Alter u. a. das Ergebnis des Fortschritts gesundheitlicher Versorgung, durch den Überlebenschancen im Lebensverlauf zugenommen haben. Diese Erkrankungen treten nun vermehrt zu einem Zeitpunkt auf, an dem sie zuvor auf Grund der größeren Sterblichkeit in dieser Altersstufe nicht erkennbar waren. So hat sich etwa die hohe Prävalenzrate für Erkrankungen der Lunge und des Herz-Kreislauf-Systems seit den 1970er Jahren noch weiter ins höhere Alter verschoben (BORGERS et al. 1999). Kranksein im Alter bedeutet aber auch, an mehreren somatischen Beeinträchtigungen (z. B. des Bewegungsapparats und Herz-Kreislauf-, Lungen-, Gefäßkrankheiten) zugleich zu

*Zunahme chronisch-degenerativer Erkrankungen*

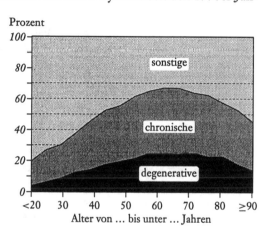

*Abbildung 2.9: Ursache für Krankenhausaufenthalt nach Krankheitstyp und Altersgruppe*

Quelle: GEK-Krankenkassendaten (September 1999).

leiden, die häufig nicht eindeutig voneinander zu trennen sind. Dadurch überwiegen auch unter den Hochbetagten sonstige akut auftretende Krankheiten als Behandlungsgrund im Krankenhaus (Abbildung 2.9). Sie satteln häufig auf bestehenden chronischen Mehrfacherkrankungen (z. B. Pneumonie auf Lungenemphysem). Aus zunehmender Multimorbidität entstehen weitere depressive und demenzielle Erkrankungen. Das Zusammenwirken verschiedener Krankheitsprozesse führt zu dauerhaften Beeinträchtigungen und einer Zunahme des Risikos, langfristig pflegebedürftig zu werden. Daraus resultiert ein Versorgungsbedarf, der auf längerfristige Rehabilitation abzielt. Das System medizinischer Versorgung basiert demgegenüber auf der Annahme, dass Krankheit ein vorübergehendes Ereignis mit episodischem Charakter ist.

**Zunahme mentaler Erkrankungen**

Das Risiko, durch psychische Störungen und Erkrankungen des Gedächtnisses und Denkvermögens gesundheitlich beeinträchtigt zu sein, steigt mit zunehmendem Lebensalter an. Die häufigsten Erkrankungen im Bereich der Gerontopsychiatrie sind neben den Depressionen vor allem Demenzerkrankungen. Schätzungen gehen davon aus, dass gegenwärtig jeder Zweite über 85-Jährige an irgendeiner Form mentaler Erkrankungen leidet. Die Alzheimer-Krankheit erweist sich dabei als häufigste Form demenzieller Störungen (Abbildung 2.10). Die Zahl der daran erkrankten Älteren wird auf etwa 800 000 geschätzt. Als Folge der Zunahme der Parkinson-Erkrankungen unter Älteren und Hochbetagten hat sich deren Zahl in den letzten zehn Jahren verdoppelt. Unter der unheilbaren Schüttellähmung und den damit einhergehenden Hirnabbauprozessen leiden rund 260 000 Personen. Daneben können aber auch andere degenerative Entwicklungen des Hirns wie z. B. Huntington-Erkrankungen, Gehirninfarkte oder Störungen des Stoffwechsels zu demenziellen Erkrankungen führen. Neben den als mental beeinträchtigt diagnostizierten Älteren wird noch eine Gruppe von ›Übergangsfällen‹ vermutet, die rund zehn Prozent aller über 65-Jährigen betreffen sollen. Es gibt keine Belege für eine Zunahme des Risikos, an Demenzen zu erkranken. Dennoch wird allein die Zunahme an Hochbetagten dazu führen, dass bereits in den nächsten Jahren der Anteil älterer Dementer im vollstationären Bereich ansteigt. Schätzungen gehen davon aus, dass die Prävalenzrate in den nächsten zehn bis zwanzig Jahren bei den über 65-Jährigen um die Hälfte zunehmen wird. Der Anstieg an mentalen Erkrankungen wird auch teilweise auf den zu spät erkannten Schlaganfall zurückgeführt. Warnsignale für dessen Auftreten wie etwa plötzliche Sehstörungen, Schwindelanfälle würden übersehen.

*Abbildung 2.10: Demenzielle Erkrankungen nach Altersgruppen*

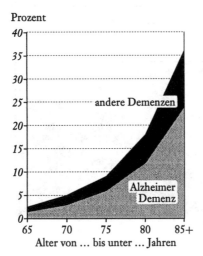

Quelle: Max-Planck-Institut für neurologische Forschung.

Altersphysiologische Veränderungen mit möglichem ›Krankheitswert‹

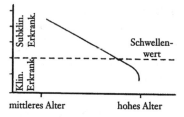

Erkrankungen mit langer präklinischer Latenzzeit (z. B. Krebs, Arteriosklerose)

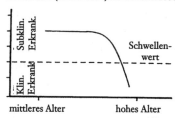

*Abbildung 2.11:*
Typen von Krankheits-verläufen im höheren Alter

Erkrankungen bei veränderter Homöostase/Reparatur im Alter (z. B. Infekte)

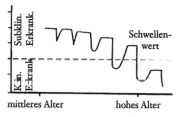

Erkrankungen in Folge langfristiger, mit der Lebenszeit steigender Expositionen

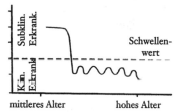

Quelle: WALTER et al. 1997.

Erkrankungen im Alter sind mehr als die Summe einzeln messbarer degenerativer Veränderungen. Verbesserungen der präventiven Maßnahmen können darüber hinaus das Entstehen von Alterskrankheiten verhindern oder den Zeitpunkt des Auftretens erheblich hinauszögern. Von daher ergibt sich auch eine erhebliche Variation der Krankheitsverläufe. Idealtypisch lassen sich vier Verlaufsformen unterscheiden (Abbildung 2.11). Der erste Verlaufstyp bezieht sich auf altersphysiologische Veränderungen (etwa Abnahme an Knochengewebe). Diese werden in Verbindung mit anderen Bedingungen und je nach gesellschaftlich-historischem, situativem oder kulturellem Kontext als pathologisch oder aber auch als nicht-pathologisch eingestuft. Der zweite Typ wird durch Erkrankungen mit langer Latenzzeit bestimmt. Dazu gehören bösartige Neubildungen (Krebserkrankungen) oder etwa Arteriosklerose. Der dritte Typ hängt mit der verminderten Adaptionsfähigkeit im höheren Alter zusammen. Episodisch auftretende Infektionen erlangen dadurch einen höheren Schweregrad und können einen fatalen Ausgang haben. Ein vierter Verlaufstyp ergibt sich aus der verlängerten Lebensdauer. Dadurch sind Menschen länger Bedingungen ausgesetzt, die das Risiko chronischer Erkrankungen und Pflegebedürftigkeit erhöhen.

Heterogenität von Krankheitsverläufen

künftiges
Auftreten
von Krank-
heitsbildern

Man kann aber nicht davon ausgehen, dass ein bestimmer Typus in ›reiner Form‹ vorherrscht. Zumeist wird angenommen, dass durch ein lebenszeitlich frühes Auftreten von Erkrankungen Verläufe mit Siechtumscharakter (Verlaufstyp 4) überwiegen. Es zeigt sich jedoch, dass sowohl die Anfälligkeit als auch die Häufigkeit von vornehmlich im höheren Alter auftretenden Erkrankungen wie z. B. Schlaganfall, Arterienverschluss, Emphysem zurückgehen. Daher wird vermutet, dass sich der Zeitpunkt im Lebensverlauf, an dem Krankheiten manifest werden, verschieben wird und deren potenzieller Höhepunkt außerhalb der Lebensspanne liegt (Abbildung 2.12). Auf Grund der Verdichtung der Morbidität auf die letzten Lebensjahre könnten langfristig andere Krankheitsverläufe entstehen, die die Lebensqualität im Alter verbessern.

*Abbildung 2.12:*
Wirkung des
Manifestations-
aufschubs bei
chronischen
Krankheiten

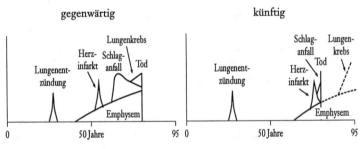

Quelle: Fries 1991, 1980.

Ursachen der
Veränderung

Krankheiten entstehen aus biologischen, sozialen, emotionalen und kognitiven Bedingungen. Häufig wird vermutet, dass Krankheiten im Alter ihren Ursprung in einem spezifischen Lebensstil in den jüngeren Jahren haben. Eine Veränderung der Lebensweise im mittleren Erwachsenenalter würde sich damit auf die Risikofaktoren auswirken, die Krankheiten im Alter auslösen und beschleunigen. Die Verantwortung für das Pflegerisiko wird damit dem Einzelnen zugeschrieben. Ausgeblendet wird dabei, wie unterschiedliche Lebenschancen Krankheiten im höheren Alter beeinflussen. Es spricht einiges dafür, dass soziale Unterschiede von Pflegebedürftigkeit und Langlebigkeit zwischen verschiedenen Bevölkerungsgruppen aus deren unterschiedlicher gesellschaftlicher Teilhabe resultieren. So können etwa Krankheiten im Alter auch Spätfolgen des schädlichen Einflusses schlechterer Arbeits- und Lebensbedingungen in jüngeren Jahren sein, in denen zum Teil freiwillig und/oder unfreiwillig Gesundheit gegen Geld getauscht wurde (Wagner 1991).

Die Folgen von somatischen und psychischen Erkrankungen werden als Pflegebedürftigkeit bezeichnet. Die CDU/FDP-Bundesregierung hat 1985 konkretisiert, wonach »jemand als pflegebedürftig bezeichnet wird, wenn er so hilflos ist, dass er nicht ohne Wartung und Pflege sein kann«. Pflegebedürftigkeit ist damit keine medizinisch-diagnostische Kategorie, sondern bezeichnet einen sozialen bzw. sozialrechtlichen Tatbestand (Kap. 2.4, S. 84 f.) Ältere chronisch kranke Patienten werden als pflegebedürftig eingestuft, wenn deren gesundheitliche Beeinträchtigungen nach medizinischem Wissen als nicht veränderbar gelten. Rund ein Fünftel aller über 65-Jährigen ist auf Grund gesundheitlicher Beeinträchtigungen und Einbußen in seiner alltäglichen Kompetenz auf Hilfe oder Pflege angewiesen (SCHNEEKLOTH 1996).

*Zunahme der Pflegebedürftigkeit*

Allein aus den stark besetzten Jahrgängen der 60–80-Jährigen kommen 660 000 Pflegebedürftige. Frauen haben auch bei Kontrolle der Frühsterblichkeit der Männer ein etwas höheres Pflegerisiko. Differenziert man nach Altersstufen, dann wird deutlich, in welch hohem Ausmaß Pflegebedürftigkeit mit dem Lebensalter korreliert (Abbildung 2.13). Mit zunehmendem Lebensalter nimmt das Pflegerisiko einen gerade-

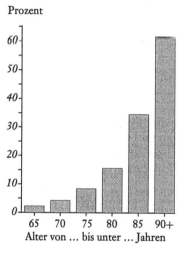

*Abbildung 2.13: Pflegebedürftigkeit nach Altersgruppen*

Quelle: Infratest/SCHNEEKLOTH 1996.

zu exponenziellen Verlauf. Ab dem achten Lebensjahrzehnt verdoppelt sich nahezu der Anteil der Pflegebedürftigen mit jeder Altersstufe. Deren Versorgung wird bislang überwiegend vom Familienverband getragen (Tabelle A.2, S. 347). Hier stellt sich die Frage, bei welchem Ausmaß Pflegebedürftigkeit zu einer Aufgabe beruflicher Pflegearbeit wird. Abbildung 2.14 verdeutlicht, dass die Zunahme vollstationär Versorgter in enger Beziehung zum Pflegebedarf und zum Lebensalter steht. Mit zunehmendem Lebensalter steigt der Anteil Älterer mit ständigem Pflegebedarf in Einrichtungen. In der Familie werden vor allem jene mit einem geringeren Versorgungsbedarf betreut.

*Abbildung 2.14:*
Personen mit
regelmäßigem
Pflegebedarf
nach Alters-
gruppen und
Pflegeort

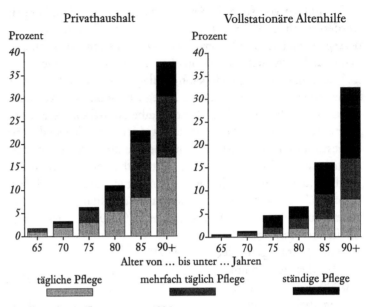

Quelle: Infratest/SCHNEEKLOTH 1996.

Akuter-
krankung als
Einstieg in
vollstationäre
Versorgung

Es wäre aber falsch, einen linearen Zusammenhang zwischen dem Ausmaß der Pflegebedürftigkeit und der Übersiedlung in ein Pflegeheim anzunehmen. Es sind weitaus häufiger unvermittelt auftretende Akuterkrankungen und insbesondere deren Folgen, die einen Übergang zur vollstationären Versorgung begünstigen, als eine allmähliche Zunahme des Pflegebedarfs. Ein Aufenthalt in einem Akutkrankenhaus erweist sich insofern als auslösendes Ereignis (DINKEL et al. 1992), als Ältere danach weitaus stärker als Jüngere an den Folgen der Institutionalisierung (Immobilisation, Abbau geistiger und körperlicher Kräfte, Verwirrtheitszustände) leiden. Ein Teil der Älteren wird wegen fehlender Versorgung unmittelbar aus dem Krankenhaus in ein Pflegeheim überwiesen. Der größte Teil wird zunächst weiterhin im Familienverband versorgt. Erst wenn dessen Belastungsgrenzen erreicht sind, läuft es auf eine stationäre Versorgung hinaus. Der weitere Versorgungsverlauf nach dem Krankenhaus ist jedoch nicht nur von familialer Fürsorgereserve und vom Gesundheitszustand bestimmt, sondern wird auch von anderen Bedingungen wie der sozialen Stellung und dem Alter des Patienten sowie der Arzt-Patient-Beziehung beeinflusst (VIEFHUES 1982). Zunehmend häufiger werden auch demenzielle Erkrankungen als Grund für die weitere Versorgung in teil- und vollstationären Einrichtungen angeführt.

Grundlegende Einflussgröße auf den künftigen Bedarf an beruflicher Altenpflege ist der Versorgungsbedarf für Pflegebedürftige. Um die Zahl der Pflegebedürftigen zu bestimmen, wird ein im Zeitverlauf konstantes altersspezifisches Pflegerisiko zu Grunde gelegt. Dazu werden zumeist die altersabhängigen Pflegehäufigkeiten der Infratest-Studie (Abbildung 2.13) oder der Pflegekassenstatistik genutzt. Folgt man der Kompressionsthese (FRIES 1991), verschiebt sich jedoch das Pflegerisiko auf Grund der längeren vorsymptomatischen Phase im Lebensverlauf zunehmend weiter nach hinten. Dieser Effekt auf den Versorgungsbedarf lässt sich nur aus Angaben zum altersspezifischen Pflegerisiko im Zeitverlauf bestimmen. Fehlende Längsschnittdaten bewirken, dass über Kompression von Morbidität und deren Auswirkungen auf

*Pflegebedürftigkeit und Versorgungsbedarf*

den Versorgungsbedarf lediglich Mutmaßungen angestellt werden können. Außer der altersspezifischen Prävalenz für Pflegebedürftigkeit müssen jedoch mögliche Entwicklungen in der Lebenserwartung und der

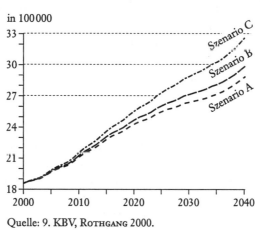

Quelle: 9. KBV, ROTHGANG 2000.

*Abbildung 2.15: Pflegebedürftige bei unterschiedlichen Annahmen, Projektion 2000–2040*

Zuwanderung berücksichtigt werden. Zur Bestimmung des Versorgungsbedarfs wird von einer Zunahme der Lebenserwartung bei Männern von 2 Jahren und bei Frauen von 3,2 Jahren (Szenario A und B) oder bei Männern von 3,1 Jahren und Frauen 4,1 Jahren (Szenario C) ausgegangen (Abbildung 2.15). Hinsichtlich der Zuwanderung wird ein ausgeglichener Wanderungssaldo (Szenario A) oder ein Zuwanderungsüberschuss von 200 000 Personen (Szenario B und C) angenommen. Die Zahl der Pflegebedürftigen steigt nach dem Szenario A zwischen 2000 und 2040 um 55 % von 1,86 auf 2,88 Millionen. Für das Szenario B ergibt sich ein Anstieg von 63 % auf 2,98 Millionen und bei Szenario C ein noch stärkerer von 76 % auf 3,26 Millionen. Diese Projektion verweist zwar auf den Bedeutungszuwachs beruflicher Altenpflege, lässt jedoch keinen Rückschluss auf deren Größenordnung zu.

## 2.4 Sozialstaatliche Sicherung

Nachfrage und Finanzierung von Spezialarbeit

Die demografische Alterung der Gesellschaft, der Wandel der Familien- und Haushaltsstruktur sowie der Krankheitsbilder im Alter spricht für einen erhöhten Bedarf an beruflicher Pflegearbeit. Dennoch muss sich daraus nicht notwendigerweise eine größere Nachfrage nach Arbeitskräften ergeben. Eine Nachfrage nach Arbeitskraft und die Institutionalisierung eines Berufszuschnitts hängen vielmehr von der »Zahlungskraft und Zahlungsbereitschaft unterschiedlicher gesellschaftlicher ›Abnehmergruppen‹ [ab]. Was Bedarf nach Spezialarbeit ist, wird bestimmt durch die inhaltlichen Wünsche und Vorstellungen jener, die auch die Mittel haben, dafür zu zahlen« (BECK et al. 1980). Die finanziellen Ressourcen potenzieller Abnehmer der Arbeitskraft beeinflussen, was sich als Fähigkeitsprofil und damit als Beruf institutionalisiert. Von daher sind die Chancen einer Verberuflichung gering, wenn niemand das spezifische Arbeitsvermögen ›entgelten‹ kann. Dies könnte gegeben sein, wenn die potenziellen Abnehmer, die diese Arbeitskraft eigentlich unbedingt benötigten, auf Grund individueller Finanzschwäche oder sozialstaatlicher Einschränkungen nicht über die finanziellen Mittel verfügen, um diese Arbeitskraft in Anspruch nehmen zu können.

Pflegebedürftigkeit und Finanzierung der Versorgung

Wenn es sich bei Pflegebedürftigkeit um eine Ausnahmeerscheinung handeln würde, von der nur einige wenige Personen betroffen wären, könnte die Gesellschaft die Frage der finanziellen Aufwendungen für die Pflegearbeit als Angelegenheit der zu Versorgenden betrachten. Nun kann aber jedes Gesellschaftsmitglied in eine Lebensphase kommen, in der das Risiko, von chronisch-degenerativen Krankheiten betroffen zu sein und pflegebedürftig zu werden, drastisch ansteigt. Pflegebedürftigkeit könnte sich zum »neuen Normalhorizont« (KONDRATOWITZ) entwickeln oder ein »Standardrisiko« (KAUFMANN) im Sinne eines allgemeinen Lebensrisikos werden. Wenn der Familienverband und/oder die pflegebedürftige Person die Versorgung nicht sicherstellen können, dann steigen die Forderungen an das Gemeinwesen, die »Absicherung von Risiken, die durch täglich anfallenden Pflegebedarf hervorgerufen werden« (SCHMIDT 1993), zu gewährleisten. Die Bereitschaft der Gesellschaft, die mit der Pflegebedürftigkeit zusammenhängenden Dienstleistungen als sozialstaatliche Aufgabe anzuerkennen und ein Versorgungsangebot bereitzustellen, sind ein weiteres Moment der Bedarfslage eines Berufs.

Das System sozialer Sicherung hat zunächst die Funktion, für alle Mitglieder einer Gesellschaft eine angemessene Teilhabe am allgemeinen Wohlstand sicherzustellen. Um diese Aufgabe wahrzunehmen, haben sich in der Gesellschaft unterschiedliche Organisationen und Berufe institutionalisiert. Diese Institutionen leiten ihre Existenz aus bestimmten sozialstaatlichen Rahmenbedingungen ab und verfolgen unterschiedliche Interessen. Die Einzelinteressen stehen oft nicht nur untereinander, sondern zum Teil auch in ihrer Gesamtheit im Widerspruch zum grundlegenden Ziel, soziale Risiken zu vermindern. Sozialstaatliche Vorgaben müssen daher zugleich regulierend auf einen Ausgleich zwischen den Interessenlagen von Risikogruppen, Einrichtungsträgern, Berufsverbänden, Kostenträgern, Wohlfahrtsverbänden wirken. So schafft etwa die Umsetzung des sozialstaatlichen Ziels, Pflegebedürftigen auch bei Hilfebedarf ein möglichst selbstständiges und selbstbestimmtes Leben zu ermöglichen, das der Würde des Menschen entspricht (§ 2 SGB XI), zugleich die Grundlage zur Sicherung von Erwerbschancen für unterschiedliche Berufsgruppen im Gesundheitswesen. Dadurch bekommt etwa eine sozialstaatliche Regelung zur Sicherung des Pflegerisikos den Charakter einer ›Existenzgarantie‹ für eine erwerbsmäßige Altenpflege.

*Sozialstaat und Interessengegensätze*

Was sich als Berufsform von Arbeit konstituiert, hängt auch davon ab, »welche Bedürfnisse und Probleme von relevanten zahlungskräftigen Gruppen in Nachfragekategorien übersetzt und mit der Aussicht auf entsprechende Versorgungschancen versehen werden« (BECK et al. 1980). Pflegebedürftige verfügen über eine geringe Kaufkraft, um die Kosten für die Versorgungsleistungen zu übernehmen. Daher wird der Sozialstaat in die Verantwortung genommen, den sich aus Versorgungslagen und -bedürfnissen ergebenden Bedarf zu finanzieren. Durch den strukturellen und kulturellen Wandel hat jede Geburtskohorte, die in die Phase der Hochaltrigkeit eintritt, andere Ansprüche hinsichtlich Lebensqualität und Versorgung. Die Heterogenität der Klientel der Altenhilfe sowie deren Bedürfnisse und Vorstellungen von angemessener Versorgung haben zugenommen. Bedürfnisse sind teils bewusst, teils unbewusst psychisch und sozial bedingt. Sie wirken nicht nur als Bestimmungsgründe für individuelles Handeln, sondern beeinflussen transformiert auch die Nachfrage nach Arbeitskraft. Aus der Spannung relativer Unbegrenztheit von Bedürfnissen und relativer Knappheit bedarfsdeckender Mittel erwächst die Notwendigkeit sozialstaatlichen Ausgleichs.

*individuelle Bedürfnisse und Sozialstaat*

Bedürfnis
und Bedarf

Um einen Ausgleich zwischen der Vielfalt individueller Bedürfnisse und den sozialstaatlichen Möglichkeiten zu schaffen, werden Tatbestände definiert, unter denen Personen die Versorgungsleistungen beanspruchen können. Dies hat eine ›Verrechtlichung‹ von Bedürfnislagen zur Folge. Die spezifische Lebenslage einer Person muss entsprechend den gesetzlich vorgegebenen Regeln typisiert werden. Pflegemaßnahmen und Pflegearbeit sind daher nicht unbedingt bedürfnisorientiert, sondern an diesen Bedarfskategorien ausgerichtet. Es handelt sich quasi um ›expertendefinierte Bedürfnisse‹. Leistungen werden dementsprechend nicht nach Pflegeaufwand, sondern nach Pflegebedarf gewährt und dieser wird an Kriterien des professionell und sozialstaatlich Machbaren bestimmt. Durch die Begutachtung von Experten werden die Bedürfnisse der Klienten in einen professionellen Bedarf übersetzt (Abbildung 2.16). Normalitätserwartungen zwingen den Klienten bzw. dessen Angehörige dazu, eine eingeschränkte Lebenslage pflegeversicherungsgerecht stilisiert darzustellen, damit sie in eine Bedarfskategorie (Pflegestufe) fällt.

Pflegestufe
als Bedarfs-
kategorie

Krankheiten schränken im Alter in unterschiedlicher Weise lebensnotwendige Verrichtungen des täglichen Lebens ein. Von daher ergeben sich auch Unterschiede im individuellen Versorgungsbedürfnis. Wenn eine große Vielfalt in den Bedürfnissen vorliegt, stellt sich für die Gesellschaft das Problem, welche als sozialstaatlicher Versorgungsbedarf aufgegriffen werden sollen. Zu dessen Abschätzung wurden in der Pflegeversicherung die Bewertung der Alltagskompetenz nach der ADL-Skala sowie der nicht-berufliche Zeitaufwand bei der Versorgung herangezogen. Je weniger alltägliche Verrichtungen eine Person selbst ausführen kann und je größer der zeitliche Aufwand durch Dritte, desto höher werden Versorgungsbedarf und Pflegestufe angesetzt (Tabelle A.5, S. 350). Durch diese Kombination von Kriterien werden durchweg nicht alle Versorgungsbedürfnisse abgedeckt. Die Ausrichtung am Kriterium ›Zeitaufwand für Versorgung‹ erzeugt jedoch eine große Diskrepanz zwischen dem Versorgungsbedürfnis der Klienten, dem angebrachten Bedarf unter dem Gesichtspunkt professioneller Versorgung und den restriktiven sozialstaatlichen Vorgaben zur Einordnung in eine Bedarfskategorie entsprechend den Pflegestufen. So können etwa Personen mit erheblichen körperlichen und/oder mentalen Einschränkungen einer niedrigen Pflegestufe zugeordnet werden, da der zeitliche Aufwand zur Betreuung als gering angesetzt wird.

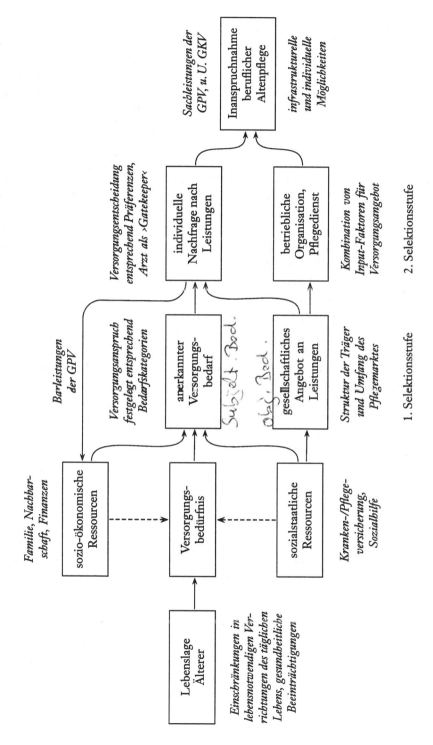

Abbildung 2.16: Bedingungsgefüge zwischen Lebenslage Älterer, sozialstaatlichen Leistungen und Nachfrage nach beruflicher Altenpflege

Bedingungen
für Versor-
gungsbedürfnis
und -angebot

Eine Lebenslage, die durch gesundheitliche Beeinträchtigungen und Einschränkungen in den alltäglichen Verrichtungen bestimmt ist, lässt das Bedürfnis aufkommen, versorgt zu werden (Abbildung 2.16). Unterschiedliche Kenntnisse und Erwartungen über potenzielle familiale oder sozialstaatliche Leistungen erzeugen ein interindividuell unterschiedliches Versorgungsbedürfnis. Dieses Bedürfnis richtet sich bei fehlender Unterstützung durch das soziale Netzwerk auf außerfamiliale Versorgungsleistungen. Neben dem Aspekt der Unterversorgung auf Grund unzureichender Fürsorgereserve ist die individuelle Nachfrage aber auch durch die in einer gesellschaftlich-historischen Situation vorhandenen sozialstaatlichen Ressourcen zur Versorgung gesundheitlich Beeinträchtigter geformt. Diese finden ihren Ausdruck in bestimmten Bedarfskategorien, unter denen Pflegebedürftige einen Versorgungsanspruch geltend machen können. Zugleich stecken sie den institutionellen Rahmen ab, innerhalb dessen eine betriebliche Organisation von beruflicher Pflegearbeit sozialstaatlich finanziert wird. Diese beiden Aspekte bestimmen das Versorgungsangebot und geben die Kriterien vor, unter denen es genutzt werden kann.

Bedingungen
für Inanspruch-
nahme von
Arbeitskraft

Die individuelle Nachfrage und das Versorgungsangebot beeinflussen die Inanspruchnahme von Leistungen entsprechend den Bedarfskategorien. Sofern die Begutachtung durch den Medizinischen Dienst der Krankenversicherung (MDK) Pflegebedürftigkeit als temporäre Begleiterscheinung akuter Erkrankungen einstuft, wird der Versorgungsbedarf nach SGB V von der gesetzlichen Krankenversicherung (GKV) getragen. Dieser Versorgungsanspruch schlägt sich direkt in der Inanspruchnahme von beruflicher Arbeitskraft zur Versorgung nieder. Bei einer Bewertung des Krankheitzustandes als dauerhafte Pflegebedürftigkeit (mindestens sechs Monate) wird der Versorgungsbedarf nach SGB XI von der gesetzlichen Pflegeversicherung (GPV) getragen. Der Versorgungsanspruch nach dem PflegeVG kann sowohl als Geldleistungen zum Entgelt nicht-beruflicher Pflegearbeit oder als Sachleistungen in Form von beruflicher Pflegearbeit in Anspruch genommen werden (Tabelle A.1, S. 346). Entsprechend stehen Kombinationsleistungen für partielle Inanspruchnahme beruflicher Altenpflege. Sie wird dann genutzt, wenn eine Pflegeperson nicht gänzlich allein die nicht-berufliche Versorgung erbringen kann oder will und professionelle Pflegedienste eine deutliche Entlastung bei der Versorgung gewährleisten können.

Die Pflegeversicherung hebt bei der Bestimmung des Versorgungsbedarfs formell auf drei Pflegestufen ab. In der Praxis wird daneben jedoch noch unterschieden zwischen einer Pflegestufe 0, bei der der Zeitaufwand nach dem PflegeVG als zu gering angesetzt wird, sowie zwei weiteren Stufen, die sich auf Härtefälle und stationär psychiatrisch Versorgte beziehen (Tabelle A.5, S. 350). Die Versorgung von Personen mit diesen Pflegestufen ist im vollstationären Bereich Pflegekräften vorbehalten. Alle anderen können ambulant auch von Laien versorgt werden. Die Zahl der Älteren, die über Sachleistungen durch Pflegekräfte versorgt werden, ist seit 1996 um 44 % gestiegen und beträgt 1999 152 648 Personen. Die Zahl der Bezieher von Kombinationsleistungen, die sich durch Angehörige *und* Pflegepersonal betreuen lassen, ist ebenfalls um 42 % gestiegen. Die Deckelung im PflegeVG macht sich besonders bei den Pflegestufen bemerkbar, bei denen vermehrt berufliche Altenpflege nachgefragt werden könnte. Der Anteil an Pflegebedürftigen, die vom MDK als Härtefälle eingestuft werden, liegt deutlich unter einem Prozent. Dagegen wird er auf Grund des professionellen Pflegebedarfs von den Experten auf fünf Prozent geschätzt. Berufliche Pflege kann jedoch nur entsprechend der Bedarfskategorie (Pflegestufe) geleistet werden.

Pflegestufen und Berufsarbeit

Die Bedarfskategorien sind so angelegt, dass sie letztlich nicht den Erfolg beruflichen Handelns in Form der Verbesserung des Gesundheitszustands honorieren. Gesundheitliche Fortschritte des Klienten führen zu einer Rückstufung in eine niedrigere Pflegestufe. Dem Klienten stehen dadurch geringere Versorgungsleistungen zur Verfügung. Sachmittel für den weiteren Einsatz der Pflegefachkraft werden entsprechend reduziert. Durch diese Regelung wird keine *reaktivierende*, sondern eine *versorgende* berufliche Pflegearbeit honoriert. Sie trägt dazu bei, dass die finanziellen Mittel für weitere Pflegearbeit gesichert sind. Bedarfskategorien, die keinen Leistungsanreiz für reaktivierende Pflege bieten und einen Erfolg beruflicher Pflegearbeit nicht honorieren, widersprechen der Berufsethik und begünstigen einen verminderten Einsatz des Arbeitsvermögens. Es besteht die Gefahr einer adversiven Selektion (›Negativauslese‹) bei den Dienstleistungen. Qualitativ niedrigere Pflegeleistungen verdrängen gute berufliche Pflegearbeit, da eine hohe Pflegequalität oder ein Erfolg beruflicher Reaktivierung nicht honoriert werden. Der Druck auf dem Pflegemarkt könnte daher eine Absenkung von Leistungsstandards im Sinne einer rein versorgenden Pflege begünstigen.

Pflegestufen und Gratifikation des Berufserfolgs

somatisches
Krankheitsbild
als Bedarfs-
maßstab

Die Festlegung des Pflegebedarfs hängt mit dem Krankheitsverständnis zusammen. In medizinischen Erklärungsansätzen haben Krankheiten einen lokalisierbaren Ursprung. Dabei wird
zwischen beeinflussbaren und unbeeinflussbaren Bedingungen
und/oder zwischen ermöglichenden Dispositionen und eigentlichen Ursachen unterschieden. Das erklärende Primat wird dabei
zumeist den somatischen, endogenen Faktoren zugeschrieben.
Psychosoziale Bedingungen der Entstehung von Krankheiten
werden, wenn sie nicht von vornherein erkenntnistheoretisch
als zu vernachlässigende Randphänomene ausgeblendet sind, als
Einflussgrößen zweiter Ordnung betrachtet. Aus einem derartigen Krankheitsverständnis wird ein auf die Somatik bezogener Versorgungsbedarf abgeleitet, der auf eine Nachfrage nach
medizinisch-pflegerischer Arbeitskraft hinausläuft.

ganzheitliches
Krankheitsbild
als Bedarfs-
maßstab

Nach dem ganzheitlichen Verständnis sind Krankheiten das
Ergebnis einer Wechselwirkung von somatischen, psychischen
und sozialen Bedingungen. Dabei wird sozialen Bedingungen eine große Bedeutung bei der Entstehung und Bewältigung von
Krankheiten zugeschrieben. Danach erkranken Personen, wenn
deren individuelle Ressourcen zur Bewältigung von gesundheitlichen Belastungen nicht mehr ausreichen. Ältere Patienten leiden
aber nicht nur an der Krankheit, sondern zugleich auch an deren Folgen. Diese entstehen, wenn die belastenden Momente
auf Grund unzureichender psychosozialer Unterstützung nicht
kompensiert werden können. Vor diesem Hintergrund ergibt
sich auch ein ganzheitlicher Versorgungsbedarf. Dies würde eine
erhöhte Nachfrage nach Arbeitskräften mit einem medizinisch-
*und* sozial-pflegerischen Fähigkeitsprofil mit sich bringen.

sozialstaatlicher
Versorgungs-
bedarf an So-
matik bemessen

Dem PflegeVG liegt ein somatisches Krankheitsverständnis zu
Grunde. Dadurch werden individuelle Versorgungsbedürfnisse
nur teilweise als Versorgungsbedarf bestimmt. So bedürfen etwa
Demente und mental veränderte Ältere erhöhter Aufsicht und
Betreuung. Dies wird jedoch nicht als sozialstaatlich zu stützender Versorgungsbedarf angesehen. Die Bedarfskategorien (Pflegestufen) bieten daher auch keine Grundlagen für sozial-pflegerische und/oder präventive Berufsarbeit. Die Pflegeversicherung
forciert ein kurativ medizinisch-pflegerisches Verständnis der Betreuung und Versorgung Älterer und Hochbetagter. Durch diese
enge Definition soll verhindert werden, dass Ansprüche und Erwartungen an das sozialstaatliche Versorgungssystem wachsen
und Pflegearbeit im weitesten Sinne nicht finanzierbar wird.

Die Finanzierung der durch die Bedarfskategorien abgesteck-
ten Pflegearbeit erfolgt überwiegend nach dem *Solidaritätsprinzip*
aus dem System sozialer Sicherung (GKV, GPV). Dies beruht
auf einem Umlageverfahren, das häufig als Generationenvertrag
bezeichnet wird. Der Begriff Generationenvertrag hebt darauf
ab, dass die jüngere erwerbstätige Generation durch ihre Bei-
tragsleistungen die Voraussetzungen zur Versorgung der älteren
Generation schafft. Sozialleistungen werden aus dem gegenwärtigen Beitragsaufkommen und nicht aus zuvor selbst eingezahlten
Beiträgen finanziert. Die von der älteren Generation im Lebensverlauf eingebrachten Beiträge sind keine angesparten Fonds.
Das Umlageverfahren basiert auf einkommens*abhängigen* Beiträgen und einkommens*unabhängigen* Leistungen. Die Beiträge
zur GPV haben daher keinen Einfluss auf den Umfang oder die
Qualität der Versorgung bei späterer, potenzieller Pflegebedürftigkeit. In den Fällen, in denen Leistungen der GPV und eigene
finanzielle Mittel nicht ausreichen, um den Versorgungsbedarf
abzudecken, werden die Aufwendungen nach dem Bundessozial-
hilfegesetz (BSHG) übernommen. Nur diese Kosten für berufliche Pflegearbeit werden nach dem *Gemeinlastprinzip* indirekt
über Steuern der gesamten Erwerbsbevölkerung finanziert.

*Prinzipien der Finanzierung des Versorgungsbedarfs*

Die Pflegeversicherung soll zweierlei gewährleisten: dass ein
Pflegebedarf im Umlageverfahren finanziert werden kann und
dass das familiale Pflegepotenzial nicht vermindert wird. Sie hat
dem Grundsatz des ›Vorrangs der häuslichen Pflege‹ gerecht
zu werden. Damit wird auf einen funktionierenden ›familialen Generationenvertrag‹ der Versorgung abgehoben. Geht man
von vier Generationen aus, dann stellt sich der Austausch der
Versorgungsleistungen zwischen den Generationen idealtypisch
wie folgt dar (Abbildung 2.17). Die Eltern-Generation versorgt
die Kinder-Generation. Da jüngere Mütter im zunehmenden
Maße den Berufsverlauf dazu allenfalls einschränken und nicht
mehr unterbrechen, werden auch Beiträge zur Pflegeversicherung erbracht. Die Generation der Urgroßeltern wird von der
gegenwärtigen Großeltern-Generation versorgt. Diese ist nach
einer Unterbrechung im Berufsverlauf wieder voll erwerbstätig
und zahlt in die Pflegeversicherung ein. Im Idealfall sind also
familiale Aufgaben der Versorgung durch eine vertikale Ausdehnung des Familienverbandes auf mehrere Generationen verteilt.
Berufliche Pflegearbeit könnte durch das Beitragsaufkommen
von zwei Erwerbstätigen-Generationen finanziert werden.

*Generationen-vertrag und familiale Für-sorgereserve*

*Abbildung 2.17:*
Generationen-
vertrag der
Betreuung und
Versorgung

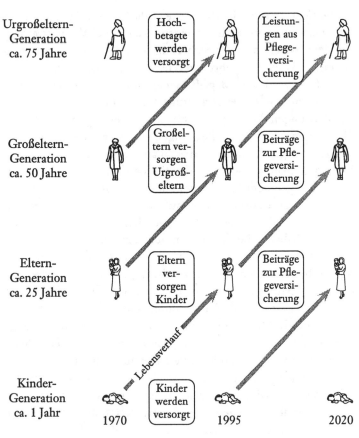

| Generation | 1970 | 1995 | 2020 |
|---|---|---|---|
| Urgroßeltern-Generation ca. 75 Jahre | Hochbetagte werden versorgt | Leistungen aus Pflegeversicherung | |
| Großeltern-Generation ca. 50 Jahre | Großeltern versorgen Urgroßeltern | Beiträge zur Pflegeversicherung | |
| Eltern-Generation ca. 25 Jahre | Eltern versorgen Kinder | Beiträge zur Pflegeversicherung | |
| Kinder-Generation ca. 1 Jahr | Kinder werden versorgt | | |

Lebensverlauf

Generationen-
vertrag und
Grenzen des
Sozialstaats

Damit das sozialstaatliche Umlageverfahren auch künftig funktioniert, müsste der Eltern-Generation stets eine den Bevölkerungsbestand und das Beitragsaufkommen für den Sozialstaat sichernde Kinder-Generation folgen. Die Voraussetzungen dafür haben sich verschlechtert und zwar weniger auf Grund der demografischen Alterung. Nicht die Relation von Jungen zu Alten (Altenquotient) beeinträchtigt die Stabilität des Systems sozialer Sicherung, sondern das Verhältnis von Einzahlern zu Empfängern (Sozialleistungsquotient). Durch verringerte Erwerbsmöglichkeiten haben Umfang und Höhe der Beitragszahlungen abgenommen. Um den Generationenvertrag auch bei verminderten Beitragsaufkommen aufrechterhalten zu können, müsste daher das Einkommen von immer weniger Erwerbstätigen durch immer mehr Abgaben belastet werden. Vor diesem Hintergrund sind einer Finanzierung beruflicher Pflegearbeit ausschließlich durch den Sozialstaat bereits mittelfristig enge Grenzen gesetzt.

Dem sozialstaatlichen Anspruch, *allen* Bevölkerungsgruppen bei Hilfebedarf eine möglichst selbstbestimmte und selbstständige Lebensweise zu ermöglichen, kann von der Pflegeversicherung letztlich kaum entsprochen werden. Sie ist als Grundsicherungs- und Zuschussmodell angelegt und deckt nicht das volle Pflegerisiko ab. Sie eröffnet auch keine Möglichkeiten, soziale Unterschiede durch gruppenspezifische Bedarfskriterien auszugleichen. Höherer Morbidität und Pflegebedürftigkeit in unteren sozialen Schichten kann nicht sozial ausgleichend begegnet werden. Als Folgen erhöhter physio-psychischer Beanspruchungen und arbeitsbedingter Gesundheitsrisiken in jüngeren Jahren sind gerade diese Bevölkerungsgruppen mehr als andere auf Pflegedienste angewiesen. Da die GPV nur Grundleistungen abdeckt, hängt die Nutzung weiterer Dienstleistungen von den finanziellen Ressourcen der Klienten ab. Es besteht also die Gefahr, dass Bevölkerungsgruppen, die ohnehin benachteiligt sind, keine angemessene professionelle Versorgung erhalten (kumulative Benachteiligung). Die Pflegeversicherung begünstigt die Entwicklung einer professionellen »Zweiklassenpflege« (PFANNENDÖRFER 1996). Im Zusammenhang mit der Tendenz, diese Benachteiligungen als allgemeinen Ausdruck sozialer Differenzierung zu akzeptieren, wurde zeitweilig von einer ›Gerechtigkeitslücke‹ gesprochen.

*sozialstaatliche Sicherung der Versorgung und soziale Ungleichheit*

Die Pflegeversicherung soll aber nicht nur die finanziellen Aufwendungen zur Versorgung Älterer begrenzen. Sie soll auch gewährleisten, dass bestimmte Qualitätsstandards in der Pflege verbessert werden. Kosten für Pflegearbeit einzusparen und gleichzeitig die Pflegequalität zu verbessern, erscheint wie die Quadratur des Kreises. Eine Verbesserung der Pflegequalität z. B. in den vollstationären Diensten läuft letztlich auf vermehrten Personaleinsatz hinaus. Dadurch würden aber zwangsläufig die Sozialkosten ansteigen, und der Anspruch der Ausgabenbegrenzung der GPV könnte nicht realisiert werden. Selbst wenn von dem Szenario mit der geringsten Zunahme pflegebedürftiger Älterer ausgegangen wird (Kap. 2.3, S. 81), ist der Anstieg immer noch so groß, dass die öffentlichen Mittel vermutlich eher für Ausweitung der Grundversorgung als für Verbesserung der Pflegequalität genutzt werden. Für Defizite in der Ausstattung mit Pflege*fach*kräften gibt es im Pflegebereich keine berufsrechtlichen Regelungen. Von daher ist ein vermehrter Einsatz von Pflegefachkräften zur Verbesserung der Qualitätsstandards oder der Arbeitsbedingungen in der Altenpflege nicht unbedingt zu erwarten.

*Ausgabenbegrenzung und Qualitätssicherung*

## 2.5    Wissensbestände

Modernisierung
und Wissens-
kumulation

Durch die Modernisierung der Gesellschaft ist der Umfang an wissenschaftlich gesichertem Wissen exponentiell angestiegen. Bedurfte es im 19. Jahrhundert noch 100 Jahre, bis sich naturwissenschaftliches Wissen vervierfachte, so hat sich dieser Zeitraum im 20. Jahrhundert von 50 Jahren (1900–50) über 10 Jahre (1950–60) auf rund 5 Jahre (1960–65) verkürzt (Kuhn 1988). Von der Produktion, Diffusion und Integration von neuem Wissen sind jedoch nicht nur die Wissenschaftsdisziplinen, sondern auch das Berufssystem insgesamt betroffen. Pflege wurde bislang eher als ein Handwerksberuf angesehen und entwickelt sich erst seit kurzem auch zu einer Interventionswissenschaft. Auf Grund der wenigen abgesicherten Erkenntnisse liegen noch keine einheitliche Wissensbasis und kein konsistenter Theorieansatz vor. Selbst grundlegende Fragen, wie etwa die nach möglichen Unterschieden in der Wirkung verschiedener Versorgungsformen auf Pflegebedürftigkeit und Reaktivierung, lassen sich nicht beantworten. Aussagen zu derartigen Fragen haben daher häufig den Charakter von Mutmaßungen über ein Black-Box-Phänomen.

Alltagswissen
und Fachwissen
beeinflussen
Nachfrage nach
Arbeitskraft

Bedarf und Nachfrage nach Arbeitskraft hängen zunächst vom Alltagswissen über einen Beruf ab. Dieses Wissen prägt die Vorstellungen von einem Fähigkeitsprofil und den damit verbundenen Chancen gesellschaftlicher Teilhabe. Es beeinflusst die Bereitschaft von Personen, sich den Beruf anzueignen, ihn auszuüben und gegebenenfalls zu wechseln. Das öffentlich verbreitete Wissen bildet auch die Grundlage zu dessen sozialer Wertschätzung (Kap. 1.5, S. 52). Die Nachfrage nach Arbeitskraft hängt aber auch von der Produktion und Diffusion pflegebezogener Erkenntnisse sowie deren Transfer in Anwendungen ab. Marktprinzipien in der pflegerischen Versorgung bewirken, dass die Ansprüche an die Standards professioneller Altenpflege zunehmen und damit zu einer Kostenfrage werden. Dadurch steigt der Druck zur Professionalisierung (etwa Übernahme neuen Fachwissens). Dem Zuschnitt eines Gesundheitsberufs für den Pflegebereich und dessen überzeugender Darstellung und Vermittlung in der Gesellschaft fällt hierbei eine entscheidende Rolle zu. Erscheint der Berufszuschnitt als nicht professionalisiert, weil etwa der Bestand an kumuliertem Traditionswissen als ausreichend angesehen wird, dann steigt das Risiko der Substituierung von Pflegekräften durch Arbeitskraft mit einem ›preiswerten‹ Fähigkeitsprofil.

Das in der Öffentlichkeit verbreitete Wissen über den Altenpflegeberuf unterliegt – ebenso wie die Diffusion des Wissens über andere soziale Phänomene – vielfältigen Konjunkturen. Die allgemeine Wahrnehmung von Merkmalen eines Berufs und gesellschaftliche Reaktionen auf bestimmte Probleme der Berufsgruppe sowie deren Strategien zur Bestandssicherung sind maßgeblich von der gesellschaftlich-historischen Situation bestimmt. In welchem Ausmaß Thematisierung von Ausbildung und berufsmäßiger Versorgung Älterer die Wissensdiffusion bewirkt, lässt sich ansatzweise erkennen, wenn die Zahl der Veröffentlichungen dazu als grober Indikator für den Wandel öffentlichen Interesses herangezogen wird (Abbildung 2.18). Als Ende der 1970er Jahre die Vereinheitlichung der Ausbildung erstmalig Gegenstand politischer Diskussion wurde, nahm die Zahl der Beiträge deutlich zu. Durch die breite Diskussion um Auswirkungen des prognostizierten Fehlbedarfs an Pflegekräften (Kap. 2.1, S. 64) und deren bundesweite Protestaktionen ist Ende der 1980er Jahre der *Pflegenotstand* tief in das öffentliche Bewusstsein gedrungen. Die Beiträge nahmen zu und waren um allgemeine Probleme beruflicher Altenpflege zentriert. Da der Pflegegenotstand seitdem nur noch sporadisch erörtert wird, sind auch die Beiträge zurückgegangen und konzentrieren sich nunmehr auf Fragen einer weiteren Professionalisierung der Pflege. Seit 1995 werden zeitweilig vor allem die Folgen des PflegeVG sowie der Entwurf zum AltPflG erörtert. Im englischsprachigen Raum ist die Versorgung Älterer nicht als eigenständiger Beruf organisiert, sondern allgemeiner Bestandteil des Pflegeberufs. Alten-, Kranken- und Behindertenpflege sind lediglich Spezialisierungen einer gemeinsamen Grundausbildung. Dadurch entsteht eine andere Themenkonjunktur, deren Verlauf eher um allgemeine Arbeitsanforderungen und neue Arbeitsinhalte zentriert ist.

Wissen um Berufszuschnitt

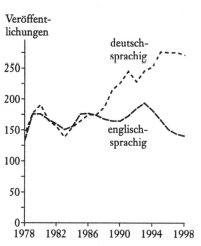

*Abbildung 2.18:* Diffusion von Fachwissen zu Ausbildung und berufsmäßiger Versorgung Älterer

Erläut.: Gleitender Drei-Jahres-Mittelwert
Quelle: GeroLit, AgeLine.

Fachwissen als
Grundlage des
Tauschwerts
eines Berufs

Jede Institutionalisierung eines Fähigkeitsprofils als Beruf bedeutet nicht nur eine Ausweitung der ›Berufsgliederung des Arbeitsvermögens‹, sondern auch eine weitere Differenzierung des verbreiteten Fachwissens. Die Übernahme der Erledigung einer Arbeitsaufgabe durch eine Berufsgruppe erfordert standardisierte Lösungen, die auf einer Wissenssystematik aufbauend vermittelt und gelernt werden müssen. Bei der Zuschneidung eines Berufs versuchen daher Interessengruppen, kumuliertes Fachwissen so in ein Fähigkeitsprofil einzubinden, dass es als dessen integraler Bestandteil gilt. Spätere Umstrukturierung und Erweiterung des Wissensbestandes dienen dazu, die Marktposition des Berufs weiter zu festigen. Das Fachwissen wird damit zur wesentlichen Bestimmungsgröße für den Tauschwert eines Berufs. Die Frage der Systematik dieses Fachwissens gewinnt insbesondere mit zunehmender Professionalisierung eines Berufs an Bedeutung. In der Phase des Übergangs von nicht-beruflicher zu beruflicher Arbeitsorganisation geht es eher um ein ›Fachwissen mittlerer Reichweite‹. Auf dem Weg vom Beruf zur Profession spielen dagegen das Fachwissen, dessen Systematik und Möglichkeiten zur Schaffung eines ›Wissensmonopols‹ eine weitaus größere Rolle für die zu konstituierende Profession (Kap. 3.5, S. 145).

informelles
Traditionswissen als Problemlösungsstrategie

Beruflich gebundenes Fachwissen hilft Berufsinhabern, Arbeitsaufgaben zu erledigen. Es ermöglicht, situative Rahmenbedingungen, die eine Lebenslage bestimmen, und kausale Zweck-Mittel-Beziehungen, die für eine wirkungsvolle berufliche Intervention notwendig sind, zu identifizieren. Wissensbestände in den Pflegeberufen sind neben dem »formalen Ausbildungswissen« vor allem durch »informelles Traditionswissen« geprägt (GESER 1998). Traditionswissen wird unter Berufsangehörigen ohne besondere Planung und institutionelle Arrangements eher beiläufig beim Berufseinstieg oder bei Übernahme einer Berufsposition weitergegeben. Rund zwei Drittel der *ausgebildeten* Pflegekräfte geben an, auf diese Weise ihr berufliches Können erlangt zu haben (BiBB/IAB-Erhebung 1998/99). Produktion und Diffusion von Traditionswissen sind weder normativ geregelt noch unterliegen sie einer sozialen Kontrolle. In den Pflegeberufen konnte es deshalb eine derart große Bedeutung gewinnen, weil mit Hilfe eines konstanten Kanons an tradiertem Pflegewissen – trotz großer Heterogenität der Krankheitsverläufe bei Pflegebedürftigkeit – der sich ergebende Versorgungsbedarf pflegerisch handhabbar erscheint. Dies gilt in ähnlicher Weise für die kurative Medizin.

Um den Tauschwert des Berufs zu erhalten oder zu verbessern, ist es notwendig, »implizites, informelles Traditionswissen durch explizitere, personenunabhängige, der institutionellen Kontrolle und Weiterentwicklung besser zugängliche Wissensbestände zu ersetzen« (GESER 1998). Wissenschaftsdisziplinen, die dazu beitragen und etwa neue Erkenntnisse zur Pflegearbeit verbreiten, müssen aber damit rechnen, dass diese zunächst von allen in dem Bereich Beschäftigten anhand von Traditionswissen und Erfahrungswissen bewertet werden. Neues Fachwissen der Bezugswissenschaft tritt direkt in Konkurrenz zu einem Wissensbestand, der sich durch ein hohes Maß an praktischer Bewährung im Arbeitsalltag auszeichnet. Dieses Wissen muss nicht unbedingt richtig sein, aber es hat sich bewährt und funktioniert bei der Bewältigung arbeitsalltäglicher Pflegeaufgaben. Legt die Wissenschaft Erkenntnisse vor, die mit dem Traditionswissen übereinstimmen, werden diese als ›trivial‹ oder hinlänglich bekannt abgetan. Sobald die Erkenntnisse aber verdeutlichen, dass das bewährte Traditionswissen nur unter ganz bestimmten Randbedingungen funktioniert, herrscht oftmals große Skepsis oder gar offene Ablehnung vor. Erkenntnisse könnten das Gefüge an tradiertem Wissen erschüttern und eine Änderung der Pflegepraxis notwendig machen.

*Verhältnis von informellem Traditionswissen und neuem Fachwissen*

Vor diesem Hintergrund ist die Akzeptanz von neuem Fachwissen vor allem dann besonders groß, wenn es sich dabei um Erkenntnisse handelt, die die herrschende Pflegepraxis wissenschaftlich legitimieren oder absichern. Stimmt das wissenschaftliche Wissen jedoch nicht mit dem Traditionswissen überein, wird es vermutlich nur dann akzeptiert, wenn bewährte Wissensbestände ihr Erklärungspotenzial zu verlieren beginnen oder die bisherige Pflegepraxis in eine Krise gerät. Analog werden Erkenntnisse zu Bereichen, zu denen bislang kaum Traditionswissen vorlag, nur dann akzeptiert, wenn sie mit den Wissensformen sozialer Akteure und Institutionen nicht im Widerspruch stehen. Daher hängt die Akzeptanz wissenschaftlicher Erkenntnisse vor allem von deren Tauglichkeit in Bezug auf unmittelbar vorliegende Probleme der Pflegepraxis ab. Sie erwächst aus den mit der praktischen Umsetzung verfolgten Zielen. Je größer der relative, erwartbare praktische Nutzen für Problemlösungen, desto eher werden neue Erkenntnisse zum Bestandteil eines Fähigkeitsprofils. Die Motivation, deren Aneignung voranzubringen, ist zumeist von der Diffusion der Erkenntnisse oder der Thematisierung eines Problems in der Öffentlichkeit abhängig.

*Akzeptanz von neuem Fachwissen*

*Abbildung 2.19:*
Diffusion von
Fachwissen zu
Prävention und
Rehabilitation

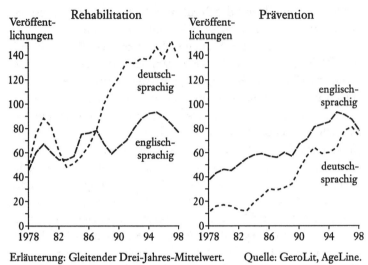

Erläuterung: Gleitender Drei-Jahres-Mittelwert.    Quelle: GeroLit, AgeLine.

Zunahme von
Fachwissen zur
Versorgung
Älterer

Berufliche Versorgung Älterer soll dem Grundsatz »Prävention und Rehabilitation vor Pflege« folgen. Produktion und Diffusion wissenschaftlicher Erkenntnisse zu diesem Themenkreis lassen sich ansatzweise anhand von Veröffentlichungen verdeutlichen. Dabei zeigt sich, dass Behandlungszugänglichkeit und Rehabilitationsfähigkeit im Alter weitaus häufiger thematisiert werden als Prävention von Alterserkrankungen (Abbildung 2.19). Beiträge zur Rehabilitation werden im englischsprachigen Raum im bekannten Zyklus der Diffusion von neuem Fachwissen verbreitet. Im deutschen Sprachraum ist die Diffusion dagegen deutlicher durch themenkonjunkturelle Einflüsse bestimmt. Reaktivierung und Rehabilitation Älterer bildeten in den 1970er Jahren zeitweilig einen Schwerpunkt sozialwissenschaftlicher Forschung und verloren danach teilweise an Bedeutung. Erst seit Ende der 1980er Jahre im Kontext der Diskussion um den »Pflegenotstand« und Anfang der 1990er Jahre im Zusammenhang mit der Einführung einer Pflegeversicherung ist eine verstärkte Diskussion von Fragen der Rehabilitation Älterer festzustellen. Aber auch Fragen zur Prävention von Alterserkrankungen und Pflegebedürftigkeit gewinnen an Bedeutung. Die Zunahme der Beiträge steht hier im Kontext der Ottawa-Charta der WHO zur Gesundheitsförderung (1986). Bestimmte Lebensweisen in jüngeren Jahren fördern oder gefährden die Gesundheit im höheren Alter in einer spezifischen Weise. Von daher wird Prävention als Vorbeugung gegen Krankheiten, die die Lebensqualität im Alter beeinträchtigen, erörtert.

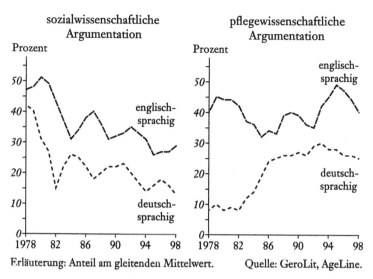

Erläuterung: Anteil am gleitenden Mittelwert.          Quelle: GeroLit, AgeLine.

*Abbildung 2.20:*
Anteil sozial-
und pflegewis-
senschaftlicher
Argumentation
in Beiträgen zur
Rehabilitation

Unterschiede in der Diffusion des Fachwissens zeigen sich insbesondere, wenn etwa die Beiträge zur Rehabilitation inhaltlich
nach allgemeiner sozialwissenschaftlicher oder spezifischer pflegewissenschaftlicher Argumentation differenziert werden (Abbildung 2.20). Da im englischsprachigen Raum Pflegewissenschaft
bereits als Disziplin etabliert ist, wurden dort Ende der 1970er
Jahre Fragen zur Rehabilitation Älterer gleichermaßen unter so-
zial- und pflegewissenschaftlichen Gesichtspunkten erörtert. Der
Anteil sozialwissenschaftlicher Argumentation verringerte sich
seitdem sowohl im englischsprachigen als auch im deutschsprachigen Raum. Dies könnte darauf hinweisen, dass das Potenzial
sozialwissenschaftlicher Ansätze nicht ausreicht, um alle Phänomene im Zusammenhang mit der Rehabilitation Älterer zu erklären. Im englischsprachigen Raum variiert der Anteil pflegewissenschaftlicher Argumentation im Zeitverlauf auf vergleichsweise hohem Niveau. Im deutschsprachigen Raum nimmt die Bedeutung pflegewissenschaftlicher Argumentation erst seit Mitte
der 1980er Jahre zu. Dieser Bedeutungszuwachs lässt sich vermutlich daraus erklären, dass in Deutschland »eine Auffassung
von Pflege [vorherrschte], die nichts mit therapeutischen Funktionen und kaum etwas mit Wissenschaftlichkeit zu tun hatte. Pflege
bildete das Hintergrundhandwerk für das medizinische Handeln«
(BARTHOLOMEYCZIK 1997). Dadurch wurde der Einfluss der Pflege als therapeutische Intervention auf die Rehabilitation Älterer
von eher medizinisch orientierten Erklärungsansätzen ›übersehen‹.

Zunahme
pflegewissen-
schaftlicher
Argumentation

Übernahme von
Fachwissen in
Einrichtungen

Die Zunahme von Wissensbeständen zur Versorgung Älterer schlägt sich allerdings nicht unmittelbar in einem erhöhten Bedarf an Pflegekräften mit neuem Fachwissen nieder. Dies ergibt sich daraus, dass zunächst der ›Betrieb‹ darüber entscheidet, welche Wissenselemente in die betriebliche Organisation unmittelbar oder umgeformt übernommen oder gar in anderer Weise ›völlig neu‹ produziert werden. Ein »wissensaufnahmebereites Organisationsklima [kann] der Verwendung und der Nachfrage sozialwissenschaftlichen und sozialgerontologischen Wissens förderlich oder aber feindlich« gegenüberstehen (KONDRATO-WITZ 1991). Die Übernahme von Erkenntnissen ist daher durch die vorherrschenden Wissenstypen und deren selektive Funktion bestimmt. Sie beeinflussen den Niederschlag neuen Fachwissens auf ein Aufgabenprofil und den Bedarf an Arbeitskraft.

wissenschaft-
liches Wissen
und Ideologie

In Organisationen hängt die Übernahme neuer Erkenntnisse zunächst von deren Akzeptanz in den Bezugswissenschaften ab. Das dort akzeptierte Wissen wird beim Einrichtungsträger auf seine logischen Implikationen sowie Grenzen und Möglichkeiten praktischer Anwendbarkeit bewertet. Potenzielle Unvereinbarkeiten und Konflikte bei der Umsetzung der Erkenntnisse in eine Anwendung sollen prognostiziert werden. Dogmatische Aussagensysteme können dazu führen, dass Erkenntnisse zu einem bestimmten Problem unabhängig von ihrer wissenschaftsinternen Geltung abgewertet oder bevorzugt werden. Ideologische Kriterien wirken hochgradig selektiv oder hemmend. Dadurch kann es zu interessengeleiteten Verzerrungen bei der Übernahme neuen Fachwissens kommen (Relativierung oder Umdeutung von Erkenntnissen, bewusste Verkehrung wissenschaftlicher Konzepte).

Routinewissen
und arbeits-
alltägliches
Wissen

Bei dem Routinewissen einer Organisation handelt es sich um Wissensbestände, die Pflegekräfte als Handlungsorientierung und Legitimationsgrundlage etwa in Form der Pflegekultur vorfinden. Es wird ergänzt durch arbeitsalltägliches Wissen des Personals einer Einrichtung. Diese Wissensbestände bewirken die ›Normalisierung‹ von Arbeitssituationen. Sie dienen der Bewältigung und Rationalisierung von widersprüchlichen Erwartungen wie etwa bestmöglicher Versorgung der Klienten und Forderungen des Trägers zu wirtschaftlichem Handeln (Prioritätsregeln). Die Logik dieser Wissensbestände folgt einer anderen Rationalität, als sie unter Umständen mit dem wissenschaftlichen Fachwissen vorgegeben ist. Daher überlagert, ergänzt oder substituiert sie eine durch neue Erkenntnisse vorgegebene Handlungslogik.

Medizinisch-pflegerisches Fachwissen ist keineswegs einheitlich oder unstrittig. Von daher ist Diffusion von Erkenntnissen nicht gleichzusetzen mit Vermittlung gesicherten, anwendbaren Wissens. Diese erfolgt zumeist eher unter dem Gesichtspunkt kommunikativer Aufklärung und weniger unter dem einer technisch-instrumentellen Erweiterung von Handlungsmöglichkeiten. Wenn von formalen Transferhindernissen gesprochen wird, handelt es dabei weniger um den »horizontalen Transfer« im Sinne der Weitergabe von Wissen. Vielmehr treten Hemmnisse beim Übergang von einem Wissensbestand in eine Anwendung und damit beim »vertikalen Transfer« auf (POSER 1990). Von daher ist es nur teilweise ein Wissensdefizit in der Pflege. Angemessener wäre von einem Handlungs- und Vollzugsdefizit zu sprechen. Handelt es sich um Berufe, deren Bezugswissenschaften häufiger neues Fachwissen verbreiten, steigen auch die Forderungen, die Erkenntnisse in das Arbeitsvermögen einzubinden. Dies hat Auswirkungen auf Zuschnitte von Berufen wie etwa im EDV-Bereich. In Berufen, die einem geringeren Druck zur Aneignung neuen Fachwissens ausgesetzt sind, wirken tradierte Wissensbestände der Einrichtungen und Berufsinhaber selektiv und verzögernd.

Transfer von Wissen und Veränderung des Berufszuschnitts

Durch begrenzte Selektion neuer und Tradierung kumulierter Wissensbestände schlägt sich eine Zunahme von Pflege*fach*wissen nicht unmittelbar in erhöhtem Bedarf an Pflegekräften nieder. Sie macht sich zumeist nur über den Umweg eines qualitativ veränderten Fähigkeitsprofils bemerkbar. Die Zunahme medizinisch-pflegerischer Wissensbestände hat dazu geführt, dass zunächst neue Anforderungen an das Wissen und Können von Krankenpflegekräften gestellt werden. Auf Grund der Nachfrage nach den ›neuen‹ Arbeitsfähigkeiten der Berufsinhaber werden im Weiterbildungsbereich zertifizierbare Ausbildungsgänge eingerichtet. Gemeindeschwester, Fachschwester für Psychiatrie, Anästhesie oder Intensivpflege sind derartige ›berufsinterne‹ Spezialisierungen. Diese Spezialisierungen sind daher nicht nur Folge eines Strukturwandels gesundheitsbezogener Versorgung, sondern auch der beruflichen Gliederung des Arbeitsvermögens. Obschon das Fachwissen in Bezug auf die gesundheitliche Versorgung Älterer zugenommen hat, verläuft hier die Verfestigung eines Berufszuschnitts auf Grund neuen Fachwissens weitaus langsamer. Bislang bieten nur wenige Einrichtungen eine berufsbegleitende Weiterbildung für Altenpflegekräfte, die mit einer Prüfung und einem Zertifikat »Fachkraft für Geriatrie« abgeschlossen werden kann.

Einbindung von Wissen durch berufliche Spezialisierung

# Weiterführende Literatur

## zu Kapitel 2.1

Deutscher Bundestag (Hrsg.) (1998): *Zweiter Zwischenbericht der Enquete-Kommission Demographischer Wandel. Herausforderungen unserer älter werdenden Gesellschaft an den einzelnen und die Politik.* Bonn, Teil I.

DINKEL, R. H. (1992): Demographische Alterung. In: P. B. Baltes; J. Mittelstraß (Hrsg.), *Zukunft des Alterns und gesellschaftliche Entwicklung.* Berlin: de Gruyter, S. 62–93.

NAEGELE, G.; KAUSS, T. (1999): Demographie und Sozialepidemiologie. In: G. Igl; G. Naegele (Hrsg.), *Perspektiven einer sozialstaatlichen Umverteilung im Gesundheitswesen.* München: Oldenbourg, S. 63–86.

RÜCKERT, W. (1999): Demographie. In: B. Jansen; F. Karl; H. Radebold; R. Schmitz-Scherzer (Hrsg.), *Soziale Gerontologie.* Weinheim: Beltz, S. 142–154.

## zu Kapitel 2.2

BENGTSON, V. L.; SCHÜTZE, Y. (1993): Altern und Generationenbeziehungen. In: P. B. Baltes; J. Mittelstraß (Hrsg.), *Zukunft des Alterns und gesellschaftliche Entwicklung.* Berlin: de Gruyter, S. 492–517.

JANSEN, B. (1999): Informelle Pflege durch Angehörige. In: B. Jansen; F. Karl; H. Radebold; R. Schmitz-Scherzer (Hrsg.), *Soziale Gerontologie.* Weinheim: Beltz, S. 604–628.

KÜNEMUND, H.; HOLLSTEIN, B. (2000): Soziale Beziehungen und Unterstützungsnetzwerke. In: M. Kohli; H. Künemund (Hrsg.), *Die zweite Lebenshälfte. Gesellschaftliche Lage und Partizipation im Spiegel des Alters-Survey.* Opladen: Leske + Budrich, S. 212–276.

REICHERT, M. (2001): *Erwerbstätigkeit und Pflege. Ein neues Konfliktfeld des demographischen Wandels?* Dortmund: Sozialforschungsstelle.

## zu Kapitel 2.3

FRIES, J. F. (1989): Erfolgreiches Altern: Medizinische und demographische Perspektiven. In: M. M. Baltes; M. Kohli; K. Sames (Hrsg.), *Erfolgreiches Altern. Bedingungen und Variationen.* Bern: Huber, S. 19–26.

GEROK, W.; BRANDSTÄTTER, J. (1992): Normales, krankhaftes und optimales Altern. In: P. B. Baltes; J. Mittelstraß (Hrsg.), *Zukunft des Alterns und gesellschaftliche Entwicklung.* Berlin: de Gruyter, S. 356–385.

WALTER, U.; SCHWARTZ, F. W.; SEIDLER, A. (1999): Sozialmedizin. In: B. Jansen; F. Karl; H. Radebold; R. Schmitz-Scherzer (Hrsg.), *Soziale Gerontologie.* Weinheim: Beltz, S. 230–255.

## zu Kapitel 2.4

KLIE, T. (1999): *Pflegeversicherung: Einführung, Lexikon, Gesetzestext, Rundschreiben der Pflegekassen.* Hannover: Vincentz.

PABST, S.; ROTHGANG, H. (2000): Reformfähigkeit und Reformblockaden: Kontinuität und Wandel bei Einführung der Pflegeversicherung. In: S. Leibfried; U. Wagschal (Hrsg.), *Der deutsche Sozialstaat.* Frankfurt/M.: Campus, S. 340–377.

RÜRUP, B. (1999): Hält der Generationenvertrag? Soziale Sicherung im Alter. In: A. Niederfranke; G. Naegele; E. Frahm (Hrsg.), *Funkkolleg Altern 2.* Opladen: Westdeutscher Verlag, S. 289–339.

## zu Kapitel 2.5

BÖHME, G. (1980): Wissenschaftliches und lebensweltliches Wissen am Beispiel der Verwissenschaftlichung der Geburtshilfe. In: N. Stehr; V. Meja (Hrsg.), *Wissenssoziologie.* Opladen: Westdeutscher Verlag (KZfSS Sonderheft 22), S. 445–463.

GESER, H. (1998): *Wissensstrukturen und Berufsstrukturen im gesellschaftlichen Wandel.* [http://www.socio.ch/arbeit/t_hgeser3.htm]

MEJA, V.; STEHR, N. (1992): Wissenssoziologie. In: G. Reinhold (Hrsg.), *Soziologie-Lexikon.* München: Oldenbourg, S. 121–142.

# 3 Aneignung von Arbeitsfähigkeiten

Das Berufssystem ist nicht nur das übergreifende Strukturprinzip gesellschaftlicher Organisation von Arbeitsaufgaben, sondern auch von Prozessen zur Aneignung von Arbeitsfähigkeiten zu deren Erledigung. Daher wirkt die Berufsausbildung auch als stabilisierendes Element der Berufsgliederung des Arbeitsvermögens.

Die Vielfalt der Ausbildungsgänge für Pflegeberufe ist nur aus den Entstehungskontexten erklärbar. Die institutionelle Differenzierung medizinisch-pflegerischer Versorgung bewirkte die Etablierung systematischer Ausbildung zur Krankenpflege. Erst viel später führte die Expansion von Altenheimen zu einer sozial-pflerisch definierten ›Schulung‹ von Arbeitskraft zur Altenpflege.

*Kapitel 3.1*

Das Bildungssystem konstruiert keine Ausbildungsgänge, sondern steckt nur den Rahmen ab, in dem dann Ausbildungsprofile platziert werden können. Dadurch ist eine standardisierte Aneignung eines Berufs und dessen Verwertbarkeit gewährleistet. Veränderte Tätigkeitsstrukturen und Einflussnahmen von Gestaltungsakteuren bewirken einen Wandel von Ausbildungsgängen.

*Kapitel 3.2*

Die staatliche Deregulierung der Pflegeausbildung hat einen Ausbildungssektor geschaffen, der durch eine Vielzahl freier oder weltanschaulicher Schulträger bestimmt wird. Dadurch haben ein implizit ständischer Lehrplan und eine heterogene Fachlichkeit des Lehrkörpers weitreichende Folgen für Ausbildungsstandards.

*Kapitel 3.3*

Die Zusammensetzung der Auszubildenden ist häufig ein Reflex von Marktmechanismen im jeweiligen Segment der Berufsausbildung. In der Altenpflege sind Alters- und Bildungsstruktur der Auszubildenden vor allem Ausdruck spezifischer sozialstaatlicher Anreizstrukturen. Subjektiv werden jedoch zumeist arbeitsinhaltliche Motive für die Aufnahme der Ausbildung angeführt.

*Kapitel 3.4*

Mit dem Anstieg besser ausgebildeter Pflegekräfte nimmt auch das Mobilitätspotenzial in der Berufsgruppe zu. Um aufstiegsorientierte Berufsinhaber zu binden, wird die Professionalisierung sekundärer Pflege vorangetrieben werden. Akademisierung der Pflege wird dabei als wesentliche Voraussetzung für deren Etablierung als Expertenberuf mit Professionsstatus angesehen.

*Kapitel 3.5*

## 3.1  Entwicklung systematischer Ausbildung

Betreuung in
>Großfamilie<
und Hospital

Eine systematische Ausbildung entwickelt sich historisch immer
dann, wenn ein »gesellschaftliches Interesse oder ein Zwang zu
möglichst zeitsparender Herstellung von Arbeitsvermögen besteht« (BECK, BRATER 1978). In Bezug auf Altenpflege schien ein
derartiger Bedarf zunächst nicht gegeben. Hier wurde von einem
auf Nächstenliebe oder Familiensolidarität basierenden Fürsorgepotenzial ausgegangen. Als Idealtyp wird zumeist der Familienverband in der vorindustriellen Gesellschaft hochstilisiert. Da in
den Städten des Mittelalters Armen- und Siechenpflege geleistet
wurde, ist eher zu vermuten, dass die idealisierte >Großfamilie<
diese Leistungen nicht erbracht hat. In dem Maße, wie die vielbeschworene große Hausgemeinschaft die Ausnahme blieb und die
Versorgung Älterer nicht gesichert war, wurden in den Städten
soziale Dienste notwendig. Daher entwickelten sich schon im
frühen Mittelalter kirchliche und bürgerliche Einrichtungen, in
denen Funktionen sozial-pflegerischer und medizinisch-pflegerischer Versorgung zusammengefasst waren. Neben verarmten und
kranken Älteren nahmen Hospitäler auch andere Hilfebedürftige
auf. Sie erhielten Unterkunft und Pflege während der Krankheit.

Hospital und
der Bedarf an
>Jedermann<-
Qualifikationen

Das Personal, das in den Hospitälern tätig war, musste bis Ende
des 18. Jahrhunderts kein spezifisches Arbeitsvermögen für diese
Tätigkeiten vorweisen. Die Versorgungsprobleme waren zum einen überwiegend unter den Angehörigen unterer sozialer Schichten zu finden und zum anderen so vielfältig (Abbildung 3.1), dass
für Pflegearbeit in diesen Einrichtungen keine >berufs<spezifi-
sche Ausbildung vorausgesetzt wurde. Die Hospitäler wurden
als Institutionen verstanden, in denen sozial und gesundheitlich
Beeinträchtigten *aufgewartet* wurde. Daher verfügten die dort beschäftigten Lohnwärter auch nur über Arbeitsfähigkeiten, die auf
tradiertem Wissen und überlieferten Alltagsfertigkeiten basier-
ten. Da sie sich häufig auch noch aus Insassen rekrutierten, galt
Pflege als typische Arbeit für untere soziale Schichten. »Jeder, der
zu nichts mehr in der Welt taugt, ist dennoch nach der Meinung
der Leute zum Wärter gut genug ... Fast alle kamen, weil sie kein
Obdach mehr hatten, und weil sie nicht mehr arbeiten konnten
und wollten. Also obdachlose Taugenichtse und Weibsbilder von
zweideutigem Ruf, die kommen als Wärterinnen und Pflegerin-
nen ... zusammen« (DIEFFENBACH 1832). Wartepersonal wurde
daher auch nicht als eine eigenständige Berufsgruppe betrachtet.

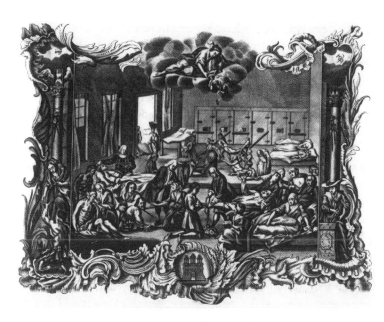

*Abbildung 3.1: Pflegearbeit in einem Hamburger Hospital 1780*

Mit der Aufklärung im 18. Jahrhundert brach auch für das System pflegerischer Versorgung eine neue Epoche an. Gegenüber dem traditionellen Hospital, das sowohl der Pflege Verarmter als auch Kranker diente, entstanden im zunehmenden Maße Krankenhäuser als Einrichtungen neuen Typs medizinisch-pflegerischer Versorgung. In ihnen sollten nur noch akut Kranke kurativ versorgt werden. »Mit diesem Wandel hörte das städtische Krankenhaus auf, eine *Armenanstalt* zu sein; es wurde eine *soziale Einrichtung,* welche auch von Bessersituierten aufgesucht wurde, in der diese nicht nur Unterkunft in ihrer Not, sondern auch sachgemäße Hilfe fanden« (GOTTSTEIN 1913). Sozial-pflegerische Versorgung Älterer als »Armenkranke« blieb eine Pflichtaufgabe der Gemeinde. Offene Armenpflege bezog sich im Wesentlichen auf »Beratung der Armenkranken in ihren Behausungen« und Überprüfung der Bedürftigkeit. Versorgung im Rahmen geschlossener Armenpflege war die Ausnahme. Eine stationäre Unterbringung erfolgte nur bei ansteckender Krankheit, mangelnder Pflege oder anderer ärztlich begründeter Erfordernisse. »Der Armenarzt [hat] die Kranken aus der Wohnung zu entfernen und der geschlossenen Armenpflege zu übergeben, indem er sie den Krankenhäusern und Siechenhäusern überweist«. Die Allokation der Arbeitsaufgaben auf mehrere Institutionen bewirkt eine unterschiedliche Verberuflichung und Entwicklung der Ausbildung zur Pflegearbeit.

Allokation von Pflegeaufgaben auf mehrere Institutionen

Krankenpflege-
Ausbildung als
Ergebnis der
Nachfrage nach
spezifischem
Arbeitsver-
mögen

Mit dem Wandel zur Krankenanstalt verändern sich Klientenstruktur, Krankheitsbilder und Versorgungsbedarf. Als Folge allgemeiner Medikalisierung und Verwissenschaftlichung der Medizin steigen auch die Anforderungen der Ärzte an die Lohnwärter.
Aus der Nachfrage nach qualifizierten Pflegekräften etablieren
sich im 19. Jahrhundert Mutterhaussystem und berufliche Krankenpflege als christliche Liebestätigkeit und Arbeitsfeld für bürgerliche Frauen (Kap. 7.2, S. 295). Damit gehen auch erste Ansätze systematischer Ausbildung zur Pflegearbeit einher. Allerdings
blieb »es noch bis beinahe um die Jahrhundertwende bei der Beschäftigung von unausgebildeten ›Wartweibern‹, wenn die Hos-
pilaten zur Versorgung der Kranken nicht ausreichten« (FRITZ
1967). Mit dem Entstehen des Sozialstaats werden Gesetze zur
systematischen Ausbildung in der Krankenpflege entworfen. Dem
Vorschlag des Bundesrats folgend erlässt nach 1907 jedes Land
eigene Verordnungen, in denen jedoch häufig Kann-Vorgaben ü-
berwiegen. Die Ausbildung umfasst neben einer gewissen Grundausbildung vor allem eine eingehende Schulung des Charakters
und Herausbildung von weiblichen Fähigkeiten (BISCHOFF 1994).

Krankenpflege-
Ausbildung im
Kontext von
Arztberuf und
spezifischem
Arbeitsmarkt

Die Entwicklung einer Ausbildung zur Krankenpflege resultiert daher nur indirekt aus der funktionalen Differenzierung des
Hospitals. Sie ist vor allem dadurch bedingt, dass die Krankenanstalten als Wirkungsstätten der sich etablierenden Profession der
Ärzte betrachtet werden und diese ausgebildetes Pflegepersonal
fordern, das ihre therapeutischen Maßnahmen ausführt. Da es dem
dort beschäftigten Wartepersonal an »kontinuitäts- und gemein-
schaftsbildenden Elementen« fehlte, konnte sich keine Tradition
der Pflegetechnik herausbilden (SCHAPER 1987). Daher sollte die
unter Einflussnahme der medizinischen Profession entstandene
Ausbildung Fähigkeiten vermitteln, »die zur Arztassistenz benötigt wurden« (BARTHOLOMEYCZIK 1997). Durch die Ausbildung
hat sich der Gebrauchswert des Arbeitsvermögens der Pflegekräfte erhöht. Da Krankenpflege als komplementärer Beruf zum
Arztberuf angelegt wurde, ist auch zugleich dessen Gebrauchswert gestiegen. Auf Grund des hohen Anteils haushaltsnaher und
zugeschriebener Fähigkeiten als fixe Bestandteile der Ausbildung
wird mitunter in Bezug auf Krankenpflege von ›unvollständiger‹
Verberuflichung gesprochen. Da die Arbeitskraft zudem nur auf
einem spezifischen, durch das christliche Ideal des Dienens geprägten Teilarbeitsmarkt angeboten werden konnte, erhöhte die
Ausbildung deren Tauschwert hier nur im begrenzten Umfang.

Bis ins 19. Jahrhundert wurden Probleme Älterer nur im Kontext materieller Unterversorgung wahrgenommen und als spezifische Form der Armenpflege aufgegriffen. Dadurch galten sie als typische Klientel von Armenhäusern und Spitälern. Auf Grund dieser Sichtweise überwogen auch Entkräftung, Aus-/Abzehrung und Gicht als häufigste Todesursachen von Älteren (CONRAD 1982). Von den Behörden eingesetzte ehrenamtliche Armenpfleger betreuten einige Arme. Ende des 19. Jahrhunderts wurde das Alter als allgemeines Lebensrisiko wahrgenommen. Es setzte sich die Ansicht durch, dass der Verbleib Älterer im Armenhaus nicht zumutbar sei und Versorgungsanstalten zu gründen seien. Dies erfolgte häufig durch Umwidmung von Armenhäusern in Altenheime. Das Personal bestand neben Arbeitskräften mit ›Jedermann‹-Qualifikationen zumeist aus Ehrenamtlichen und Ordensschwestern. Die Einrichtung einer systematischen Ausbildung zur Altenpflege stand nicht an, da in Bezug auf die allgemeine Versorgung Älterer zunächst immer noch auf das familiale Fürsorgepotenzial gesetzt wurde. Es galt weiterhin die Prämisse, wonach die Gesellschaft »darauf bedacht sein [muss], dass die Familienwirtschaft gesund erhalten bleibt, damit die Pflege der Individuen hier im engsten Kreis am gesichertsten bleibt« (DUNKMANN 1922).

In den 1950er Jahren wurden die Zunahme pflegebedürftiger Älterer und erste Anzeichen abnehmender familialer Fürsorgereserve öffentlich wahrgenommen. Die Träger von Altenheimen stellten einen Mangel an »geeignetem Personal« fest, der durch fehlende Neuzugänge von Ordensschwestern vergrößert wurde. Krankenschwestern ließen sich nicht für die Altenpflege gewinnen, da sie durch den Krankenhausboom verstärkt für Krankenpflege nachgefragt wurden. Die erhöhte Nachfrage nach Pflege*fach*kräften war auch nicht durch Senkung des Zugangsalters zur Ausbildung nach dem Krankenpflegegesetz (KrPflG) aufzufangen. In dieser Situation mehrten sich die Forderungen nach Schulung von Arbeitskraft zur Versorgung Älterer. Dadurch sollte kurzfristig der Personalmangel der Heimträger behoben und ihnen langfristig eine *kostenneutrale* Heranziehung von Nachwuchs ermöglicht werden. Dies wurde durch die Arbeitsverwaltung gewährleistet, die Schulungsmaßnahmen nach dem Gesetz über Arbeitsvermittlung und Arbeitslosenversicherung (AVAVG) finanzierte. Das AVAVG hatte in dieser gesellschaftlich-historischen Situation den Charakter eines heimlichen Berufsbildungsgesetzes. Es beeinflusste nachhaltig die Ausbildung zur Altenpflege als *Ersatzberuf.*

nicht-berufliche Versorgung von Problemen im Alter als Armenpflege

Beseitigung des Personalmangels durch sozialstaatlich finanzierte ›Schulung‹ von Arbeitskraft

Profil der
›Schulung‹
und Adressaten
für Ersatzberuf

Es herrschte die Ansicht vor, dass es zur Versorgung Älterer weniger einer besonders ausgebildeten Pflegekraft als vielmehr einer »lebenserfahrenen, seelisch ausgeglichenen, tatkräftigen und gütigen Pflegerin« bedarf. Diese Fähigkeiten wurden bei nicht-erwerbstätigen Hausfrauen mittleren Alters als gegeben angesehen (GOEKEN 1969). Vor dem Hintergrund des Drei-Phasen-Leitbilds vom weiblichen Lebensverlauf (MYRDAL, KLEIN 1956) erschienen Frauen, die nach einer Kinderphase wieder erwerbstätig sein wollten, als ideale Adressaten. Sie waren bei Fortsetzung ihrer Erwerbskarriere benachteiligt und standen zudem ohne konkurrierende Nachfrage aus anderen Teilarbeitsmärkten zur Verfügung. Daher bildeten Vorstellungen vom ›weiblichen Arbeitsvermögen‹ durchgängig den Ausgangspunkt in den Konzepten zur Schulung von Altenpflegekräften. Diese Orientierung an ›Jedefrau-Qualifikationen‹ legitimierte auch eine der »Ökonomie der Ausbildungszeit« (BECK, BRATER 1978) folgende kurze Schulung. Die Zugangsvoraussetzungen zu den ersten Ansätzen systematischer Ausbildung wurden gezielt niedrig gehalten, um auch Arbeit Suchende mit niedrigeren Schulabschlüssen rekrutieren zu können und die sozialstaatliche Förderung sicherzustellen.

Profil der
›Schulung‹
und Abnehmer
der Arbeitskraft

Inhaltlich war Altenpflege von den Heimträgern »zunächst als billige Version der Krankenpflege« konzipiert (DIELMANN 1991a). Durch Schulung sollten jene Fertigkeiten vermittelt werden, die es ermöglichen, Krankenschwestern durch Altenpflegerinnen zu substituieren. Von daher war die Ausbildung zur Altenpflege in gleicher Weise wie die zur Krankenpflege am Pflegeprozess als Grundlage der Versorgung ausgerichtet. Um einen Abstrom aus der Altenpflege in die Krankenpflege zu verhindern, galt es, diesen Beruf ›abzuschotten‹ (BALLUSECK 1980). Daher favorisierten die Heimträger eine Ausbildung ohne horizontale oder vertikale Durchlässigkeit. Statt Gemeinsamkeiten der Pflegeausbildungen hervorzuheben galt es daher, die Unterschiede zu verdeutlichen. Durch eine Ausweisung der Altenpflege-Ausbildung als Schulung zu einem sozial-pflegerischen Beruf wurden inhaltliche Bezüge zur Krankenpflege minimiert. Um diese Position zu legitimieren, erklärte der Deutsche Verein für öffentliche und private Fürsorge (DV) 1965 in einer Stellungnahme, »dass die Altenpflegerin *nicht* ein Hilfsberuf der Krankenschwester ist; [sondern] ein moderner sozial-pflegerischer Beruf«. Damit war die von den korporativen Akteuren und staatlichen Agenturen favorisierte Separierung von den Heilhilfsberufen im Berufssystem zunächst festgeschrieben.

Die ersten Ausbildungen zur Altenpflege erfolgten außerhalb des Bildungssystems. Mit deren Vereinnahmung in das staatliche Bildungssystem Ende der 1960er Jahre erhielten ›Schulungseinrichtungen‹ den Status von Ersatzschulen. Dabei handelt es sich um nach Landesrecht geregelte besondere Schulen in der Trägerschaft von Kirchen und Wohlfahrtsverbänden. Deren Status im Bildungssystem unterscheidet sich auf Grund länderspezifischer Regelung erheblich. In einigen Bundesländern handelt es sich um Berufsfachschulen, die zur Berufsvorbereitung oder auch zur vollen Berufsausbildung besucht werden. In anderen Bundesländern ist die Ausbildung an Fachschulen angesiedelt. Die Schulen werden nach einer bereits abgeschlossenen Ausbildung und praktischer Berufserfahrung besucht. Sie sollen eine weiterführende berufsfachliche Ausbildung vermitteln. In einigen wenigen Bundesländern erfolgt die Berufsausbildung analog der für andere Heilberufe an Schulen des Gesundheitswesens. Seit den 1980er Jahren gab es Bemühungen, die Altenpflege-Ausbildung bundesweit institutionell als *Heilberuf* an Berufsfachschulen zu verorten. Diese waren aber erst mit dem AltPflG (2000) erfolgreich.

Beim formalen Aufbau der Ausbildung fand im Zeitverlauf nur eine oberflächliche Annäherung statt. Bis Anfang der 1970er Jahre wurde in einigen Bundesländern noch eine kurze Schulung favorisiert. Ende der 1990er Jahre hatten sich dagegen die meisten auf eine Ausbildungsdauer von drei Jahren verständigt. Diese konnte jedoch in den Bundesländern unterschiedlich durch abgeschlossene *oder* abgebrochene einschlägige Ausbildung verkürzt werden. Beim Umfang und bei der Gewichtung der Stundenzahl einzelner Fächer hatten sich erhebliche Unterschiede verfestigt. In Bayern wurden für medizinisch-pflegerische Theorie 480 Stunden als Minimum angesehen. In Nordrhein-Westfalen (NW) war dafür die doppelte Stundenzahl notwendig. In ähnlicher Weise variierte die Konzeption des Ausbildungsverlaufs. So waren in NW die fach- und berufspraktischen Anteile nach dem Intervallprinzip in die Ausbildung (Theorie – Praxis – Theorie) integriert. In den meisten Bundesländern erfolgte das Berufspraktikum oder Anerkennungsjahr nach dem Blockprinzip. Nach Abschluss der theoretischen Prüfung wurde es weitgehend losgelöst von der Ausbildung als reiner Arbeitseinsatz absolviert. Insgesamt wurde die Grundstruktur der Ausbildung zunehmend vergleichbar. Die Einzelheiten waren jedoch sehr unterschiedlich. Die Unterschiede hatten darüber hinaus zumeist eine konstitutive Bedeutung.

Entwicklung institutioneller Zuordnung der Ausbildung

Entwicklung des formalen Aufbaus der Ausbildung

Entwicklung
unter dem
Dilemma kon-
kurrierender
Bund-Länder-
Gesetzgebung

Die Vielfalt der Ausbildungsregelungen und deren begrenzte Annäherung im Zeitverlauf sind nicht nur auf den bildungspolitischen Föderalismus zurückzuführen. Sie resultieren auch aus dem Dilemma unterschiedlicher Gesetzgebungskompetenz. Altenpflege wurde als sozial-pflegerischer Beruf konstruiert, damit er nicht als Heilberuf unter die Gesetzgebungskompetenz des Bundes (Art. 74, Nr. 19 GG), sondern unter die der Länder fällt. Ende der 1970er Jahre bestätigte der DV noch, dass Altenpflege nicht als Heilhilfsberuf zu betrachten sei. Seitdem haben sich jedoch in den stationären Einrichtungen der Altenhilfe die medizinisch-pflegerischen Arbeitsanteile zu Lasten der sozial-pflegerischen vergrößert. Auf Grund des veränderten Aufgabenprofils entwickelt sich Altenpflege zu einem Heilberuf. Die Vereinheitlichung der Ausbildung würde damit, wie bei anderen Heilberufen, in die Gesetzgebungskompetenz des Bundes fallen. Einige Länder sind mit der Beschränkung ihrer Einflussnahme auf die Altenpflege-Ausbildung nicht einverstanden. Sie vertreten die Ansicht, dass bei Altenpflege »Pflege« etwa im Sinne von Palliation und nicht »Heilen« im Sinne von Kuration im Vordergrund stehe. Das AltPflG (2000) betont neben dem Heilaspekt der Altenpflege auch die Gemeinsamkeiten mit anderen Pflegeberufen.

Entwicklung
Altenpflege-
Ausbildung
in der DDR

In der DDR waren verschiedene Berufsgruppen mit der Versorgung Älterer betraut (GARMS-HOMOLOVÁ 1992). Obschon es keine eigenständige Berufsausbildung zur Altenpflege gab, konnte die Evangelische Kirche einen Sonderweg beschreiten. Es war ihr möglich, im gewissen Umfang eigene Sozialverbände zu unterhalten und seit Anfang der 1960er Jahre zudem gestattet, in Seminaren zur Diakoniepflegerin auszubilden. Später erhielt sie die Möglichkeit, diese Ausbildung mit dem Abschluss »Diakonische Geriatriepflegerin« neu zu gestalten. Mitte der 1970er Jahre wurden die Ausbildungsinhalte um Sozio- und Arbeitstherapie erweitert. Insgesamt handelte es sich jedoch um eine *innerkirchliche* Ausbildung, die von vornherein nicht als weiterführend angelegt war. Sie blieb damit auf ein Facharbeiterniveau beschränkt und war darüber hinaus staatlich nicht anerkannt. Entsprechend gering war auch das Interesse in der breiten Öffentlichkeit an dieser Ausbildungsmöglichkeit. Dadurch hatten Ende der 1980er Jahre auch nur rund zwei Fünftel der Pflegekräfte in den Feierabend- und Pflegeheimen einen Abschluss in einem Pflegeberuf und zwar zumeist als Krankenschwester. Daher wurde nach der Vereinigung Altenpflege in Ostdeutschland als neuer Beruf eingerichtet.

Bei der Entwicklung der Ausbildung zur Altenpflege spielt, wie in anderen Pflegeberufen, deren Standardisierung innerhalb der EU zunehmend eine größere Rolle. Die Vergleichbarkeit vermittelter theoretischer Kenntnisse und praktischer Fähigkeiten sowie der Ausbildungsdauer sind Voraussetzungen für länderübergreifende Anerkennung eines Berufsabschlusses. Berufstitel werden nach den harmonisierten Richtlinien für Pflegeberufe durchweg bei nachgewiesener Ausübung des Ausbildungsberufs anerkannt. Eine EU-weite Anerkennung ist notwendig, um Pflegeleistungen mit nationalen Sozialversicherungsträgern abrechnen zu können, bestimmte Einkommenspositionen zu erreichen oder in eine berufsständische Organisation aufgenommen zu werden. Die EU-Richtlinie (1977) geht von *einem* Pflegeberuf und damit verbundenen Spezialisierungen wie etwa Kinderkrankenpflege aus. Eine eigenständige Grundausbildung »Altenpflege« ist in der EU eine deutsche Eigenheit. Auf Grund geringer Anlehnung an die EU-Richtlinie ist auch keine automatische, sondern nur eine personenbezogene Anerkennung u. U. mit zusätzlichen Prüfungen möglich. Die Vereinheitlichung der Ausbildung nach dem AltPflG hat an diesem Zustand nichts verändert, da konzeptionell keine Angleichung an die EU-Richtlinie erfolgte (DIELMANN 2000).

Die Entwicklung einer systematischen Ausbildung lässt sich nicht allein aus der Nachfrage nach einem bestimmten Arbeitsvermögen und dessen kurzfristiger Herstellung erklären. Vielmehr müssen auf der Angebotsseite strukturelle Rahmenbedingungen gegeben sein, die für Bevölkerungsgruppen einen Anreizcharakter haben, sich diesen Beruf systematisch anzueignen. Die ersten Ansätze einer Altenpflege-Ausbildung ließen sich im historischen Kontext kurzfristig implementieren, weil (Haus-)Frauen als Zielgruppe zur Verfügung standen und Ausbildung als sozialstaatlich geförderte ›Schulung‹ angelegt war. Durch sozialstaatliche Interventionen wurde die Entwicklung einer systematischen Ausbildung mit länderspezifischen Variationen begünstigt und verstärkt. Die föderale Vielfalt der Ausbildungswege musste sich auf Dauer negativ auf die Anziehungskraft des Berufs auswirken. Gegenüber den ersten Ansätzen der Ausbildung zur Krankenpflege waren die zur Altenpflege nicht als »frauenspezifischer Beitrag zur Nächstenliebe«, sondern als Vorbereitung zu spezifischer Erwerbsarbeit angelegt. Der Berufsstatus war als Folge der starken Ausrichtung an haushaltsnahen Fähigkeiten sehr eingeschränkt. Der Tauschwert des Berufs war auf dem Pflegemarkt sehr gering.

Entwicklung im EU-Kontext als deutscher Sonderweg

Entwicklung als Ergebnis von Nachfrage und Angebot unter sozialstaatlicher Stützung

## 3.2   Rahmenbedingungen der Ausbildung

Bildungssystem
als Garant
systematischer
Vermittlung
von Arbeits-
fähigkeiten

Die Vermittlung von Fachwissen und die Aneignung von Fähigkeiten für Pflegearbeit kann in unterschiedlichen gesellschaftlichen Bereichen erfolgen. Das Bildungssystem ist jedoch der einzige Bereich, der in systematischer Weise Arbeitsfähigkeiten für einen Beruf vermittelt. Ein zertifiziertes Arbeitsvermögen ist die Grundlage der Wahrnehmung von Lebenschancen. Von daher beeinflusst Berufsbildung nicht nur den Platz einer Person im Ungleichheitsgefüge, sondern auch andere Aspekte der Lebensgestaltung und Persönlichkeitsentwicklung. Berufliche Bildung hat den Charakter eines »Kanals für soziale und berufliche Mobilität«. Sie beeinflusst soziale Auf- und Abstiege sowie die Einnahme von Statuslagen. Einzig das Bildungssystem eröffnet oder verschließt den Zugang zu den verschiedenen Berufspositionen und den daran geknüpften Privilegien oder Benachteiligungen. Eine bestimmte Statuslage ist daher stets Ausdruck vorheriger Partizipation im Bildungssystem. Um eine der Partizipation entsprechende soziale Platzierung zu gewährleisten, muss das Bildungssystem verschiedene Funktionen ausüben.

Bildungssystem
und weitere
Funktionen

Die *Qualifikationsfunktion* dient dazu, den Arbeitskräftebedarf der verschiedenen Wirtschaftsbereiche in adäquater Weise zu befriedigen. Dies liegt im Interesse derjenigen, die Arbeitskraft anbieten oder diese nachfragen. Die *Allokationsfunktion* zielt darauf ab, eine optimale Verteilung des Arbeitskraftpotenzials über alle Wirtschaftsbereiche zu gewährleisten. Die *Selektionsfunktion* soll sicherstellen, dass Personen mit dem am besten geeigneten Fähigkeitsprofil und Leistungsvermögen ausgewählt werden können. Die *Schutzfunktion* dient schließlich dazu, einen Beruf gegenüber der Arbeitsmarktkonkurrenz sowohl mit niedrigerem als auch mit gleichem Ausbildungsniveau abzusichern. Der Schutz des durch die Berufsausbildung erworbenen Titels ist Ausdruck dieser Funktion. Als Verbindung zwischen Berufs- und Beschäftigungssystem kommt somit der Berufsausbildung ein besonderer Stellenwert zu. Je mehr sie gewährleistet, dass ein einheitliches Fähigkeitsprofil vermittelt wird, desto eher entsteht unter den Nachfragern der Arbeitskraft das Bild von einem breiter einsetzbaren Arbeitsvermögen. Je größer die Erwerbschancen der Berufsinhaber und deren Möglichkeiten für Übergänge in höhere Berufspositionen oder weiterführende Ausbildungsgänge, desto stärker sind die Anreize, eine Ausbildung für den jeweiligen Beruf aufzunehmen.

Damit das Bildungssystem die beschriebenen Funktionen wahrnehmen kann, muss es in einer bestimmten Weise mit dem Berufs- und Beschäftigungssystem verknüpft sein. Den Ausgangspunkt einer Entwicklung bildet die Nachfrage nach einer bestimmten Arbeitskraft im Beschäftigungssystem. Das (Berufs-)Bildungssystem erzeugt ein Angebot an Arbeitskraft. Entspricht dies nicht der Nachfrage, stellt sich die Frage, wie ihr durch veränderte Kombination von Bestandteilen des Ausbildungsprofils entsprochen werden kann. Dabei fällt dem Berufssystem die Funktion zu, zwischen Angebot und Nachfrage durch Institutionalisierung eines veränderten Berufszuschnitts und dessen systematischer Aneignung zu vermitteln. Die Vorgaben dazu werden bei einem Ausbildungsberuf nach dem Berufsbildungsgesetz (BBiG) von den Sozialpartnern (Arbeitgeberverbände und Gewerkschaften) und bei anderen außerhalb des dualen Systems wie der Altenpflege von den Wohlfahrtsverbänden eingebracht. Der Sozialstaat hat in diesem Prozess »nur‹ eine normierende, vermittelnde und koordinierende Rolle« (HEIDENREICH 1999). Das Bildungssystem reagiert auf ablaufende Prozesse im Berufs- und Beschäftigungssystem. Es entwirft oder verändert daher nicht Ausbildungsprofile aus eigener Initiative. Dieser Verknüpfungsmodus verhindert auch, dass sich die Berufsausbildung etwa einer Eigendynamik folgend an neuen Arbeitsanforderungen orientiert (BRATER 1982). Damit Personen bereit sind, sich den Beruf anzueignen, müssen (Berufs-)Bildungssystem und Beschäftigungssystem dafür jedoch Anreize schaffen. Im Beschäftigungssystem erfolgt zum Schutz der Erwerbschancen von Berufsinhabern eine soziale Schließung gegenüber Berufsfremden. Die Standesvertretungen der Pflegeberufe wollen dies in gesetzlichen Berufsvorbehalten kodifiziert sehen. Das Bildungssystem muss Anreize zum beruflichen Bildungsaufstieg eröffnen. Ohne derartige Anreizstrukturen lassen sich weder berufliche Flexibilität noch ›Berufstreue‹ erreichen.

*Verknüpfung von Bildungs-, Berufs- und Beschäftigungssystem*

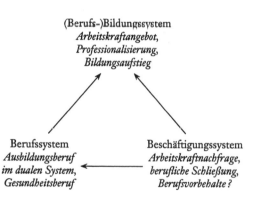

*Abbildung 3.2:* Verknüpfungsmodus und Einrichtung eines neuen Pflegeberufs

Bildungs-
expansion und
Veränderung
des Wertes von
Abschlüssen

Die Expansion des Bildungssystems hat die Bildungschancen erhöht und die Qualifikationsstruktur verbessert. Durch Ausbau des allgemeinen Sekundarbereichs II sowie des universitären Tertiärbereichs (Tabelle A.6, S. 351) verfügen immer mehr Erwerbspersonen über mittlere und höhere Schulabschlüsse. Zertifikate auf diesem Bildungsniveau werden zunehmend beim Einstieg ins Erwerbsleben oder der Übernahme von Berufspositionen vorausgesetzt. Daraus ergibt sich zunächst ein den Gebrauchswert steigernder Effekt von Bildungstiteln über dem mittleren Niveau. Mit der quantitativen Zunahme sinkt jedoch deren Tauschwert auf dem Arbeitsmarkt. Durch den Anstieg dieser Abschlüsse kann das Bildungssystem seine Platzierungsfunktion nur begrenzt ausüben, was letztlich auf eine qualitative Abwertung hinausläuft. Diese ergibt sich daraus, dass viele Personen über das gleiche Bildungsniveau verfügen, nicht aber gleichzeitig mehr höhere Positionen entstanden sind. Trotz höherer Abschlüsse muss nun auch auf Positionen mit durchschnittlich weniger Statuschancen (Einkommen, Prestige) zurückgegriffen werden. Die Wahrscheinlichkeit für unterwertige und weniger abgesicherte Beschäftigung ist gestiegen. Umgekehrt hat die Bedeutung des Beschäftigungssystems bei der sozialen Platzierung zugenommen.

Bildungs-
expansion und
Altenpflege-
Ausbildung

Auch der Beginn einer formalen Regelung der Altenpflege-Ausbildung ist im Kontext der Bildungsexpansion zu sehen. Ende der 1960er Jahre wurde Berufsausbildung zu einem Schwerpunkt der Reformpolitik. Ohne das Klima der ›Bildungseuphorie‹ hätte die Ausbildung vermutlich noch längere Zeit den Charakter eines staatlich nicht-zertifizierten Kurses. Mit der Integration in das Bildungssystem sollten aber keine weiteren Bildungspfade eröffnet werden. Das Arbeitsvermögen wurde in den stationären Pflegeeinrichtungen benötigt. Im Übrigen ging man von Weiterbildung etwa zur Pflegedienstleitung (PDL) jenseits des staatlichen Bildungssystems aus. Wenn als Folge der Bildungsexpansion Abschlüsse über dem mittleren Bildungsniveau zunehmen, hat dies auch Auswirkungen auf niedrigere berufsbildende Abschlüsse. Diese können dadurch indirekt den Charakter von ›Nicht-Bildung‹ erhalten. Eine derartige Bewertung wird in dem Umfang verstärkt, wie der jeweilige berufsbildende Abschluss einen einmal gewählten oder beschrittenen Einstiegspfad in eine Berufslaufbahn festschreibt oder berufliche Mobilität einschränkt. Die Altenpflege-Ausbildung hat dadurch den Charakter der Aneignung eines ›Sackgassenberufs‹ mit geringen Aufstiegschancen.

| Dimension | Zertifizierung im Bildungssystem | | | Tabelle 3.1: Aneignung von Arbeitsfähig-keiten für erwerbsmäßige Altenpflege |
|---|---|---|---|---|
| | nicht-staatlich | staatlich oder staatlich anerkannt | | |
| | betriebliche >Ausbildung< Arbeitsanleitung | duales System (Lehraus-bildung) | vollzeitige schu-lische Berufs-ausbildung | |
| Verantwortung für Lehrplan | Betriebe | Sozialpartner und Staat | Staat, Beteiligung der Verbände | |
| Standardisierung der Lehrinhalte | gering | hoch | mittel | |
| Befähigung der Lehrenden und der Ausbilder | betriebs-spezifisch | Schule: Lehramt Sekundarstufe II Betrieb: Ausbil-der-Eignungs-prüfung | einschlägiges Studium oder einschlägige Berufsaus-bildung | |
| Zugang zur Ausbildung | markt-abhängig | markt-abhängig | nicht-markt abhängig | |
| Verantwortung für Ausbildung | Betrieb | Betrieb | Schule | |
| Zuschnitt des Fähigkeitsprofils | betriebs-spezifisch | berufsspezifisch (Einzelberuf) | berufs(feld)-spezifisch (Grundberufe) | |

Quelle: DIELMANN 1999a; KONIETZKA 1999.

Die Ausbildungspfade in die erwerbsmäßige Altenpflege lassen sich nach dem Kriterium staatlicher Zertifizierung unterscheiden (Tabelle 3.1). Auf Grund des Personalmangels in der Altenpflege spielt die Aneignung von Arbeitsfähigkeiten durch Einarbeitung am Arbeitsplatz (>Training on the Job<) immer noch eine große Rolle. Der Zugang zu betrieblicher >Ausbildung< ist von der Marktlage abhängig. Selektionskriterien werden von der Einrich-tung festgelegt. Formale Bildungsabschlüsse sind dabei häufig von untergeordneter Bedeutung. Inhaltlich ist die >Ausbildung< lediglich eine einseitig an den Bedürfnissen und Erfordernissen des jeweiligen Pflegedienstes ausgerichtete Arbeitsanleitung zu primärer Pflege. Dabei dominiert ein enges betriebliches Ver-wertungsinteresse von Arbeitskraft. Vernachlässigt wird mithin die Vermittlung von Kenntnissen und Fertigkeiten, die über den betrieblichen Kontext oder die direkte Pflege hinausgehen. Die >Ausbildung< erfolgt ohne Einflussnahme des Bildungssystems und ist dementsprechend staatlich auch nicht erkannt.

>Ausbildung< außerhalb des Bildungssystem

Berufsaus-
bildung im
dualen System

Die Ausbildung im Altenpflegeberuf kann in enger Verbindung mit dem Beschäftigungssystem oder eher gering mit diesem verknüpft im Bildungssystem erfolgen. Eine enge Verknüpfung der Lernorte Ausbildungsbetrieb und Berufsschule kennzeichnet die Berufsausbildung zu einem Lehrberuf nach dem BBiG (Tabelle 3.1). Da Betrieb und Schule als eigenständige Lernorte der Berufsausbildung gleichberechtigt zusammenarbeiten, wird das Prinzip als »duales System« bezeichnet. Bundeseinheitliche Ausbildungsordnungen geben den Rahmen der Ausbildung vor. Sie sollen eine überbetriebliche Unabhängigkeit der Ausbildung von der Qualifikationsstruktur des Betriebs sicherstellen. Die Ausbildungsinhalte sind dadurch weder allgemein noch betriebsspezifisch, sondern berufsspezifisch relativ hoch standardisiert. In der Berufsschule wird fachtheoretischer, fachpraktischer und allgemeinbildender Unterricht erteilt. Dabei werden eine breit angelegte Grundbildung, berufliche Arbeitsfähigkeiten und Erfahrungen vermittelt, die zur professionellen Ausübung des Berufs befähigen. Die betriebliche Berufsausbildung ist in einem Ausbildungsplan zeitlich und sachlich vorstrukturiert, so dass das Ausbildungsziel in der vorgegebenen Zeit erreicht werden kann.

duales System
in den Pflege-
bereich?

In Hamburg hat sich die Altenpflege-Ausbildung im dualen System mit stationären Pflegediensten als Träger der betrieblichen Ausbildung bewährt. Daher plädieren das Bundesinstitut für Berufsbildung (BiBB) sowie die Gewerkschaft Öffentliche Dienste, Transport und Verkehr (ÖTV) und die Deutsche Angestellten-Gewerkschaft (DAG) dafür, die Ausbildung von Pflegefachkräften allgemein in das duale System zu überführen. »Die Vorteile einer Integration in den Rahmen des BBiG liegen auf der Hand: Vergleichbarkeit der Ausbildungen ungeachtet der Region und der Trägerschaft, in der sie stattfindet; Anerkennung der Abschlüsse auch außerhalb des Pflegesystems und damit Möglichkeit zu beruflichem Aufstieg; tarifliche Erfassung und Absicherung der Fachkräfte auf der Basis überregionaler Vereinbarungen« (SEYD 1995b). Das im dualen System geltende Konsensprinzip würde auch gewährleisten, dass Ausbildungsbestandteile nicht ohne Einigung der Sozialpartner erlassen werden. Das Angebot an Ausbildungsplätzen wird jedoch nicht sozialstaatlich oder in öffentlicher Verantwortung gesteuert. Es unterliegt den Marktmechanismen und ist damit einzelbetrieblichen Kalkülen überlassen. Dadurch könnte eine große Ungleichheit von Angebot und Nachfrage an Ausbildungsplätzen im Pflegebereich auftreten.

Eine vollzeitig schulische Berufsausbildung ist deutlich geringer mit dem Beschäftigungssystem verknüpft. Die Schule übernimmt eine regulierende und koordinierende Funktion auch für
die fachpraktischen Ausbildungsteile (Tabelle 3.1). Diese werden
in berufsfachlichen Praktika oder mitunter auch im »Anerkennungsjahr« vermittelt. Die praktische Ausbildung wird durch den
Träger des Praktikums gestaltet. Sie ist dadurch häufig nicht
systematisch inhaltlich geplant. Die Praxisanleiter müssen ihre
Eignung und Befähigung für die Ausbildung in keinerlei Form
nachweisen. Die geringe betriebliche Anbindung und die nicht-
standardisierte Vermittlung fachpraktischer Ausbildungsanteile
bringt einer schulischen Berufsausbildung häufig den Vorwurf
der ›Theorielastigkeit‹ ein. Altenpflege- und Krankenpflege-Ausbildung nehmen dagegen eine Sonderstellung im Spektrum vollzeitig schulischer Berufsausbildungen ein. In die Ausbildung wurden die betrieblich-arbeitsrechtlichen Merkmale des dualen Systems übernommen. Im Gegensatz zu den Lehrberufen nach
dem BBiG sind jedoch die genauen Ausbildungsinhalte und die
Tätigkeitsfelder nicht einheitlich geregelt. Ebenso wenig sind die
Mindeststandards für Ausbilder und Lehrpersonal festgelegt.

Berufsausbildung<br>im schulischen<br>System

Die Altenpflege-Ausbildung wird überwiegend als vollzeitig
schulische Berufsausbildung durchgeführt. Die Standesvertretungen im Deutschen Pflegerat (DPR) favorisieren diese Form
der Pflegeausbildung. Für eine Eingliederung in das allgemeine
(Berufs-)Bildungssystem soll die Sonderstellung der Krankenpflege-Ausbildung aufgehoben werden. Obschon diese konzeptionell als Lehrausbildung angelegt ist, wird eine Einbindung in das
BBiG abgelehnt. Die Ausbildung zum Pflegeberuf unterliege anderen Gesetzmäßigkeiten als die Berufe der freien Wirtschaft und
dürfe nicht dem einzelnen Betrieb überlassen bleiben. Die institutionelle Trennung von Betrieb und Schule im dualen System
verhindert gerade, dass Berufsausbildung zu stark an Erfordernissen des Ausbildungsbetriebs ausgerichtet ist und die Vermittlung
allgemeiner berufsfachlicher Kenntnisse zu kurz kommt. Umgekehrt kann die »entsprechende Verzahnung im Bereich der Krankenpflege zu einer Art ›Kirchturmausbildung‹ führen« (BRÄUTI-
GAM 1995). Die Abkehr von der Sonderstellung im Bildungssystem dürfte damit zusammenhängen, dass eine um eine bestimmte
Pflegeeinrichtung zentrierte Berufsausbildung zunehmend nicht
mehr ausreicht, um Pflegekräfte zur Übernahme von Positionen
in anderen Tätigkeitsfeldern des Pflegemarktes zu befähigen.

vollzeitige<br>schulische Be-<br>rufsausbildung<br>als Idealtyp für<br>Pflegebereich?

Vereinheit-
lichung des
Ausbildungs-
rahmens

Nach einer Diskussion von mehr als einem Jahrzehnt (Kap. 7.5, S. 324 ff.) wurde mit dem AltPflG 2000 eine bundeseinheitliche Regelung für eine vollzeitige schulische Berufsausbildung zum eigenständigen Altenpflegeberuf geschaffen. Das AltPflG ist ein Rahmengesetz, das den Bundesländern einen Handlungsspielraum zur Durchführung der Altenpflege-Ausbildung eröffnet. Die Ausbildung soll Kenntnisse, Fähigkeiten und Fertigkeiten vermitteln, die zur selbstständigen und eigenverantwortlichen Pflege erforderlich sind. Zu den wesentlichen Ausbildungsinhalten gehört die fachliche, pflegewissenschaftlichen Erkenntnissen entsprechende, umfassende und geplante Pflege, die Begleitung Schwerkranker und Sterbender, die Betreuung und Beratung Älterer in ihrer persönlichen und eigenständigen Lebensführung (§ 3 AltPflG). Das AltPflG ist konzeptionell am KrPflG ausgerichtet. Analog der Krankenpflege-Ausbildung wurden einige Prinzipien des dualen Systems übernommen. Die Festlegung der Altenpflege als eigenständiger Beruf wirkt jedoch einer kurzfristigen Vereinheitlichung der Ausbildung in den Pflegeberufen entgegen. Die Nähe des AltPflG zum KrPflG soll die Überführung in eine gemeinsame Grundausbildung zu einem späteren Zeitpunkt erleichtern.

Schwerpunkte
des Gesetzes

Schwerpunkte des Gesetzes sind: Regelausbildung von drei Jahren und Verkürzung bei bestimmten sozial- oder medizinisch-pflegerischen Vorbildungen; einheitliche Zugangsvoraussetzungen sowie Wegfall der Mindestaltersgrenze und damit Möglichkeit zum direkten Übergang in die Berufsausbildung nach Schulabschluss; Anforderungen an die Ausbildung und die staatliche Prüfung werden von der Bundesregierung festgelegt; Anspruch auf Ausbildungsvergütung, die über Entgelte der ausbildenden Einrichtungen finanziert wird; der Altenpflegeberuf selber wird den »Heilberufen« zugeordnet und die Berufsbezeichnung »Altenpfleger/in« gesetzlich geschützt; Pflichtpraktika in allen potenziellen Einsatzfeldern stationärer und ambulanter Altenpflege sowie im Krankenhaus im Bereich der Geriatrie. Die Gesamtverantwortung sowohl für den theoretischen als auch praktischen Teil der Ausbildung liegt bei der Altenpflegeschule. Insgesamt wird die Umsetzung der bundeseinheitlichen Regelung trotz der eindeutigen Verbesserung gegenüber der Unübersichtlichkeit bisheriger Länderregelungen (Kap. 3.1, S. 107) mit einer gewissen Skepsis begleitet. Dies resultiert im Wesentlichen daraus, dass die für das duale System geschaffenen Standards zur Berufsausbildung im BBiG nur teilweise übernommen wurden.

Seit den 1990er Jahren häufen sich Warnungen, die Bildungsexpansion habe eine derart große Eigendynamik entwickelt, dass
zunehmend ›Qualifikationsüberschüsse‹ entstünden. Daher stellt
sich auch in der Altenpflege die Frage, ob auch hier Berufsinhaber überqualifiziert werden. Verstärkt durch die Umsetzung der
Heimpersonalverordnung (HeimPersV) würde sich eine Tendenz
ergeben, »die Pflegeberufe zu akademisieren … Es muss nicht
jede hauswirtschaftliche Versorgung von einer an der Universität
ausgebildeten Pflegekraft durchgeführt werden, und wenn das
geschieht, dann sollte man sie nicht wie einen Chefarzt bezahlen«
(VOLLMER/BMAS nach KDA 1994). Mitunter wird vermutet, dass
lediglich etwa für ein Fünftel der Arbeitstätigkeiten im Pflegebereich eine 2–3-jährige Ausbildung erforderlich sei (LIND 1995).
Pflegefachkräfte seien demnach im hohen Maße überqualifiziert.
Eine Pflegekraft benötige zur Unterstützung eines Pflegebedürftigen bei der Nahrungsaufnahme nach Ansicht des CDU-Sozial-
politikers NORBERT BLÜM lediglich »eine ruhige Hand und ein gutes Herz«. Derartige Thesen zur überqualifizierten Altenpflege
stehen für eine Sichtweise, die Berufsausbildung mit der Übernahme instrumenteller Fertigkeiten und Rezeptwissen gleichsetzt.

> Rahmenbedin-
> gungen und
> Qualifikations-
> überschuss

Was in Pflegediensten als Qualifikationsbedarf angesehen wird,
hängt vom Klientenbild der Pflegekräfte, deren Pflegeverständnis
und der Pflegekultur der Einrichtung ab. Um die Qualifikationsfunktion effizient wahrzunehmen, muss das (Berufs-)Bildungssys-
tem jedoch von größerem Bedarf ausgehen. Es hat Berufseinsteiger mit ›überschüssigem‹ Fachwissen und Fertigkeiten auszu-
statten, die berufliche Flexibilität ermöglichen, unter Umständen
aber in bestimmten Einrichtungen nicht abverlangt werden. Die
nicht-abgeforderten Arbeitsfähigkeiten erscheinen im betrieblichen Kontext als Qualifikationsüberschuss. Da es schwierig ist zu
bestimmen, welche Arbeitsfähigkeiten künftig im Tätigkeitsfeld
benötigt werden, muss das (Berufs-)Bildungssystem stets einen
›mäßigen Qualifikationsüberschuss‹ erzeugen. So hätten etwa in
den 1970er Jahren auf Grund der Struktur der Heimbewohner
geronto-psychiatrische Ausbildungsinhalte den Charakter von
Qualifikationsüberschüssen. Seit in den 1990er Jahren demenziell
veränderte Hochbetagte vermehrt die Klienten stellen, gehören
diese Kenntnisse quasi zum Qualifikationsstandard. Inwieweit
Berufsinhaber als überqualifiziert gelten, ist daher abhängig von
der Bewertung des vermittelten Fähigkeitsprofils anhand normativer Setzungen des gesellschaftlich-historischen Kontextes.

> normative Set-
> zungen und
> gesellschaftli-
> che Situation
> beeinflussen
> Qualifikations-
> bedarf

geschlechts-
spezifische
Aspekte der Be-
rufsausbildung

Das (Berufs-)Bildungssystem zertifiziert das erworbene Fähigkeitsprofil und stattet so Erwerbspersonen »mit einem bestimmten, berufsspezifischen Mindestmarktwert aus« (KRÜGER 1996).
Bei einer Allokation von Erwerbschancen über Bildungszertifikate
stellt sich die Frage, inwieweit diese geschlechtsneutral erfolgt.
Die Verteilung der Auszubildenden nach Geschlecht und Schulart
verweist jedenfalls auf deutliche Unterschiede (Tabelle 3.2). Frau-
en überwiegen durchgängig an Berufsfachschulen und Schulen
des Gesundheitswesens. Demgegenüber ist ihr Anteil an den Auszubildenden der Berufsschulen wesentlich geringer. Insgesamt
erweist sich der Frauenanteil in den beruflichen Schulen nach
dem BBiG mit rund zwei Fünfteln in den letzten Jahrzehnten
als relativ konstant. Eine Differenzierung nach Ost- und Westdeutschland zeigt, dass er an Berufsschulen in Ostdeutschland nur
geringfügig unter dem in Westdeutschland liegt. Dagegen ist der
Frauenanteil an
den Berufsfach-
schulen mit 72 %
signifikant grö-
ßer als in West-
deutschland mit
59 %. Nun ist
die Aufnahme ei-
ner Berufsausbil-
dung nach dem
BBiG von Ausbil-

*Tabelle 3.2:*
Frauenanteil an
berufsbilden-
den Schulen

| Jahr | Berufs-schulen | Berufsfach-schulen | Schulen des Gesund-heitswesens |
|------|---------|---------|---------|
| 1960 | *44,1* | *70,4* | *100,0* |
| 1970 | *41,9* | *61,6* | *88,3* |
| 1980 | *40,3* | *68,7* | *85,9* |
| 1990 | *43,9* | *64,0* | *83,5* |
| 2000 | *40,9* | *62,2* | *81,9* |

Quelle: StBA, BRENDEL, DIELMANN 2000.

dungsopportunitäten des Marktes abhängig und diese sind für
Frauen zurückgegangen. Diese Entwicklung wird seit den 1980er
Jahren durch ein vermehrtes Angebot an vollzeitig schulischer
Berufsausbildung aufgefangen (›Schwammfunktion‹). Dadurch
sind über die Zeit relativ stabile Segmentationslinien nach dem
Geschlecht entstanden. Daher wird mitunter auch von einer geschlechtsspezifischen Dualität des Berufsbildungssystems (MEI-
FORT 1998) gesprochen. Folgt man der These, dass die »Doppel-
struktur des Berufsbildungssystems« eine geschlechtsspezifische
Arbeitsteilung absichern soll (KRÜGER), dann sind die Präferenzen von Frauen auf Ausbildung in einem Pflegeberuf nicht Ausdruck des Wunsches, »beruflich ihre weibliche Identität [zu] verwirklichen« (VOSS 1990). Sie spiegeln eher eine geschlechtsspezifische Segregation im (Berufs-)Bildungssystem wider, die dasselbe Phänomen auf dem Arbeitsmarkt bereits quasi vorwegnimmt.

Mit Diffusion neuer Erkenntnisse und Übernahme in die Be-
rufspraxis veralten die Wissensbestände von Berufen (Kap. 2.5,
S. 96). Daher kann in der Berufsausbildung nicht Fachwissen vermittelt werden, das für den ganzen Berufsverlauf ausreicht. Wissensaneignung am Arbeitsplatz kann aber veraltendes Wissen nur
im geringen Umfang ersetzen. Arbeitssituationen setzen routini-
siertes berufliches Handeln voraus und bieten daher gewöhnlich
nur geringe Lernanreize. Dies führt zu einer »ständigen Moderni-
sierungslücke« (BRATER 1975). Selbst die begrenzten Veränderungen der Ausbildungsinhalte in der Altenpflege bewirken, dass
bei gleicher Berufsposition jüngere Pflegefachkräfte über Arbeitsfähigkeiten verfügen, die dem Aufgabenprofil – etwa Versorgung
demenziell veränderter Hochbetagter – mehr entsprechen als die
der älteren. Ergänzung des Fachwissens durch Weiterbildung
ist nicht notwendigerweise Ausdruck von Aufstiegsambitionen.
Sie könnte schlichtweg dem Interesse entspringen, einem berufsfachlichen Abstieg entgegen zu wirken. In professionalisierten Berufsgruppen stecken häufig die Standesorganisationen den
Rahmen für die Weiterbildung der Berufsinhaber ab. Um professionelle Standards und den Berufsstatus abzusichern, wird mitunter fortlaufende, zertifizierte Weiterbildung als Voraussetzung
zur Ausübung bestimmter Berufstätigkeiten festgeschrieben.

Bei Weiterbildung ist zwischen fach- und funktionsbezogenen
Maßnahmen zu unterscheiden. Fachbezogene Weiterbildung beinhaltet die Aneignung von beruflichen Fertigkeiten und Fachwissen. Da diese Art von Weiterbildung zumeist dazu dient, ein
Fähigkeitsprofil an neue Arbeitsanforderungen anzupassen, wird
sie mitunter auch als ›Anpassungsweiterbildung‹ bezeichnet. Die
BiBB-Studie (BECKER, MEIFORT 1998) hat verdeutlicht, dass in
der Altenpflege Weiterbildungsangebote zu gerontopsychiatri-
schen Themen, Pflegeplanung und -dokumentation, Kinästhetik,
Sterbebegleitung, Dekubitusprophylaxe und -behandlung sowie
zum PflegeVG am häufigsten nachgefragt wurden. Nach Aussagen von Experten aus dem Weiterbildungsbereich stieß 1996/97
bei Altenpflegekräften Weiterbildung zur Qualitätssicherung in
der Altenpflege, Pflege von psychisch Erkrankten sowie ›Häusliche (ambulante) Altenpflege‹ auf größtes Interesse. Die Angleichung der Arbeitsrollen in den Pflegeberufen bewirkt, dass
durchweg auch Angebote wie ›Prävention und Rehabilitation‹,
die primär auf Krankenpflegekräfte als Adressaten ausgerichtet
waren, häufig auch von Altenpflegekräften nachgefragt werden.

*Randnotizen:*

Ausbildung und
Weiterbildung

fachbezogene
Weiterbildung

**funktionsbezo-**
**gene Weiter-**
**bildung**

Funktionsbezogene Weiterbildung bezieht sich auf Aneignung von Fachwissen nach einem Curriculum, um die an eine Berufsposition geknüpften Arbeitsaufgaben ausfüllen zu können. So hat etwa die HeimPersV Kriterien zur Übernahme von Funktionsstellen zur Heimleitung und PDL vorgegeben. Als Anbieter der Weiterbildung treten vor allem Bildungswerke der Wohlfahrtsverbände, der Standesorganisationen sowie des Deutschen Gewerkschaftsbunds (DGB) auf. Neben dem allgemeinen Problem der Arbeitszeit-Freistellung bei knappem Personalbestand beeinflusst vor allem die Kostenfrage die Nachfrage nach der Weiterbildung. Sofern Einrichtungsträger die Kosten tragen, wird dafür eine betriebliche Verpflichtungszeit abverlangt. Finanzierung aus Mitteln des Arbeitsförderungsgesetzes schränkt dagegen nicht die Beschäftigungsmobilität ein. Von daher wurde AFG/SGB III-finanzierte Weiterbildung zur Stationsleitung im Pflegebereich intensiv genutzt (Abbildung 3.3). Die finanziellen Restriktionen der BA trafen zuerst die Weiterbildung in der Krankenpflege und – bedingt durch den Bedarf an PDLs – mit etwas Verzögerung die in der Altenpflege. Während die inhaltliche Gestaltung

*Abbildung 3.3:*
Eintritte in
Weiterbildung
im Pflegeberuf
finanziert nach
AFG/SGB III

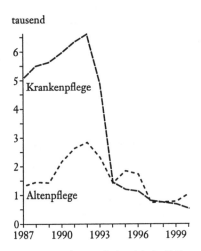

Quelle: Bundesanstalt für Arbeit (BA),
Westdeutschland, keine Angaben 1998.

fachbezogener Weiterbildung in die alleinige Kompetenz der Bildungsträger fällt, bedarf funktionsbezogene Weiterbildung eines regulativen Rahmens. Bei uneinheitlichem Profil einer Fortbildung ist deren Wert von den Marktteilnehmern kaum einschätzbar. Weiterbildungen zur Stationsleitung und Heimleitung sind zumeist am Rahmenlehrplan der Bundesarbeitsgemeinschaft der Freien Wohlfahrtspflege (BAGFW) ausgerichtet. Die Ständige Konferenz der Weiterbildungsinstitute ist um Standardisierung von Weiterbildungsangeboten bemüht. Da sich die Umsetzung von Rahmenvereinbarungen auf Grund gegensätzlicher Interessenlagen als schwierig erweist, versuchen einige Bundesländer, vereinheitlichende Regelungen auf Landesebene durchzusetzen.

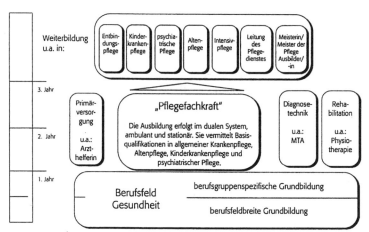

*Abbildung 3.4:*
Konzept einer
Ausbildung zur
Pflegefachkraft
der ÖTV 1996a

Die Entwicklung im Pflegebereich verweist auf die Notwendigkeit, Ausbildungsprofile der Pflegeberufe partiell anzugleichen. Die bisherige Ausrichtung der Pflegeausbildung am Lebensalter der Klienten erweist sich zunehmend als fragwürdig. Statt jedoch anders zugeschnittene Einzelberufe mit entsprechend differenzierten Ausbildungen zu implementieren, soll eine breite *berufsfeld*bezogene Grundausbildung und darauf aufbauend die spezielle Ausbildung zu *einem* Pflegeberuf erfolgen. Ein Konsens besteht darin, dass dazu Berufe des Gesundheitswesens mit unterschiedlichem Zuschnitt zu bündeln sind. Eine große Vielfalt zu integrierender Berufszuschnitte könnte insofern problematisch sein, als sie Inhalt und Umfang der berufsfeldbezogenen Grundausbildung beeinflusst. Daher sieht der Bildungsrat der Pflegeberufe nur Gemeinsamkeiten zwischen den einzelnen Pflegeberufen und dem Hebammenberuf. Dagegen möchte die Gewerkschaft auch die medizinisch-technischen und physiotherapeutischen Berufe in die berufsfeldbezogene Grundausbildung einbeziehen (Abbildung 3.4). Alle weiteren Vorstellungen etwa in Bezug auf deren institutionelle Einbindung in das (Berufs-)Bildungssystem liegen ähnlich weit auseinander. Die Gewerkschaften favorisieren eine Platzierung im dualen System. Demgegenüber treten Wohlfahrtsverbände und Standesorganisationen für eine vollzeitig schulische Ausbildung an ›allgemeinen‹ Berufsfachschulen des Bildungssystems ein. Eine Einbindung in das BBiG würde darüber hinaus auch eine bundeseinheitliche Weiterbildung sicherstellen. Dadurch wären eher die Voraussetzungen geschaffen, dass *berufliche* Pflegearbeit das Image von »Facharbeit minderer Güte« (Becker, Meifort 1994) überwindet.

Pflegefachkraft
als neuer Berufszuschnitt
im Berufsfeld
Gesundheit

# 3.3    Struktur des Ausbildungssektors

Heterogenität
im Ausbil-
dungssektor

Damit ein Arbeitsvermögen einen marktgemäßen vergleichbaren Gebrauchswert für die Abnehmer der Arbeitskraft und einen angemessenen Tauschwert für die Anbieter der Arbeitskraft hat, muss die Aneignung eines Fähigkeitsprofils in Ausbildungsstätten erfolgen, die die Einhaltung eines bestimmten Ausbildungsstandards gewährleisten. Um als Ausbildungsanbieter attraktiv zu sein und nachgefragt zu werden, müssten auch die Schulträger daran interessiert sein, möglichst diesen Standards zu entsprechen. Nun handelt es sich bei den Ausbildungsstätten der Altenpflege zumeist um ›Ersatzschulen‹ verschiedenster Schulträger mit unterschiedlicher Wertorientierung, historischer Entwicklung und Finanzierung. Durch die staatliche Deregulierung dieses Ausbildungssektors ist nicht nur eine strukturelle Heterogenität, sondern sind auch qualitative Unterschiede im Ausbildungsniveau zwischen den Ausbildungsstätten vorgegeben. Die Auszubildenden nehmen diese Unterschiede und Defizite in dem ihnen von den Ausbildungsstätten vermittelten Fähigkeitsprofil auch spätestens bei der Berufsausübung wahr (BECKER, MEIFORT 1997).

Ausbildungs-
sektor als AFG/
SGB III-Markt?

Die Struktur im Ausbildungssektor ist bislang deutlich durch die BA als ›Monopolnachfrager‹ geprägt. Das SGB III bestimmt im § 240 ff. Fortbildung und Umschulung (FuU) zur Erweiterung des Arbeitsvermögens und Erleichterung des »Übergangs in eine andere geeignete berufliche Tätigkeit« als zu fördernde Tatbestände. Dementsprechend werden die Kosten der FuU-Maßnahmen von der BA übernommen. Diese Vorgaben haben dazu geführt, dass sich Schulträger vor allem am AFG/SGB III-Markt ausrichten. Da die BA sowohl als Abnehmer des Ausbildungsangebots als auch im weitesten Sinne des Arbeitskraftpotenzials auftritt, entwickelte sich die Struktur des Ausbildungssektors entsprechend dieser Nachfrage. Die Finanzierung selbst ist jedoch sehr unterschiedlich. Sie reicht von teilweiser Finanzierung durch die Kultusbehörde (Bayern) bis zu vom Arbeitsamt festgelegten Pauschalen pro Schüler und Monat, die sich nach dem billigsten Ausbildungsanbieter richten (Niedersachsen). Auf Grund der großen Abhängigkeit dieses Ausbildungssektors von der Finanzierung nach dem AFG/SGB III oder künftig AltPflG schlägt jede Änderung der Richtlinien zur Übernahme der Ausbildungskosten unmittelbar auf die Struktur der Ausbildungsträger und Zusammensetzung der Auszubildenden (Kap. 3.4, S. 130) durch.

Zwischen 1960 und 1970 wurden die ersten Maßnahmen durchgeführt, die eine systematische Ausbildung zur beruflichen Versorgung Älterer gewährleisten sollten. Deren Anzahl ist für diesen Zeitraum schwer zu rekonstruieren, da es sich um zeitlich befristete Maßnahmen mit dem Charakter von Lehrgängen ohne Abschlüsse handelte. Das Deutsche Zentrum für Altersfragen (DZA) zählt 1975 schon 86 Ausbildungsstätten (GARMS-HOMOLOVÁ 1977). Zwischen 1975 und 1981 ist deren Zahl bereits um mehr als ein Drittel angestiegen (Abbildung 3.5). Seitdem hat die Anzahl der Altenpflegeschulen erneut deutlich zugenommen. So gibt das KDA 1988 deren Zahl mit 220 an, wobei bereits damals vermutet wurde, dass die faktische Anzahl rund ein Fünftel höher sei. Bis 1999 hat sich in der Datenbank KURS die Zahl der Ausbildungsstätten in Westdeutschland auf 483 mehr als verdoppelt. In Ostdeutschland wurden nach der Vereinigung 109 Schulen gegründet. Das KDA vermutet sogar, dass etwa 800 Ausbildungsstätten mit 5 000–6 000 Plätzen bestehen (KDA 2000). Die verstärkte Diskussion um die große Heterogenität in den Ausbildungsgängen

*Expansion des Ausbildungssektors*

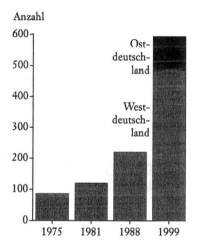

*Abbildung 3.5: Ausbildungsstätten für Altenpflege*

Quelle: für 1975 DZA; für 1981, 1988 KDA; für 1999 Datenbank KURS.

hatte offensichtlich keinen bremsenden Einfluss auf die Expansion des Ausbildungssektors. Diese vollzog sich zunächst ungeachtet der finanziellen Restriktionen öffentlicher Kassen für das (Berufs-)Bildungssystem. So findet sich denn auch weniger als ein Fünftel der Ausbildungsstätten in den Händen von öffentlich-rechtlichen Schulträgern. Begünstigt wurde die Entwicklung vor allem durch die Vorgaben der BA, die Altenpflege als einen zu fördernden Mangelberuf definieren. Verstärkt wurde die Expansion durch die zunehmende individuelle Bereitschaft zur beruflichen Umschulung und Aneignung eines neuen Berufs bei Arbeitslosigkeit. Dadurch waren für private Schulträger Anreize für den Betrieb von Ausbildungsstätten gegeben.

Wandel der       Die Schulen nicht-öffentlicher Träger unterliegen häufig nicht
Trägerstruktur   der Aufsicht der Kultusbehörde, sondern nur eingeschränkt der
                 Behörde für Gesundheit oder Soziales. Eine innerverbandliche
                 Kontrolle der Schulträger dürfte jedoch als weitere Schulaufsicht
                 wirken. Dadurch lassen sich Schulen nach konfessioneller, sons-
                 tiger verbandlicher (nicht-konfessionelle Wohlfahrtsverbände,
                 Gewerkschaften) sowie privater Trägerschaft unterscheiden (Ta-
                 belle A.7, S. 352). Als Private gelten hier jene Träger, die Aus-
                 bildung auf privatwirtschaftlicher oder gemeinnütziger und ver-
                 bandlich nicht-kontrollierter Grundlage anbieten. In den 1960er
                 Jahren traten zunächst Wohlfahrtsverbände als Träger auf. Erst
                 in den 1970er Jahren kamen öffentliche Träger hinzu. Seit den
                 1980er Jahren sind
                 auch vermehrt Ge-

*Abbildung 3.6:*       werkschaften und
Altenpflege-           private Institutio-
Ausbildungen           nen als Schulträ-
nach Trägern           ger aktiv. Die Fi-
1993/1999              nanzschwäche öf-

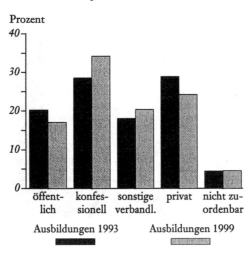

Quelle: BA, Datenbank KURS.

fentlicher Kassen
führte dazu, dass
der Anteil öffentli-
cher Träger kaum
expandierte. An-
fang der 1990er
Jahre nahm der
Anteil der pri-
vaten Schulträger
deutlich zu. Sie konnten das sich jenseits der urbanen Ver-
dichtungszentren und nach der Vereinigung in den neuen Bundesländern auftuende Ausbildungsvakuum füllen. Deren Anteil
ging Ende der 1990er Jahre in den einzelnen Bundesländern sehr
unterschiedlich, jedoch bundesweit zu Gunsten wohlfahrtsver-
bandlicher Träger zurück (Abbildung 3.6). Insgesamt zeigt sich
auch bei der Struktur der Ausbildungsträger in der Altenpflege
das traditionelle Bildungsmonopol der konfessionellen Wohlfahrtsverbände im Gesundheitsbereich. Durch das PflegeVG ist
die Ausbildung zu einem Kostenfaktor geworden. Daher streben
Träger von Pflegediensten vor allem eine institutionelle Ausgliederung jener Ausbildungsteile an, die nicht die mit Prestige be-
setzte Einflussmaßnahme auf die Berufsausbildung vermindert.

Mit Ausnahme einiger Altenpflegeschulen konfessioneller Träger, die bereits zu Zeiten der DDR als kirchliche Bildungsgänge existiert haben, handelt es sich bei den Ausbildungsstätten in Ostdeutschland um Neugründungen. Diese erfolgten zumeist zu einem Zeitpunkt, als auf Länderebene noch keine verbindlichen Regelungen zur Altenpflege-Ausbildung vorlagen. Dadurch trat eine Vielzahl von Anbietern mit unterschiedlichen Konzepten und Ausbildungsstandards als Schulträger auf. Da einige private Träger in Ostdeutschland aus gänzlich anderen Bildungsbereichen kamen, wurden sie vermutlich auf Grund der gut fließenden Mittel der BA für FuU-Maßnahmen in der Altenpflege-Ausbildung aktiv. Die vermittelten Arbeitsfähigkeiten entsprachen nach Ansicht von Experten jedoch nicht immer dem Anforderungsprofil der Pflegedienste. Dies führte in der Übergangsphase Anfang der 1990er Jahre dazu, dass etwa auf dem Berliner Altenpflege-Arbeitsmarkt zeitweilig Absolventen dieser Schulträger verminderte Erwerbschancen hatten. Die Struktur der privaten Träger hat sich zwar inzwischen verändert, dennoch hat deren Anteil auf Grund der geringen Ausweitung verbandlich kontrollierter Schulträger nur geringfügig abgenommen.

*Trägerstruktur im Transformationsprozess*

In Westdeutschland werden rund 60 % der Ausbildungen von konfessionellen und sonstigen verbandlichen Trägern angeboten (Tabelle A.7, S. 352). In Ostdeutschland beträgt deren Anteil lediglich rund ein Viertel. Mit mehr als 40 % bilden die privaten Träger immer noch das Rückgrat der Altenpflege-Ausbildung. Aber auch das Ausbildungsangebot der öffentlichen Träger ist dort mit 22 % immer noch größer als das in Westdeutschland mit 16 %. Hier resultiert dies insbesondere aus der Trägerstruktur in Baden-Württemberg. Ein weiterer wesentlicher Unterschied besteht im Umfang des Ausbildungsangebots der Schulträger. Die Zahl der Schulen nahm kaum zu, gestiegen ist dagegen die Zahl der Ausbildungen. In Westdeutschland beginnen rund 40 % der Träger das erste Ausbildungsjahr bereits mit mehreren parallel verlaufenden Maßnahmen. Demgegenüber bieten in Ostdeutschland rund drei Viertel der Träger nur *eine* Maßnahme zum Ausbildungsbeginn an. Der Anteil an Teilzeit-Ausbildung hat bundesweit um 8 Prozentpunkte zugenommen. Er beträgt nunmehr 13 % und unterscheidet sich nicht zwischen Ost- und Westdeutschland. Insgesamt läuft der Wandel der Trägerstruktur in Ostdeutschland nicht auf eine vermehrte öffentlich-rechtliche oder zumindest verbandlich kontrollierte Trägerschaft hinaus.

*regionale Unterschiede in Trägerschaft*

Trägerstruktur
und Schulgröße

Ende der 1990er Jahre existieren etwa 600 Ausbildungsstätten mit einer Ausbildungskapazität von 43 000 Plätzen. Im Durchschnitt hat eine Altenpflegeschule 72 Ausbildungsplätze. Hinter diesem mittleren Wert stehen jedoch erhebliche regionale Unterschiede. So verfügen die Schulen in NW mit durchschnittlich 80–90 Ausbildungsplätzen über eine deutliche Spitzenposition. Mit 40–60 Plätzen nehmen die Ausbildungsstätten in den anderen alten Bundesländern eine mittlere Position ein. Die Schulen in den neuen Bundesländern sind dagegen erheblich kleiner. Die Klassen umfassen nach Aussagen der Experten 20–30 Schüler. KOHRTHAASE (1997) gibt für Berlin eine mittlere Klassengröße von 26 Schülern an. In NW wurde die Klassenobergrenze bei 23 Schülern festgelegt. Zeitweilig wurden Ausbildungen mehrzügig durchgeführt. Seit 2000 bauen einige Schulträger wieder vermehrt Ausbildungsplätze ab. Daher überwiegen gegenwärtig in der Altenpflege Schulen, die einzügig für den Eigenbedarf eines Einrichtungsträgers ausbilden. In Bayern betrifft dies zwei Drittel aller Altenpflegeschulen. Diese Ausbildungsstätten haben von der Struktur her den Charakter von Zwergschulen und können kaum die Gewähr für angemessene Bildungsstandards bieten.

Interessen der
Schulträger

Die Interessen der Schulträger unterscheiden sich nach dem Ausmaß institutioneller Anbindung an Träger von Pflegeeinrichtungen. Die Mehrzahl der Schulträger ist organisatorisch an Wohlfahrtsverbände als Einrichtungträger gebunden. Sie sind als Anbieter von Pflegediensten und Nachfrager von Pflegekräften daran interessiert, dass sie in ihrer Funktion als Schulträger die Ausbildung der Berufseinsteiger in jene Bahnen lenken, die für die Zwecke der von ihnen betriebenen Pflegeeinrichtungen optimal sind. Dies begünstigt eine enge berufsspezifische Ausbildung, die überwiegend am Aufgabenprofil vollstationärer Einrichtungen und an Arbeitsanforderungen für medizinisch-pflegerische Versorgung ausgerichtet ist. Vernachlässigt wird mithin die Vermittlung solcher Fähigkeiten, die für den gesamten Pflegebereich gewünscht werden, etwa für den potenziellen Einsatz in ambulanten Diensten oder die Übernahme indirekter oder dispositiver Pflegearbeiten. Bei den privaten Ausbildungsträgern tritt dieses Interessengemenge seltener auf. Hier dürfte der unmittelbare erwerbswirtschaftliche Nutzen des Ausbildungsangebots im Vordergrund stehen. Die unterschiedlichen Interessen der Schulträger wirken als ein Hemmnis, um bundesweit vergleichbare Ausbildungsstandards zu etablieren.

Die Schulträger unterscheiden sich nach der Gewichtung von Ausbildungsinhalten. MEIFORT und PAULINI (1984) bewerteten die Ausbildungsfächer in der Kranken- und Altenpflege formal als weitgehend identisch. Lediglich in Pädagogik, allgemeiner Krankheitslehre sowie Mathematik machten sie deutliche Unterschiede aus. Dagegen variiert die Stundenzahl in der Kranken- und Altenpflege trotz begrenzter Erhöhung auch Ende der 1990er Jahre noch erheblich. Die realen Unterschiede zwischen den Schulträgern sind jedoch weitaus größer. Sie resultieren zunächst aus den länderspezifischen Rahmenvorgaben, die unter maßgeblicher Beteiligung der Wohlfahrtsverbände als größtem Nachfrager von Altenpflegekräften entstanden sind. Auf Grund fehlender Verbindlichkeit werden diese in Ausbildungsordnungen fixierten Vorgaben entsprechend der ›Ideologie‹ des Schulträgers sowie dessen Ausrichtung an Einrichtungsträgern und den dort praktizierten Pflegemodellen modifiziert. Bei den Ausbildungsinhalten geht es eben nicht nur um Faktenwissen (Kenntnisse) und Fertigkeiten (Fähigkeiten), sondern auch um theoretische Modelle (Erklärungsansätze) und moralische (normative) Werte. Diese werden quasi nach einem ›geheimen ständischen Lehrplan‹ des Trägers der Ausbildungsstätte vermittelt (ZINNECKER 1975).

*Schulträger und ständischer Lehrplan*

Da die Wohlfahrtsverbände sowohl als Träger der Ausbildung als auch der Pflegedienste auftreten, kann man von identischen Ausbildungsinteressen ausgehen. Schulträger, die institutionell nicht derart mit einem Einrichtungsträger verbunden sind, sprechen häufig von unterschiedlicher Bewertung bestimmter Ausbildungsinhalte, die dann gegebenenfalls erweitert oder verkürzt werden. Die ›zusätzlichen‹ Inhalte werden zumeist mit einem spezifischen Ausbildungsbedarf bei den Einrichtungsträgern begründet. Die Zunahme schwerpflegebedürftiger Klienten im stationären Bereich hat die Tendenz zur Ausweitung somatischer Inhalte verstärkt. Vermehrte Demenzen unter den Klienten bewirken, dass auch in sozialwissenschaftlichen Fächern zunehmend gerontopsychiatrisches Wissen vermittelt wird. Die Pflegeversicherung hat bei einigen Einrichtungsträgern zur Forderung nach mehr betriebsorganisatorischen und kaufmännischen Ausbildungsinhalten geführt. Einrichtungsträger ohne eigene Ausbildungsstätten können ihren Ausbildungsbedarf nur begrenzt über Kooperationen einbringen. Obschon es angebracht ist, auf spezifischen Ausbildungsbedarf einzugehen, stellt sich stets die Frage, inwieweit die Ausweitung zu Lasten anderer Ausbildungsinhalte geht.

*Schulträger und betrieblicher Ausbildungsbedarf*

fehlende Min-
deststandards
für Fachlichkeit
der Lehrenden

Die Qualität von beruflichen Bildungsmaßnahmen korreliert hochgradig »mit der Qualität der einschlägigen fachlichen und berufspädagogischen Qualifikation des Bildungspersonals«. Vor diesem Hintergrund werden »normalerweise allgemeinverbindliche Mindestgrundsätze für die Qualifikation vorgeschrieben« (MEIFORT 1997). Dieser allgemeine Grundsatz für eine angemessene berufsfachliche Ausbildung gilt jedoch nicht für die Altenpflege-Ausbildung. Weder für die Praxisanleiter in der praktischen Ausbildung noch für das Lehrpersonal, das für die theoretische Ausbildung zuständig ist, gibt es einheitliche Mindeststandards. Lediglich im Ausbildungsgang für das duale System ist eine Lehramtsprüfung der Sekundarstufe II durch das BBiG vorgeschrieben (Tabelle 3.1, S. 113). Es fehlen jedoch entsprechende öffentlich-rechtliche Vorgaben für die Ausbildung von Lehrkräften. Daher sehen die meisten Schulträger für die theoretischen Fächer ein einschlägiges Studium als geeignete Berufsausbildung an. Nach Ansicht von Experten gibt es aber große Unterschiede hinsichtlich des Hochschulabschlusses für das jeweilige Unterrichtsfach. Darf z.B. ein Sozialarbeiter Psychologie oder Soziologie lehren? Häufig mangelt es Lehrkräften zudem an Kenntnissen über die besonderen Probleme in der Altenpflege.

Fachlichkeit
der ›weiterge-
bildeten Un-
terrichtskraft‹

Die Schulträger orientieren sich in der Struktur des Lehrkörpers »am Modell der weitergebildeten Unterrichtskraft, also einer Fachkraft, die eine in Art und Umfang unterschiedliche Weiterbildung zur Unterrichtskraft absolviert hat« (ARNOLD et al. 1999). Insbesondere bei den eingesetzten Lehrkräften für die Krankenpflege hat sich durchgängig dieser relativ niedrige Standard etabliert. Bis Ende der 1990er Jahre reichte der Nachweis einer einjährigen Weiterbildung an einer berufsverbandseigenen Bildungsstätte aus, um einer Lehrtätigkeit nachgehen zu können. Die Ausbildungsinhalte unterschieden sich trotz Empfehlungen zur Standardisierung auf Grund fehlender öffentlich-rechtlicher Regelungen deutlich zwischen den Weiterbildungsträgern. Sie bestanden vor allem aus einer Kombination von medizinisch-pflegerischem und pädagogisch-psychologischem Wissen. Pädagogisch-didaktische Konzepte kamen durchweg zu kurz. Die Abschlüsse dieser Weiterbildungen sind nur in einigen Bundesländern staatlich anerkannt. Ausbildungsstandards werden dementsprechend durch die Selektionskriterien der Schulträger bestimmt. Von daher variieren die Ausbildungsinhalte auch nach dem Träger und dessen Qualitätsstandards für die Fachlichkeit des Lehrkörpers.

Die zahlreichen Besonderheiten der Altenpflege-Ausbildung führen dazu, dass sich trotz Übergangsregelungen jede Veränderung nachhaltig auf die Struktur des Ausbildungssektors auswirkt. So unterscheiden sich etwa je nach Einbindung in das Bildungssystem die wirtschaftlichen Grundlagen der Ausbildungsstätten in den Bundesländern. Im Allgemeinen wird der Schulbetrieb aus Landesmitteln, Mitteln aus dem SGB III und unter Umständen Eigenmitteln der Schulträger finanziert. Auch bei Erhalt des Prinzips vollzeitig schulischer Berufsausbildung stellt die Vereinheitlichung in einzelnen Bundesländern einen erheblichen Eingriff in den Finanzierungsmix dar. Dies lässt sich an den Ausbildungsstätten in Bayern verdeutlichen. Die dort bestehenden Fachschulen der privaten Träger haben den Status von Einrichtungen beruflicher Weiterbildung und erhalten zum Schulbetrieb einen Landeszuschuss von 90 %. Als Folge der Vereinheitlichung müssten sie in Berufsfachschulen und damit Einrichtungen beruflicher Erstausbildung umgewandelt werden. Dann reduziert sich jedoch der Betriebszuschuss auf 70 %. Dadurch entsteht für die Schulträger eine Finanzierungslücke, die sie auf andere Weise schließen müssen. Von daher ergeben sich starke Vorbehalte selbst bei begrenztem Wandel institutioneller Zuordnung.

*Probleme bei begrenztem Wandel und Erhalt vollzeitig schulischer Ausbildung*

Es entspricht einem drastischen Wandel, wenn die traditionsbehaftete Sonderstellung des Ausbildungssektors für Pflegeberufe aufgegeben und Altenpflege-Ausbildung Teil einer grundständigen Pflegeausbildung nach dem BBiG wird. In diesem Fall müssen die bisherigen Ausbildungsstätten den Lehrbetrieb einstellen und Ausbildungskapazitäten an staatlichen Berufsschulen geschaffen werden. Deren Kosten, unter denen die für das Lehrpersonal den größten Posten bilden, tragen die staatlichen Agenturen. Die Aufwendungen der betrieblichen Ausbildung, die vermutlich durch Umlage refinanziert werden, tragen alle Pflegedienste. Eine Ausbildung im dualen System verringert drastisch den Einfluss freier Schulträger in der Pflegeausbildung. Davon sind insbesondere Wohlfahrtsverbände und Kirchen betroffen. Sie müssen ihr Engagement auf den praktischen Teil beschränken und können nur begrenzt am impliziten Lehrplan und theoretischen Teil mitwirken. Auch Standesorganisationen haben dann nur noch begrenzte Möglichkeiten der Einflussnahme. Dagegen nimmt der Einfluss von Gewerkschaften und Arbeitgeberverbänden zu. Schulträger wollen daher über ihre Interessenvertreter den Wandel im Ausbildungssektor bestandserhaltend beeinflussen (Kap. 7.1, S. 287).

*Probleme bei drastischem Wandel durch Einbindung in das duale System*

# 3.4   Merkmale der Auszubildenden

Struktur der
Auszubilden-
den als Aus-
druck sozi-
alstaatlicher
Interessen

Bei Berufen mit einem marktabhängigen Zugang zur Ausbildung
ist die Struktur der Auszubildenden Ausdruck betrieblicher Aus-
bildungsbereitschaft, historischer und regionaler Ausbildungs-
chancen und individueller Interessenlagen. Die Zusammensetzung der Auszubildenden kann für ein zeitlich und räumlich
begrenztes Angebot an Ausbildungsplätzen oder Ausbildungsbe-
reitschaft von Betrieben stehen. Sie spiegelt damit Marktmechanismen im Bereich der Berufsausbildung wider. Die Struktur der
Auszubildenden kann aber auch, wie in der Altenpflege, Ausdruck
spezifischer sozialstaatlicher Interventionen sein. Seit den 1960er
Jahren spielen finanzielle Zuwendungen der BA eine wesentliche Rolle für einen (Wieder-)Einstieg in den Arbeitsmarkt über
den Altenpflegeberuf. Die lokale Arbeitsverwaltung wirkt über
die Förderbestimmungen auf die Zusammensetzung der Auszubildenden ein. Durch diese Ausbildungsförderung ist eine ar-
beitsmarktpolitische Dispositionsmasse entstanden. Die Struktur
der Auszubildenden ist daher zunächst unmittelbarer Ausdruck,
durch gezielte Fördermaßnahmen ein dringend benötigtes, kurzfristig ausgebildetes Arbeitskraftpotenzial zu schaffen.

zahlenmäßige
Entwicklung
der Auszu-
bildenden

Die Zahl der Auszubildenden ist seit Anfang der 1980er Jahre von etwa 5 000 (KDA) bis Ende der 1990er Jahre auf 39 000
(StBA) angestiegen. Aus der Zunahme der Arbeitslosen mit dem
Zielberuf Altenpflege leiten einige Experten ab, dass sich bereits ›Sättigungstendenzen‹ auf dem Altenpflege-Arbeitsmarkt
abzeichnen würden (Kap. 6.4, S. 270). Daher sollte auch von
einer weiteren Steigerung der Zahl der Auszubildenden abgesehen werden. Diese Sichtweise basiert jedoch auf dem Zustrom
*in* den Beruf und vernachlässigt die Verweildauer *im* Beruf sowie
den Abstrom *aus* dem Beruf. In Branchen mit belastenden Arbeitsbedingungen und hohen Anteilen von Berufswechslern muss
verstärkt ausgebildet werden, um den Verlust durch Berufsaus-
steiger auszugleichen. Altenpflege gehört zu den Tätigkeitsbereichen mit einem hohen Anteil von Berufsaussteigern (Kap. 4.5,
S. 188). Von daher lassen sich aus dem Umfang und der Struktur
der Auszubildenden nur begrenzt Aussagen über die zu einem
bestimmten Zeitpunkt in der Altenpflege erwerbstätigen Berufsinhaber ableiten. Im Übrigen wirkt jede öffentliche Diskussion
über Restriktionen bei Ausbildungskapazitäten nicht nur in der
Altenpflege verunsichernd auf potenzielle Berufseinsteiger.

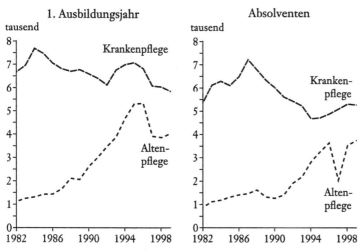

*Abbildung 3.7:* Auszubildende zu Beginn und am Ende der Pflegeausbildung

Quelle: StBA 1980ff., ROHLEDER 2001, nur NW und Saarland.

Betrachtet man die Entwicklung in den Bundesländern, in denen sich etwa die Hälfte der Ausbildungsplätze befindet und wo Altenpflege dem Gesundheitswesen zugeordnet ist, werden Unterschiede in der sozialen und materiellen Wertschätzung von Pflegeausbildungen im Zeitverlauf deutlich (Abbildung 3.7). Das durchgängig große Interesse an der Altenpflege-Ausbildung hat dazu geführt, dass sich die Zahl der Auszubildenden im ersten Ausbildungsjahr seit Anfang der 1980er Jahre verfünffacht und seit Mitte der 1990er Jahre als Folge eingeschränkter SGB III-Finanzierung verringert hat. Andere Anreizstrukturen in der Krankenpflege-Ausbildung führten hier zu großen Schwankungen in der Zahl der Auszubildenden. So stiegen die Zahlen für Berufseinsteiger im ersten Ausbildungsjahr zunächst um mehr als ein Drittel, um dann zeitweilig bis zu einem Sechstel abzusinken. Noch deutlicher werden die Unterschiede bei der Betrachtung der Absolventen. In der Altenpflege hat sich deren Zahl trotz der Einbrüche auf Grund von Änderungen in den Ausbildungsordnungen zwischen 1982 und 1996 mehr als verdreifacht. In der Krankenpflege ist die Entwicklung der Absolventen noch deutlicheren Einbrüchen unterworfen. Einem Anstieg um ein Drittel folgt eine deutliche Verringerung im gleichen Umfang. Die Einbrüche bei den Krankenpflege-Auszubildenden sind nur zum Teil auf den Bevölkerungsrückgang der 18–21-jährigen zurückzuführen. Sie sind weitaus stärker durch das Missverhältnis von Arbeitsanforderungen und erwartbaren Gratifikationen bedingt.

Anreiz zur Pflegeausbildung im Zeitverlauf

vorzeitige
Beendigung
der Ausbildung

Inwieweit eine Ausbildung eine vorzeitige Beendigung oder einen Abbruch begünstigt, wird deutlich, wenn die Zahl Auszubildender zu Beginn und Absolventen am Ende der Ausbildung in Beziehung gesetzt wird (Abbildung 3.7). Altenpflege-Auszubildende im 1. Ausbildungsjahr 1984 erscheinen nach zweijähriger Ausbildung in etwa gleichem Umfang wieder als Absolventen. Die Auszubildenden der Ausbildungskohorte 1992 treten dagegen in verringertem Umfang als Absolventen auf. Der Anteil für vorzeitige Beendigung liegt jedoch unter 3 %. Weitaus größer ist die Quote in der Krankenpflege. Von den Auszubildenden im 1. Ausbildungsjahr 1984 erscheinen drei Jahre später 5 % weniger als Absolventen. Von jenen des Ausbildungsbeginns 1992 sind bereits rund ein Fünftel nicht mehr als Absolventen vorhanden. Selbst wenn berücksichtigt wird, dass ein Teil vorzeitiger Beendigungen auf beantragte Verkürzungen zurückgeht, steht ein großer Teil für Ausbildungsabbrecher (WEISS 1986). Die gegenüber der Altenpflege deutlich größere Quote für vorzeitige Beendigung in der Krankenpflege liegt dennoch unter der von Berufsausbildungen für Gesundheitsberufe im dualen System (LAA 2000).

Abbruch der
Pflegeausbil-
dung wegen
Einbindung in
Stellenplan und
Verbleib wegen
Sanktion?

Die Unterschiede im Ausbildungsabbruch werden neben dem Lebensalter der Auszubildenden auf deren Einbindung in den Arbeitsalltag sowie auf die potenzielle Sanktion der die Ausbildung finanzierenden Stellen zurückgeführt. In jüngeren Jahren ist die Bereitschaft, die Ausbildung zu einem Erstberuf wie der Krankenpflege abzubrechen, durchweg größer als die Aufnahme einer Ausbildung zu einem Zweitberuf im mittleren Erwachsenenalter. Eine weitere Ursache für Abbruch wird in der starken Einbindung der Krankenpflege-Auszubildenden in den Pflegealltag des Krankenhauses gesehen. Sie werden bei Stellenplänen angerechnet und als Arbeitskraft eingesetzt. Die Organisation der Altenpflege-Ausbildung jenseits eines Ausbildungsbetriebs würde diese Problematik nach Expertenmeinung nicht aufkommen lassen. Die geringeren Abbruchquoten in der Altenpflege werden auch im Zusammenhang mit der unterschiedlichen Finanzierung der Ausbildung gesehen. Bislang wurde bei einem großen Teil der Auszubildenden die Berufsausbildung aus FuU-Mitteln finanziert. Mögliche Sanktionen der Arbeitsverwaltung vermindern vermutlich die Bereitschaft zum Abbruch. Die BiBB-Studie (BECKER, MEIFORT 1997) hat jedoch verdeutlicht, dass sich ein Teil der Absolventen bereits kurz nach dem Ausbildungsende vom Altenpflegeberuf verabschiedet (Kap. 4.5, S. 188).

Ein großer Teil der Auszubildenden ist bislang aus vorliegender oder drohender Arbeitslosigkeit in die Altenpflege-Ausbildung gelangt. Die von der BA getragenen FuU-Maßnahmen sollen Berufsinhabern einen Wiedereinstieg oder Berufswechslern einen Neueinstieg in einen anderen Beruf ermöglichen. Pflegeberufe bilden einen Schwerpunkt dieser Maßnahmen. Dabei geht es vor allem um Umschulung *zum* Altenpflegeberuf und in geringerem Umfang um Weiterbildung *im* Altenpflegeberuf (Abbildung 3.3, S. 120). Durchweg weniger als ein Drittel der Krankenpflege-Auszubildenden hat eine Umschulung aus FuU-Mitteln erhalten. Die Chancen der Altenpflege-Auszubildenden, aus diesen Mitteln die Berufsausbildung finanzieren zu können, waren 1988 mit 47% deutlich größer (KDA 1989). Nachdem 1989 das Thema Pflegenotstand politisch ›hochgekocht‹ wurde, stieg die Zahl AFG-finanzierter Altenpflege-Ausbildungen um 84% (Abbildung 3.8). Durch diese Entwicklung beträgt der Anteil in Bayern 1990 bereits 60% (BOFINGER 1990). Nach Angaben von BA und BiBB hat 1991/92 bundesweit etwas mehr als die Hälfte der Auszubildenden AFG-Mittel erhalten. In Berlin waren es

> Arbeitslosigkeit als Voraussetzung für Finanzierung der Ausbildung

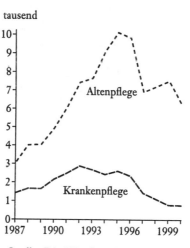

*Abbildung 3.8:* Eintritte in Umschulung zum Pflegeberuf

Quelle: BA, Westdeutschland, keine Angaben 1998.

1996 noch 90% und in Ostdeutschland rund 95% (KOHRTHAASE 1997). In der Begründung zum AltPflG-Entwurf (1999) wird von zwei Dritteln AFG/SGB III-unterstützter Auszubildender gesprochen. Die finanziellen Restriktionen der BA führten bundesweit zu einem Rückgang der *Eintritte* in Berufsausbildungen aus FuU-Mitteln um rund ein Drittel, wobei die relative Abnahme für Ostdeutschland wesentlich geringer ausfiel. Vor dem Hintergrund der Zunahme an Arbeit Suchenden mit Zielberuf Altenpflege und an potenziell FuU-Berechtigten (Tabelle 6.5, S. 271) können weitaus weniger Berufseinsteiger in die Altenpflege damit rechnen, ihre Berufsausbildung aus SGB III-Mitteln bezuschusst oder finanziert zu bekommen.

Bildungsniveau
der Auszubil-
denden und
Aufnahme der
Ausbildung

Durch die Bildungsexpansion ist die Zahl höherer Schulabschlüsse drastisch gestiegen. Allerdings profitieren Berufe im
unterschiedlichen Maße von der Anhebung des Bildungsniveaus.
In der Krankenpflege ist der Realschulabschluss (RS) als Regel-
zugang vorgegeben. Aber auch die Zahl der Auszubildenden mit
Hochschulreife hat hier deutlich zugenommen. Von daher stellt
sich die Frage nach dem Bildungsniveau der Altenpflege-Auszubildenden. Der Anteil der Auszubildenden mit Hauptschulabschluss
(HS) ist deutlich gesunken und der mit Realschulabschluss um
11 Prozentpunkte bzw. der mit Hochschulreife (HR) um 12 Prozentpunkte gestiegen (Ab-
bildung 3.9). Das Bil-
dungsniveau der Auszu-
bildenden in der Alten-
pflege hat sich langsamer
verbessert als das derjenigen in der Krankenpflege.
Die Ursache dafür ist in
der Konstruktion der Al-
tenpflege als ›Wiederein-
stiegsberuf‹ von Frauen
zu suchen. Dadurch treten
bislang vermehrt ältere
Frauenkohorten mit nied-
rigerem Schulabschluss als
Auszubildende auf. Mit
neuen Berufseinstiegsko-
horten wird sich mittel-
fristig das Niveau schulischer Vorbildung in der
Altenpflege dem der Kran-

*Abbildung 3.9:*
Entwicklung
des Bildungs-
niveaus

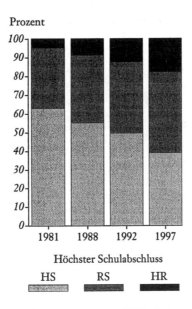

Höchster Schulabschluss

HS          RS          HR

Quelle: Hoffmann 1982; KDA 1990;
Becker, Meifort 1997; MZ 1997.

kenpflege nähern. Aber auch beim Zeitpunkt der Aufnahme der
Ausbildung nach dem Schulabschluss zeigen sich deutliche Unterschiede zwischen den Pflegeberufen (Dietrich 1996). In der
Krankenpflege beginnen mehr als zwei Drittel die Ausbildung innerhalb von zwei Jahren nach Schulabschluss. In der Altenpflege
ist es knapp die Hälfte. Der Anteil derjenigen, die nach mehr als
acht Jahren die Ausbildung aufnehmen, beträgt in der Altenpflege
32 % und in der Krankenpflege lediglich 15 %. Die Ausbildung
zur Altenpflege wird bislang häufiger als die zur Krankenpflege
nach einer größeren zeitlichen Ausbildungslücke aufgenommen.

Die Altersstruktur ist zunächst Ausdruck veränderter Bildungs-  Altersstruktur
chancen. Durch den Anstieg höherer allgemeiner Schulabschlüs-  der Auszubil-
se wird die Berufsausbildung zu einem späteren Zeitpunkt im Le-  denden
bensverlauf aufgenommen. Sie steht aber auch für die Form der
Institutionalisierung des jeweiligen Berufs. Ist er wie die Altenpflege als Zweitausbildungsberuf angelegt, haben Auszubildende
durchweg ein höheres Alter. Sinkt deren Alter, lässt sich dies als
Hinweis auf einen Trend zum Erstausbildungsberuf interpretieren. Seit Anfang der 1980er Jahre hat sich der Anteil der Auszubildenden über 40 Jahre nahezu verdreifacht (Abbildung 3.10). Der
Anteil der unter 30-Jähri-
gen ist dagegen zurück-
gegangen. Diese Alters-
verschiebung ergibt sich
zunächst aus den Bedin-
gungen für SGB III-fi-
nanzierte Ausbildung. Da-
bei werden verstärkt über
40-jährige Frauen *ohne*
Berufsabschluss gefördert
(Kap. 6.5, S. 274f.). Aber
auch die Erhöhung des
Bildungsniveaus der Aus-
zubildenden schlägt sich
in dieser veränderten Al-
tersstruktur nieder. Durch
die Art der Finanzierung
sowie die Konzeption der
Ausbildung liegt das mittlere Alter der Altenpfle-
ge-Auszubildenden deut-

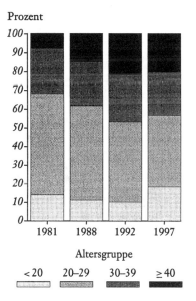

*Abbildung 3.10:*
Entwicklung
der Alters-
struktur

Quelle: Hoffmann 1982; KDA 1990;
Becker, Meifort 1997; MZ 1997.

lich über dem in der Krankenpflege. Begünstigt durch geförderte
Umschulung hat Altenpflege als Erstausbildungsberuf für Frauen
an Bedeutung zugenommen und sich auch als Zweitausbildungsberuf behauptet. Inwieweit er ein klassischer Umschulungsberuf
bleibt ist fraglich. Bei geringen Chancen im dualen System und
zunehmenden Möglichkeiten für einen unmittelbaren Übergang
nach dem Schulabschluss in diese Berufsausbildung wird sich Altenpflege mittelfristig stärker zu einem Erstausbildungsberuf für
Jüngere entwickeln. Selbst wenn der Anteil Jüngerer im MZ noch
etwas überschätzt wird, geht die Entwicklung in diese Richtung.

Motive für
Altenpflege-
Ausbildung

Als Motive für die Aufnahme einer Altenpflege-Ausbildung
werden durchweg arbeitsinhaltliche Überlegungen angeführt (vgl.
Überblick in Reschl-Rühling 1998). Differenziert man jedoch
die Motive nach dem Bildungsniveau, so zeigen sich signifikante
Unterschiede (Abbildung 3.11). Etwa die Hälfte aller Auszubildenden mit Realschulabschluss und höherem Abschluss führt
berufsfachliche Beweggründe für die Aufnahme der Ausbildung
an, während dies lediglich bei 40 % derjenigen mit Hauptschulabschluss der Fall ist. Bei ihnen überwiegen materielle Gründe.
Da es mit diesem Bildungsabschluss bislang in der Altenpflege
noch möglich ist, die unteren Positionen im Bereich sekundärer
Pflege (Tabelle 4.4, S. 160) zu übernehmen, erweist sich der Einstieg in den Al-
tenpflegeberuf als
finanziell attrak-
tiv. Für die Aus-
zubildenden mit
Hochschulreife/
-abschluss ist die
Aufnahme einer
Altenpflege-Aus-
bildung häufiger
eine Notlösung
auf Grund feh-
lender Alternati-
ven. Ein Berufs-
abschluss in der
Altenpflege er-
weist sich im zu-

*Abbildung 3.11:*
Motive für Aus-
bildung nach
Bildungsniveau

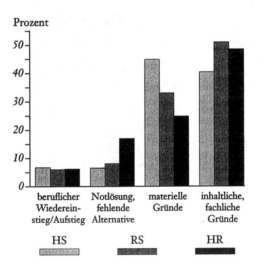

Quelle: Bofinger 1990; nur Bayern.

nehmenden Maße als eine Möglichkeit für einen allgemeinen
Einstieg in den bzw. Übergang auf dem Arbeitsmarkt (Kap. 6.3,
S. 260). Als Motiv von geringerer Bedeutung, und zwar unabhängig vom Schulabschluss, ist offensichtlich der berufliche Auf-/
Wiedereinstieg. Materielle Aspekte spielen insbesondere bei den
über 40-Jährigen eine deutlich größere Rolle als bei den Erstaus-
zubildenden unter 20 Jahren. Bei ihnen überwiegt der Aspekt
der Notlösung. Die Entscheidung für die Ausbildung in der Altenpflege dürfte daher aus einer Kombination von Sog(Pull)-
und Schub(Push)-Faktoren (Kap. 4.1, S. 154 f.) resultieren. Dabei
erweisen sich inhaltliche Gründe für die Aufnahme der Pflegeausbildung in deren weiteren Verlauf als relativ stabil (Veit 1998).

Bei Personen, die in einen Zweitausbildungsberuf einsteigen, wird ein vorliegender Berufsabschluss mitunter als Indikator für das Scheitern in einem favorisierten Erstberuf gewertet. Der Einstieg in die Altenpflege-Ausbildung wäre demnach die ›zweite Wahl‹. Er würde vor allem aus den erfahrenen Defiziten bei der Ausübung des Erstberufs und weniger aus inhaltlich-fachlichem Interesse an Pflegearbeit resultieren. In Bayern wies rund die Hälfte der Auszubildenden einen anderen Berufsabschluss auf (BOFINGER 1990). In der BiBB-Studie lag der Anteil mit 59 % noch darüber (BECKER, MEIFORT 1997). Nur ein Teil kommt aus pflegenahen Berufen. Es überwiegen pflegeferne Berufsabschlüsse des Dienstleistungs- und Produktionsbereichs. Es besteht jedoch ein Zusammenhang zwischen einzelnen, im Erwerbsverlauf übernommenen Arbeitstätigkeiten und dem späteren Einstieg in die Altenpflege. Dennoch stehen einige Experten der Praxis der Arbeitsämter, unabhängig von der beruflichen Vorbildung zur Altenpflege umzuschulen, teilweise sehr skeptisch gegenüber. Dadurch würden auch Personen mit geringer ›intrinsischer Pflegeorientierung‹ in diesen Beruf einsteigen, die Pflegearbeit lediglich unter dem Job-Aspekt ausüben würden.

**Motive für Ausbildung und berufliche Vorbildung**

Ein Wandel in der Struktur der Auszubildenden wird vor allem durch die Einschränkungen in der AFG/SGB III-Förderung hervorgerufen. Dadurch nehmen die Ausbildung nur jene auf, die über eine gewisse finanzielle Sicherheit verfügen. Um Berufseinsteigern ohne SGB III-Ansprüche eine finanzielle Absicherung bei der Ausbildung zu gewährleisten, soll nach dem AltPflG eine Ausbildungsvergütung gezahlt werden. Diese wird durch Umlage auf die Leistungsentgelte ausbildender Einrichtungen aus der Pflegeversicherung aufgebracht. Schätzungen Ende der 1990er Jahre gehen davon, dass etwa die Hälfte der Altenpflege-Auszubildenden ohne SGB III-Ansprüche eine Ausbildungsvergütung nach Länderregelungen oder eine Unterstützung nach dem Bundesausbildungsförderungsgesetz (BAföG) erhält bzw. sich durch Übernahme von Pflegearbeit selbst finanziert. Durch eine Ausbildungsvergütung wird die Altenpflege auf jeden Fall für jene jüngeren Berufseinsteiger attraktiv, die bislang auf Grund fehlender Beiträge zur Sozialversicherung keine Ansprüche auf SGB III-Mittel hatten. Die Experten der Wohlfahrtsverbände vermuten, dass die veränderte Finanzierung der Altenpflege-Ausbildung die Struktur der Auszubildenden so verändern wird, dass sie sich bereits mittelfristig der in der Krankenpflege annähert.

**Wandel in der Struktur der Auszubildenden als Folge veränderter Finanzierung der Ausbildung**

## 3.5   Ausbildung und Professionalisierung

Beruf und
Profession

Eine akademische Ausbildung gilt zumeist als Grundvoraussetzung, dass ein Beruf den Status einer Profession einnehmen kann. Von daher wird angestrebt, Pflege als wissenschaftliche Disziplin im universitären Tertiärbereich des Bildungssystems zu etablieren. Eine Profession unterscheidet sich zunächst von einem Beruf nur dadurch, dass es sich dabei um ein von der Gesellschaft im hohen Maße mit sozialen und materiellen Gratifikationen versehenes Fähigkeitsprofil handelt. In Bezug auf das Arbeitsvermögen gibt es keinen generellen, sondern lediglich einen graduellen Unterschied (Kap. 1.1, S. 16). Berufe lassen sich auf einem Kontinuum zwischen den Polen »professionalisiert« und »nicht-professionalisiert« verorten. Professionalisierte Berufe sind dadurch gekennzeichnet, dass den Berufsinhabern ein Expertenstatus eingeräumt wird und sie diesen durch besondere Regeln des Zugangs zum Beruf und dessen Ausübung selbst absichern können. Daher wird mitunter auch von *freien Berufen* gesprochen. Professionalisierung bezeichnet den Prozess, durch den ein bestimmter Beruf den Status einer Profession erreicht und sich als Expertenberuf etabliert.

ausgewählte
Merkmale von
Professionen

Als Kennzeichen von Professionen (Hesse 1972 u. a.) gelten:
- eine längerfristige, an einer Wissenschaftsdisziplin ausgerichtete Erstausbildung und zertifizierte Weiterbildung mit selektiver Zulassung als Voraussetzung für berufliche Spezialisierung
- ein berufliches Handeln, das spezifischer ethischer und rechtlicher Normierung mit eigener Berufsgerichtsbarkeit unterliegt
- eine berufsverbandliche Organisation mit Möglichkeiten der Selbstverwaltung, Einflussnahme auf Nachwuchsrekrutierung und Disziplinargewalt zur Sicherung fachlicher Standards
- ein berufliches Handeln, das nach allgemeiner Auffassung individuellen Belangen zum Vorteil der Allgemeinheit dient (kollektiver Nutzen) und damit am Gemeinwohl ausgerichtet ist
- eine relative Autonomie über Inhalte und Bedingungen beruflichen Handelns gegenüber staatlichen Agenturen oder Mechanismen des Marktes (Definitions- und Behandlungsmonopol)
- ein gesetzlich monopolisierter Zuständigkeitsbereich, der anderen Berufsgruppen verschlossen bleibt und der ihnen durch die Vorzugsstellung privilegierte Erwerbschancen einräumt
- ein Fähigkeitsprofil zur Erledigung von Arbeitsaufgaben, die mit zentralen gesellschaftlichen Werten wie Wahrung von Gesundheit, Gerechtigkeit oder Religiosität verbunden sind.

Die Beziehungsmuster zwischen den Berufsgruppen stecken den Rahmen der Professionalisierung ab. Diese lassen sich im Gesundheitsbereich durch ein Dominanzmodell, ein Konkurrenzmodell oder ein Austauschmodell erklären (DÖHLER 1997). Die vorherrschende Sichtweise der Beziehungen zwischen den Berufsgruppen wird nach FREIDSON (1975) als *Dominanzmodell* bezeichnet. Danach ist dieses Tätigkeitsfeld durch eine hierarchische Arbeitsteilung gekennzeichnet, in der die Profession der Ärzte dominiert und alle nicht-ärztlichen Heilberufe eine nachgeordnete Position einnehmen. Die medizinische Profession ist bestrebt, sowohl ihre Dominanz über nicht-ärztliche Berufsgruppen als auch ihr Monopol für Nachfrage von Gesundheitsleistungen zu festigen. Aus dieser Position heraus können Arbeitsaufgaben an die Berufsgruppen delegiert werden (unter ärztlicher Kontrolle).

*berufliche Beziehungen im Dominanzmodell*

Das *Konkurrenzmodell* ist demgegenüber um den Domänenkonflikt zwischen Ärzteschaft und den um Erweiterung der Autonomie bestrebten nicht-ärztlichen Berufsgruppen zentriert (z. B. GOODE 1969). Konkurrenzbeziehungen entstehen zwischen jener Profession, die über ein Expertenterrain verfügt, und den Berufsgruppen, die noch einen eigenen Zuständigkeitsbereich und zwar zu Lasten der etablierten Profession erreichen wollen. Auch eine einmal erreichte Marktschließung kann keine dauerhafte Sicherung des Terrains einer Profession gewährleisten. Die Vorrangstellung ist danach eben nicht nur ein Merkmal der jeweiligen Berufsgruppe, sondern auch der gesellschaftlich-historischen Situation, in der ihr diese Position eingeräumt wurde. Damit wird implizit auf ein Phasenmodell der Professionalisierung abgehoben.

*Beziehungsmuster im Konkurrenzmodell*

Das *Tauschmodell* geht davon aus, dass ein Arbeitskontext Anreizstrukturen für Anbieter von Gesundheitsleistungen schafft, berufliche Ressourcen nutzenmaximierend in Tauschbeziehungen einzusetzen (COOK et al. 1982). Subordination nicht-ärztlicher Heilberufe steht danach für symbiotische Beziehungsmuster aus beidseitigem Nutzenkalkül. »Das Tauschelement ergibt sich in diesem Beziehungsmodus daraus, dass die Aufgabendelegation auf der einen Seite dem Arzt eine Produktivitätserhöhung erlaubt, für den Assistenzberuf auf der anderen Seite die Gewährung eines Autonomie- und Verantwortungsbereichs beinhaltet, die nur durch enge Bindungen an die dominante Profession möglich wird« (DÖHLER 1997). Für die Ärzteschaft ist es attraktiv, die Erledigung unliebsamer Arbeiten abzuwälzen, um selbst größere Produktivität zu erreichen, die ohne Delegation nicht möglich wäre.

*Beziehungsmuster Austauschmodell*

Professionali-
sierung aus
dominanztheo-
retischer Sicht

Aus den Erklärungsansätzen interberuflicher Beziehungen im Gesundheitswesen haben sich zwei gegensätzliche Positionen zur Professionalisierung der Pflegeberufe entwickelt. Die häufiger vertretene Position ist dominanz-/konkurrenztheoretisch ausgerichtet. Danach können Pflegeberufe den Status eines Expertenberufs nur durch Abgrenzung von der dominanten medizinischen Profession erreichen. Ein Beispiel dafür ist die Denkschrift »Pflege neu denken« (2000). Ausgangspunkt des Modells bildet eine Pflegeperson II mit vierjähriger Berufsausbildung. Dieser wird eine zweijährig ausgebildete Pflegeperson I für gleichbleibende Arbeiten zugeordnet. Professionen im engeren Sinne sind jedoch erst die Pflegeperson II mit Diplom/Bachelor-Zertifikat und vor allem die Pflegeperson III mit Universitätsabschluss. Daran wird kritisiert, dass durch längere Berufsausbildung einer »pflegerisch führenden Bildungselite« und Schaffung eines Delegationsberufs mit Kurzausbildung (»nursing poor«) eine kollektive Aufwertung der Berufsgruppe erreicht werden soll. Als problematisch gilt, dass »Einfluss-/Machtstabilisierung und -erweiterung von einer Berufsgruppe für eine Berufsgruppe über andere Berufsgruppen« im Vordergrund stehen und Fragen zur »arbeitsmarkttauglichen Berufsqualifikation« vernachlässigt werden (MEIFORT 2001).

Professionali-
sierung aus
austauschtheo-
retischer Sicht

Auch eine austauschtheoretische Position zur Professionalisierung geht von interberuflicher Dominanz der medizinischen Profession aus. Professionalisierung bedeutet hier, den Berufszuschnitt der Pflegeberufe als Anbieter von gesundheitsbezogenen Dienstleistungen derart zu erweitern, dass die Attraktivität beruflicher Tauschbeziehungen sowohl bei Ärzten als auch bei Pflegekräften erhöht wird. Eine austauschtheoretische Position wird nicht explizit vertreten. Ansatzweise können Forderungen des BiBB oder der ÖTV zur Pflegeausbildung wie etwa die nach Integration in das BBiG, Erweiterung der Grundausbildung und Durchlässigkeit im Bildungssystem (Kap. 3.2, S. 114) als Ausdruck dieser Position betrachtet werden. Damit wären die Bildungsgänge der Pflegeberufe aber auch nicht mehr im nicht-universitären Tertiärbereich, sondern im rangniedrigeren Sekundarbereich II zu verorten (Tabelle A.6, S. 351). Unter der dominanztheoretischen Prämisse würde dies als Deprofessionalisierung der Pflegeberufe gedeutet werden. Daher wird einer austauschtheoretischen Position mitunter entgegengehalten, dass sie letztlich die Unterordnung unter die Anweisungen der Ärzteschaft festschreibe und damit keine ›wirkliche‹ Professionalisierung bewirke.

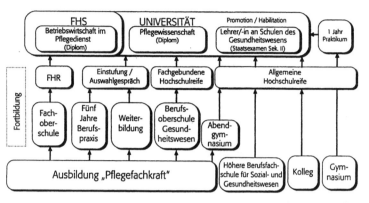

*Abbildung 3.12:*
Pflege als
Profession
im Bildungs-
konzept der
Gewerkschaft
ÖTV (1996a)

Professionalisierung eines Berufs wird nicht als Folge optimaler Erledigung spezifischer Arbeitsaufgaben, sondern zumeist unabhängig davon durch Akademisierung der Ausbildung eingeleitet. Ein akademischer Berufstitel ist ein wesentliches Merkmal zur Differenzierung professionalisierter und nicht-professionalisierter Berufe. Von daher ist eine staatlich anerkannte Ausbildung im universitären Tertiärbereich (Tabelle A.6, S. 351), die eine Aneignung des Bestands an systematischem Fachwissen und eine berufsethische Orientierung an Professionsstandards ermöglicht, eine wesentliche Voraussetzung der Professionalisierung. Die Einrichtung von Pflege als akademisches Lehrfach seit den 1990er Jahren hat jedoch keine einheitliche institutionelle Zuordnung bewirkt.

    Es haben sich drei Fachrichtungen als Studiengänge sowohl an Fachhochschulen und als auch an Universitäten herausgebildet: Pflege(dienst)leitung und Pflegemanagement; Pflegepädagogik und Lehramt Pflege (Sekundarstufe II) sowie Pflegewissenschaft und damit verbundene Schwerpunkte in anderen Studiengängen. Diese Heterogenität hat sich mit teils ähnlichen Studieninhalten in unterschiedlichen Strukturen niedergeschlagen. Die fehlende eindeutige Zuweisung von Studiengängen im universitären Tertiärbereich könnte sich mittelfristig für die Absolventen als Problem auf dem Arbeitsmarkt für sekundäre Pflege erweisen. Von daher wäre es angebracht, die Professionalisierung der *dispositiven Pflege* (Management im weitesten Sinne) an der Fachhochschule und die der *lehrenden Pflege* an der Universität anzusiedeln (Abbildung 3.12). Pflegewissenschaft als Bezugswissenschaft wäre demgegenüber vermutlich in einer auf Anwendungen bezogenen Ausrichtung an Fachhochschulen und in einer auf Grundlagen bezogenen Ausrichtung an Universitäten einzurichten.

*Professionali-
sierung durch
Akademisierung*

*institutionelle
Zuordnung
akademisierter
Pflege*

*Akademisierung der Pflege und Bildungsvoraussetzungen*

Durch die Akademisierung der Pflege soll unter anderem auch Pflegekräften eine Bildungs- und Berufskarriere eröffnet werden. Damit diese Bildungsoption einen Anreizcharakter für Pflegekräfte mit Berufserfahrung in primärer Pflege hat und eine Hochschulausbildung aufgenommen wird, um danach im Bereich sekundärer Pflege zu verbleiben, müssen die Zugangsvoraussetzungen gegeben sein. Als Indikatoren für die potenzielle Nutzung von Pflegestudiengängen können Hochschulreife und -abschluss betrachtet werden (Abbildung 3.13). Zunächst zeigt sich, dass der Anteil an Erwerbstätigen mit Hochschulreife *ohne* Hochschulabschluss in der Krankenpflege am größten ist. Der deutlichste Zuwachs mit etwa 6 Prozentpunkten von 1993 auf 1997 findet sich dagegen in der Altenpflege. Dies wird mitunter auf einen Attraktivitätszuwachs durch die Einführung der Pflegeversicherung zurückgeführt. Der Anteil an Hochschulabsolventen ist dagegen deutlich größer in den Büroberufen. Der Trend, Berufspositionen mit Hochschulabsolventen zu besetzen, die zuvor von Sachbearbeitern mit geringerer beruflicher Ausbildung besetzt waren, kommt hier zum Ausdruck. Die Pflegeberufe weisen einen wesentlich geringeren Anteil an Hochschulabsolventen auf und unterscheiden sich darin nur geringfügig untereinander. Pflegekräfte mit Hochschulabschluss übernehmen zumeist keine Berufspositionen im Bereich primärer Pflege, sondern vor allem im Bereich sekundärer Pflege. Dadurch werden sie mit anderen Berufsgruppen wie etwa *Sozial*pflegern zusammengefasst. Insgesamt sind die Voraussetzungen für den Einstieg in eine akademische Pflegeausbildung unter den Krankenpflegekräften am größten. Der Zugang zur akademisierten Pflege ermöglicht zwar eine formale Aneignung gängiger Professionsattribute, er bietet jedoch keine Garantie für den Erwerb eines Expertenstatus.

*Abbildung 3.13:*
*Berechtigung zum Hochschulzugang bei Pflege- und Bürokräften*

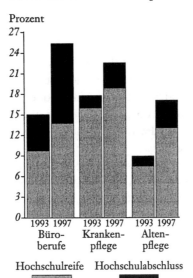

Quelle: MZ 1993, 1997.

Der Sozialstaat spielt bei der Konstruktion von Berufen und
Ausbildungsgängen zu deren Aneignung eine bedeutende Rolle.
Professionalisierungskonzepte, die nicht die »Magie staatlich an-
erkannter Titel« (HEIDENREICH 1999) einbeziehen, haben daher
nur geringe Erfolgsaussichten. Mit der Vergabe der ›Lizenz‹ (Berechtigung) zur Führung des Berufstitels sichert der Sozialstaat
aber zunächst nur eine akademische Berufsbezeichnung. Damit
ist jedoch nicht die Ausübung entsprechender Arbeitstätigkeiten
gegenüber anderen Erwerbspersonen gesichert. Damit ein Beruf
den Status einer Profession erlangt, muss er darüber hinaus ein
›Mandat‹ (Dienstauftrag) zur ausschließlichen Erledigung einer
spezifischen gesellschaftlichen Arbeitsaufgabe erhalten. Aufgabenerledigung auf zertifizierte Arbeitskräfte zu beschränken, ist
daher eine häufig vertretene Forderung der Berufsinhaber. Derartigen Forderungen hat der Sozialstaat in der Vergangenheit dann
entsprochen, wenn eine bestimmte berufliche Elite als ›staatser-
haltender Funktionsträger‹ benötigt wurde. Dadurch wurde eine
Professionalisierung von ›oben‹ bewirkt. Bei Professionalisierung
von ›unten‹ muss dagegen die Berufsgruppe den Berufszuschnitt
als so geeignet zur Erledigung einer bestimmten Arbeitsaufgabe
darstellen, dass dessen sozialstaatliche Schließung als abgegrenz-
tes Tätigkeitsfeld durch Verordnungen gerechtfertigt erscheint.

Rolle des Sozi-
alstaats in der
Professionali-
sierung

Von daher geht Professionalisierung immer mit Bestrebungen
einher, ein Expertenterrain auf dem Arbeitsmarkt zu sichern. Das
von den Pflegeberufen angestrebte Kompetenzmonopol bezieht
sich auf Aufgaben primärer *und* sekundärer, dispositiver Pflege
sowie der Vermittlung entsprechenden Fachwissens. Ohne eine
Berufsgesetzgebung, die diesen Anspruch auf eine ›Kompetenzdomäne‹ absichert, kann kein Beruf den Status einer Profession
erlangen. Pflegeberufe verfügen nicht über eine Definitionsauto-
nomie von Arbeitsaufgaben wie die Profession der Ärzte. So fungiert etwa auf dem Pflegemarkt der MDK als Kontrollinstanz der
Kostenträger. Dadurch wird ein entscheidender Mechanismus
zur Bildung einer Profession außer Kraft gesetzt (STRÜNCK 1999).
In diesem Kontext hätte etwa die Festlegung von Vorbehaltsaufgaben den Charakter einer die Professionalisierung flankierenden
staatlichen Maßnahme. Im System gesundheitsbezogener Versorgung ist jedoch »auch die kleinste Nische mit Interessenpositionen besetzt« (DÖHLER 1997). Jeder staatliche Eingriff in
dieses standespolitisch hart umkämpfte Tätigkeitsfeld verschiebt
Marktpositionen und löst entsprechende Abwehrreaktionen aus.

Professiona-
lisierung und
Kompetenz-
monopol der
Pflege

Professionali-
sierung und
Sanktionisie-
rung durch
Laien

Ein Moment, das der Professionalisierung primärer Pflegearbeit entgegenwirkt, ist der Umstand, dass sie im größeren Umfang von ›Laien‹ durchgeführt wird. Eine Arbeitsaufgabe, zu deren Erledigung sich jedermann/jedefrau mehr oder weniger kompetent betrachtet, lässt sich nur schwerlich als Expertenterrain
bestimmen. Der Anspruch, als Profession zu wirken, lässt sich nur
dann realisieren, wenn die Ausübung des Berufs »faktisch geringer Laiensanktionierung unterliegt, d. h. wenn niemanden als den
Berufsangehörigen selbst ein folgenreiches Urteil über richtiges
und erfolgreiches professionelles Handeln zusteht« (SPRONDEL
1972). Die Laiensanktionierung wird sich jedoch langfristig vergrößern. Das PflegeVG hat die Substituierbarkeit von beruflicher
Pflegearbeit durch Laienpflege festgeschrieben. Darüber hinaus
führt die enge Kooperation von Pflegekräften mit Laien im ambulanten Bereich dazu, dass Teile des Fachwissens etwa bei Anleitung zur Selbsthilfe weitergegeben werden. Berufsgruppen, bei
denen Möglichkeiten der Substituierbarkeit festgeschrieben sind
und ein Wissenstransfer zur Erweiterung der Problemlösungsfä-
higkeit von Klienten (Pflegepersonen) stattfindet, haben es entsprechend schwer, für sich den Expertenstatus zu reklamieren.

Professionali-
sierung durch
Gebrauch von
Pflegedia-
gnosen?

Daher wird der Einsatz von Pflegediagnosen in Berufspra-
xis und Ausbildung mitunter als wesentliche Voraussetzung für
professionalisierte Pflege gesehen. Pflegediagnosen dienen dazu,
pflegerelevante Aspekte des Zustands eines Klienten nach einem
normierten Regelwerk in ein Klassifikationssystem zu bringen.
Ähnliche Regelwerke werden auch von anderen Berufsgruppen
eingesetzt. Das bekannteste formale System ist die von den Ärzten
verwendete Internationale Klassifikation der Krankheiten (ICD).
Bei der Entwicklung der Internationalen Klassifikation der Pfle-
getätigkeiten (ICNP) handelt es sich um eine Systematik analog
der Nomenklatur für medizinische Diagnosen. Pflegediagnosen
sollen legitimieren, weshalb bestimmte Pflegearbeiten notwendig
sind und entsprechend ausgeführt werden. US-amerikanische Erfahrungen haben gezeigt, dass sie in Dokumentation und Planung
primärer Pflege so gut wie keine Rolle spielen (POWERS 1999). Die
Implementation von Pflegediagnosen wird eher als Gradmesser
für Pflege als selbstständige Profession dargestellt (MORTENSEN
1998). Daher steht die Diskussion vor allem für Bestrebungen,
Pflege als Profession zu etablieren. In anderen Berufsgruppen
konnte der Einsatz formaler Klassifikationssysteme jedoch keinen Übergang aus dem Status einer Semi-Profession bewirken.

Professionalisierung muss mit der Erstellung einer pflegebezogenen Wissenssystematik einhergehen. Damit stellt sich die Frage nach der Bezugswissenschaft, die zur Klärung von Problemstellungen primärer *und* sekundärer Pflege beitragen kann. Es besteht aber weder ein Konsens über die Bezugswissenschaft noch hat sich Pflegewissenschaft als eigenständige Disziplin etabliert. Da es keinen konsistenten wissenssystematischen Bezug gibt, wird mitunter davon gesprochen, dass die Pflege ›heimatlos‹ (AXMACHER 1991) sei. Bislang ging jede Änderung von Pflegeausbildungen mit der Zunahme theoretischer Unterrichtsanteile der Disziplinen Medizin, Psychologie, Soziologie einher. Dadurch bekamen deren Paradigmata in den Pflegeberufen eine größere Geltung. Daraus resultieren Vorbehalte, diese als Bezugswissenschaften zu Grunde zu legen. Aber die künftige Pflegewissenschaft ist nicht ohne konstitutiven Bezug zu den Sozialwissenschaften (Soziologie, Psychologie) sowie den Gesundheitswissenschaften (Public Health, Medizin) denkbar. Das Hauptproblem besteht somit eher im Verhältnis der Wissensanteile der Disziplinen und des Umgangs mit der Heterogenität der zentralen Wissensbasis.

*Professionalisierung und Bezugswissenschaft*

Der Expertenstatus eines Berufs ist aber nicht nur von der Verfügbarkeit einer zentralen Wissensbasis abhängig, sondern auch von deren Potenzial, einen professionstypischen Zugang zu Problemlagen von Klienten zu sichern. In professionalisierten Berufen wird das Wissen im Rahmen einer reflexiv kontrollierten ›Kunstlehre‹ vermittelt. Damit stehen etwa Ärzten eingeübte und kontrollierbare Arbeitstechniken zur Verfügung. Im Bereich *primärer Pflege* fehlt dieses korrektive Element. Vielfach werden Normen, Bräuche und Sitten des Tätigkeitsfeldes ›eingeschliffen‹, die nicht immer mit formalen Bildungsinhalten und wissenschaftlichem Wissen verknüpft sind (HEINTZ et al. 1997). Dies bewirkt die ›Modernisierungsresistenz‹ in den Pflegepraktiken. Im Bereich *dispositiver* oder *lehrender* Pflege hat die angeeignete Wissensbasis den Charakter ›zertifizierten Bildungswissens‹. Durch Diffusion und Transfer in zahlreiche gesellschaftliche Bereiche verliert es an Bedeutung zur Erlangung des Professionsstatus. Von daher lässt sich aus einem akademischen Berufszertifikat auch keine Kompetenzdomäne ableiten. So werden etwa die meisten akademischen Berufe wie Lehrer, Sozialarbeiter, Apotheker auch eher als Semi-Professionen angesehen. Sie können sich nur schwer von anderen Berufsgruppen abgrenzen, die entsprechende Arbeitsaufgaben ohne akademische Berufsausbildung erledigen.

*Professionalisierung und Wissensaneignung*

Bezugswissen-
schaft und
Theoriebildung
in der Pflege

Mitunter wird bezweifelt, ob die Schaffung einer Wissenssystematik ausreicht, um der Professionalisierung einen deutlichen
Anstoß zu geben. Die aus Traditionswissen erwachsenen ›Alltags-
theorien‹ würden durchweg den systematischeren Erklärungsansätzen der Bezugswissenschaften vorgezogen. Dieses Phänomen
wird mitunter als ›Theoriefeindlichkeit‹ der Pflegeberufe gedeutet. Die Sichtweise steht jedoch lediglich für ein spezifisches
Verständnis von Erkenntnistheorie. Zunächst ist es notwendig,
sich zu vergegenwärtigen, dass Personen *stets* eine Vermutung
davon benötigen, was sie erkennen wollen. Nur diese lässt sich
anhand der beobachteten Wirklichkeit überprüfen. Von daher ist
jedes Bemühen, zu Erkenntnis zu gelangen, theoriegeleitet (ROH-
WER 1998). Es gibt jedoch unterschiedliche Arten von Theorien,
nämlich die der *Beschreibung* und die der *Erklärung*. Beschreibende Theorien dienen dazu, Sachverhalte zu identifizieren, ohne die
Frage nach deren Ursache zu stellen. Erklärende Theorien enthalten Aussagen über Kausalbeziehungen, bei denen Sachverhalte
und Ereignisse als Ursache für andere aufgefasst werden. Beschreibungen beziehen sich auf das, *was ist* und Erklärungen auf
das *Warum*. Was offensichtlich problematisiert wird ist, dass in
der Pflege bislang eher beschreibende als erklärende Theorieansätze verwendet werden. Sie ist deswegen aber nicht theorielos.

Professionali-
sierung der
Pflege zum
Wohle der
Klienten?

Die Bemühungen, Pflege in den Status einer Profession zu
heben, werden häufig dadurch legitimiert, dass Pflegebedürftige
einen »Anspruch auf eine Betreuung [haben], die den neuesten
Erkenntnissen der Pflegeforschung und anderer Wissenschaften
entspricht« (Gewerkschaft Pflege). In diesem Kontext wird oft
angeführt, dass sich die Medizin nur unzureichend in Bezug auf
Hochaltrige und chronisch Erkrankte weiterentwickelt. Die von
dieser Profession potenziell vernachlässigte Klientel könnte durch
eine professionalisierte Pflege angemessener versorgt werden.
Das dominante Gestaltungsprinzip von Berufen ist jedoch nicht
die optimale Erledigung gesellschaftlicher Arbeitsaufgaben wie
etwa Vermeidung potenzieller Unterversorgung Pflegebedürftiger, sondern die »optimale Vermarktbarkeit des Arbeitsvermögens« (BRATER 1982). Von daher erhöht Professionalisierung zunächst vor allem den *Tauschwert* des Arbeitsvermögens von Pflegekräften. Inwieweit sich dies in qualitativ besserer Versorgung
älterer Klienten niederschlägt, ist jedoch kaum abzusehen. Man
könnte allenfalls vermuten, dass verbesserte Erwerbschancen
auch eine qualitative Verbesserung der Pflegearbeit bewirken.

Die Bestrebungen, Pflegeberufe als Profession zu etablieren, sind im Wesentlichen am Status klassischer Expertenberufe ausgerichtet. Dabei wird der zu erwerbende Status wie in anderen sozialen Berufen an den »äußeren Insignien der etablierten Professionen« festgemacht (DEWE et al. 1992). Damit ist Professionalisierung jedoch an ›obsoleten‹ Normalitätsannahmen zur überragenden sozialen Platzierung und Gratifizierung von Professionsangehörigen orientiert. Da die Annahmen nicht mehr der sozialen Realität der Expertenberufe entsprechen, haben sie den Charakter von Fiktionen. Die Veränderung in der Allokation gesellschaftlicher Arbeitsaufgaben sowie die Einführung von Marktprinzipien im Gesundheitswesen haben einen sozialstrukturellen Wandel bewirkt, der auch die soziale Lagerung von Professionen im Berufssystem beeinflusst. Professionalisierte Berufe sind in ihrem Expertenhandeln zunehmend institutionell eingebunden und damit den in der jeweiligen (betrieblichen) Organisation geltenden Kontrolltypen und Effizienzkriterien unterworfen. Dadurch ist ihr Handlungsspielraum zunehmend weniger durch institutionelle oder materielle Unabhängigkeit gekennzeichnet und ihr Status als ›freier‹ Beruf eingeschränkt.

Für eine Strategie der Professionalisierung jenseits dominanztheoretischer Prämissen sprechen die Erweiterung des Angebots gesundheitsbezogener Dienstleistungen und die Übernahme von Kriterien des Qualitätsmanagements. Durch die Zunahme präventiver und sonstiger nicht-ärztlicher therapeutischer Versorgungsangebote nimmt die Dominanz ärztlicher Angebote im System der Gesundheitsversorgung ab. Diese neuen Versorgungsangebote lassen sich kaum mit der kurativ-technischen Perspektive der medizinischen Profession verbinden und eröffnen dadurch größere Erwerbschancen für nicht-ärztliche Heilberufe. Aber auch Rationalisierung von Versorgungsabläufen und Implementierung aus dem Produktionsbereich übernommener Strategien des Qualitätsmanagements verändern die Position der medizinischen Profession im Bereich gesundheitsbezogener Dienstleistungen. An die Stelle der Expertendominanz der Ärzte treten formalisierte Ergebniskontrollen zur effizienten Steuerung von Abläufen in einer Einrichtung. Dadurch können auch in Organisationen mit hohem Anteil an Expertenpositionen berufliche Austauschbeziehungen auftreten, die den Charakter von Verteilungskämpfen haben. In einer derartigen Konstellation wachsen die Chancen für eine Professionalisierung *sekundärer* Pflege.

*Marginalien:*

Orientierung an obsoleten Annahmen zum Professionsstatus

Chancen bei erweitertem Dienstleistungsangebot und Kriterien des Qualitätsmanagement

## Weiterführende Literatur

zu Kapitel 3.1

Bischoff-Wanner, C. (2000): Pflege im historischen Vergleich. In: B. Rennen-Allhoff; D. Schaeffer (Hrsg.), *Handbuch Pflegewissenschaft.* Weinheim: Juventa, S. 17–34.

Cappell, E. (1996): Berufskonstruktion als Vermittlungsversuch zwischen Angebot und Nachfrage. In: ders., *Von der Hilfspflege zur Profession.* Köln: KDA, S. 31–65.

Kondratowitz, H.-J. v. (1988): Allen zur Last, niemandem zur Freude. Die institutionelle Prägung des Alterserlebens als historischer Prozess. In: G. Göckenjan; H.-J. v. Kondratowitz (Hrsg.), *Alter und Alltag.* Frankfurt/M.: Suhrkamp, S. 100–136.

Wolff, H.-P.; Wolff, J. (1994): *Geschichte der Krankenpflege.* Basel: Recom, Kapitel 6 und 7.

zu Kapitel 3.2

Becker, W.; Meifort, B. (1998): Das Berufskonzept in der beruflichen Bildung. In: dies., *Altenpflege. Abschied vom Lebensberuf.* Bielefeld: Bertelsmann, S. 9–42.

Brater, M. (1980): Die Aufgaben beruflicher Weiterbildung. In: A. Weymann (Hrsg.), *Handbuch für die Soziologie der Weiterbildung.* Neuwied: Luchterhand, S. 66–101.

Greinert, W.-D. (1995): Geschichte der Berufsausbildung in Deutschland. In: R. Arnold; A.

Lipsmeier (Hrsg.), *Handbuch der Berufsbildung.* Opladen: Leske + Budrich, S. 409–417.

Kutscha, G. (1993): Modernisierung der Berufsbildung im Spannungsfeld von Systemdifferenzierung und Koordination. In: F. Buttler; R. Czycholl; H. Pütz (Hrsg.), *Modernisierung beruflicher Bildung vor den Ansprüchen von Vereinheitlichung und Differenzierung.* Nürnberg: IAB, S. 40–56.

zu Kapitel 3.3

Gehle, M.; Hasan, E.; Schnabel, E. (1995): Berufsbilder und Bildungsgänge. In: dies., *Strukturreform der Pflegeausbildungen.* Düsseldorf: MAGS, S. 21–80.

Wittneben, K. (1995): Zur Situation der Weiterbildung von Pflegekräften zu Pflegelehrkräften

in Deutschland von 1903 bis 1993. In: M. Mischo-Kelling; K. Wittneben, *Pflegebildung und Pflegetheorien.* München: Urban & Schwarzenberg, S. 252–291.

zu Kapitel 3.4

Becker, W.; Meifort, B. (1997): *Altenpflege – Arbeit wie jede andere? Ein Beruf fürs Leben?* Bielefeld: Bertelsmann, Kapitel 2–6.

zu Kapitel 3.5

Bollinger, H.; Hohl, J. (1982): Auf dem Weg von der Profession zum Beruf. Zur Deprofessionalisierung des Ärzte-Standes. *Soziale Welt,* 32, S. 440–464.

Daheim, H. (1992): Zum Stand der Professionssoziologie. Rekonstruktion machttheoretischer Modelle der Profession. In: B. Dewe; W. Ferchhoff; F.-O. Radtke (Hrsg.), *Erziehen als Profession.* Opladen: Leske + Budrich, S. 21–35.

Heidenreich, M. (1999): Berufskonstruktion und Professionalisierung. In: H. J. Apel; K.-P. Horn; P. Lundgreen; U. Sandfuchs (Hrsg), *Professionalisierung pädagogischer Berufe im historischen Prozess.* Bad Heilbrunn: Klinkhardt, S. 35–58.

Hesse, H. A. (1972[2]): ›Professionalization‹ – soziale Wirklichkeit und soziologische Kategorie. In: ders., *Berufe im Wandel.* Stuttgart: Enke, S. 33–73.

# 4 Ausübung von Arbeitstätigkeiten

Die Versorgung Älterer ist eine gesellschaftliche Arbeitsaufgabe, die sowohl beruflich als auch nicht-beruflich erledigt wird. Von daher unterscheiden sich auch die Bedingungen, die bewirken, dass Personen ihr Arbeitsvermögen für Pflegearbeit einsetzen.

Zunächst geht es um die Frage nach den Vorgaben, die dazu führen, dass Personen Pflegedienstleistungen erbringen. Die Bereitschaft dazu lässt sich nur begrenzt durch intrinsische (Arbeitsinhalte) oder extrinsische (Einkommen) Motive erklären. Sie ist eher auf Bedingungen zurückzuführen, die in ihrer Kombination als Sog(Pull)- und Schub(Push)-Faktoren wirken. *Kapitel 4.1*

Die Übernahme einer Position in einem Tätigkeitsfeld bedeutet zugleich Anpassung der Berufsrolle an positionale Verhaltensvorgaben. Formale und informale Arbeitsorganisation vergeben Rechte und Pflichten entsprechend der Berufsrolle. Bei der Umsetzung der Berufsrolle in berufliches Handeln kommt der Berufsethik gegenüber der Systemethik eine große Bedeutung zu. *Kapitel 4.2*

Durch die sozialstaatliche Allokation von Pflegeaufgaben werden Arbeitskontexte geschaffen, die unterschiedliche Tätigkeitskombinationen abverlangen. Neue sozialstaatliche Vorgaben für einen Versorgungsbereich, wie etwa Fristigkeit der Pflegearbeit oder Pflegeplanung nach dem Prozessmodell, verändern das Aufgabenprofil und damit zugleich die Bestandteile der Arbeitsrolle. *Kapitel 4.3*

Der Pflegebereich eröffnet viele Möglichkeiten, im beruflichen Handeln einen individuellen Arbeitsstil umzusetzen. Dieser wird maßgeblich durch ein subjektives Klientenbild geformt und schlägt sich auch in einem spezifischen Sprachstil nieder. Obschon er Ausdruck einer individuellen Sichtweise ist, verweist er zugleich auf weitere soziale und kollektive Funktionen. *Kapitel 4.4*

Die schleichende Auflösung stabiler Beschäftigungsverhältnisse bewirkt unter allen Berufsinhabern eine zunehmende überbetriebliche Mobilität. Berufliche Mobilität, die den Charakter von ›Berufsflucht‹ hat, zeigt sich nur in der Altenpflege. Dagegen ist Krankenpflege eher durch eine ›Berufstreue‹ gekennzeichnet. *Kapitel 4.5*

## 4.1    Beweggründe für Pflegearbeit

Pflege jenseits
›humanitärer‹
Arbeitsmotive?

Die gesellschaftliche Organisation der Versorgung Älterer in beruflicher und nicht-beruflicher Form lässt eine Vielzahl von Beweggründen aufkommen, aus denen heraus diese Pflegearbeit übernommen wird. Bis in die 1960er Jahre war die Übernahme *erwerbsmäßiger* Altenpflege im Wesentlichen durch humanitäre, wenn nicht religiöse Beweggründe beeinflusst. Soziales Ansehen und vor allem Einkommen waren von untergeordneter Bedeutung. Heute haben die Attraktivität eines Berufs und die damit verbundenen Erwerbschancen einen größeren Anreizcharakter für den Berufseinstieg. Mitunter wird in diesem Zusammenhang von ›Berufswahl‹ im Sinne einer subjektiv-individuellen Entscheidung gesprochen. Wenn man sich jedoch vergegenwärtigt, dass etwa ein Pflegeberuf eine vergleichsweise geringe soziale Wertschätzung erfährt (Kap. 1.5, S. 53 f.) und die Ausbildung dazu eher in eine berufliche Sackgasse führt (Kap. 3.2, S. 110 f.), dann stellt sich die Frage, welche Bedingungen Erwerbspersonen veranlassen, in dieses Tätigkeitsfeld einzusteigen und inwieweit es sich dabei um eine »Wahl« im engeren Sinne handelt.

Allokation von
Pflegearbeit auf
gesellschaftli-
che Bereiche
beeinflusst
Arbeitsmotive

Die Erledigung von Pflegearbeit in beruflicher oder nicht-beruflicher Form ergibt sich zunächst aus der Allokation von Pflegeaufgaben auf gesellschaftliche Bereiche (Pflegemarkt oder Familie). Damit sind zugleich spezifische Anreizstrukturen für die Übernahme von Pflegearbeit vorgegeben. Auf der individuellen Ebene lassen sich die Beweggründe auf einer Skala zwischen den Endpunkten »materiell« und »immateriell« verorten (Tabelle 4.1). Materielle Motive beziehen sich auf Lohnarbeit und Erwerbseinkommen, immaterielle stehen für soziale Gratifikationen (Anerkennung) sowie für normative (Pflichtbewusstsein) oder auch moralische Beweggründe (Nächstenliebe). Auf der gesellschaftlichen Ebene ist es angebracht, zwischen privatem und öffentlichem Bereich ebenfalls als Endpunkte einer Skala zu unterscheiden. Werden die Skalen kombiniert, wird deutlich, dass einige Tätigkeitsfelder eine berufliche und andere eher eine nicht-berufliche Arbeitsorientierung erfordern. Im Privatbereich überwiegt die nicht-berufliche Pflegearbeit. Außerhalb dieses Bereichs gibt es eine Vielfalt von Motivlagen und Mischformen beruflicher und nicht-beruflicher Pflegearbeit in unterschiedlichen Einrichtungen. Diese Vielfalt findet sich insbesondere bei den freigemeinnützigen Trägern (Tabelle A.9, S. 354).

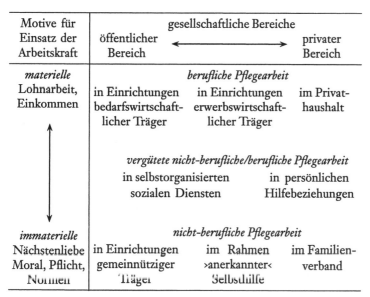

Tabelle 4.1:
Beweggründe
für Pflegearbeit
nach gesell-
schaftlichen
Bereichen

| Motive für Einsatz der Arbeitskraft | gesellschaftliche Bereiche | | |
|---|---|---|---|
| | öffentlicher Bereich ⟷ | | privater Bereich |
| *materielle* Lohnarbeit, Einkommen ↑ | *berufliche Pflegearbeit* | | |
| | in Einrichtungen bedarfswirtschaft-licher Träger | in Einrichtungen erwerbswirtschaft-licher Träger | im Privat-haushalt |
| | *vergütete nicht-berufliche/berufliche Pflegearbeit* | | |
| | in selbstorganisierten sozialen Diensten | in persönlichen Hilfebeziehungen | |
| ↓ *immaterielle* Nächstenliebe Moral, Pflicht, Normen | *nicht-berufliche Pflegearbeit* | | |
| | in Einrichtungen gemeinnütziger Träger | im Rahmen ›anerkannter‹ Selbsthilfe | im Familien-verband |

Bei Übernahme nicht-beruflicher Pflegearbeit auf Grund imma- **immaterielle**
terieller Motive steht das potenziell erreichbare Arbeitsergebnis **Beweggründe**
im Vordergrund. Diese Pflegearbeit wird entweder ›öffentlich‹
als Ehrenamt in Einrichtungen freigemeinnütziger Träger oder
›privat‹ im Familienverband erbracht. Aber auch als Nachbarschaftshilfe in privater, gemeinnütziger Trägerschaft hat sich
ehrenamtliche Pflegearbeit etabliert. Zwischen Pflegearbeit, die
aus immateriellen Beweggründen übernommen wird und jener,
die ausschließlich Erwerbszwecken dient, hat sich eine Organisationsform entwickelt, die sowohl auf moralisch-ideellen Werten
als auch auf materiellen Anreizen beruht. Das PflegeVG eröffnet
Pflegebedürftigen die Möglichkeit, Pflegegeld in Anspruch zu
nehmen und an eine Pflegeperson weiterzuleiten. Dadurch hat
normativ oder moralisch motivierte und durch Pflegegeld vergütete nicht-berufliche Pflegearbeit an Bedeutung gewonnen. Diese
Versorgung kann durch selbstorganisierte Dienste erfolgen. Da in
einigen beruflich ausgebildete Pflegekräfte mitwirken, kommt es
mitunter zu einer Semi-Professionalisierung und die Pflegestandards können über denen professioneller Dienste liegen. Aber vor
allem Personen ohne semi-professionellen Hintergrund erbringen in Privathaushalten vergütete nicht-berufliche Pflegearbeit.
Da Pflege*fach*kräfte mitunter wegen potenzieller Unterversorgung pflegebedürftiger Angehöriger den Erwerbsverlauf unterbrechen, wird auch vergütete berufliche Pflegearbeit geleistet.

materielle
Beweggründe

Der Einsatz des Arbeitsvermögens kann um dessen Tauschwert zentriert erfolgen. Damit würden Lohnarbeitsverhältnis und erzielbares Erwerbseinkommen als primärer Beweggrund für Pflegearbeit wirken. Die Übernahme erwerbsmäßiger Pflegearbeit war bis Mitte der 1990er Jahre auf die stationären Einrichtungen und ambulanten Dienste freigemeinnütziger und öffentlicher Träger beschränkt. Sie boten neben guten Erwerbsmöglichkeiten eine große Sicherheit des Arbeitsplatzes. Die Einführung von Marktmechanismen im Pflegebereich hat vor allem die Erwerbschancen bei den zahlreichen erwerbswirtschaftlich orientierten Trägern im ambulanten Bereich vergrößert. Häufig sind deren materielle Gratifikationen gegenüber denen der Non-Profit-Träger jedoch geringer. Bislang seltener wird berufliche Pflegearbeit im Rahmen eines privaten Lohnarbeitsverhältnisses ausschließlich für eine Person in deren Privathaushalt erbracht.

Einkommen
als Anreiz für
Pflegearbeit

Das Institut für Demoskopie (1993) hat gezeigt, dass nahezu zwei Drittel aller Frauen einer Erwerbstätigkeit nachgehen, »um eigenes Geld zu verdienen und damit von anderen unabhängig zu sein«. Von daher stellt sich die Frage, inwieweit das mögliche Erwerbseinkommen einen Anreiz ausübt, Pflegearbeit zu übernehmen. Seit Ende der 1980er Jahre hat sich die Einkommenssituation für Pflege*fach*kräfte auf tarifvertraglich geregelten Arbeitsplätzen deutlich verbessert. Dennoch erzielen vollzeitig beschäftigte Pflegekräfte im Vergleich zu Bürokräften mit etwa gleichem Ausbildungsniveau trotz höheren Anteils an Zulagen für Schichtarbeit ein deutlich niedrigeres Erwerbseinkommen (Tabelle 4.2, Spalte 1). So hat ein Viertel der vollzeitig erwerbstätigen Bürokräfte ein Einkommen über € 1 534. Unter den Pflegekräften ist deren Anteil dagegen nur halb so groß. Da es sich bei den Pflegeberufen um ›Frauenberufe‹ handelt, ist es angebracht, deren Erwerbseinkommen mit dem mittleren Einkommen von Frauen zu vergleichen. Frauen erzielen mit € 1 097 gegenüber Männern mit € 1 577 im Durchschnitt ein deutlich niedrigeres Einkommen. Wird nach Pflegeberufen differenziert, dann zeigt sich, dass Familienpflegerinnen die unterste und Diätassistentinnen die oberste Einkommensposition einnehmen. Obschon Altenpflegekräfte im Entlohnungssystem formal mit den Krankenpflegekräften gleichgestellt sind, beziehen sie ein deutlich niedrigeres Erwerbseinkommen. Lediglich bei den Krankenschwestern und Diätassistentinnen liegt es über dem mittleren Einkommen aller erwerbstätigen Frauen (Tabelle 4.2, Spalte 2).

| Berufsbezeichnung Erwerbstätigkeit | monatl. Nettoeinkommen | | Anteil Erwerbstätiger mit € 920–1 534 DM 1 800–3 000 in v. H. | Tabelle 4.2: Einkommen von Büro- und Pflegekräften in Vollzeit |
|---|---|---|---|---|
| | Mittelwert $\bar{x}$ in € / DM | Abweichung vom $\bar{x}$ erwerbstätiger Frauen | | |
| Altenpflegerin | 1 042/2 038 | – | 56,4 | |
| Diätassistentin | 1 178/2 303 | o | 67,4 | |
| Familienpflegerin | 927/1 814 | – – | 58,3 | |
| Heilerziehungspflegerin | 933/1 825 | – – | 41,7 | |
| Kinderpflegerin | 932/1 822 | – – | 58,2 | |
| Krankenpflegehelferin | 1 024/2 003 | – | 53,9 | |
| Krankenschwester | 1 146/2 242 | o | 59,2 | |
| Bürofachkräfte | 1 272/2 487 | + | 47,6 | |

Erläuterung: + = 10–20 % über $\bar{x}_{Frauen}$; o = ≤ 10 % über $\bar{x}_{Frauen}$; – = ≤ 10 % unter $\bar{x}_{Frauen}$; – – = 10–20 % unter $\bar{x}_{Frauen}$.                                            Quelle: MZ 1996.

Das Erwerbseinkommen hat vermutlich nur dann Anreizcharakter für die Übernahme einer Arbeitsaufgabe, wenn das erzielbare Einkommen eindeutig erkennbar ist. Je größer die Streuung, desto undeutlicher wird die mögliche Einkommensposition. Als Hinweis auf die Streuung des Einkommens innerhalb einer Berufsgruppe kann der Anteil an Erwerbstätigen mit einem Erwerbseinkommen von € 920–1 534 betrachtet werden (Tabelle 4.2, Spalte 3). Unter den Pflegekräften weisen die Diätassistentinnen die geringste und die Heilerziehungspflegerinnen die größte Streuung auf. Die Ursache dafür liegt in den Bedingungen für den Übergang in die jeweiligen Teilarbeitsmärkte (Kap. 6.3, S. 256 ff.). In Arbeitsmärkten, die Arbeit Suchenden ohne einen dem Tätigkeitsfeld entsprechenden Berufsabschluss offen stehen, wird deren Arbeitskrafteinsatz auch nur mit niedrigerem Erwerbseinkommen entgolten. Anteil und Einkommen Erwerbstätiger ohne Ausbildungsberuf beeinflussen daher die nicht-eindeutige Einkommensposition einer Berufsgruppe. Unter den vollzeitig in der Altenpflege Beschäftigten sind 17 % ohne jeden Berufsabschluss (MZ 1996). Diese Gruppe ist damit deutlich größer als etwa unter Krankenpflegekräften oder Bürokräften. Hier weisen jeweils weniger als ein Zehntel keinen Berufsabschluss auf. Ein fehlender Berufsabschluss findet sich in der Altenpflege häufiger bei Angehörigen älterer Geburtskohorten. Rund ein Fünftel der über 40-jährigen vollzeitig Beschäftigten zählt zu den Niedrigeinkommensbeziehern (≤ € 920). In der Krankenpflege beträgt deren Anteil weniger als ein Zehntel.

erzielbares Einkommen und Streuung von Einkommenspositionen

Pflegearbeit
aus altruistisch-
selbstlosen
Motiven?

Vor dem Hintergrund des erzielbaren Einkommens ist sicher nicht davon auszugehen, dass die Übernahme von Pflegearbeit ausschließlich unter ökonomischen Gesichtspunkten erfolgt.
Selbst unter Berücksichtigung der Einkommensverbesserung seit
den 1980er Jahren erhält eine Pflegekraft eine vergleichsweise
geringe Entlohnung für eine körperlich schwere und psychisch
sehr belastende Dienstleistungsarbeit. Daher wird vermutet, dass
bei Pflegekräften ein ›Helfermotiv‹ als Beweggrund im Vordergrund steht. ›Menschen helfen wollen‹ oder ›mit Menschen arbeiten‹ gelten als die klassischen Beweggründe, deretwegen Personen erwerbsmäßige Altenpflege übernehmen (z. B. BiBB 1995;
Mahnkopf 1992; Gutberlet 1985; Kempe, Closs 1984). Dem
Umstand, dass die Übernahme von Pflegearbeit nicht nur sozial
bedeutsam ist, sondern auch die Möglichkeit eröffnet, sich als
Person einzubringen, wird daher ein großer motivierender Einfluss auf den Einstieg in die Altenpflege zugeschrieben. Die hohe
Identifikation mit den Arbeitsinhalten begünstigt zudem, dass
Erwerbsinteressen wenn nicht geleugnet, dann übersehen oder
gar für nebensächlich erklärt werden. Im Berufsverlauf verändert
sich das Interesse am Aufgabenprofil nur im geringen Umfang.

Arbeitsmotive:
Spiegel sozialer
Erwünschtheit
und berufsex-
ternen Bezugs

Dieser »›subjektivistische Überhang‹ bei den Entscheidungs-
gründen für den Beruf« (Becker 1996) wirft die Frage auf, inwieweit es sich dabei um sozial erwünschte Aussagen handelt. »Hilfe
[gilt] als Urkategorie des Gemeinschaftshandelns« (Scherpner
1974) und lässt sich in der öffentlichen Meinung eigentlich kaum
mit dem Grundgedanken verbinden, dass das Erbringen von Hilfeleistungen dazu dient, eine Existenzgrundlage zu schaffen und
Erwerbseinkommen zu erzielen. In diesem Wertekontext könnten arbeitsbezogene Beweggründe zur Vermeidung von kognitiver Dissonanz dienen. Darüber hinaus ist zu vermuten, dass bei
Aussagen zur Entscheidung für einen Pflegeberuf in erster Linie Berufsalternativen gegeneinander abgewogen werden. Dabei
dürften Aspekte der Arbeitsorganisation und weitere Arbeitsbedingungen kaum Berücksichtigung finden. Diese gewinnen ebenso wie die Frage der Gratifikation erst im weiteren Berufsverlauf
an Bedeutung. »Die Altenpflege als Beruf [kann] außer ihrem
äußerst fragwürdigen Personengruppenbezug kein eigenständiges fachliches Orientierungsangebot ... unterbreiten. ... [Daher]
erscheint der mehrheitliche Rückzug auf persönlich bedeutsame
Anteile der Vorstellungen vom Beruf bei der Berufswahlentschei-
dung zwangsläufig und notgedrungen« (Becker 1996).

Diese subjektiv-individuellen Entscheidungsgründe haben nur eine begrenzte Erklärungskraft. Daher wird mitunter versucht, die Übernahme von Pflegearbeit mit einer »Dualität der Motivstruktur« zu erklären. Damit wird darauf abgehoben, dass eine Reihe von Beweggründen bedeutsam, aber in unterschiedlicher Ausprägung entscheidungsrelevant sind. Voss (1993) hat verdeutlicht, dass sich die ›klassischen Berufswahlmotive‹ in zwei Faktoren zusammenfassen lassen. Ein Faktor bezieht sich auf die äußeren Rahmenbedingungen und der andere auf den sozialen Tätigkeitsspielraum des Krankenpflegeberufs. Es ergeben sich lediglich Unterschiede im Hinblick auf das Alter. Weder Schul- noch Berufsausbildung oder Merkmale der Einrichtung erweisen sich als erklärungskräftig. Dies lässt sich nur zum Teil auf das Problem retrospektiver Einschätzung vormaliger Entscheidungsgründe zurückführen. Auch dieser Ansatz suggeriert, dass für den Einsteiger in das Tätigkeitsfeld eine individuelle Wahlsituation vorliegen würde. Letztlich stecken jedoch Opportunitätsstrukturen der gesellschaftlich-historischen Situation und Merkmale individueller Akteure den Entscheidungsspielraum ab.

*Pflegearbeit auf Grund dualer Motivstruktur?*

Aus deren Perspektive resultiert die Übernahme von Pflegearbeit aus einem Zusammenwirken von Bedingungen sozialen Drucks (Schub-/Push-Faktoren) *und* sozialer Anziehung (Sog-/Pull-Faktoren). So könnten etwa durch einen Strukturwandel Arbeitsplätze für Angehörige bestimmter Berufsgruppen gefährdet sein. Diese soziale Lage wirkt als Schub-Faktor. Dagegen kann der Altenpflege-Arbeitsmarkt auf Grund des Angebots an freien Arbeitsplätzen und geringer Zugangsschwellen für Arbeit Suchende ohne Pflegeberuf den Charakter eines Sog-Faktors haben. Als Schub-Faktoren wirken jedoch nicht nur strukturelle Bedingungen (fehlende Erwerbsalternativen), sondern auch individuelle Merkmale (kein Berufsabschluss). Sie schaffen eine Situation, die als unbefriedigend empfunden wird und auf Veränderung drängt. Sog-Faktoren sind dagegen jene Bedingungen, die eine Verbesserung der sozialen Lage und Befriedigung subjektiver Bedürfnisse versprechen. Als Sog-Faktor kann die Attraktivität eines Tätigkeitsfeldes (Angebot und Sicherheit der Arbeitsplätze, Arbeitsinhalte, Identifikationsmöglichkeiten, Gestaltungsspielraum, Karrierechancen, Einkommenspositionen) wirken. Schub- und Sog-Faktoren sind in zahlreichen Konstellationen gegeben, wirken aber in ihrer Kombination sehr unterschiedlich. Je nach individuellem Akteur haben sie ein unterschiedliches Gewicht.

*Einstieg in Tätigkeitsfeld als Folge von Schub-/Sog-Faktoren*

Alter und
Geschlecht

Die Sog- und Schub-Wirkung einzelner Merkmale lässt sich ansatzweise bei Kontrolle der Einflussfaktoren auf Übernahme erwerbsmäßiger Pflege- oder Büroarbeit erkennen (Tabelle 4.3). Gegenüber den 25–34-Jährigen erweist sich ein Einstieg in die Altenpflege nicht nur für über 35-Jährige, sondern auch für unter 24-Jährige als ausgesprochen attraktiv. Die Krankenpflege verliert dagegen mit zunehmendem Alter an Anziehungskraft. Die eingeschränkten Erwerbschancen in anderen Teilarbeitsmärkten dürften als Schub-Faktor in Richtung Altenpflege wirken. Bei Jüngeren wird häufig angenommen, dass die Attraktivität personenbezogener Arbeit als weiterer Sog-Faktor wirkt. Erwerbschancen unterscheiden sich auf Grund geschlechtsspezifischer Arbeitsteilung. Frauen werden stets auf jene Erwerbstätigkeiten verwiesen, in denen Fähigkeiten für einfache Dienstleistungen oder haushaltsnahe Arbeitsaufgaben abverlangt werden wie im Büro- und Pflegebereich. Für Männer und Personen ohne Kinder erweist sich erwerbsmäßige Pflegearbeit eher als unattraktiv.

Schulbildung
und Berufs-
abschluss

Personen mit einem spezifischen Humankapital (Schulbildung, Beruf) sind an dessen optimaler Verwertung interessiert. Dadurch haben jene Tätigkeitsfelder eine Sog-Wirkung, die die formalen Schul- und Berufsabschlüsse als Zugangskriterien vorgeben. In dieser Form wirkt der Realschulabschluss auf den Einstieg in die Krankenpflege. Schulbildung auf Hauptschulniveau hat dagegen eine Schub-Wirkung in Richtung Altenpflege. Ein Berufsabschluss auf dem Niveau einer Lehre oder BFS erhöht die Attraktivität aller Berufe, insbesondere jedoch den der Krankenpflege.

Arbeitsmarkt
und Beschäfti-
gungsverhältnis

Eine hohe Verberuflichung der Erwerbsarbeit bedeutet relativ enge Berufszuschnitte und zugleich ein größeres Beschäftigungsrisiko bei Strukturwandel. Altenpflege erweist sich gegenüber den anderen Berufen als offenes Tätigkeitsfeld mit großer Sog-Wirkung für Berufswechsler. Auf dem Pflegemarkt dominieren weiterhin die freien und öffentlichen Einrichtungsträger. Arbeitsplatzsicherheit und Gratifikation nach dem Bundes-Angestelltentarifvertrag (BAT) oder in Anlehnung daran erweisen sich als attraktiv. Demgegenüber haben Beschäftigungsverhältnisse bei privaten Trägern eine geringere Anziehungskraft. Die Attraktivität von Nicht-Normalarbeitsverhältnissen ergibt sich daraus, dass sie zunächst Versorgungsabläufe in Pflegediensten stabilisieren und dementsprechend häufig angeboten werden. Ansonsten kommen sie dem grundsätzlichen Wunsch von zumeist Frauen entgegen, zumindest in dieser Form am Arbeitsmarkt erwerbstätig zu sein.

| Einflussfaktoren | Bürokräfte ohne nähere Angaben | Pflegekräfte | | Tabelle 4.3: |
|---|---|---|---|---|
| | | Altenpflege | Krankenpflege | Einflussgrößen auf Übernahme erwerbsmäßiger |
| Alter 16–24 Jahre | 0,985** | 1,050* | 1,103* | Pflege- und |
| Alter 35–44 Jahre | 0,983 | 1,045* | 0,937* | Büroarbeit |
| Alter 45–60 Jahre | 1,019 | 1,051* | 0,942** | 1995–97 |
| Männlich | 0,994* | 0,994* | 0,982* | |
| Haushalt ohne Kinder | 1,019 | 0,973 | 0,938* | |
| Realschulabschluss und höher | 1,031* | 0,979* | 1,131* | |
| Berufsabschluss Lehre, BFS | 1,031* | 1,042* | 1,149* | |
| Wechsel des ›Erwerbsberufs‹ | 0,985* | 1,035*** | 0,967* | |
| Privatwirtschaft | 1,040* | 0,991* | 0,960* | |
| Nicht-Normalarbeitsverhältnis | 1,019 | 1,034** | 0,942* | |
| alle Fälle mit Erwerbsaufnahme | 48.315 | 48.315 | 48.315 | |
| Einsteiger in Tätigkeitsfeld | 2.007 | 567 | 975 | |

Erläuterungen: *, **, *** auf dem 1 %-, 5 %-, 10 %-Niveau signifikant. Logit-Schätzung. Ein relativer Wert von z. B. 1,103 bzw. 0,937 besagt, dass die Wahrscheinlichkeit, in diesen Tätigkeitsbereich zu wechseln, bei Personen mit dem jeweiligen
Merkmal um 10,3 % über bzw. 6,3 % unter der Referenzkategorie liegt. Referenzgruppe: Alter 25–34 Jahre, Weiblich, Haushalt mit Kindern, Hauptschulabschluss, Berufsabschluss Fachschule und höher, kein Wechsel des ›Erwerbsberufs‹, Öffentlicher Dienst, Normalarbeitsverhältnis.                Quelle: MZ 1997.

Bei Übernahme erwerbsmäßiger Altenpflege werden häufig Faktoren mit Sog-Wirkung als die bedeutsameren angesehen. Dabei
wird vermutet, dass sie bei Einsteigern in das Tätigkeitsfeld je
nach Fähigkeitsprofil in unterschiedlicher Weise wirksam sind.
Auf Inhaber eines Pflegeberufs sollen Arbeitsinhalte und Aufgabenprofile eine große Anziehungskraft ausüben. Demgegenüber
gingen Arbeit Suchende ohne adäquaten Ausbildungsberuf in jeden unmittelbar für sie offenen Teilarbeitsmarkt. Das Arbeitsplatzangebot auf dem Altenpflege-Arbeitsmarkt avanciert für sie zum
›Haupt-Sog-Faktor‹. Übersehen wird jedoch dabei, dass die Übernahme *immer* aus einer Kombination von Schub- und Sog-Faktoren resultiert. Entscheidungen werden im Kontext einer subjektiv
als ›schlecht‹ wahrgenommenen sozialen Lage eingeleitet. Von
daher wirken Schub-Faktoren als *primäre* Einflussgrößen auf deren
Veränderung. Sog-Faktoren basieren dagegen auf antizipierten
Vorteilen zu deren Verbesserung. Sie haben daher den Charakter
*sekundärer* Einflussgrößen. Schub-Faktoren wirken bei Berufsinhabern lediglich zeitlich vorgelagert, so etwa wenn sie unter Abwägung der Chancen in anderen Ausbildungsberufen sich schließlich
für den Einstieg in einen Pflegeberuf entscheiden (HAMPEL 1983).

Berufsinhaber
= Pflegearbeit
ausschließlich
wegen Sog-
Faktoren?

## 4.2    Arbeitsvermögen und Rollenvorgaben

soziale Rolle    Im Privatbereich wie in der Öffentlichkeit sind Gesellschafts-
mitglieder stets Träger von sozialen Rollen. Rollen stehen für
sinnhafte Verhaltensregelmäßigkeiten in Form von Handlungsmustern. Sie sind quasi-objektive, vom Einzelnen prinzipiell unabhängige Komplexe von Verhaltensvorschriften, die sich aus
der Differenzierung einer Gesellschaft in institutionell definier-
te funktionale Bereiche ergeben. Rollen werden auch als Summe
aufeinander bezogener Zuschreibungen und Anforderungen an
eine Position in einem bestimmten Bereich bezeichnet. Ihr besonderer Inhalt wird nicht von einem einzelnen Akteur, sondern
von der Gesellschaft insgesamt oder den jeweiligen Teilbereichen
bestimmt und verändert. Rolleninhalte begegnen dem Einzelnen
mit einer gewissen Verbindlichkeit im Anspruch, so dass er sich
ihnen nicht ohne Schaden entziehen kann. Soziale Sanktionen
gewährleisten, dass die normativen Vorgaben zur Regelung von
Verhaltensweisen beachtet und eingehalten werden. Rollen sind
daher stets das Ergebnis normativ und/oder administrativ vorge-
gebener Reduktionen von Verhaltensvarianz.

Grundfähig-    Personen handeln nicht immer rollenkonform. Rollenvorga-
keiten der    ben und Rollenverhalten können auseinander gehen. Damit Rol-
Rollenge-    lenträger in diesem Spannungsverhältnis ihre Identität behaup-
staltung    ten können, müssen sie über bestimmte elementare Fähigkeiten
wie die zur Rollendistanz, Empathie, Ambiguitätstoleranz und
Identitätsdarstellung verfügen (KRAPPMANN 1993). In einer Rolle
gegensätzliche Erwartungen oder widersprüchliche Anforderungen durch Rückgriff auf andere soziale Rollen und Normen
zurückzuweisen, macht die Fähigkeit zur Rollendistanz aus. Empathie ist die Fertigkeit, sich in einen Interaktionspartner hin-
einzuversetzen und dessen Erwartungen im Rollenhandeln ›innerlich‹ vorwegzunehmen. Ambiguitätstoleranz ist die Fähigkeit,
eine mehrdeutige Situation und Kommunikation oder widersprüchliche Merkmale eines sozialen Phänomens hinzunehmen.
Rollenträger müssen auch bei fehlendem gemeinsamem Hand-
lungsbezug und nicht-erreichter Befriedigung sozialer Bedürfnisse die Interaktion temporär aufrechterhalten können. Identitätsdarstellung ist schließlich die Fähigkeit, die eigene Person in
einer Rolle zu repräsentieren. Diese Grundfähigkeiten werden in
jeder Rolle benötigt, besonders jedoch in Rollen, die sich auf das
Erbringen von personenbezogenen Dienstleistungen beziehen.

Bei sozialen Rollen in Organisationen ist zwischen Arbeitsrolle und Berufsrolle zu unterscheiden. Eine Arbeitsrolle bezieht sich auf »die Gesamtheit aller mit einer Tätigkeitsausübung in Organisationen verbundenen Anforderungen, Bewertungen und Satisfaktionen [Gratifikationen]« (Kap. 4.3, S. 166 ff.). Die Berufsrolle steht demgegenüber für Handlungs- und Bewertungsmuster, »die unabhängig vom jeweiligen organisatorischen Kontext der Berufsausübung [existieren und] die an spezifischen Problemlösungen, entsprechenden Ausbildungswegen und Vermittlung von Kenntnissen und Techniken zur Problemlösung sowie einheitlichen Wertvorstellungen über den Einsatz und die Verwertung dieser Kenntnisse orientiert sind« (BÜSCHGES, LÜTKE-BORNEFELD 1977). An Berufsinhaber mit einem Zertifikat über ein spezifisches Arbeitsvermögen für das jeweilige Tätigkeitsfeld werden andere, zumeist höhere Erwartungen herangetragen als an Erwerbspersonen ohne entsprechenden Fähigkeitsnachweis. Diese beziehen sich jedoch nicht auf das gesamte berufliche Arbeitsvermögen, sondern nur auf jenen Teil des Fähigkeitsprofils, der einer angemessenen Erledigung der an die Position geknüpften Aufgaben dient. Berufsinhaber müssen damit umgehen, dass es strukturell keine Passung gibt zwischen dem, was sie als Arbeitsvermögen in eine Position einbringen, und dem, was ihnen dort zur Erledigung der Arbeitsaufgabe abgefordert wird.

Positionen bezeichnen Fixpunkte unterschiedlicher sozialer Beziehungen in sozialen Organisationen. Sie sind das Ergebnis formaler und informaler organisatorischer Differenzierung. Da sie sich auf Funktionen beziehen, existieren sie unabhängig von den Personen, die sie innehaben. Diese haben jedoch im Rahmen der an die Positionsinhaber herangetragenen Erwartungen die Möglichkeit, individuelle Veränderungen an den positionsbezogenen Handlungsmustern vorzunehmen. Die Summe der an eine Position geknüpften Verhaltensvorgaben und -erwartungen konstituieren die Rolle als dynamischen Aspekt der eher statischen Position. Organisationen geben für Positionen auf den unterschiedlichen Ebenen im vertikalen Positionengefüge verschiedene Verhaltensmuster vor. Diese stehen für die relative Stellung einer Position in einem Beziehungsgefüge. Die einer Position entgegengebrachte soziale Wertschätzung, die sich in einem sozialen Rang ausdrückt, wird als sozialer Status bezeichnet. Mitunter wird zwischen Position als der Strukturdimension sozialer Lagerung und Status als deren Bewertungsdimension unterschieden.

*[Marginalien:]*

Arbeitsrolle und Berufsrolle

soziale Position und sozialer Status

| *Tabelle 4.4:* Hierarchie der Positionen auf dem Pflegemarkt | Arbeitsorganisatorische Ebene Positionsmerkmal | Gebräuchliche Terminologie auf dem Stellenmarkt | Anforderungsmerkmal = vom Bildungssystem zertifiziertes Arbeitsvermögen |
|---|---|---|---|
| | | *sekundäre Pflege* | |
| | oberste Ebene *(hohes Maß an Entscheidungs- und Anweisungsbefugnis)* | oberes Pflegemanagement, z. B. Gerontologe, Lehrkraft Sekundarstufe II, Pflegewissenschaft | Abschlussexamen einer Universität/Hochschule; 2. Staatsexamen |
| | obere mittlere Ebene | mittleres Pflegemanagement, z. B. Sozialdienst, Sozial-/Pflegepädagoge (FH) | Abschlussexamen einer Fachhochschule, Berufsakademie; Fachhochschulreife |
| | untere mittlere Ebene *(unteres Maß an Leitungs- und Anweisungsbefugnis)* ›Sandwichpositionen‹ | unteres Pflegemanagement, z. B. pflegerische Fachaufsicht, verantwortliche Pflegefachkraft (§ 71 SGB XI), Pflegedienstleitung, Heimleitung | Abschlussexamen einer (Berufs-)Fachschule; Ernennung durch Einrichtungsträger nach mehrjähriger Bewährung und zumeist zweijähriger Weiterbildung |
| | | *primäre Pflege* | |
| | untere Ebene *(überwiegend Ausführungsbefugnis)* | vollausgebildete Pflege*fach*kräfte, u. U. Team-/Stationsleitung | Abschlussexamen einer (Berufs-)Fachschule, u. U. einjährige Weiterbildung |
| | unterste Ebene *(nur Ausführungsbefugnis)* | kurzausgebildete Pflege*hilfs*kräfte an-/ungelernte Pflegekräfte | Abschluss einer einjährigen Helferausbildung Pflegearbeit *ohne* Ausbildung, z. T. Besuch eines Pflegekurses |

soziale Position und Anforderungsmerkmale

In der Arbeitsorganisation stehen Positionen für strukturell vorgegebene Stellen. Durch Positionen werden der organisatorische Rahmen der Arbeitskräftenutzung abgesteckt und Aufgaben- und Verantwortungsbereiche festgelegt. Die Lagerung einer Position wird jedoch *nicht* über Tätigkeitsmerkmale, sondern über Anforderungsmerkmale definiert (Tabelle 4.4). Andere Merkmale wie Ausmaß an Entscheidungs- und Anweisungsbefugnis oder Grad der Informiertheit über betriebliche Angelegenheiten tragen zur weiteren Differenzierung bei. Welches Anforderungsmerkmal zur Übernahme einer Position auf einer bestimmten Ebene notwendig ist, variiert erheblich zwischen den Tätigkeitsbereichen. Die im Bildungssystem vergebenen Zertifikate werden durchweg als wichtigster Indikator für das Anforderungsprofil herangezogen.

Durch den formalen Eintritt in eine Organisation übernehmen Berufsinhaber eine bestimmte Position und eignen sich eine
neue Rolle an. Lediglich auf den unteren Ebenen können Positionen ohne einen Berufsabschluss für das Tätigkeitsfeld übernommen werden. Dadurch sind Aufstiegsmöglichkeiten etwa aus
der primären Pflege auf Positionen der sekundären Pflege sehr
begrenzt. Sie beschränken sich auf die untersten Positionen sekundärer Pflege, in denen Arbeitsaufgaben für die primäre Pflege
operationalisiert werden. Da diesen Positionen eine Mittlerfunk-
tion zukommt, haben sie den Charakter von ›Sandwich‹-Positi-
onen, die häufig nach Berufserfahrung in primärer Pflege und
Senioritätskriterien besetzt werden. Ansonsten wird Berufserfahrung in primärer Pflege durchweg nicht mehr als ausreichend für
die Übernahme von Positionen dispositiver Pflege angesehen.

*Übernahme von Positionen*

Um eine Position inhaltlich auszufüllen, müssen Berufsinhaber
die Berufsrolle auf die mit der Position verbundenen Verhaltensvorgaben beziehen. Dabei werden Arbeitsanforderungen an sie
herangetragen, die vor dem Hintergrund ihres Verständnisses von
der Berufsrolle als ›berufsfremd‹ erscheinen. Verhaltensvorgaben
an Berufsinhaber erscheinen dann als legitim, wenn sie mit deren
Berufsverständnis und dem ihrer berufsfachlichen Bezugsgruppe
übereinstimmen. Die Chancen, Arbeitsanforderungen als ›berufsfremd‹ von sich zu weisen, korrelieren mit der Position. Je
höher diese im Positionengefüge gelagert ist, desto größer sind
die Optionen, den Handlungsspielraum entsprechend dem beruflichen Selbstverständnis zu interpretieren. Im Bereich primärer Altenpflege sind die Möglichkeiten, Verhaltensvorgaben als
›berufsfremd‹ quasi ›wegzudefinieren‹, vergleichsweise gering.

*Rollenüber-
nahme und
berufsfremde
Arbeitsanteile*

Eine Position zu übernehmen bedeutet auch, die Berufsrolle
so anzupassen, dass widersprüchliche Verhaltenserwartungen im
Rollenverhalten aufgefangen werden. Die an die Rolle der Altenpflegerin herangetragenen Erwartungen können sich in bestimmten Situationen widersprechen oder sogar gegenseitig ausschließen. Dadurch kommt zu es Rollenkonflikten (Abbildung 4.1), die
sich daraus ergeben, dass das Rollenverhalten neben dem beruflichen Selbstverständnis an zwei Bezugspunkten auszurichten ist:
an den Zielen einer Pflegeeinrichtung als Dienstleistungsbetrieb
und an den Versorgungslagen und Bedürfnissen der Klienten. Die
Aufhebung dieses Rollenkonflikts kann nicht von der Einrichtung geleistet werden. Eine sinnstiftende Auflösung widersprüch-
licher Anforderungen bleibt stets dem Rolleninhaber überlassen.

*Arbeitsrolle
und wider-
sprüchliche
Verhaltenser-
wartungen*

*Abbildung 4.1:* Ausgewählte Rollenvorgaben innerhalb der formalen Arbeitsorganisation von Einrichtungen der Altenpflege

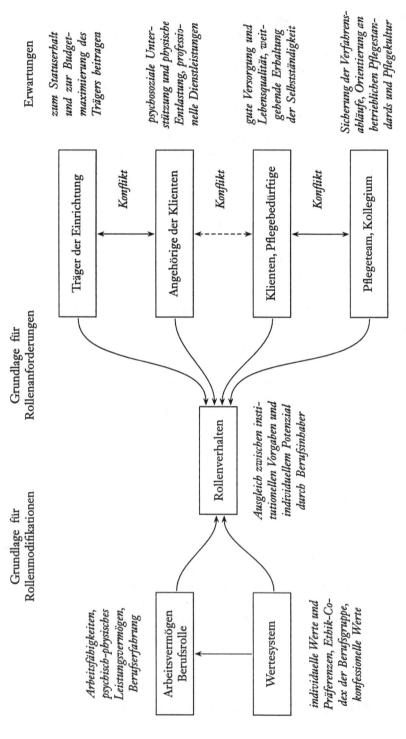

Das Rollenverhalten ist nicht nur durch normative Vorgaben der formalen Organisation, sondern auch die des informalen Beziehungsgefüges beeinflusst. Dies existiert in jedem Arbeitszusammenhang und erwächst aus sozialen Wahlbeziehungen und Präferenzen der Kooperation. Dadurch entsteht eine Bezugsgruppe mit eigenen Verhaltensstandards, Werten und Normen. Die Orientierung an deren Vorgaben hilft Berufsinhabern, ihr Arbeitsvermögen dem betrieblichen Arbeitskontext anzupassen, die Arbeitsrolle zu gestalten sowie die Wirkung des Rollenverhaltens zu überprüfen (Abbildung 4.2). Sie vermittelt ein identitätsstabilisierendes Zugehörigkeitsgefühl und dient als Bezugsrahmen der Selbsteinschätzung und Selbstbewertung. Dadurch hat sie etwa bei einer belastenden Arbeitssituation, die dem beruflichen Selbstverständnis von Altenpflege widerspricht, entlastende Momente. Neben dem Rollenverhalten, das durch normative Vorgaben der Bezugsgruppe oder des Einrichtungsträgers beeinflusst ist, gibt es einen Bereich beruflichen Handelns, der relativ unabhängig gestaltet wird. Dieser individuell gestaltbare Anteil des Rollenverhaltens macht den Arbeitsstil aus (Kap. 4.4, S. 174).

*Rollenverhalten und Bezugsgruppe*

In jeder Arbeitsorganisation finden Prozesse nicht-funktionaler Hierarchisierung und Privilegierung statt, die sich auf beliebte oder unbeliebte Tätigkeiten beziehen. Dabei geht es um die Frage, wer die ›schmutzige Arbeit‹ macht und wer feststellt, ob deren Erledigung den Pflegestandards der Einrichtung entspricht. Die Rechte und Pflichten zu diesen Tätigkeiten werden nach Position und Berufsabschluss vergeben. In der Hierarchie wird die ausgebildete Altenpflegerin durchweg auf eine Position unter der einer Krankenschwester verwiesen. Eine weitere vertikale Differenzierung bezieht sich auf angelernte Pflegekräfte und jene mit Abschluss eines Pflegeberufs. In dieser tätigkeitsbezogenen Rangordnung von Positionen sind dann Krankenschwestern häufiger für Verwaltungsaufgaben im Rahmen indirekter primärer Pflege oder Supervision zuständig, während etwa Altenpflegerinnen eher Wundversorgung oder andere medizinisch-therapeutische Maßnahmen übernehmen und ungelernte Pflegekräfte auf das Waschen der Klienten oder Hilfestellung bei der Nahrungsaufnahme verwiesen werden. Einfache Routinetätigkeiten im Rahmen direkter primärer Pflege werden zumeist an ungelernte Pflegekräfte vergeben. Seit der Studie von DIECK et al. (1980) hat sich die Position der Altenpflegerin in der informalen Arbeitsorganisation verbessert. Ansonsten haben sich Rangunterschiede kaum verändert.

*Berufsrolle in informaler Arbeitsorganisation*

*Abbildung 4.2:*
Einflussberei-
che auf Rol-
lenverhalten

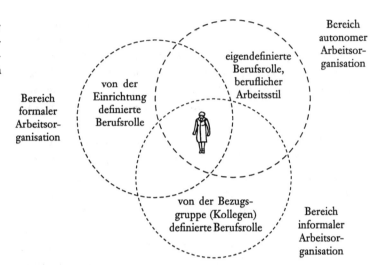

Verhaltensvor-
gaben und
Rollenver-
antwortung

Normative Vorgaben aus der formalen und der informalen Arbeitsorganisation bestimmen nicht nur, wie eine Berufsrolle im
Rollenverhalten eingebracht werden kann, sondern wirken auch
zurück auf die gesamte Pflegekultur einer Einrichtung. Konflikte
ergeben sich daraus, dass die Verhaltenserwartungen für eine professionelle Beziehung zum Klienten nicht widerspruchsfrei sind.
Bilden sie darüber hinaus noch einen Gegensatz zum beruflichen
Selbstverständnis, kommt es zu erhöhten Konflikten. Von daher
wird in Bezug auf die Berufsrolle im Bereich personenbezogener
Dienste häufig von einer besonderen Rollenverantwortung gesprochen. Pflegekräfte haben ihr berufliches Handeln gegenüber
denen zu verantworten, die von ihnen auf Grund des Betreuungs-
verhältnisses die bestmögliche Versorgung erwarten. Die Ausrichtung des Rollenverhaltens an deren Erwartungen hat scheinbar
zunächst den Charakter von Rollengestaltung unter Berücksichtigung weiterer Vorgaben und bezieht sich damit nicht direkt auf
Fragen der Berufsethik. Dennoch kommen bei jedem Bemühen,
in sich widersprüchliche Verhaltensvorgaben in die Arbeitsrolle
einzubeziehen, bereits Aspekte moralischer Verantwortung zum
Tragen. So kann es durchaus notwendig werden, sich auch gegenüber legitimen Erwartungen aus der formalen Arbeitsorganisation
zu distanzieren. Rollenverantwortung bezieht sich auf Aspekte
der Umsetzung von moralischen Standards und unter Umständen
deren Scheitern. Mitunter wird dieses allen sozialen Berufen
innewohnende Spannungsverhältnis, das im Rollenverhalten auszugleichen ist, auch als »doppeltes Mandat« bezeichnet.

Rollendistanz bezeichnet die Fähigkeit, sich von bestimmten Erwartungen zu distanzieren. Ohne diese Fähigkeit müsste ein Positionsinhaber, wollte er denn auch nur ansatzweise den unterschiedlichen Verhaltensvorgaben entsprechen, sich quasi ›aufsplitten‹. Er würde dann in jeder Situation als jemand Anderes erscheinen oder müsste versuchen, jedem Akteur, der Erwartungen an ihn heranträgt, alles zu versprechen. Die Fähigkeit zur Rollendistanz verringert daher das Risiko des Auftretens von Burnout-Symptomen. Dazu bedarf es einer Orientierung an Grundwerten und Prinzipien. Ein derartiger normativer Bezug ist notwendig, um die eigene Identitätsbalance aufrechterhalten zu können. Einsteiger in Pflegeberufe eignen sich während der Ausbildung neben Fachkenntnissen und Arbeitsfähigkeiten auch berufsethisches Wissen an, auf dem sie dann ihr eigenes inneres Wertesystem entwickeln. Dies hilft ihnen, sich nicht auf jede unmittelbar an sie herangetragene Erwartung einzulassen. Es ermöglicht ihnen, sich gegebenenfalls von deren Rollenvorgaben zu distanzieren und Handlungen vorzunehmen, ›die er sich selbst schuldig ist‹ (z. B. auch unter Zeitdruck einem depressiven Klienten zuzuhören).

Das ethische Hauptproblem sind also nicht primär dramatische Entscheidungen in Krisensituationen als vielmehr arbeitsalltägliche. Ethische Probleme entstehen zumeist auch weniger aus den Arbeitsinhalten als aus dem Konflikt, der optimalen Erledigung einer Pflegeaufgabe nur zu Lasten einer anderen gerecht werden zu können. Mitunter wird daher auch von einer »Systemethik« oder »Unternehmensethik« gesprochen. Sie basiert auf Entscheidungsvorgaben, die sich aus betrieblicher Ablauforganisation und Effizienzkriterien entwickelt haben. Diese legen Entscheidungen oft unmerklich nahe, nehmen sie vorweg oder nötigen sie in Form von ›Sachzwängen‹ auf. Sie werden dadurch einer kritischen Reflexion und bewussten Gestaltung entzogen. Auf Grund ihres berufsethischen Wissens sind Berufsinhaber in der Lage, zwischen systemischen Erwartungen an die Arbeitsrolle und ihrer universellen Verantwortung zu unterscheiden. Es soll ihnen ermöglichen, auch unter ›Sachzwängen‹ etwa an potenzielle, nicht-intendierte Folgen des zu verabreichenden Medikaments bei Pflegebedürftigen zu denken. Es geht also um die grundsätzliche Frage von Ethik und professioneller Geschäftigkeit. Daher wird mitunter gefordert, die Rollenvorgaben für Pflegekräfte so zu verändern, dass sie einen größeren Spielraum bei der Gestaltung der Versorgungsabläufe ermöglichen.

*Rollendistanz und Berufsethik*

*Berufsethik versus Systemethik*

## 4.3   Arbeitsrolle und Aufgabenprofil

**Determinanten der Arbeitsrolle**

Aus dem Einsatz des beruflichen Arbeitsvermögens zur häufigen Erledigung wiederkehrender Arbeitsaufgaben in einem bestimmten Kontext entwickeln sich Handlungsmuster. Die von der Arbeitsaufgabe her bestimmte Kombination spezifischer Arbeitstätigkeiten formt eine Arbeitsrolle. Die Eigendefinition der Arbeitsrolle durch die Personen in der unmittelbaren Verarbeitung der Arbeitsanforderung macht das Rollenverhalten aus. Der Zuschnitt der Arbeitsrolle ist zunächst durch die sozialstaatliche Allokation von Arbeitsaufgaben auf gesellschaftliche Institutionen beeinflusst (Abbildung 4.3). Dadurch wird etwa festgelegt, welche Arbeitsanforderungen auf Berufsinhaber in verschiedenen Pflegeeinrichtungen zukommen. Aber auch die Institution, in der der Arbeitskrafteinsatz erfolgt, legt Form und Qualität der Erledigung von Arbeitsaufgaben fest. Die ›soziale Ordnung einer Einrichtung‹ etwa in Form von Pflegekultur oder Organisationsstruktur gibt vor, welche Arbeitsfähigkeiten unter den jeweiligen institutionellen Rahmenbedingungen einzusetzen sind. Aber auch die im Berufszuschnitt liegenden Bedingungen beeinflussen den Zuschnitt der Arbeitsaufgabe und deren Erledigung. Dies drückt sich darin aus, dass Berufsinhaber nicht ›berufsfremde‹ Arbeitstätigkeiten ausüben wollen, sondern die Arbeitsaufgabe nach dem Verständnis ihrer Profession definieren und erledigen wollen. Allerdings verfügt die Berufsgruppe der Pflegekräfte nicht über jene Möglichkeiten der Einflussnahme auf die Definition von Arbeitsaufgaben wie etwa die Profession der Ärzte. Sie können ihr Arbeitsangebot für Ältere nicht autonom bestimmen, da der MDK als Kontrollinstanz der Kostenträger durchweg vorgeschaltet ist. Dies gilt selbst für Leistungen, die von den Klienten privat finanziert werden. Vor diesem Hintergrund steht die Arbeitsrolle für ein sozialstaatlich induziertes Verhaltensmuster zur Erledigung von Arbeitsaufgaben durch Einsatz des individuellen Arbeitsvermögens.

*Abbildung 4.3:* Einflussgrößen auf die Arbeitsrolle in sozialen Diensten

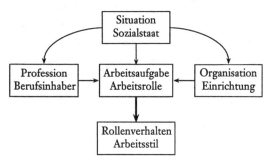

| Ort der Pflegearbeit | zeitlicher Versorgungsbedarf | | | *Tabelle 4.5:* |
|---|---|---|---|---|
| | vorübergehend | | dauerhaft | Dauer von Pflege nach dem Ort der Pflegearbeit |
| | kurzfristig | mittelfristig | langfristig | |
| teil-/voll- stationäre Einrichtung | (Akut-) Kranken- häuser | Kliniken der Rehabilitation und Vorsorge | Pflegeheime, Altenkran- kenheime | |
| ambulante Einrichtung | Gemeindeschwestern, freiberufliche Pflegekräfte, Sozialstationen, ambulante Pflegedienste | | | |
| Privat- haushalt | | | | |

Quelle: in Anlehnung an ALBER 1990.

Die sozialstaatliche Allokation von Pflegeaufgaben erfolgt nach der Fristigkeit des Pflegebedarfs auf strikt voneinander abgeschottete Pflegebereiche. Arbeitsorganisation und Arbeitsinhalt der Pflege variieren je nachdem, ob es sich um einen vorübergehenden oder dauerhaften Versorgungsbedarf handelt (Tabelle 4.5). Die Pflegearbeit kann kurzfristig im Sinne herkömmlicher Krankenpflege oder mittelfristig als Pflege in Rehabilitationsmaßnahmen zeitlich begrenzt angelegt sein. Das Ausmaß an Pflegebedürftigkeit kann aber auch eine zeitlich nicht absehbare Pflegearbeit erfordern, die langfristig oder dauerhaft erbracht werden muss. Der Einsatz von Arbeitskraft zur Versorgung Pflegebedürftiger erfolgt an verschiedenen Orten mit spezifischen Rahmenbedingungen. Dadurch kann dieselbe Pflegeaufgabe je nach institutionellem Kontext eine unterschiedliche Kombination von Arbeitstätigkeiten erfordern. Arbeitsrollen werden nur dann grundlegend umgestaltet, wenn die den Einrichtungen zugewiesene Funktion, Klientel und Fristigkeit für den Pflegeeinsatz verändert werden. Werden etwa Krankenstationen in Pflegeheime umgewandelt, ändert sich nicht nur die sozialstaatliche Finanzierung. Das Versorgungsangebot ist dann eher um Finalpflege als um medizinische Therapie zentriert. Dies formt eine entsprechende Arbeitsrolle. Der Abbau von Langzeitplätzen in psychiatrischen Einrichtungen hat die Zahl demenziell Erkrankter im Pflegeheim erhöht. Diese Einrichtungen sind auf die Versorgung dieser Klientel weder personell noch konzeptionell vorbereitet. Die bewährten, den Arbeitsalltag der Pflegekräfte stabilisierenden Handlungsmuster erweisen sich für Demente mitunter nur begrenzt geeignet. Dies schlägt sich als Verhaltensunsicherheit im Arbeitsstil nieder.

Arbeitskrafteinsatz und institutionelle Organisation der Pflege

| Tabelle 4.6:<br>Krankenhaus-<br>verweildauer<br>ausgewählter<br>Altersgruppen | Alters-<br>gruppe | Krankenhaustage je Fall | | | | | Verän-<br>derung<br>1975–95 |
|---|---|---|---|---|---|---|---|
| | | 1975 | 1980 | 1985 | 1990 | 1995 | |
| | 35–45 | 20,10 | 17,10 | 15,63 | 12,39 | 11,00 | –45 % |
| | 45–55 | 20,35 | 19,55 | 17,99 | 14,56 | 12,10 | –41 % |
| | 55–65 | 23,47 | 22,10 | 20,32 | 16,22 | 13,52 | –42 % |
| | 65–75 | 29,99 | 24,64 | 22,91 | 18,65 | 15,51 | ≈ –46% |
| | über 75 | | 26,64 | 23,50 | 19,58 | 16,37 | |

Quelle: AOK Bundesverband 1975ff.; Westdeutschland.

Verkürzung der
Krankenhaus-
verweildauer

Eine Veränderung der den Institutionen pflegerischer Versorgung zugewiesenen Fristigkeit des Pflegeeinsatzes wirkt sich stets auf alle Pflegebereiche und die Arbeitsrolle aller dort Beschäftigten aus. Die Umstrukturierung des Krankenhausbereichs hat eine Neubestimmung kurzfristiger Pflege und medizinisch nicht notwendiger Versorgung bewirkt. Dies hat weitreichende Folgen für das Anforderungsprofil von Pflegefachkräften. Durch die Kostendämpfungspolitik im Gesundheitswesen hat sich die Verweildauer der Patienten im Krankenhaus seit den 1970er Jahren deutlich verkürzt (Tabelle 4.6). Durchweg um mehr als 40 % sind seitdem die Liegezeiten gesunken. In der Vergangenheit hatten strukturelle Probleme der Versorgung Älterer dazu geführt, dass Krankenhäuser diese Versorgungslücken schließen mussten (VOGES 1989).

Auswirkungen
auf Aufgaben-
profil

Fallpauschalen für die Versorgung (Operation, Medikamente, Personal) bestimmter Krankheiten sind an fixe Krankenhausverweildauern gekoppelt. Um Mehrkosten durch lange Verweildauer zu vermeiden, müssen Patienten möglichst früh entlassen werden. Daher werden Aufgaben allgemeiner Pflege (Grundpflege) *und* auch spezieller Pflege (Krankenpflege) aus dem Krankenhaus in andere Pflegebereiche verlagert. Verkürzung der Verweildauer bedeutet für den Krankenhausbetrieb eine Zunahme der Fallzahlen sowie eine kurative Verlagerung auf *schwere Fälle*. Die Arbeit der Krankenpflegekräfte wird dadurch dichter und intensiver. Bei konstanter Bettenzahl nimmt auf Grund des fixen Anteils an Aufgaben, die bei jedem Patienten unabhängig von der Verweildauer anfallen, der Arbeitsaufwand zu. Durch häufigere Zugänge tritt der anfangs erhöhte Pflegebedarf vermehrt auf (Abbildung 4.4). Als Folge der Verkürzung von Krankenhausverweildauern hat sich auch die Pflege*intensität* im vor-/stationären Bereich verändert. Schwerkranke Klienten sind in der Altenpflege häufiger mit Kathetern, Sonden, Infusionen, Trachialkanülen zu versorgen.

In Bezug auf Behandlungszugänglichkeit und Rehabilitationsfähigkeit älterer Patienten ist eine Verkürzung jedoch problematisch. Aus zunehmender Multimorbidität und Chronizität von Erkrankungen im Alter resultiert ein Versorgungsbedarf, der auf länger dauernde Rehabilitation durch das Krankenhaus hinausläuft. Eine die Krankenhauskosten deckende verkürzte Verweildauer bedeutet daher für ältere Patienten eine Verminderung der Zeit, in der ein Rehabilitationserfolg auftreten kann. Da das Krankenhaus ›therapeutisch undankbaren‹ älteren Patienten ohnehin mit diffuser Aversion begegnet, steigt das Risiko, in der kurzen Zeit zum Pflegefall diagnostiziert zu werden. Verstärkt wird dies durch das jeweilige Ziel medizinischer Versorgung. Je kurzfristiger dies angelegt ist, desto stärker die Neigung des begutachtenden Arztes, älteren Patienten Behandlungsunfähigkeit zuzuschreiben und sie als Pflegefälle zu definieren (RE- GUS, TRENK-HIN- TERBERGER 1985). An dieser Zuschreibung, die eine Überleitung von ›Pflegefällen‹

**Festlegung von Versorgungskarrieren als Arbeitsaufgabe**

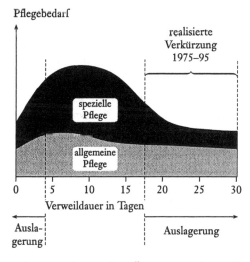

*Abbildung 4.4:* Pflegebedarf über 65-Jähriger und Verweildauer im Krankenhaus

in ein Pflegeheim ermöglicht, wirken neben Ärzten zunehmend auch Krankenpflegekräfte mit. Bestimmung von Pflegebedürftigkeit, Festlegung von Versorgungspfaden und Überleitungspflege werden konstitutives Merkmal der Arbeitsrolle von Krankenpflegekräften. Nahezu zwei Drittel aller Neuzugänge in Pflegeheimen kommen direkt aus einem Krankenhaus nach vorausgegangener Akuterkrankung. Schätzungen gehen davon aus, dass die Hälfte aller Überweisungen in ein Heim vermeidbar wäre, wenn im Krankenhaus eine Rehabilitation erfolgen würde. Verkürzung medizinisch-pflegerischer Versorgung für Ältere bedeutet daher Übertragung von Bestandteilen der Arbeitsrolle in der Krankenpflege auf die Altenpflege. Dadurch wird etwa Pflegeplanung zum Bestandteil der Arbeitsrolle von Altenpflegekräften.

Arbeitsrolle =
allgemeine *und*
spezielle Pflege

Einrichtungen greifen nur jene Probleme als Arbeitsaufgaben auf, an deren Bestimmung sie selbst mitgewirkt haben. Bedürfnisse jenseits der Bedarfsdefinition erscheinen als nicht legitim. Pflege ist aber eine Intervention zur Verbesserung individuellen Wohlbefindens. Daher kann sie sich, selbst wenn etwa der Bedarf somatisch definiert ist, nicht auf diesen Aspekt beschränken. Vielmehr muss auch bei so fixiertem Bedarf auf das Versorgungsbedürfnis eingegangen werden. Von daher sind Aufgaben spezieller Pflege (Krankenpflege) *und* allgemeiner Pflege (Grundpflege) stets Bestandteil der Arbeitsrolle *aller* Pflegekräfte. Als Folge sozialstaatlicher Allokation von Pflegeaufgaben auf mehrere Einrichtungen können die Formen von Pflege jedoch in unterschiedlicher Kombination eine Arbeitsrolle formen. Spezielle Pflege (Krankenpflege) umfasst eher arztabhängige Arbeitstätigkeiten sowie Mitwirkung bei ärztlicher Therapie und Diagnostik. Sie fällt als zeitlich befristete Leistung vor allem in Krankenhäusern und Kliniken an. Allgemeine Pflege (Grundpflege) wird demgegenüber häufig auf Unterstützung von Klienten bei Befriedigung ihrer körperlichen Bedürfnisse (Körperpflege, Essen und Trinken sowie Ausscheidungen) reduziert. Sie überwiegt in der Arbeitsrolle bei der Versorgung Schwerpflegebedürftiger in Haushalten und Heimen.

Arbeitsrolle:
eher sozial-
rechtliche
als arbeits-
inhaltliche
Separierung

Zwischen den beiden Aufgabenprofilen wird häufig ein qualitativer Unterschied gemacht. Spezielle Pflege wird, obschon weisungsgebunden, als therapeutische Intervention und damit als die qualitativ anspruchsvollere Arbeitstätigkeit angesehen. Im Gegensatz dazu wird bei allgemeiner Pflege trotz größerer Handlungsautonomie der therapeutische Charakter seltener wahrgenommen, da sie auch mit ›Alltagsfähigkeiten erbracht werden könnte‹. Die berufsständische Unterscheidung basiert weniger auf arbeitsinhaltlichen Grundsätzen als auf sozialversicherungsrechtlichen Vorgaben. Spezielle Pflege wird aus der GKV und allgemeine Pflege aus der GPV finanziert. Spezielle Pflege steht damit keineswegs für höherwertige und allgemeine nicht für minderwertige Pflegearbeit. Sie stehen ausschließlich für die unterschiedliche sozialstaatliche Finanzierung. Deutlich wird dies an der Tendenz, spezielle Pflege als allgemeine zu deklarieren. Leistungen wie Insulin spritzen, Überwachung von Arzneigaben, Blutdruckmessungen, Stomaversorgung, Hautpflege bei Inkontinenz werden aus der speziellen gestrichen und der allgemeinen Pflege zugeordnet. Dadurch können diese Arbeitsaufgaben ›preiswerter‹ und potenziell auch jenseits beruflicher Pflege erledigt werden.

Durch Verlagerung spezieller Pflege in die Pflegeheime wird auch dort der Arbeitskrafteinsatz nach dem Pflegeprozessmodell konstitutives Element der Arbeitsrolle. Beim Prozessmodell der Pflegeplanung wird davon ausgegangen, dass Pflegebedürftigkeit ein potenziell veränderbarer Zustand ist, auf den in abgestuften Schritten gemeinsam mit dem zu Pflegenden eingewirkt werden kann. Pflegearbeit ist damit an einem Entwicklungsprozess beim Klienten orientiert. Die Abfolge der Arbeitsschritte kann in Form eines Regelkreises (Abbildung 4.5) mit den Stufen Anamnese (Ressourcen erfassen), Diagnose (Pflegeproblem definieren, Maßnahmen planen), Intervention (Pflegearbeit durchführen)

*Pflegeprozess-modell formt Arbeitsrolle*

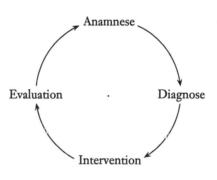

*Abbildung 4.5: Prozessmodell der Pflege-planung*

und Evaluation (Pflegeergebnis überprüfen) beschrieben werden. Der Pflegeprozess ist an einem kausal-analytischen Erklärungsmodell ausgerichtet. Pflegeplanung wird daher im hohen Maße vom theoretischen Vorverständnis der Pflegekräfte und der Pflegekultur der Einrichtung bestimmt. Dabei geht es um die Frage, welche Angaben auf Grund welcher Theorie als bedeutsam angesehen und entsprechend für die Pflegeplanung erhoben werden.

Die Anamnese dient dazu, Angaben zu den Beeinträchtigungen des Klienten sowie seinen vorhandenen Ressourcen zu erheben. Dazu wird nicht nur der aktuelle Gesundheitszustand erfasst, sondern auch die bisherige Entwicklung und der potenzielle Verlauf mitberücksichtigt. Direktes Gespräch, Beobachtung und Erfassung anderer Informationen sind dabei wesentliche Arbeitsaufgaben. So sollen Informationen zur Person des Klienten, seiner Alltagssituation sowie seinen Lebensbedingungen erfasst werden. Zudem gilt es, einen Eindruck von der psychosomatischen Befindlichkeit des Klienten zu gewinnen. Beobachtung als Bestandteil der Anamnese richtet sich auf die Haltung und Erscheinung des Klienten, wenn er über sein Befinden berichtet. Als Fremdinformationen kommen Quellen wie Hausarzt, Krankheitsbericht, Angehörige in Betracht. Insgesamt dient diese Stufe der Pflegeplanung dazu, den potenziellen Zusammenhang von Ursachen und Folgen für die weitere Pflege zu begründen.

*Anamnese*

Diagnose

Die Diagnose dient der Problemdefinition, Auswahl von Lösungen und Setzung von Pflegezielen. Mit der Bestimmung des Problems und der Ressourcen werden Aussagen über mögliche Ursachen sowie problembelastende Folgen gemacht und Entscheidungen getroffen, welche pflegerischen Maßnahmen in Bezug auf den Zustand des Klienten angebracht sind. Dazu werden erreichbare Ziele abgesteckt, die an der Stabilisierung des Zustands (Erhaltungsziele), dessen Verbesserung (Rehabilitationsziele) oder mentaler Verarbeitung (Bewältigungsziele) ausgerichtet sind. Damit werden auch der zur Umsetzung der Zielvorgaben erforderliche Zeitaufwand, die Richtung des Pflegeprozesses und die Arbeitsschritte für die Pflegekräfte festgelegt. Da das Pflegeziel auf einen spezifischen Verlauf und einen zu erreichenden Zustand abhebt, hat eine Diagnose stets den Charakter einer ›vorläufigen‹ oder zeitlich befristet zutreffenden Feststellung.

Intervention

Die Intervention umfasst alle Pflegemaßnahmen, die zur Erreichung des intendierten Pflegeziels notwendig sind. Voraussetzung für eine wirksame Intervention ist eine ›helfende Beziehung‹ zwischen Pflegekraft und Klient. Sie gibt den Rahmen vor, in dem dann Förderung der Selbstpflegefähigkeit des Klienten, Unterstützung seines sozialen Umfeldes (Anleitung von Angehörigen) und Vermittlung von Hilfen erfolgen können. Klienten müssen täglich nach Pflegestufen und Pflegeaufwand eingestuft werden. Dadurch ist im Pflegealltag Intervention stets mit Schritten der Anamnese und Diagnose verbunden. Die geleistete Pflegearbeit, die Ergebnisse pflegerischen Wirkens beim Klienten und dessen Gesundheitszustand werden im Pflegebericht dokumentiert.

Evaluation

Die Evaluation dient der Beurteilung der Wirkung von Pflegemaßnahmen zur Rehabilitation oder Palliation der Klienten. Dabei gilt es festzustellen, ob die Pflegeziele sinnvoll gewählt waren, so effektiv oder effizient wie möglich erreicht und Pflegestandards eingehalten wurden. Des Weiteren soll erkannt werden, ob sich andere Problemlagen ergeben haben, über die es gilt, neue Informationen einzuholen. Darauf aufbauend werden gegebenenfalls neue Pflegeziele bestimmt. Der Dokumentation kommt unter dem Gesichtspunkt der Nachweisbarkeit und Evaluation von Pflegearbeit eine besondere Bedeutung zu. Dieser Umstand führt dazu, dass in der Praxis von der Dokumentationspflicht ein Druck zur Standardisierung der Diagnostik und Intervention ausgeht. Sie hat daher häufig eher den Charakter der Absicherung gegen mögliche Versäumnisse in der Pflegearbeit.

Einrichtungsträger postulieren, dass die sozialstaatlichen Vorgaben zur Pflegeplanung durchgängig integraler Bestandteil der Arbeitsrolle von Altenpflegekräften geworden sind. Deren Umsetzung ist jedoch von Ausstattung, Zielen und Ressourcen der Einrichtung abhängig. Dadurch kommt es zu erheblichen Unterschieden bei der Nutzung des Pflegeprozessmodells als Handlungsrahmen für die Arbeitsrolle. Rund ein Fünftel der Pflegedienste erstellt keinen Pflegeplan und Übergabegespräche finden nicht statt (Gabanyi 1995). Der Nutzen geplanter Pflegeabläufe wird gegenüber dem damit verbundenen Aufwand als zu gering angesehen. Aber auch in Diensten, die am Pflegeprozess orientiert planen, ist der Gestaltungsspielraum der Pflegekräfte häufig sehr begrenzt. Ein Fünftel bis ein Drittel kann keine Vorschläge zum Pflegeplan einbringen. Ein Drittel bis zur Hälfte kann diesen auch bei verändertem Bedarf nicht korrigieren. Dies wird häufig mit den gegenüber Krankenschwestern geringeren medizinisch-diagnostischen Fähigkeiten von Altenpflegekräften begründet. Eine Ausrichtung des Arbeitskrafteinsatzes in der Altenpflege am Pflegeprozessmodell entspricht häufig eher einem Wunschideal.

*institutionelle Einbettung der Pflegeplanung in Arbeitsrolle*

Die Verlagerung von Rehabilitation und Reaktivierung aus dem Krankenhaus in das Pflegeheim erweitert formal das Aufgabenprofil von Altenpflegekräften. Sie müssten die zunehmend schwerkranken älteren Neuzugänge mit aufwendigen reaktivierenden Maßnahmen versorgen. Der strukturelle Rahmen stationärer Altenpflege schränkt jedoch diese Möglichkeiten deutlich ein. Während der Bedarf der Klienten in den Pflegeheimen an reaktivierender Pflege zunimmt, ist das Versorgungsangebot nach SGB XI zumeist immer noch an den Standards von ›Verwahrpflege‹ ausgerichtet. Auf Grund von Gesichtspunkten der Wirtschaftlichkeit bestimmen vor allem ›technische‹ Versorgungsaktivitäten den Zuschnitt der Arbeitsrolle in der Altenpflege. Diagnose- und indikationsbezogene Pauschalen nach SGB V würden auch eine zeit- und personalintensive Reaktivierung erlauben. Stattdessen ist die Arbeitsrolle um allgemeine somatische und hygienische Versorgung zentriert. Die institutionelle Verlagerung der Reaktivierung in die stationäre Altenpflege trägt bislang nicht dazu bei, die körperlichen Funktionen älterer Klienten, die z. B. nach Stürzen oder Schlaganfall zur Pflegebedürftigkeit geführt haben, wieder so zu aktivieren, dass sie in ihren Privathaushalt zurückkehren können. Es wird daher mitunter auch von einer ›Sackgassenfunktion der Altenpflege‹ gesprochen.

*Arbeitsrolle zwischen Verwahrung und Reaktivierung der Klienten*

## 4.4   Arbeitsstil und Klientenbild

Arbeitsstil

Die Arbeitswelt hat eine persönlichkeitsformende Dimension. Sie prägt individuelle Einstellungen, Präferenzen und Verhaltensweisen. Bei der Auseinandersetzung mit Arbeitsaufgaben und deren Erledigung werden individuell unterschiedliche Vorgehensweisen entwickelt, die den persönlichen Arbeitsstil ausmachen. Der Arbeitsstil ist ein zeitlich relativ stabiler Ausdruck der Wechselbeziehung zwischen Person und Arbeitstätigkeit. Erwerbstätige reagieren auf Anforderungen der Arbeitsaufgabe und normative Vorgaben zu den Arbeitsvollzügen mit einer den eigenen Fähigkeiten und Bedürfnissen sowie dem persönlichen Wertesystem angepassten Strategie der Aufgabenerledigung. Dazu werden in unterschiedlicher Weise die Handlungsspielräume des jeweiligen Tätigkeitsbereichs im Sinne des persönlichen Arbeitsstils genutzt. Der Arbeitsstil fungiert als eine Art Mittler zwischen den objektiven Strukturen der Arbeitsorganisation und den subjektiven Intentionen der Berufsinhaber. Er hilft ihnen, ihr Selbstbild als qualifizierte Fachkraft mit dem Fremdbild als Erwerbstätige, die eine bestimmte Arbeit ausführen müssen, in Einklang zu bringen. Dadurch hat der Arbeitsstil auch den Charakter einer individuellen Verhaltensstrategie zur Reduktion kognitiver Dissonanzen.

Arbeitsstil und allgemeiner Lebensstil

Im Zusammenhang mit dem Verhalten am Arbeitsplatz und im Privatbereich werden häufig drei Thesen angeführt. Die *Kompensationsthese* geht davon aus, dass belastende und einschränkende Momente der Arbeitswelt durch einen anderen Lebensstil im Privatbereich kompensiert werden. Nach der *Kongruenzthese* schlägt sich ein bestimmter Arbeitsstil in einem ähnlichen Verhaltensmuster im Privatbereich nieder. Die *Integrationsthese* unterstellt, dass Erwerbstätige ihr Verhalten im Privatbereich mit dem im Arbeitsbereich verbinden wollen. Individualisierung hat das allgemeine Bedürfnis vergrößert, sich in der Berufsausübung ›selbst zu verwirklichen‹. Daher wird dieser These gegenwärtig das größte Erklärungspotenzial zugeschrieben. Insbesondere jüngere Berufseinsteiger stellen höhere Ansprüche an persönliche Entfaltung in der Erwerbsarbeit, um neben dem Arbeitsvermögen auch den eigenen Lebensstil in die Arbeitsrolle einzubringen. Sie lassen sich dabei von dem Grundsatz leiten, »die Arbeit auf sich und nicht sich auf Arbeit [zu] beziehen« (BAETHGE 1991). Bei der Übernahme einer Position wird daher Wert auf Handlungsspielräume für eigenverantwortliche und persönliche Arbeitsgestaltung gelegt.

Obschon der Arbeitsstil Ausdruck individueller Arbeitsstrategien ist, verweist er zugleich auf institutionelle Rahmenbedingungen. Der Freiraum, einen individuellen Arbeitsstil umzusetzen, ist zunächst deutlich von der Einbettung der Berufsposition in die Arbeitsorganisation und Organisationskultur einer Einrichtung abhängig. Je höher eine Berufsposition etwa in der Hierarchie sekundärer Pflege gelagert ist, desto größer ist der Handlungsspielraum, um Ressourcen nach individuellen Arbeitsstrategien, Präferenzen und bestimmten Gruppennormen einzusetzen. Inhaber von Berufspositionen, die auf unteren Ebenen der Aufbauorganisation oder marginal in der Ablauforganisation angesiedelt sind, müssen ungleich größere individuelle Anstrengungen erbringen, um Möglichkeiten persönlicher Entfaltung auszuschöpfen. Bei der Übernahme einer Berufsposition werden diese sowie die soziale Relevanz der Arbeitstätigkeiten mitunter höher bewertet als andere Arbeitsplatzdimensionen. Herkömmlichen Symbolen beruflichen Erfolgs wie Einkommen, Karriere, Status wird dabei eine geringere Bedeutung beigemessen. Dies führt dazu, dass Personen mit höheren Bildungsabschlüssen auch bereit sind, scheinbar ›unterwertige‹ Berufspositionen zu übernehmen.

Arbeitsstil und Berufsposition

In einigen Tätigkeitsfeldern wie etwa im Produktionsbereich beschränken betriebliche Rahmenbedingungen den Freiraum, eine persönliche Arbeitsweise umzusetzen. Hier sind eher Verhaltensmuster mit einer geringen Variation bei der Aufgabenerledigung gefragt. Der Dienstleistungsbereich bietet demgegenüber vielfältige Möglichkeiten, Arbeitsvermögen, Wertesystem und Lebensstil in einen individuellen Arbeitsstil einzubringen. Servicedienste legen es Mitarbeitern zumeist nahe, persönliche Arbeitsinteressen mit betrieblichen Arbeitspflichten zu einem eigenen Arbeitsstil zu verbinden. Im Bereich stationärer Altenpflege fordern die Bedingungen primärer Versorgung den Pflegekräften einen ganz persönlichen Arbeitsstil ab, um die Diskrepanz zwischen Arbeitsanforderungen und Arbeitskrafteinsatz auszugleichen. Strukturelle Mängel (zu wenig Pflegepersonal, knappes Zeitbudget, hohe Arbeitsbelastungen) sollen durch persönliche Arbeitsstile der Pflegenden aufgefangen werden. Allerdings sind dem deutliche Grenzen gesetzt, denn der Arbeitsstil ist abhängig von der Qualität der Beziehung zu den versorgenden Klienten. Je größer deren Zahl und das Ausmaß der Kontakte, desto oberflächlicher werden diese Beziehungen. Der Arbeitsstil reflektiert damit ein eher undifferenziertes Bild vom älteren Klienten.

Arbeitsstil und Tätigkeitsbereich

Arbeitsstil und
subjektive
Alterstheorie

Individuelle Unterschiede im Arbeitsstil resultieren nicht nur aus der Eigendefinition der Arbeitsrolle oder einem unterschiedlichen Bedürfnis, sich in Pflegearbeit zu ›verwirklichen‹, sondern auch aus dem Bild vom Klienten. Eigenschaften, Fähigkeiten und Motive, die Älteren und Hochbetagten quasi als ›Attribute‹ zugeschrieben werden, beeinflussen die Verkehrsformen zwischen Pflegekraft und Klient. Sie sind die Voraussetzung, dass Handlungen erfolgreich stattfinden können. Die Einschätzungen der Fachkräfte können ebenso wie andere arbeitspragmatische Erklärungsansätze falsch sein, dennoch werden Arbeitsvollzüge auf der Grundlage derartiger »Interpretationskonstrukte« (LENK 1987) organisiert. Da diese Sichtweisen und Orientierungen tendenziell relativ stabil und handlungsleitend wirksam sind, konstituieren sie eine subjektive Alterstheorie. Vor diesem Hintergrund stellt sich die Frage nach dem handlungsleitenden Klientenbild bei Altenpflegekräften. In der breiten Öffentlichkeit ist das Bild von Klienten in vollstationären Einrichtungen durch negative Vorstellungen von Schwäche und Verfall geprägt. Von Personen, die erwerbsmäßig in ihrer Helferrolle Ältere versorgen, könnte man eine differenzierte Betrachtung erwarten.

Typen von
Altersbildern

Altenpflegekräfte lassen sich hinsichtlich ihrer subjektiven Alterstheorie in drei Gruppen unterscheiden (VOGES 1993). Zunächst gibt es eine Gruppe, deren professionelles Klientenbild entsprechend der heterogenen Klientenstruktur durch ein mittleres Eigenschafts- und Fähigkeitspotenzial bei Älteren gekennzeichnet ist. Dieses ›Normal-Bild des Alters‹ stellt die Bezugsgröße dar, an der die Unterschiede von Gruppen mit anderen Sichtweisen gemessen werden. Bei einer weiteren Gruppe ist die berufliche Wahrnehmung um Hilflosigkeit und Unselbstständigkeit zentriert. Diese Sichtweise der Klienten könnte man als ›Mängel-Bild des Alters‹ bezeichnen (Abbildung 4.6, linker Teil). Diese beiden Gruppen sind etwa gleich groß. Eine kleinere Gruppe von Pflegekräften schreibt ihren älteren Klienten dagegen außerordentlich positive Eigenschaften und Fähigkeiten zu. Diese möglicherweise positiv überhöhte Wahrnehmung des Potenzials Älterer und Hochbetagter könnte man als ›Surplus-Bild des Alters‹ bezeichnen (Abbildung 4.6, rechter Teil). Die deutlichsten Abweichungen vom ›Normal-Bild‹ der beiden Typen von Altersbildern zeigen sich hinsichtlich der Beurteilung von Ausgeglichenheit, Belastbarkeit, Konsequentsein, Sachinteresse sowie geistiger Beweglichkeit bei älteren Klienten.

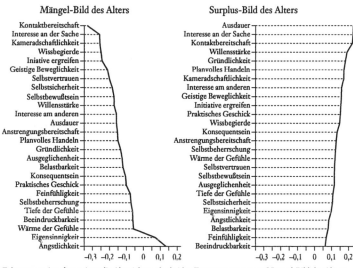

Erläuterung: Angaben zeigen die Abweichung der beiden Extremgruppen vom ›Normal-Bild des Alters‹.
Quelle: Altenpflegekräfte der Berufsbild-Studie (N=251); VOGES 1993; VOGES, KONEBERG 1984.

Altersbilder von Pflegekräften scheinen durch eine undifferen-
zierte Sichtweise geprägt zu sein. SCHMITZ-SCHERZER et al. (1978)
nehmen an, dass die selektive Wahrnehmung im Zusammenhang
steht mit dem den älteren Klienten zugestandenen Handlungsspielraum sowie mangelnder Ausbildung der Pflegekräfte. WEBER
et al. (1997) zeigen, dass Altenpflegekräfte mit dreijähriger Ausbildung und kürzer zurückliegendem Berufsabschluss eine dif-
ferenziertere Alterstheorie aufweisen als jene mit zweijähriger
Ausbildung und länger zurückliegendem Berufsabschluss. Ansonsten erweist sich das Bildungsniveau als nicht bedeutsam.
BEIMDIEK et al. (1992) vermuten, dass »mangelnder Ausbildungs-
stand des Pflegepersonals« zu »Fehleinschätzungen von ›Funkti-
onstüchtigkeit‹ und ›Reservekapazitäten‹« führt und »Überpfle-
ge« bewirkt. In unserer Studie (VOGES 1993) lassen sich auch bei
multivariater Betrachtung die signifikanten Unterschiede bei den
Altersbildern nur begrenzt durch Bildungsniveau und demografische Merkmale wie Geschlecht und Alter erklären. Bei den unter
24-Jährigen sowie Pflegekräften mit Realschulabschluss und höher
findet sich gegenüber den über 35-Jährigen häufiger das Surplus-
Bild. Die 25–34-Jährigen neigen demgegenüber am deutlichsten
zum Mängel-Bild des Alters, so dass sie ihren älteren Klienten
durchweg stereotypenhaft Unselbstständigkeit sowie Abhängigkeit zuweisen und ihnen dann eine dieser Wahrnehmung entsprechende Betreuung und Versorgung zukommen lassen.

Altersbilder
und Merkmale
der Pflege-
kräfte

Arbeitsstil und Babysprache in der Altenpflege

Die den Älteren zugeschriebenen Fähigkeiten schlagen sich auch im Sprachverhalten der Pflegekräfte nieder (SACHWEH 1999). Da sie es häufig mit mental Veränderten, Sprachbehinderten oder auf Grund von Alzheimer-Krankheit Verstummten zu tun haben, neigen sie zur Verwendung einer ›Babysprache‹. Im Alltag wird dieser Sprachstil häufig gegenüber Kleinkindern verwendet. In der Altenpflege wird er genutzt im professionellen Handeln zwischen jüngeren Pflegekräften und älteren Pflegebedürftigen. Er soll die verbale und non-verbale Kommunikation bei körpernaher Versorgung verbessern. Er wird daher auch kaum gegenüber weniger gesundheitlich Beeinträchtigten eingesetzt, die entsprechend selten mit dem »Krankenschwestern-Wir infantilisiert« werden. Aber auch im Pflegebereich herrscht nicht durchgängig ein herablassend bemutternder Sprachstil (patronising talk) vor. Eine asymmetrisch ausgerichtete Gesprächsführung mit Elementen der Babysprache findet sich vor allem bei älteren Altenpflegerinnen. Der bemutternde Sprachstil wird aber auch durch die betriebliche Arbeitsorganisation begünstigt. Die Pflegekultur einer Einrichtung trägt erheblich dazu bei, dass eine bestimmte »sprachliche Tradition ›gepflegt‹ und … weiterentwickelt« wird.

Merkmale des Sprachstils gegenüber Älteren

Sprachliche Äußerungen selbst des selben Satzes sind im Pflegealltag niemals gleich. Es kommt im Sprachverhalten immer auf Grund sozio-demografischer Merkmale wie Alter, Geschlecht, Bildung der Pflegekräfte und funktionaler Merkmale wie etwa Arbeitsaufgabe, Pflegesituation sowie Pflegekultur der Einrichtung zu Variationen. Je nach Gegebenheiten werden Sprachregister und funktionale Sprachstile dem jeweiligen situativen Kontext angepasst. Bei dem in der Altenpflege verwendeten Sprachstil überwiegen kurze Äußerungen mit geringer Komplexität (einfache Hauptsätze). Weitere Kennzeichen sind übertriebene Wiederholungen, häufige Verdoppelungen und Abschwächungen sowie überhöhte Intonation (laut und langsam). Bei der Anrede überwiegen das Du und die Verwendung von Kosenamen (Oma/Opa, Schätzchen). Aus Gründen der Höflichkeit werden beim Einsatz der Babysprache gegenüber Älteren die sonst häufigen Imperative seltener verwendet. In der Kommunikation wird die Pflegehandlung als Gesprächsthema um so zentraler, je schweigsamer und passiver sich die Klienten verhalten (Tabelle 4.7). Die Verwendung der Babysprache ist jedoch nicht etwas rein Äußerliches. Sie beeinflusst vielmehr selbst bei eingeschränkter Wahrnehmung negativ das Selbstbild der zu betreuenden Klienten.

| | | |
|---|---|---|
| 1 P$_{27}$ | *laut* komm, wir spielen bisschen, ball! *lacht* | |
| 2 | *leiser* wasche se ihr de popo gabi und fertig. | |
| 3 P$_{30}$ | gsicht hab ich jetz einigermaßen sauber. | |
| 4 P$_{27}$ | ja ja. *laut* wasche se de popo! | |
| 6 | des isch wichtiger wie ›alles andre‹ *lachend* | |
| 7 | dass der nit stinkt! | |
| 8 B$_{69}$ | *laut* ach quatsch!! | |
| 9 P$_{30}$ | (glaub ich) *lacht* | |
| 10 P$_{27}$ | *laut* ›ja nu sabinchen, jetz isch aber gut!‹ *drohend* | |
| 12 | B$_{69}$ *schlägt sie* ›aua!‹ *vorwurfsvoll* | |
| 13 B$_{69}$ | ja au ah | |
| 14 P$_{27}$ | hörn s' *laut* hörn se ma auf mich zu haun! | |
| 15 | *laut* ›ich hau' sie doch auch nich, he?‹ *entrüstet* | |
| 16 | *laut* frau behnke! *kurze pause* ich hau sie doch auch nich! | |

*Tabelle 4.7:*
Änderung des
Sprachstils zur
Schaffung so-
zialer Distanz

Erläuterung: P$_{27}$, P$_{30}$ = Altenpflegerinnen, B$_{69}$ = Klientin
Quelle: SACHWEH 1999.

Der Einsatz der Babysprache wird mitunter im Zusammenhang
mit dem Bemühen von Pflegekräften gesehen, angemessen auf
die Vorstellungen desorientierter Älterer zu reagieren. Bis Ende
der 1980er Jahre war Pflegearbeit an der Prämisse der Realitäts-
orientierung ausgerichtet. Mental Veränderte sollten stets wieder
in die Realität ihrer Mitwelt zurückgeholt werden. Nunmehr gilt
die Prämisse der ›Validation‹, mit der die soziale Welt desorientierter und dementer Älterer als ›sozial gültig erklärt‹ werden soll
(FEIL 1997). Eine fortwährende Korrektur ihrer Vorstellungswelt
beeinträchtigt ihr Selbstwertgefühl. Daher sollen ihre Sichtweisen und Äußerungen, die häufig nur auf der zeitlichen und lokalen
Ebene verschoben sind, nicht vor dem Hintergrund einer gegebenen Realität korrigiert werden. Aber auch Handlungen und
Befindlichkeiten, die etwa auf Grund rasch wechselnder depressi-
ver und aggressiver Gefühlsäußerungen ›unwirklich‹ erscheinen,
sollen ernst genommen werden. Indem Äußerungen demenziell
Veränderten als ›sozial gültig erklärt‹ werden, wird ihnen Wertschätzung vermittelt. Aus einem falschen Verständnis von Validation heraus wird der Einsatz der Babysprache häufig mit besserem
Eingehen auf eine eingeschränkte Vorstellungswelt und Wahr-
nehmungsfähigkeit bei den Klienten legitimiert. Dem Grundsatz
der Validation folgend wäre die Babysprache erst einzusetzen,
wenn sie in der Kommunikation von demenziell veränderten Klienten ausgeht. Da der Einsatz dieses Sprachregisters aber auch
unabhängig von der Verwendung durch die Klienten erfolgt, wird
es zum allgemeinen Merkmal des Arbeitsstils in der Altenpflege.

Babysprache
und Validation
der Vorstel-
lungswelt
Dementer

*Abbildung 4.7:*
Babysprache
im Pflegealltag

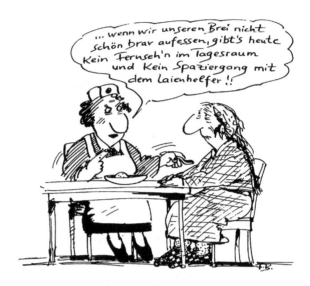

Pflegeort
und Pflege-
kultur formen
Altersbild und
Arbeitsstil

Die Spezifika von Altersbild und Arbeitsstil werden je nach Erklärungsansatz entweder als internal bestimmt (Ausdruck innerer
Kräfte) oder external beeinflusst (Ergebnis äußerer Einwirkungen, Institutionen, Personen u. ä.) angesehen. Fallstudien haben
gezeigt, dass der Pflegeort und die unterschiedlichen Formen betrieblicher Arbeitsorganisation den deutlichsten Einfluss auf die
verschiedenen Typen von Altersbildern haben. Der Umstand,
dass Fachkräfte im Pflegeheim gesundheitlich erheblich beein-
trächtigte und häufig mental veränderte Klienten zu versorgen
haben, formt zwangsläufig eher ein Mängelbild des Alters. Analog ist das Surplus-Bild häufiger unter Pflegekräften zu finden,
die im ambulanten Bereich tätig sind. Darüber hinaus beeinflusst aber auch die Pflegekultur einer Einrichtung das Altersbild. Arbeitsbedingungen, die bei Pflegekräften dazu führen, eine
gute Beziehung zu den Klienten aufzubauen, das Versorgungsangebot der Einrichtung als ›ausreichend‹ zu beurteilen und die
Arbeitsvollzüge weitgehend autonom zu gestalten, begünstigen
ein Surplus-Bild des Alters. Von daher ist zu vermuten, dass
die subjektive Alterstheorie aus den Arbeitsvollzügen abgeleitet und dann als valider Erklärungsansatz für zahlreiche soziale
Phänomene bei Älteren herangezogen wird. Die external ge-
formte Sichtweise wird zu einer internalen Größe. Insgesamt
stecken Organisation der Pflegedienste und Klientenstruktur den
Rahmen ab, innerhalb dessen das Altersbild geformt und der persönliche Arbeitsstil bei der Aufgabenerledigung entwickelt wird.

Aus den unterschiedlichen Möglichkeiten, einen weitgehend individuell gestalteten Arbeitsstil zu realisieren, erwachsen unterschiedliche Präferenzen für die Pflegeorte. Wie stark das Interesse ist, das berufliche Handeln nach eigenen Vorstellungen gestalten zu können, wird deutlich, wenn man den aktuellen Pflegeort dem bevorzugten gegenüberstellt. Dabei zeigt sich, dass bereits nach einem Berufsjahr weit mehr als die Hälfte der Altenpflegerinnen von ihrem aktuellen Arbeitsplatz in der stationären Altenpflege auf einen im Bereich ambulanter Versorgung wechseln würde (Abbildung 4.8). Fallstudien zeigen, dass nicht nur Altenpflegekräfte im ambulanten Bereich größere Möglichkeiten sehen, ihren Arbeitseinsatz autonom zu gestalten und einen individuell gefärbten Arbeitsstil zu realisieren. Eine ähnliche Wertschätzung findet sich auch unter Krankenpflegekräften (BERGLER 1996). Die damit verbundene Vereinzelung wird vor dem Hintergrund des größeren eigenverantwortlichen Arbeitsbereichs als weniger bedeutend angesehen.

*Arbeitsstil und bevorzugter Pflegeort*

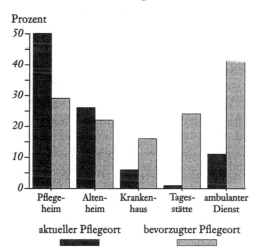

*Abbildung 4.8:
Aktuelle und bevorzugte Pflegeorte von Altenpflegekräften*

Quelle: BECKER, MEIFORT 1997.

Sie beurteilen darüber hinaus die Rehabilitationsfähigkeit der zu versorgenden Klienten auch als weitaus weniger eingeschränkt, und zwar unabhängig von dem im Krankheitsbericht dokumentierten Gesundheitszustand. Alle vermuten, dass bei ambulant Versorgten am ehesten Rehabilitationserfolge auftreten würden. Nach der BiBB-Studie (BECKER, MEIFORT 1997) haben Altenpflegekräfte auch ein größeres Interesse, im Akut- oder Fachkrankenhaus zu arbeiten (Abbildung 4.7). Möglicherweise hängen diese Präferenzen mit dem höheren sozialen Ansehen des Pflegeorts Krankenhaus zusammen. In Fallstudien war durchweg ein geringes Interesse zu finden. Dies resultiert daraus, dass Altenpflegekräfte sich häufig nicht hinreichend für Pflegearbeit im Krankenhausbetrieb vorbereitet sehen.

# 4.5   Berufliche Mobilität

Mobilität =
Bewegung
zwischen
Positionen

Soziale Mobilität bezeichnet die Bewegung von Individuen zwischen Positionen. Eine große Bedeutung kommt dabei dem Positionsgefüge im Erwerbssystem zu. Horizontale Mobilität bezieht sich auf die Übernahme einer neuen Position mit gleichem sozialem Status. Vertikale Mobilität entspricht dagegen einem Auf- oder Abstieg von der Ausgangsposition. Nach deren sozialer Distanz zur erreichten Position wird zwischen ›Kurzstrecken-Mobilität‹ als Veränderung auf eine ähnlich gelagerte Position und ›Langstrecken-Mobilität‹ als Wechsel auf eine rangmäßig erheblich differente Position unterschieden. Kurzstrecken-Mobilität ist mitunter in Bezug auf den sozialen Status auch eine ›unechte Mobilität‹, da sich lediglich die Arbeitsaufgaben verändern. Dazu gehören etwa die ›Modernisierung‹ der Bezeichnung eines Aufgabengebietes oder einer Position. Innerbetriebliche Mobilität steht für Veränderung von Beschäftigten zwischen Positionen innerhalb eines Betriebs. Zwischenbetriebliche Mobilität bezieht sich demgegenüber auf den Wechsel von Erwerbspersonen über die Betriebe hinweg. Nach dem auslösenden Moment wird zwischen strukturell induzierter und durch individuelle Intentionen erzeugter zirkulärer Mobilität unterschieden (Yasuda 1964).

berufliche
Mobilität ist
nicht per se gut
oder schlecht

Der Beruf als dauerhafter Einsatz existenzsichernder Arbeitsfähigkeiten ist ein Konstrukt des Mittelalters. In Zeiten, in denen Beruf mit ›Berufung‹ und ›Berufensein‹ sowie lebenslanger Übernahme einer Arbeitsaufgabe gleichgesetzt wurde, war berufliche Mobilität eine Seltenheit und zumeist bezogen auf innerbetrieblichen Wechsel auf eine höhere Position. Ansonsten wurde in diesem gesellschaftlichen Kontext zwischenbetriebliche Mobilität oder gar ein Berufswechsel eher negativ bewertet. Vor dem Hintergrund von Beruf als individuellem Arbeitsvermögen ist berufliche Mobilität jedoch nicht von vornherein als gut oder schlecht zu bewerten. Eine normative Aussage über berufliche Veränderungen ist vielmehr von der gesellschaftlich-historischen Situation abhängig, in denen sie auftreten. Unter Marktbedingungen und tendenzieller Abkehr vom Senioritätsprinzip kann eigentlich kein Anbieter von Arbeitskraft einem Abnehmer der Arbeitskraft lebenslange Loyalität entgegenbringen oder gar umgekehrt von diesem erwarten. Dennoch gilt die dauerhafte oder langfristige Ausübung eines Berufs immer noch als ein wesentliches qualitatives Merkmal für die Marktchancen eines Fähigkeitsprofils.

Berufliche Mobilität kann zunächst aus individuellen Entscheidungen und Intentionen resultieren. Sie kann im Zusammenhang mit dem Wunsch nach beruflichem Aufstieg und der Übernahme von höheren Positionen auftreten. Da diese Veränderungen mit individuellen Anstrengungen zum Erreichen des höheren sozialen Status einhergehen, erfährt diese Mobilität auch eine allgemeine Wertschätzung. Auch dort, wo berufliche Mobilität zur ›Korrektur‹ eines früheren, möglicherweise verfehlten Einstiegs in einen Beruf erfolgt, erhöht ein Berufswechsel nicht nur die persönliche Zufriedenheit mit dem Arbeitskrafteinsatz, sondern wird von der Gesellschaft durchaus akzeptiert. Dies gilt solange, wie daraus nicht ein Trend entsteht, durch den die gesellschaftliche Arbeitsteilung nachhaltig beeinflusst wird. Berufliche Mobilität, die nicht zur Verbesserung im Positionsgefüge führt, wird nach dem vorherrschenden Verständnis häufig als defizitär angesehen. Dazu zählt z. B. auch jene, die zum Erhalt des physischen Leistungsvermögens beiträgt. Alle positionalen Veränderungen von Berufsinhabern, die unabhängig von einem allgemeinen Wohlfahrtsanstieg oder bestimmten gesellschaftlichen Trends auftreten, werden als Zirkulationsmobilität verstanden.

›freiwillige‹ berufliche Mobilität

Berufliche Mobilität kann aber auch durch strukturelle Veränderungen induziert sein. Je einschneidender der Strukturwandel in einer Gesellschaft oder auf einem Teilarbeitsmarkt, desto größer sind die Auswirkungen auf die berufliche Mobilität. Berufe, die etwa in der Gesellschaft der DDR eine kontinuierliche Berufskarriere eröffneten, haben möglicherweise unter den veränderten Bedingungen des Arbeitsmarktes im vereinigten Deutschland einen Berufswechsel notwendig gemacht. Aber auch durch einen Strukturwandel auf einem Teilarbeitsmarkt erhöht sich nicht nur die berufliche Mobilität dort vormals Beschäftigter. Schrumpft etwa eine Berufsgruppe, entstehen dadurch Mobilitätsströme, da die Berufsinhaber zur Verbesserung ihrer Erwerbschancen in andere Berufsgruppen oder Tätigkeitsfelder wie etwa die Altenpflege wechseln (Kap. 6.3, S. 258). Selbst wenn diese berufliche Mobilität mit erheblichen individuellen Problemen verbunden sein sollte, könnte sie sich als notwendige Anpassung des Fähigkeitsprofils an veränderte strukturelle Rahmenbedingungen und Opportunitäten herausstellen. Strukturell induzierte berufliche Mobilität ist allein das Ergebnis einer zahlenmäßigen Veränderung von Positionen für bestimmte Berufsgruppen in wirtschaftlichen Sektoren oder Teilarbeitsmärkten.

strukturell induzierte berufliche Mobilität

Zunahme
beruflicher
Mobilität

Die berufliche Mobilität hat in den letzten Jahren deutlich zugenommen. Berufsinhaber üben in ihrer Erwerbskarriere nicht nur eine dem Beruf entsprechende Arbeitstätigkeit aus. Sie gehen in deren Verlauf zunehmend auch anderen Erwerbstätigkeiten nach, für die sie formal nicht ausgebildet sind. Mitunter wird diese Entwicklung auf eine erhöhte Neigung zurückgeführt, bei Problemen der Berufsausübung zunächst den Betrieb, später das Tätigkeitsfeld und schließlich den Beruf zu wechseln. Diese Mobilität kann jedoch nicht allein auf ›verfehlte‹ Berufswahl oder geringe Berufsbindung reduziert werden. Sie ist zunächst dadurch bedingt, dass die Zahl der Erwerbstätigen mit Berufsabschluss zugenommen hat (REINBERG 1999). Die schleichende Auflösung stabiler Beschäftigungsverhältnisse zu Gunsten eines ›freien‹ Arbeitsmarktes mit befristet oder geringfügig Beschäftigten erhöht berufliche Mobilität, die sich aus fehlenden Gelegenheiten oder unattraktiven Bedingungen für die Ausübung des erlernten Berufs ergibt. Ein gestiegenes Anspruchsniveau der Berufsinhaber und der Wunsch nach ›Selbstverwirklichung‹ im Beruf verstärken lediglich den Trend zu vermehrter Mobilität. Sie lösen ihn jedoch nicht aus. Da sie durch die Beschäftigungsverhältnisse induziert ist, wird vorgeschlagen, berufliche, betriebliche und sektorale Mobilität treffender als Beschäftigungsmobilität zu bezeichnen.

große innerbetriebliche
Mobilität mit
raschem Ende

Ein Berufswechsel erfolgt erst dann, wenn bestimmte Arbeitsbedingungen nicht nur ein betriebsspezifisches Positionsmerkmal sind, dem durch inner- oder zwischenbetriebliche Mobilität begegnet werden kann, sondern sich als Charakteristikum des Teilarbeitsmarktes herausstellen. Allerdings tritt innerbetriebliche Mobilität nur dann auf, wenn ›freie‹ Positionen (Planstellen, Vakanzen) zur Verfügung stehen. In Betrieben, in denen Planstellen fehlen, ist diese Mobilität entsprechend gering. Vakanzen ermöglichen individuelle Berufskarrieren. In Tätigkeitsfeldern mit hoher Fluktuationsrate wie etwa in der Altenpflege sind mehr Vakanzen gegeben und die Chancen für innerbetriebliche Mobilität entsprechend groß. Von der BiBB-Berufseinsteigerkohorte hatten nach drei Jahren bereits 40 % untere Positionen im Bereich sekundärer Pflege erreicht (BECKER, MEIFORT 1997). Damit ist allerdings auch das Maximum an innerbetrieblicher Mobilität erreicht, das ohne weitere Ausbildung möglich ist. Diese Mobilität wird ausschließlich durch die spezifischen Opportunitätsstrukturen erzeugt. Individuelle Merkmale sind dabei zweitrangig und werden erst bei Besetzung der jeweiligen Position bedeutsam.

In Tätigkeitsfeldern mit geringen sozialen und materiellen Gratifikationen und/oder belastenden Arbeitsbedingungen ist die zwischenbetriebliche Mobilität durchweg hoch. Von daher liegt die jährliche Fluktuationsrate (MZ 1997) bei Pflegekräften mit 11 % über der von Bürokräften mit weniger als 8 %. Differenziert man Pflegekräfte nach dem ›Erwerbsberuf‹, dann zeigt sich, dass Krankenschwestern mit 9 % gegenüber sonstigen Pflegekräften mit 13 % sowie Altenpflegekräften mit 16 % eine deutlich geringere Neigung zum Betriebswechsel aufweisen. Mehr als ein Drittel aller Altenpflegekräfte hat in der BiBB/IAB-Erhebung 1998/99 vier oder mehr Betriebswechsel, während dies nur bei einem Viertel der Bürokräfte und einem Fünftel der Krankenpflegekräfte der Fall ist. Die mittlere Häufigkeit liegt bei Altenpflegerinnen mit 3,0 deutlich über der von Bürokräften und Krankenschwestern mit 2,7 bzw. 2,4. Erwerbstätige ohne Berufsabschluss für das Tätigkeitsfeld werden eher der Randbelegschaft zugeordnet. Daher wird bei ihnen, gegenüber Berufsinhabern als Teil der Stammbelegschaft, eine geringere betriebliche Bindung vermutet. Unter Büro- und Pflegekräften gibt es jedoch bei der zwischenbetrieblichen Mobilität keine signifikanten Unterschiede zwischen Berufsinhabern und Erwerbstätigen ohne entsprechenden Beruf.

Eine lange Verweildauer in einem Betrieb erzeugt betriebsspezifisches Humankapital und wird häufig dem Senioritätsprinzip entsprechend honoriert. Wird die Beschäftigung beim gegenwärtigen Arbeitgeber der BiBB/IAB-Erhebung zu Grunde gelegt, zeigen sich anhand dieses Indikators bereits einige Unterschiede in den betrieblichen Verweildauern. Büro- und Krankenpflegekräfte weisen auf Grund geringerer Fluktuation eine vergleichsweise lange Betriebszugehörigkeit von rund neun Jahren auf. Aber auch die sonstigen Pflegekräfte haben bei deutlich größerer Fluktuation und Variation in der Verweildauer immerhin noch eine mittlere Betriebszugehörigkeit von sieben Jahren. Demgegenüber weisen Altenpflegekräfte mit weniger als sechs Jahren die kürzeste betriebliche Verweildauer auf. Ein Vergleich der Angaben für Krankenpflegekräfte mit denen aus der IAB-Pflegekräftebefragung 1993 und dem Mikrozensus 1996 verweist auf eine stete Zunahme der Betriebszugehörigkeit um mehr als ein Jahr. Die Dauern bei Altenpflegekräften entsprechen 1998/99 zwar denen von 1993, waren 1996 jedoch um mehr als ein Jahr kürzer. Dies wird mitunter als eine Folge der Verunsicherung auf dem Pflegemarkt nach Einführung der Pflegeversicherung betrachtet.

*Häufigkeit zwischenbetrieblicher Mobilität*

*zwischenbetriebliche Mobilität und Verweildauer im Betrieb*

Tabelle 4.8:
Einflussgrößen
auf zwischen-
betriebliche
Mobilität

| Einflussfaktoren | Bürokräfte ohne nähere Angaben | Pflegekräfte | |
|---|---|---|---|
| | | Alten-pflege | Kranken-pflege |
| Alter 25–34 Jahre | 0,94*** | 0,93** | 0,93* |
| Alter 35–44 Jahre | 0,96* | 0,93** | 0,96* |
| Alter 45–60 Jahre | 0,98* | 0,96* | 0,97* |
| Männlich | 1,08 | 1,18** | 1,16** |
| Haushalt mit Kindern 4–18 Jahre | 0,93 | 0,91*** | 0,90** |
| Haushalt mit Kindern ≤ 3 Jahre | 0,96* | 0,94*** | 0,94* |
| Berufsabschluss Fachschule und mehr | 1,12* | 1,19* | 1,13 |
| Nicht-Normalarbeitsverhältnis | 1,17* | 1,34* | 1,22* |
| Privatwirtschaft | 1,10 | 1,16** | 1,22* |
| Fälle | 9.949 | 1.530 | 4.853 |

Erläuterungen: *, **, *** auf dem 1 %-, 5 %-, 10 %-Niveau signifikant. Logit-Schätzung, vgl. auch Tabelle 2.2, S. 70. Referenzgruppe: Alter ≤ 24 Jahre, Weiblich, Haushalt ohne Kinder, Berufsabschluss Lehre, Berufsfachschule, Normalarbeitsverhältnis, Öffentlicher Dienst.                                                    Quelle: MZ 1997.

Familie und
Beschäftigungs-
verhältnis als
wesentliche
Einflussgrößen

Welche Faktoren maßgeblich auf die Bereitschaft zur zwischenbetrieblichen Mobilität einwirken, wird deutlich, wenn Einflussgrößen statistisch kontrolliert werden (Tabelle 4.8). Erwartungsgemäß nimmt mit dem Alter auch die Neigung zum Betriebswechsel ab. Männliche Erwerbstätige in Pflegeberufen weisen gegenüber denen in Büroberufen eine größere Bereitschaft zum Betriebswechsel auf. Erwerbstätige Frauen müssen größere Anstrengungen unternehmen, um Erwerbsarbeit mit Familienarbeit abzustimmen, was sich auch in geringerer Neigung zum Betriebswechsel niederschlägt. Von daher sind auch Erwerbstätige mit Schulkindern gegenüber jenen mit Kindern im Krippenalter noch weniger zwischenbetrieblich mobil. Als mobil erweisen sich dagegen Berufsinhaber mit Fachschulabschluss und höher unter den Bürokräften und Altenpflegekräften. Auch die in dem jeweiligen Tätigkeitsfeld vorherrschenden Beschäftigungsverhältnisse beeinflussen die betriebliche Fluktuation. Die Zunahme von Beschäftigungsverhältnissen jenseits des Normalarbeitsverhältnisses erleichtert nicht nur den Übergang in den Pflegearbeitsmarkt (Kap. 6.3, S. 260). Sie erhöht auch die Bereitschaft zum Betriebswechsel. In ähnlicher Weise wirken Beschäftigungsverhältnisse in der Privatwirtschaft. Fallstudien zeigen, dass trotz großer Arbeitsbelastungen im Pflegebereich die Zusatzversorgung des öffentlichen Dienstes und einiger Wohlfahrtsverbände als eine deutliche ›Fluktuationsbremse‹ für die über 30-Jährigen darstellt.

Mitunter tauchen Schätzungen auf, wonach jede vierte Pflegekraft wegen physischer und psychischer Überlastung ›das Handtuch wirft‹. Von den Absolventen einer Pflegeausbildung scheide die Hälfte bereits nach kurzer Zeit aus dem Beruf wieder aus. Die Abwanderung hätte ein Ausmaß erreicht, das kaum durch Neuzugänge auszugleichen wäre. Da die anschließende Erwerbstätigkeit häufig inhaltlich nichts mehr mit dem angeeigneten Beruf zu tun hat, wird hier von ›Berufsflucht‹ gesprochen. Es gibt wenig gesichertes Wissen darüber und dieses basiert auf Querschnittsanalysen (Kap. 1.4, S. 46 f.). Daher beruhen Schätzungen zumeist auf Plausibilitätsannahmen. Demnach variiert die Verweildauer von Pflegekräften im Ausbildungsberuf zwischen vier und sieben Jahren (ALBRECHT et al. 1982; Prognos 1990; Robert-Bosch-Stiftung 1996; Sachverständigenrat 1990). Einigkeit besteht lediglich darin, dass die Berufszugehörigkeitsdauer deutlich zurückgegangen ist. Bereits anhand der IAB-Pflegekräftebefragung konnte DIETRICH (1994) jedoch verdeutlichen, dass die Verweildauer offensichtlich unterschätzt wird. So weisen Krankenschwestern in der Altenpflege eine Berufszugehörigkeit von 16,2 Jahren und Altenpflegekräfte immerhin noch von 9,5 Jahren auf. Damit würde sich die Berufszugehörigkeit in den Pflegeberufen nicht wesentlich von anderen Berufen mit hohem Frauenanteil unterscheiden.

> Wechsel des Tätigkeitsfeldes als Indikator für ›Berufsflucht‹?

Es spricht einiges dafür, dass es sich hier nicht um die gesamte Verweildauer im Pflegeberuf handeln kann. So müsste etwa bei Frauen der Geburtskohorten vor 1960 häufig eine familienbezogene Unterbrechung des Berufsverlaufs berücksichtigt werden. Diese beträgt auch noch in den 1980er Jahren 8 Jahre (HELLMICH 1986). Bei Krankenschwestern liegt sie sogar bei 12 Jahren (KÜPPER, SOMMER 1992). Etwa ein Fünftel aller Frauen geht nach der Unterbrechung einer Arbeit auf dem unspezifischen Arbeitsmarkt nach. Krankenschwestern und Bürofachfrauen setzen dagegen ihre Erwerbstätigkeit am häufigsten im Ausbildungsberuf fort (ENGELBRECH 1987). In den 1990er Jahren treten Unterbrechungen im Berufsverlauf bei *ausgebildeten* Pflegekräften kaum häufiger auf als in anderen Ausbildungsberufen. Im Übrigen liegen den meisten Studien die Angaben über die bisherige Verweildauer im Pflegeberuf zu Grunde. Sie vernachlässigen die weitere Berufsausübung und damit die Verbleibswahrscheinlichkeit. Die Verweildauer im Pflegeberuf wird dadurch falsch geschätzt. Die vorliegenden Ergebnisse lassen letztlich keine gesicherten Aussagen zur Dynamik des Ausstiegs aus einem Pflegeberuf zu.

> Berufswechsel und Unterbrechung im Berufsverlauf

qualifizierte
Erstausbildung
= geringer
Berufswechsel

Anhand der Dauer zwischen Abschluss der Berufsausbildung und folgendem Berufswechsel für die *noch* und für die *nicht mehr* entsprechend dem *Ausbildungsberuf* Beschäftigten lassen sich die Unterschiede in der Berufszugehörigkeit von Pflege- und Bürokräften verdeutlichen (Abbildung 4.9). Unter den Erwerbstätigen haben lediglich jeweils ein Drittel der Krankenpflegekräfte und der Bürokräfte den Beruf gewechselt und gehen einer nicht dieser Ausbildung entsprechenden Erwerbstätigkeit nach. Rund zwei Drittel der Berufsinhaber sind nach 30 Jahren immer noch in einem Tätigkeitsfeld beschäftigt, das ihrer Ausbildung entspricht. Unter den Altenpflegekräften ist deren Anteil mit etwa einem Fünftel wesentlich geringer. Die Mehrzahl hat sich einem anderen Tätigkeitsfeld zugewendet. 24 % der Altenpflegekräfte entscheiden sich nach einer mittleren Berufszugehörigkeit von rund sechs Jahren noch zu einer weiteren Berufsausbildung. Unter den Krankenpflegekräften und den Bürokräften sind es lediglich etwa 15 %, die diesen Schritt nach einer mittleren Verweildauer von 13 Jahren unternehmen. Alle anderen Berufswechsler gehen einer Erwerbstätigkeit nach, ohne dafür die

*Abbildung 4.9:*
Berufswechsel
von Pflege- und
Bürokräften

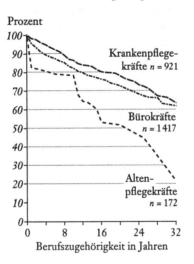

Quelle: BiBB/IAB-Erhebung 1998/99.

formalen beruflichen Voraussetzungen zu erwerben. Häufig wird vermutet, dass die ersten fünf Jahre im Beruf über die weitere Verweildauer entscheiden. Innerhalb dieses Zeitraums sind lediglich 7 % der Krankenpflegekräfte aus dem Beruf wieder ausgeschieden, während der Anteil unter den Bürokräften 12 % und bei den Altenpflegekräften sogar 21 % beträgt. Demnach wäre die berufliche Bindung am größten unter den Inhabern eines Krankenpflegeberufs. Die Unterschiede zur Altenpflege werden mitunter auf die unterschiedliche Bindung an Erst- und Zweitausbildungsberufe zurückgeführt. Die gegenüber der BiBB-Altenpflegekohorte 1992 (BECKER, MEIFORT 1997) geringere Mobilität verweist auf große Unterschiede zwischen den Berufseinsteigerkohorten.

Die Bereitschaft zum Berufswechsel ist besonders groß kurz
nach dem Einstieg in das Tätigkeitsfeld und nimmt ab, je länger
der Beruf ausgeübt wird. So wechselt rund ein Fünftel der Altenpflegekräfte bereits nach dem ersten Berufsjahr den Beruf. Bei
Kontrolle von Geschlecht, Bildungsniveau und Alter bei Ausbildungsende wird deutlich, dass die Mobilität in ein berufsfremdes
Tätigkeitsfeld vom Zeitpunkt des Berufseinstiegs im Lebensverlauf beeinflusst ist. Aneignung des Altenpflegeberufs vor dem 30.
Lebensjahr bzw. eines Büroberufs vor dem 25. Lebensjahr erhöht
berufliche Bindung und verringert die Neigung zum Berufswechsel. Unter den Krankenpflegekräften erweist sich das Einstiegs-
alter jedoch als unbedeutend. Hier wird berufliche Mobilität vor
allem von Männern sowie Pflegekräften mit hoher allgemeiner Schulbildung ausgelöst. Diese begünstigt auch die Bereitschaft zum Berufswechsel unter Bürokräften. Als Berufswechsel
auslösende Bedingungen im Pflegebereich werden zumeist neben der im Verhältnis zur Arbeitsbelastung niedrigen Bezahlung
Enttäuschung über den Pflegealltag, Schwierigkeiten in der Vereinbarkeit von Erwerbstätigkeit und Kinderwunsch, schwierige
Arbeitszeit und mangelnde Aufstiegsperspektiven angeführt.

> Ursachen für Berufswechsel

Mobilität im Beschäftigungssystem »wird zunehmend zu einer
zentralen Voraussetzung, um die eigene ›Beschäftigungsfähigkeit‹
zu erhalten und ständig zu verbessern«. Die Bereitschaft zur
Mobilität erleichtert jedoch nicht die Übergänge zwischen den
Formen der Erwerbstätigkeit oder Beschäftigungsverhältnissen
und wird auch nicht mit Einkommens- und Statuszuwachs honoriert. Vielmehr nehmen Friktionen und Brüche im Erwerbsverlauf zu (RABE, SCHMID 2000). Diese versuchen Berufsinhaber
durch optimale Verwertung des beruflichen Arbeitsvermögens als
Humankapital auf dem Markt zu minimieren. Ein Berufswechsel
käme dabei dem Verlust eines Kapitalstocks gleich. Von daher
weisen Inhaber eines Krankenpflegeberufs oder Büroberufs eine
große ›Berufstreue‹ auf. Selbst wenn Nicht-Erwerbstätige ausgeklammert sind, verweisen die Werte in Abbildung 4.9 auf dieselbe
Konstanz des Erstausbildungsberufs, wie sie bereits anhand der
Lebensverlaufsstudie verdeutlicht wurde (KONIETZKA 1999). Altenpflege ist dagegen eher noch ein Zweitausbildungsberuf mit
großer Beschäftigungsmobilität. Sie ist damit ein »Durchgangsbe-
ruf« wie etwa die Krankenpflege in den 1920er Jahren (STREITER
1924). Mit ›Berufsflucht‹ von Pflegekräften lässt sich lediglich
die berufliche Mobilität der Altenpflegekräfte charakterisieren.

> Pflegeberufe zwischen ›Be-rufstreue‹ und ›Berufsflucht‹

# Weiterführende Literatur

## zu Kapitel 4.1

ECKERT, C. (1999): Fürsorglichkeit. Soziale Praxis und moralische Orientierung. In: B. Jansen; F. Karl; H. Radebold; R. Schmitz-Scherzer (Hrsg.), *Soziale Gerontologie*. Weinheim: Beltz, S. 414–425.

RENNEN-ALLHOFF, B.; TACKE, D. (2000): Sozialisationsforschung: Berufliche Sozialisation in der Pflege. In: B. Rennen-Allhoff; D. Schaefferr (Hrsg.), *Handbuch Pflegewissenschaft*. Weinheim: Juventa, S. 819–842.

## zu Kapitel 4.2

KRAPPMANN, L. (1993[8]): Identitätsfördernde Fähigkeiten. In: ders., *Soziologische Dimensionen der Identität*. Stuttgart: Klett-Cotta, S. 132–173.

LENK, H.; MARING, M. (1998): Das moralphilosophische Fundament einer Ethik für Organisationen – korporative und individuelle Verantwortung. In: G. Blickle (Hrsg.), *Ethik in Organisationen*. Göttingen: Verlag für angewandte Psychologie, S. 21–35.

MERTON, R. K. (1972): Der Rollen-Set: Probleme der soziologischen Theorie. In: H. Hartmann (Hrsg.), *Moderne amerikanische Soziologie*. Stuttgart: Enke, S. 316–333.

## zu Kapitel 4.3

MOERS, M. (1994): Anforderungs- und Berufsprofil der Pflege im Wandel. In: D. Schaeffer; M. Moers; R. Rosenbrock (Hrsg.), *Public Health und Pflege*. Berlin: Edition Sigma, S. 103–126.

## zu Kapitel 4.4

FILIPP, S.-H.; MEYER, A.-K. (1999): *Bilder des Alters. Altersstereotype und die Beziehungen zwischen den Generationen*. Stuttgart: Kohlhammer.

WATERMANN, R.; ERLEMEIER, N.; WEBER, G. (2000): Alterskonzepte bei Professionellen in der Altenpflege. In: J. Reinecke; C. Tarnai (Hrsg.), *Angewandte Klassifikationsanalyse*. Münster: Waxmann, S. 252–267.

## zu Kapitel 4.5

HECKER, U. (2000): Berufliche Mobilität und Wechselprozesse. In: W. Dostal; R. Jansen; K. Parmentier (Hrsg.), *Wandel der Erwerbsarbeit: Arbeitssituation, Informatisierung, berufliche Mobilität und Weiterbildung*. Nürnberg: IAB (BeitrAB 231), S. 67–97.

SCHASSE, U. (1991): Bestimmungsgründe der Stabilität von Beschäftigungsverhältnissen: Ein Überblick unter Berücksichtigung von theoretischen Ansätzen zur Erklärung von Mobilitätsprozessen auf dem Arbeitsmarkt. In: ders., *Betriebszugehörigkeitsdauer und Mobilität*. Frankfurt/M.: Campus, S. 19–96.

# 5 Betriebliche Organisation von Pflegearbeit

Einrichtungen sind mehr als nur Betriebe, die Arbeitskraft zur erwerbsmäßigen Versorgung Älterer nutzen. Vielmehr schaffen betriebliche Organisation von Pflegearbeit und Einsatz von Pflegepersonal ein Gefüge mit wechselseitiger Beeinflussung.

Unabhängig von den jeweiligen Grundsätzen für eine betriebliche Versorgung Älterer sind Einrichtungsträger zu betriebswirtschaftlichem Denken und Handeln genötigt. Dazu gehört die Festlegung von Betriebszielen und Prioritätsregeln zur Erfüllung wirtschaftlicher Zwecke. Deren Umsetzung erfolgt nicht immer widerspruchsfrei und wirkt damit auf die Beschäftigten zurück. *Kapitel 5.1*

Einführung von Marktprinzipien und Versorgung unter der Prämisse »ambulant vor stationär« haben den Pflegemarkt nachhaltig verändert. Anpassung des Versorgungsangebots an diesen Markt erfordert vermehrten Wandel betrieblicher Organisation. Diese Entwicklung hat auch eine Veränderung in der Nachfrage nach Arbeitskraft zur Versorgung Älterer bewirkt. *Kapitel 5.2*

Durch die betriebliche Aufbau- und Ablauforganisation werden nicht nur Anweisungs- und Ausführungsbefugnisse verteilt. Vielmehr beeinflussen Organisationsstrukturen auch die Qualität des Lebensraums von Klienten *und* des Handlungsspielraums von Pflegekräften. Sie wirken auf deren Einschätzung der Arbeitsplatzqualität und schlagen sich in Arbeitszufriedenheit nieder. *Kapitel 5.3*

Die Arbeitsbedingungen im Pflegebereich bringen unterschiedliche Arbeitsbelastungen mit sich. Sie können akut und chronisch auftreten und das Leistungsvermögen von Erwerbstätigen derart übermäßig beanspruchen, dass sie nicht mehr den Anforderungen des Arbeitsplatzes gewachsen sind. Dadurch steigt das Risiko eines erhöhten Verschleißes der Gesundheit. *Kapitel 5.4*

Um personenbezogene Dienstleistungen marktförmig zu erbringen, bedarf es eines innerbetrieblichen Ordnungszusammenhangs. Dazu müssen die Aufgaben formuliert und die zu deren Erfüllung benötigten Fachkräfte und Betriebsmittel sinnvoll einander zugeordnet werden. Personalplanung und Personaleinsatz sollen eine effiziente Erreichung des Betriebsziels ermöglichen. *Kapitel 5.5*

# 5.1    Pflegeeinrichtungen als Betriebe

Betriebe als
gesellschaftliche
Institutionen

Betriebe sind zentrale Institutionen einer Gesellschaft zur Erstellung und Verwertung knapper Güter oder Erbringung von Dienstleistungen. Diese Funktion übernehmen sie durch räumliche Zusammenlegung und Kombination von Produktionsfaktoren (Arbeitskräfte, Maschinen, spezifisches ›Know How‹ u. ä.) nach Gesichtspunkten der Wirtschaftlichkeit. Betriebe handeln dann wirtschaftlich, wenn sie die im Betriebszweck festgelegten Ziele mit möglichst geringem Einsatz von Betriebsmitteln (Räumlichkeiten, Einrichtung, Ausstattung), Personal und Sachgütern erreichen. Sie sichern ihre Existenz dadurch, dass sie von den Abnehmern der Güter und Dienstleistungen mindestens ein kostendeckendes Entgelt erhalten. Betriebe sind soziale Einheiten in einer Marktwirtschaft. Durch den Betriebszweck, die Herstellung von Produkten (materiell oder immateriell), unterscheiden sie sich darin von anderen Institutionen, selbst wenn diese ähnliche strukturelle Merkmale aufweisen.

Einrichtungen
der Altenhilfe
als Betriebe?

Betrachtet man die Arbeitsorganisation von Einrichtungen zur Betreuung und Versorgung Älterer und Hochbetagter unter

– *ökonomischen Aspekten,* dann handelt es dabei um Wirtschaftseinheiten, die zum einen die in einer Volkswirtschaft produzierten Güter und erbrachten Dienstleistungen nutzen. Zum anderen erbringen sie wiederum selbst Dienstleistungen, die es anderen Akteuren ermöglichen, sich ökonomisch zu betätigen.

– *sozialen Aspekten,* dann handelt es sich um ein arbeitsteiliges Zusammenwirken von individuellen Akteuren mit unterschiedlichen Fähigkeitsprofilen zur erwerbsmäßigen Betreuung und Versorgung hilfe- und pflegebedürftiger Älterer in einem institutionellen Kontext mit einem bestimmten Aufgabenprofil.

– *strukturellen Aspekten,* dann sind sie Organisationen mit einer mehr oder weniger komplexen Struktur. In ihnen werden auf Grund von formalen oder informalen Beziehungen auf horizontaler und vertikaler Ebene administrative Anweisungen erteilt und als personenbezogene Arbeitsaufgaben umgesetzt.

– *dynamischen Aspekten,* dann handelt es sich um ein Sozialsystem mit hochgradig formalisierten und fixen zeitlichen Abläufen. Auf Grund von internen Problemen (z. B. Personalausfall, Versorgungsnotfall) oder externen Vorgaben (z. B. Zwang zum marktförmigen Dienstleistungsangebot) kann aber auch eine hohe Dynamik von Abläufen vorliegen.

Betriebliches Handeln ist an einem Zielsystem ausgerichtet, an dem bei Zielerreichung der Nutzen betrieblicher Aktivitäten gemessen werden kann. Das Zielsystem von Pflegediensten wird abgeleitet aus lokalem Versorgungsbedarf, sozialstaatlichen Vorgaben (GKV, GPV), wissenschaftlichen Grundlagen (Erkenntnissen zur Rehabilitationsfähigkeit im Alter), Wertvorstellungen der Gesellschaft (Verminderung sozialer Ungleichheit im Alter) sowie der Einrichtungsträger (konfessionell) und im begrenzten Umfang der Klienten (Abbildung 5.1). Dies wirkt auf die Gestaltung des Oberziels Statuserhalt der Einrichtung und Realisierung wirtschaftlicher Interessen ein. Daraus ergeben sich die Vorgaben für das Management zur Strategie und zum Wandel der Einrichtung sowie zu Ressourceneinsatz und Qualitätsstandards. Um die Nachfrage nach dem Versorgungsangebot der Einrichtung langfristig zu sichern, ist die Einflussnahme auf die (lokale) Sozialpolitik ein Nebenziel betrieblicher Aktivitäten. Da Pflegedienste auch Abnehmer von ausgebildeten Pflegekräften sind, bildet die Einflussnahme auf Aus- und Fortbildung ein weiteres Nebenziel. Dabei geht es auch darum, jede Belastung des Betriebs durch Ausbildung zu vermeiden und deren Betriebsnähe zu sichern.

Die Unterziele betrieblicher Betätigung sind die Aufgaben im engeren Sinne. Ein Unterziel ist zunächst auf die Gestaltung von Pflegearbeit als personenbezogenes Dienstleistungsangebot ausgerichtet. Durch die gesetzlichen Vorgaben ist der Qualitätsgedanke ein wesentliches Element dieser Zielsetzung. Ein weiteres Betriebsziel bezieht sich auf die Erfassung von Bedarfslagen innerhalb eines lokalen Pflegemarktes sowie die Platzierung von Versorgungsangeboten und Sicherung der Nachfrage. Konkurrenzfähigkeit und die Gestaltung des Preis-Leistungs-Verhältnisses sind weitere wesentliche Orientierungsgrößen betrieblichen Handelns. Effizientes Kostenmanagement ist bei knapp bemessenen Leistungsentgelten ein weiteres Unterziel betrieblich organisierter Pflegearbeit. Aber auch optimale Personalplanung und -einsatz sind eine wesentliche Zielgröße für den betrieblichen Erfolg. Auswirkungen auf das berufliche Handeln haben alle Betriebsziele gleichermaßen. Personalbezogene Zielsetzungen wirken direkt auf das berufliche Handeln der Beschäftigten, während die anderen indirekt die Art und Weise der Erbringung personenbezogener Dienstleistungen beeinflussen. Gegenstand betrieblicher Personalpolitik ist es, die Betriebsziele und die Interessen des Personals soweit als möglich in Einklang zu bringen.

*Zielsysteme in
der Altenhilfe*

*Unterziele als
Betriebsziele
im engeren
Sinn*

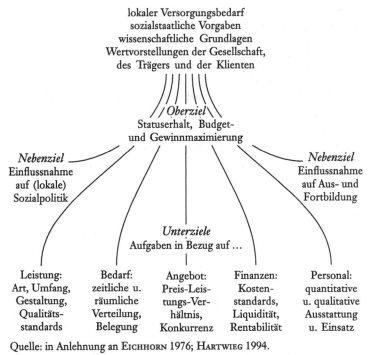

*Abbildung 5.1:*
Zielsystem in
Pflegediensten

lokaler Versorgungsbedarf
sozialstaatliche Vorgaben
wissenschaftliche Grundlagen
Wertvorstellungen der Gesellschaft,
des Trägers und der Klienten

*Oberziel*
Statuserhalt, Budget-
und Gewinnmaximierung

*Nebenziel*
Einflussnahme
auf (lokale)
Sozialpolitik

*Nebenziel*
Einflussnahme
auf Aus- und
Fortbildung

*Unterziele*
Aufgaben in Bezug auf …

| Leistung: | Bedarf: | Angebot: | Finanzen: | Personal: |
|---|---|---|---|---|
| Art, Umfang, | zeitliche u. | Preis-Leis- | Kosten- | quantitative |
| Gestaltung, | räumliche | tungs-Ver- | standards, | u. qualitative |
| Qualitäts- | Verteilung, | hältnis, | Liquidität, | Ausstattung |
| standards | Belegung | Konkurrenz | Rentabilität | u. Einsatz |

Quelle: in Anlehnung an EICHHORN 1976; HARTWIEG 1994.

Non-Profit-
Altenhilfe ≠
›gemeinnützige
Verwaltung‹

Für die Kommunen galt bis zum Inkrafttreten des PflegeVG die sozialstaatliche Verpflichtung nach dem BSHG, die entsprechenden Versorgungsdienste zu gewährleisten und bereitzuhalten. Der kooperative Konsens zwischen staatlichen Agenturen und Non-Profit-Trägern bei der Übernahme dieser Aufgabe hat dazu geführt, dass sich diese Träger häufig als unabhängig von Marktmechanismen agierende Verwaltungseinheiten betrachteten. Legt man die oben angeführten Aspekte zur Bestimmung eines Betriebes zu Grunde, dann handelt es sich bei allen Pflegediensten um Betriebe, und zwar unabhängig von der Zielrichtung des Trägers (Tabelle 5.1, S. 197). Auch Non-Profit-Pflegedienste sind wie andere Betriebe um Ziele und Aufgaben organisiert und müssen unter Gesichtspunkten der Wirtschaftlichkeit geführt werden. Von daher kann auch nicht von einer ›Verbetrieblichung‹ durch das PflegeVG gesprochen werden. Pflegedienste hatten auch vorher den Charakter von Betrieben, sie agierten zumeist jedoch nicht so. Im Gegensatz zu den privaten Pflegediensten sind die freien und öffentlichen stärker normativ gebunden. Sie können die betriebliche Organisation und das Zielsystem ihrer Einrichtung häufig nicht eigenverantwortlich gestalten.

Pflegedienste können nur dann wirtschaftlich arbeiten, wenn die Ziele klar formuliert und die Phasen zu deren Realisierung bewusst abgesteckt sind. Sie können nicht alle Ziele gleichermaßen anstreben, sondern müssen sie entsprechend der Situation, in der sich die jeweilige Einrichtung befindet (Kap. 5.2, S. 200 f.), gewichten. Da die Ziele nicht kompatibel zueinander sind und sich unter Umständen sogar ausschließen, kommt es zu Zielkonflikten, deren Folgen sich häufig auch im beruflichen Handeln von Pflegekräften niederschlagen. Sie sind es, die Pflegestandards aufrechterhalten sollen im Spannungsverhältnis zwischen ›harten‹ betriebswirtschaftlichen Setzungen und ›weichen‹ klientenbezogenen Anforderungen (Faktor Betrieb versus Faktor Mensch).

*Gewichtung von Zielen und berufliches Handeln*

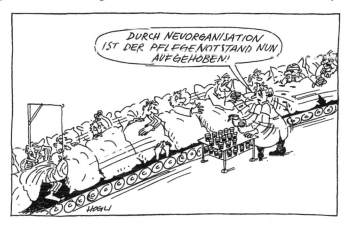

*Abbildung 5.2:* Prinzipien der Rationalisierung aus dem Produktionsbereich im Pflegebereich

›Rationalisierung‹ von Pflegearbeit folgt zunächst keinen anderen Prinzipien als Rationalisierung von Arbeit in anderen Wirtschaftsbereichen. Hat eine Pflegekraft in einer Zeiteinheit statt einiger weniger eine Vielzahl von Klienten zu versorgen, ist die Pflegebeziehung notgedrungen oberflächlicher. Daher gehen die Einschätzungen der Möglichkeiten und Folgen von Rationalisierung der Pflegearbeit weit auseinander. Auf Grund des Kostendrucks wird durchweg der Eindruck grundsätzlicher Aufgeschlossenheit dafür vermittelt. In der Praxis zeigt sich jedoch, dass neue Formen im Pflegebereich nur zögernd umgesetzt werden oder von vornherein scheitern. ›Modernisierung‹ von primärer Pflege im Sinne rationeller betriebswirtschaftlicher Abläufe gilt als nicht realisierbar. Selbst wenn externe Sachzwänge dies notwendig erscheinen lassen, stecken Ethik und Moral enge Grenzen dafür im Pflegealltag ab. In dieser Einschätzung gibt es einen unvermuteten Konsens zwischen Einrichtungsträgern und Berufsverbänden.

*Betriebsziel ökonomisch rationalisierte Pflege?*

Betriebsziele
und Träger

Wird das Zielsystem der Einrichtungsträger differenziert, dann lassen sich einige idealtypische Unterschiede ausmachen (Tabelle 5.1). Private Träger betreiben Pflegedienste auf Grund des Gewinn- oder Erwerbsprinzips. Dementsprechend werden Einrichtungen unter eigen- oder erwerbswirtschaftlichen Prämissen geführt. Öffentliche und freie Träger sind mit dem Betrieb von Pflegediensten dem Gemeinwohl verpflichtet und bieten Versorgungsleistungen unter dem Dienstprinzip an. Von daher werden Einrichtungen unter gemeinwirtschaftlichen oder gemeinnützigen und bedarfswirtschaftlichen Zielsetzungen geführt. Während die Einrichtungen privater Träger ihre Betriebsziele zumeist selbstständig bestimmen können, ist dies bei den Einrichtungen der Non-Profit-Träger weitaus seltener der Fall. Sie sind häufiger unselbstständige Einheit eines öffentlichen Trägers, Wohlfahrtsverbands oder einer Stiftung und können auf Grund des begrenzten Entscheidungsraums das Zielsystem nicht eigenständig verändern. Auf Grund der unterschiedlichen Zielrichtungen werden Einrichtungen privater Träger mitunter als ›marktwirtschaftliche‹ Betriebe und jene der Non-Profit-Träger als ›ideelle‹ Betriebe bezeichnet. Diese Unterscheidung verliert nicht nur zunehmend an Bedeutung, sondern erweist sich auch nicht als Einflussgröße für eine effiziente Betriebsführung (ZANDERS 1990).

Bestimmung
von Betriebs-
zielen

Bereits vor Inkrafttreten des PflegeVG gab es zwischen Einrichtungen öffentlicher und freier sowie einigen privaten Trägern eine Annäherung in Zielsetzung und betrieblicher Organisation. Unterschiede zwischen den Trägern zeigen sich nunmehr eher bei Bestimmung der Betriebsziele und Setzung von Prioritäten zu deren Erreichung. Mitunter wird davon ausgegangen, dass die in einer Einrichtung kooperierenden Gruppen auch das Zielsystem bestimmen (Stakeholder-Ansatz). Eine zweite These basiert auf der Annahme, dass in Einrichtungen ›autopoietische‹ Prozesse ablaufen, die sie veranlassen, Ziele aus dem Betriebsgeschehen zu entwickeln (chaostheoretischer Ansatz). Eine dritte These hebt darauf ab, dass ein Kapitalgeber Ziele vorgibt und das Sozialmanagement deren Präzisierung übernimmt (Shareholder Value-Ansatz). Dieser Typus ist vor allem bei größeren privaten Trägern anzutreffen. Demgegenüber finden sich Elemente des chaostheoretischen Ansatzes am ehesten in kleinen Einrichtungen sowie jenen des DPWV. Ansonsten dominiert bei freien und öffentlichen Trägern Zielbestimmung nach dem Stakeholder-Ansatz vermischt mit Elementen des Shareholder Value-Konzepts.

| Unterscheidungs-merkmale | Träger der Einrichtung[a] | | |
|---|---|---|---|
| | private | öffentliche | freie |
| Grundsatz für Dienstleistungen | Erwerbsprinzip, Gewinn | Dienstprinzip, Gemeinwohl | |
| Zielrichtung | eigenwirt-schaftlich | gemeinwirt-schaftlich | gemeinnützig: frei vs. welt-anschaulich |
| Zielinhalt | Liquidität, Gewinnerzielung | Liquidität, Kostendeckung | |
| Zielbestimmung | Eigentümer | politische Gre-mien, Parteien | Wohlfahrts-verband |
| Steuerungs-instrument | monetärer Erfolg | Gesetze und sozialer Erfolg | monetärer und sozialer Erfolg |
| Entscheidungs-struktur | hierarchisch | hierarchisch | hierarchisch partizipativ[b] |
| Personal[c] | Arbeitnehmer | Arbeitnehmer und Nicht-Arbeitnehmer | |

*Tabelle 5.1:*
*Unterschiede*
*zwischen den*
*Trägern von*
*Pflegediensten*

[a]vgl. Trägerstruktur in Tabelle A.9, S. 354  [b]vor allem bei den nicht-konfessionellen Trägern  [c]vgl. Personalstruktur in Tabelle 5.5, S. 231
Quelle: in Anlehnung an GOLL 1991, eigene Ergänzungen.

Vor dem Hintergrund der unterschiedlichen formalen Orientierung der Einrichtungsträger an Gemeinwohl und Dienstprinzip werden auch Unterschiede in der betrieblichen Organisation vermutet, die sich in der Pflegequalität niederschlagen würden. Dabei wird angenommen, dass bei den erwerbswirtschaftlich ausgerichteten Einrichtungen niedrigere Pflegestandards gegeben sind. In Deutschland gibt es keine systematischen Studien zu potenziellen Unterschieden in der Pflegequalität in Einrichtungen von Non-Profit-Trägern und von For-Profit-Trägern (ZANDERS 1990). US-amerikanische Studien konnten im Bereich vollstationärer Pflegedienste keinen signifikanten Zusammenhang zwischen Trägerschaft und Pflegequalität feststellen (SPIESS 1993). Von daher handelt es sich bei Aussagen über Gewinnorientierung und niedrige Pflegequalität eher um aus Einzelfällen abgeleitete Mutmaßungen. Durch die mit dem PflegeVG institutionalisierte Qualitätskontrolle wird bereits mittelfristig eine Angleichung der Pflegestandards erwartet. Daher stellt sich eher die Frage nach dem Zusammenhang von Gewinn- oder Dienstprinzip und der betrieblichen Organisation sowie dem Personaleinsatz zur Aufrechterhaltung bestimmter Pflegestandards.

Zielrichtung des Trägers und Pflegequalität

Zielsystem und    Inwieweit Pflegedienste als zielorientierte Einheiten agieren,
Betriebsgröße    hängt zumeist von der Größe der Einrichtung ab. Die Betriebsgröße beeinflusst das Ausmaß an Koordinierung, Planung, For-
malisierung und Zentralisierung von Entscheidungen. Größere
Einrichtungen verfügen häufiger über fixierte Zielsysteme. Als
eine Annäherung an die Betriebsgröße lässt sich für die vollstationären Einrichtungen die Zahl der Heimplätze nutzen. Kleine
Betriebe (≤ 50 Plätze) stellen 1994/95 vier Fünftel der stationären
Dienste. Der Rest verteilt sich gleichermaßen auf mittlere (51–
100 Plätze) und große Betriebe (≥ 101 Plätze). Mitte der 1990er
Jahre werden etwa 60 % aller vollstationär versorgten Älteren in
großen Heimen betreut. Differenziert man nach Träger und Betriebsgröße, wer-
den die träger-

*Abbildung 5.3:*
Vollstationäre
Pflegedienste
nach Betriebs-
größe und
Trägerschaft

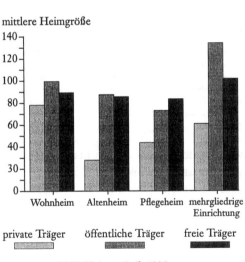

Quelle: BMFSFJ, Heimstatistik 1995.

spezifischen Un-
terschiede deut-
lich (Abbildung
5.3). Die Ein-
richtungen der
Non-Profit-Trä-
ger sind auf
Grund umfang-
reicherer Mög-
lichkeiten zur Fi-
nanzierung von
Baumaßnahmen
gegenüber de-
nen der For-Pro-
fit-Träger zum

Teil mehr als doppelt so groß. Zielsysteme lassen sich auf Grund
der Verbundeffekte durchweg besser in mehrgliedrig organisierten Heimen umsetzen. Ein Problem wie etwa die deutliche
Veränderung der Klientenstruktur lässt sich hier bereits auf niedriger Organisationsebene bewältigt. In den anderen Heimen
erzeugt dieses Problem ›Krisen‹, die durch Änderung des Be-
triebszwecks oder radikale Verschiebung von Prioritäten im Zielsystem bewältigt werden. In Zeiten der Altenpflege unter dem
Subsidiaritätsprinzip (Kap. 5.2, S. 202 f.) war der Verbundeffekt
in Bezug auf gesetzte Betriebsziele vergleichsweise gering (ZAN-
DERS 1990). Unter dem Marktprinzip dürften die Verbundeffekte
eindeutiger zur Erreichung gesteckter Betriebsziele beitragen.

Allerdings verfügen größere Pflegedienste auf Grund ihrer Organisationsstruktur nicht über jene betriebliche Flexibilität, um sich kurzfristig auf veränderte sozialstaatliche Vorgaben einzustellen, die Aufgabenstellungen anzupassen und das Zielsystem entsprechend zu ändern. So benötigen große Einrichtungen auf dem >dynamisierten< Pflegemarkt eine andere Organisationsstruktur, um sich bei intensiver Konkurrenz zu behaupten, als andere Dienstleistungsbetriebe in einem weniger dynamischen Marktsegment. Als optimale Größe für eine vollstationäre Einrichtung als effizienter Dienstleistungsbetrieb gelten etwa 120–140 Heimplätze (ZINSMEISTER 1996). Dabei werden mit steigender Anzahl von Heimplätzen zunächst durchweg positive Versorgungseffekte erwartet (economics of scale), die dann allerdings nach Erreichen der optimalen Betriebsgröße wieder zurückgehen. Die betriebliche Flexibilität bei der Zielbestimmung wird neben der Betriebsgröße durch das Ausmaß organisatorischer Selbstständigkeit beeinflusst. Insbesondere Pflegedienste von Wohlfahrtsverbänden haben hier das Problem, dass sie zumeist nicht über jene organisatorische Eigenständigkeit verfügen, um eine Pflegeeinrichtung als Dienstleistungsbetrieb einer >Wertegemeinschaft< unter marktwirtschaftlichen Gesichtspunkten zu führen.

Größe der Einrichtung und Trägereinbindung verweisen auch auf Unterschiede im Grad der internen Differenzierung sowie Berufschancen im Bereich sekundärer Pflege. Der Einfluss der Betriebsgröße auf Berufsverläufe ist bereits für verschiedene Branchen untersucht worden (BRÜDERL, PREISENDÖRFER 1986; CARROLL, MAYER 1986). Dabei wurde stets deutlich, dass eine Beschäftigung in einem größeren Betrieb weitaus mehr Vorteile für die Berufskarriere bietet. Neben mehr Gratifikationen bietet sie bessere Aufstiegschancen und liefert damit am ehesten die Voraussetzung für kontinuierliche Berufsverläufe. In ähnlicher Weise eröffnet die stärker differenzierte Organisationsstruktur größerer Pflegeeinrichtungen Chancen zur Übernahme von Positionen für dispositive Pflegearbeit. Da Träger von Einrichtungen dieser Größenordnung vakante Arbeitsplätze häufiger auf Grund einer internen Ausschreibung besetzen, sind hier Aufstiegsmöglichkeiten etwa zur PDL oder Heimleitung eher gegeben als in kleineren Pflegediensten. Betrachtet man darüber hinaus noch die Arbeitsinhalte, sind es vor allem die größeren mehrgliedrigen Einrichtungen, die mehr Möglichkeiten bieten, auf einen Arbeitsplatz mit anderen Arbeitsanforderungen zu wechseln.

*Betriebsgröße und betriebliche Flexibilität*

*Betriebsgröße und Berufschancen*

## 5.2    Wandel betrieblicher Organisation

*gesellschaftliche Situation und betriebliche Organisation*

Die gesellschaftlich-historische Situation, in der sich eine Einrichtung befindet, eröffnet spezifische betriebliche Chancen und Risiken, auf die sie reagieren muss. Dieser Zusammenhang lässt sich durch einen als »situatives Organisationsmodell« (KIESER 1993) bezeichneten Ansatz erklären (Abbildung 5.4). Die situativen Bedingungen, unter denen eine Organisation zu einem bestimmten Zeitpunkt agiert, haben Auswirkungen auf deren formale Struktur und wirken über diese vermittelt auf das Handeln der Organisationsmitglieder (z. B. Personal). Die Effizienz einer Einrichtung zur Erreichung der gesetzten Betriebsziele (Kap. 5.1, S. 194) basiert auf den durch koordinierte Arbeitsteilung erbrachten Leistungen. Arbeitsteilung und Koordination erfolgen auf der Grundlage formaler Regelungen. Mit ihnen werden Arbeitsanforderungen den einzelnen Positionen in einer betrieblichen Arbeitsorganisation zugewiesen, Aufgabenprofile entsprechend abgesteckt und arbeitsteilig zu erbringende Leistungen aufeinander abgestimmt. Damit wird zugleich das Ausmaß an Anweisungs- und Ausführungsbefugnissen festgelegt. Durch diese Aufgabenteilung erfolgt eine horizontale und vertikale Differenzierung, die sich in einer spezifischen Aufbaustruktur niederschlägt. Andere Vorgaben regeln Prozesse der Versorgung der Klienten und der Verwaltung des Betriebes in einer Ablaufstruktur. Die Gesamtheit aller Regelungen bildet die formale Organisationsstruktur zur Erfüllung der vorgegebenen Zielsetzung. Einrichtungen, die ihre Effizienz erhalten wollen, müssen auf ›neue‹ situative Bedingungen, etwa eine geänderte Altenhilfepolitik (z. B. Implementierung des PflegeVG und damit neuer Anbieter von Pflegediensten) oder eine Zunahme demenziell veränderter Klienten unter den Neuzugängen für stationäre Versorgung, mit einer veränderten Betriebsorganisation reagieren.

*Abbildung 5.4:*
*Gesellschaftlich-historische Situation und Effizienz der Einrichtung*

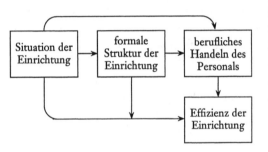

Quelle: in Anlehnung an KIESER 1993.

Bei den Einflussfaktoren, die auf die Organisationsstruktur wirken, wird zwischen Dimensionen der internen und der externen Situation unterschieden (KIESER 1993). Zu den Dimensionen der internen Situation zählen zunächst gegenwartsbezogene Faktoren wie etwa Leistungsprogramm, professionelle Standards, Organisationsgröße, Rechtsform sowie Eigentumsverhältnisse. Als vergangenheitsbezogene Einflussgrößen wirken die Art der Gründung einer Organisation sowie deren Alter und Entwicklungsstadium. Zu den Dimensionen der externen Situation zählen Bedingungen der aufgabenspezifischen Umwelt wie etwa Konkurrenzverhältnisse, Klientenstruktur. Vor diesem Hintergrund gibt es keine Organisation, die sich in jeder Situation als gleichermaßen effizient erweist. Vielmehr müssen Pflegedienste, wie andere Dienstleistungsbetriebe, ihre Strukturen den jeweiligen situativen Bedingungen anpassen. In der Altenpflege sind es drei Faktoren, die den Wandel betrieblicher Organisation bestimmen.

**Dimensionen der Situation**

Die Situation einer Pflegeeinrichtung ist zunächst von der Altenhilfepolitik und der sozialpolitisch gestützten Nachfrage nach Versorgungsleistungen für Ältere bestimmt. Diese Vorgaben beeinflussen Versorgungsleistungen und Struktur der Nachfrage sowie der Klienten. Sie schließen, wie in der Vergangenheit, Konkurrenzverhältnisse auf dem Pflegemarkt aus oder ermöglichen sie. Konkurrenz und Kostendruck sind die bestimmenden Einflussgrößen auf die betriebliche Organisation und deren Wandel.

**Pflegemarkt und Konkurrenzverhältnisse**

Pflegedienste können sich auch bei einer Änderung des Grundauftrags nicht radikal von ihrer Vergangenheit lösen. Sie agieren auch in einer aktuellen Situation vor dem Hintergrund ihrer Geschichte. Von daher beeinflussen etwa deren Gründung, die in einer bestimmten gesellschaftlich-historischen Situation wegweisenden Ziele, die Dauer des Bestehens oder das Entwicklungsstadium die betriebliche Organisation. Freie Träger können sich deshalb auch unter Marktbedingungen in ihrer Betriebspolitik nicht grundlegend von ihrer Vergangenheit lösen.

**Geschichte und Entwicklungsstadium**

Die Situation einer Einrichtung wird auch durch Umfang und Qualität des Versorgungsangebots beeinflusst. Dessen funktionale Einbindung in ein Versorgungsnetz und ein- oder mehrseitige Refinanzierung durch Kostenträger bestimmen den betrieblichen Handlungsspielraum. Einrichtungen, die als nachrangige vollstationäre Dienste von Krankenhäusern institutionalisiert sind, können betrieblich anders agieren als jene, die etwa nur subsidiäre Dienstleistungen zur familialen Altenpflege anbieten.

**Leistungsprogramm und Einbindung in lokales Versorgungsnetz**

betriebliche
Organisation
unter dem
Subsidiaritäts-
prinzip

Die betriebliche Organisation der Pflegedienste war bis zum Inkrafttreten des PflegeVG, durch eine am Subsidiaritätsprinzip des BSHG ausgerichtete Altenhilfepolitik bestimmt. Nach dem Subsidiaritätsprinzip dürfen Versorgungsaufgaben erst dann vom Staat übernommen werden, wenn kein freier Träger dafür gefunden werden kann. Durch Genehmigungsverfahren und Objektsubventionen wurden freie Träger bei der Übernahme von Versorgungsaufgaben gefördert und befanden sich dadurch in einer privilegierten Marktposition. Privaten Trägern wurde nur nach Vereinbarung mit den Kommunen der Zugang zum Pflegemarkt ermöglicht. Diese Partnerschaft zwischen den Wohlfahrtsverbänden und dem Staat hatte einen Pflegemarkt geschaffen, der durch ein Angebotsoligopol der freien Träger bestimmt war. Die inhaltliche Ausgestaltung des Versorgungsangebots war an den Interessen der ›Kostenerstatter‹ orientiert.

*Abbildung 5.5:*
Tausch nach
dem Prinzip
der Selbstkos-
tenerstattung

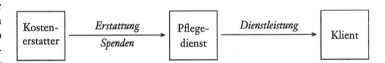

Selbstkosten-
erstattung
= geringer
betrieblicher
Wandel

Die freien Träger erhielten den Aufwand für ihre Pflegedienste nach dem Selbstkostenprinzip erstattet. Das Versorgungsangebot umfasst sowohl quantitativ als auch qualitativ nur jene Dienstleistungen, deren Aufwand von den Kostenträgern (Kommunen, Landkreise, Sozialversicherung u. ä.) erstattet wurde. Daher wurden Dienstleistungen nicht durchweg auf Grund von Nachfrage angeboten, sondern auch weil sie refinanzierbar waren. Klienten treten in dieser Tauschbeziehung lediglich als Leistungsnehmer auf. Die ihnen zu gewährenden Leistungen sind einheitlich und standardisiert. Von daher können sie auch nicht etwa entsprechend individueller Präferenzen über die Kombination von Pflegeleistungen mitentscheiden. Vor diesem Hintergrund sind Pflegedienste auch keineswegs genötigt, auf potenziell veränderte Bedürfnislagen der Klienten betrieblich zu reagieren. Für die betriebliche Organisation im vollstationären Bereich reichten zumeist geringe Anpassungen aus, um sich auf eine veränderte Altenhilfepolitik der Kostenerstatter einzustellen. Die ambulanten Dienste hatten dagegen einen anderen historischen Ursprung und mussten die Betriebsorganisation weitaus stärker an veränderte sozialpolitische Vorgaben der Kostenerstatter anpassen.

Eine Steuerung des Pflegemarkts nach dem Subsidiaritätsprinzip wurde häufig als effektiv angesehen, erschien jedoch als nicht mehr finanzierbar. Um dieses Problem zu lösen, wurde mit dem PflegeVG eine Steuerung nach dem Prinzip des geregelten Marktes ermöglicht. Dabei sollen Konkurrenz und Wettbewerb der Anbieter von Pflegediensten deren Leistungsbereitschaft erhöhen. Da Versorgungsleistungen jedoch nur ein begrenzt zu Marktpreisen handelbares Gut sind, stecken regulierte Vergütungsformen den Rahmen ab, der weitere Anreize für wirtschaftliches Handeln schaffen soll. Dadurch müssen Pflegedienste als Betriebe potenzielle finanzielle Defizite selbst ausgleichen und ihr wirtschaftliches Handeln unter dem Prinzip der ›prospektiven Budgetierung‹ planen. Die Pflegeversicherung hat die Bedingungen betrieblicher Organisation von Pflegearbeit drastisch verändert und durch den Marktzwang einen Druck für erhöhten Wandel erzeugt.

*betriebliche Organisation unter dem Marktprinzip*

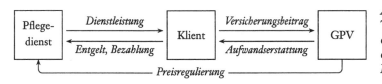

*Abbildung 5.6: Tausch nach dem Prinzip des regulierten Marktes*

Auf dem Pflegemarkt stehen nunmehr gemeinwohlorientierte und erwerbswirtschaftliche Einrichtungen formal gleichberechtigt nebeneinander. Nur das Preis-Leistungs-Verhältnis soll als Entscheidungskriterium gelten. Durch die Vorgaben ist der Trend verstärkt worden, nicht nur die betriebliche Organisation (Kombination stationär *und* ambulant, Externalisierung von Teilbereichen), sondern auch die Rechtsform des Pflegedienstes (z. B. gGmbH) zu verändern. Die freien Träger befinden sich auch einige Jahre nach dem Inkrafttreten in einer Umbruchsituation, die zeitweilig zu erhöhter Unsicherheit führte. Für sie kam die Abkehr vom Subsidiaritätsprinzip hin zum Marktprinzip einem Paradigmenwechsel gleich. Da sie ebenso als Dienstleister wie auch als ›Wertegemeinschaft‹ auftreten, müssen sie mehr Anstrengungen leisten, um die Balance zwischen sozial gebundenem Wettbewerb und sozialer Solidarität aufrechtzuerhalten. Dadurch vollzieht sich der Wandel des Selbstverständnisses vom Träger von ›Fürsorgeeinrichtungen‹ für Ältere zum Betreiber von Sozialunternehmen deutlich schwerer. Die Altenhilfepolitik setzt uneingeschränkt auf ein Verständnis von Pflegediensten als Dienstleistungsbetriebe mit einem spezifischen ›Produktprofil‹.

*Paradigmenwechsel bei den freien Trägern*

| *Tabelle 5.2:* | Jahr | alle Heimplätze | | Alter 65+ | | Pflegeplätze | | Alter 80+ | |
| Zunahme | | absolut | Index | absolut | Index | absolut | Index | absolut | Index |
|---|---|---|---|---|---|---|---|---|---|
| Älterer und | | | | | | | | | |
| Entwicklung | 1961 | 234 000 | *100* | 6 221 000 | *100* | 37 500 | *100* | 863 900 | *100* |
| stationärer | 1971 | 324 841 | *139* | 8 219 400 | *132* | 67 757 | *175* | 1 167 000 | *135* |
| Dienste | 1980 | 404 956 | *173* | 9 534 500 | *154* | 120 601 | *321* | 1 634 800 | *185* |
| | 1985 | 476 269 | *204* | 9 126 600 | *146* | 208 159 | *555* | 2 034 300 | *231* |
| | 1990 | 516 819 | *221* | 9 744 100 | *157* | 254 900 | *680* | 2 464 100 | *285* |
| | 1995 | 586 888 | *250* | 10 566 400 | *170* | 339 285 | *905* | 2 645 300 | *317* |

Quelle: StBA; DV; BMFSFJ: Heimstatistik, Westdeutschland; SCHÖLKOPF 2000.

**Expansion stationärer Dienste und demografische Alterung**

Die Altenhilfepolitik konzentrierte sich bis in die 1980er Jahre auf vollstationäre Dienste und förderte Versorgungsangebote im Heimbereich. Diese Sozialpolitik basierte auf der Annahme, dass eine steigende Dichte mit Heim- und Pflegeplätzen eine bessere Grundversorgung im Alter gewährleistete. Eine Versorgung mit Heimplätzen für 5–6 % der über 65-Jährigen und mit Pflegeplätzen für 18–20 % der über 80-Jährigen bildete die Zielvorgabe (DIECK 1987). Durch die quantitative Zunahme Älterer und Hochbetagter erschien deren Versorgung als unzureichend und eine Ausweitung der Heimkapazität notwendig (Tabelle 5.2). Dadurch begünstigt wurden zahlreiche Heime eröffnet bzw. in bestehenden das Versorgungsangebot erweitert. Durch den öffentlichen ›Expansionsdruck‹ hat sich zwischen 1961 und 1995 die Zahl der Heimplätze mehr als verdoppelt und die der Pflegeplätze verneunfacht. Die Zahl der dadurch entstandenen Arbeitsplätze in der Altenpflege wird auf etwa 150 000 geschätzt.

**Wandel stationärer Dienste wegen veränderter Altenhilfepolitik**

Der Ausbau vollstationärer Dienste entsprach allerdings mehr den Interessen der Einrichtungsträger als den Bedürfnissen Älterer auf individuelle Lebensgestaltung. Erhöhte Nachfrage nach vorstationären Diensten und zunehmende Schwierigkeiten, stationäre Versorgung zu finanzieren, haben seit Ende der 1970er Jahre zu einer veränderten Altenhilfepolitik geführt. Diese basiert nunmehr auf dem Grundsatz »ambulant vor stationär«. Alle Dienstleistungsangebote sind darauf auszurichten, hilfe- und pflegebedürftige Ältere so lange wie möglich in deren Privathaushalt zu versorgen. Dadurch wurde die weitere Expansion des vollstationären Pflegebereichs deutlich eingeschränkt. Zugleich erschien es notwendig, bei der Versorgung stärker zu unterscheiden zwischen Einrichtungen, die Wohnung/Unterkunft, Mahlzeiten und Service (Reinigung) anbieten, und jenen, die Pflegeleistungen für Schwerpflegebedürftige (häufig Bettlägerige) erbringen.

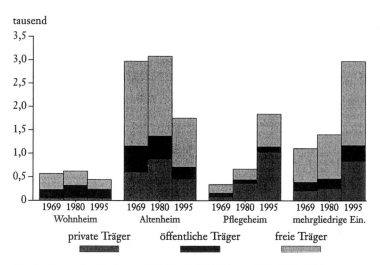

Quelle: Deutscher Städtetag 1971; BMFSFJ-Heimstatistik 1980, 1995.

Die Auswirkungen der Altenhilfepolitik auf die betriebliche Organisation zeigen sich in der veränderten Nutzung stationärer Versorgungsangebote (Abbildung 5.7). Das Heimgesetz (HeimG) von 1975 hat zwar stationäre Einrichtungen standardisiert, dennoch ist die Abgrenzung des realen Versorgungsangebots weitaus weniger eindeutig. Von daher können die Versorgungstypen auch nur als Annäherung an unterschiedliche Versorgungsangebote verstanden werden. Eine zunehmende Substitution von Altenheim und Altenwohnheim durch vorstationäre Versorgung führt zu einer rückläufigen Nachfrage nach stationären Diensten. Diese Entwicklung wird durch sozialpolitische Vorgaben verstärkt, wonach der Anteil an Altenheimplätzen bereits mittelfristig auf rund 10–15 % reduziert werden soll. Als Folge erhöhter Pflegebedürftigkeit älterer Klienten haben Pflegeheime und mehrgliedrige Einrichtungen an Bedeutung auf dem Pflegemarkt gewonnen. Der Zuwachs dieser Versorgungsangebote resultiert nur teilweise aus neuen Heimen. Häufig wurde nur das Betriebsziel bestehender Einrichtungen umdefiniert (KDA 1989). Statt der Versorgung gesundheitlich geringfügig Beeinträchtigter wird nunmehr die Versorgung Pflegebedürftiger in den Mittelpunkt gestellt. Obschon die Zahl der Einrichtungen privater Träger zugenommen hat, befinden sich rund 60 % aller stationären Pflegedienste in freigemeinnütziger Trägerschaft (Tabelle A.9, S. 354). Freie Träger sind damit auch bei einem veränderten Pflegemarkt in diesem Segment die größten Nachfrager nach Arbeitskraft.

Wandel des Versorgungsangebots

| | Jahr | Dienste | | Beschäftigte | | mittlere Betriebsgröße |
|---|---|---|---|---|---|---|
| | | absolut | Index | Vollzeit | Teilzeit | |
| Tabelle 5.3: Entwicklung ambulanter Dienste | 1970 | 10275 | 100 | 12925 | 8220 | 1,66 |
| | 1975 | 8953 | 87 | 11369 | 7767 | 1,77 |
| | 1981 | 5499 | 54 | 12691 | 10964 | 3,28 |
| | 1984 | 5183 | 50 | 14705 | 13619 | 4,15 |
| | 1990 | 5788 | 56 | 19942 | 14326 | 4,68 |
| | 1993 | 5356 | 52 | 21278 | 20315 | 5,87 |
| | 1996 | 6812 | nv | 29900 | 35400 | 6,99 |

Quelle: BAGFW 1970ff.; bis 1993 Westdeutschland, danach Deutschland.

konfessionelle Gemeindekrankenpflege als auslaufendes Modell

Während der Heimbereich expandierte, zeigt sich bei den ambulanten Diensten seit den 1970er Jahren eine gegenläufige Entwicklung (Tabelle 5.3). Fehlender Nachwuchs an Gemeindeschwestern und abnehmende Bereitschaft, als ›Berufschrist‹ durchgängig im Einsatz zu sein, führten zum Rückgang der ambulanten Versorgung durch die konfessionelle Gemeindekrankenpflege. Der strukturellen Versorgungslücke glaubte man zunächst durch Ausbau stationärer Altenhilfe sowie Ausdehnung von Krankenhauspflege (etwa soziale Indikation als Einweisungsdiagnose) begegnen zu können. Der zögerliche Aufbau von Sozialstationen verbesserte die ambulante Versorgung nur begrenzt. Die Gründung von Sozialstationen jenseits traditioneller Gemeindekrankenpflege veränderte hingegen deutlich die betriebliche Organisation.

Umgestaltung ambulanter Versorgungsangebote

Das weitmaschige Versorgungsnetz brachte auf Grund des größeren Einzugsgebietes nicht nur einen Verlust wohnortnaher Dienste, sondern auch ›seelsorgerischer Versorgung‹ im weitesten Sinn mit sich. Statt der bisherigen ganzheitlichen Versorgung wurden nunmehr vor allem refinanzierbare Pflegeleistungen erbracht. Im Vordergrund stand eine somatisch ausgerichtete Krankenpflege, die sich zunächst als kurzfristige Ergänzung familialer Pflege verstand. Das Versorgungsangebot wurde als zeitlich befristete Dienstleistung betrachtet, an die sich letztlich eine vollstationäre Versorgung anschloss. Als Folge veränderter Altenhilfepolitik erbringen ambulante Dienste nunmehr Kernangebote auch langfristig, um eine vorstationäre Grundversorgung sicherzustellen. Sie unterscheiden sich aber deutlich hinsichtlich Betriebsgröße, Einzugsgebiet und Leistungsangebot (SCHNEEKLOTH, MÜLLER 2000). Daher kann nur begrenzt von der Anzahl der Dienste auf das »Transaktionsvolumen des Marktes für ambulante Pflegeleistungen geschlossen werden« (ROTHGANG 1997).

Die Pflegeversicherung hat die Zulassung von Pflegediensten unabhängig vom gesellschaftlichen Bedarf ermöglicht. Durch die Ausrichtung an Marktmechanismen sowie Kriterien der Wirtschaftlichkeit und Leistungsoptimierung ist der Pflegemarkt nunmehr für zahlreiche Leistungsanbieter interessant geworden. So hat zwischen 1994 und 1996 die Zahl ambulanter Dienste um 22% auf 13 640 zugenommen. Die Zahl geleisteter Arbeitsstunden ist seit 1996 um 17% angestiegen und beträgt 1999 206 Millionen (BGW 2000). Wie sozialpolitisch intendiert, hat sich 1995–96 die Zahl vollstationärer Dienste mit einer Abnahme von –0,7% kaum verändert. Die Zahl geleisteter Arbeitsstunden ist seit 1996 um rund 2% auf 421 Millionen 1999 zurückgegangen. Die stärksten Veränderungen zeigen sich jedoch bei den ›intermediären Organisationen‹ wie der Nachbarschaftshilfe. Nach Inkrafttreten des PflegeVG verringerte sich zwischen 1995 und 1996 deren Zahl um 27% auf 1 052. Nach der Unsicherheit der Übergangsphase hat die Pflegegeld-Regelung vor allem diesen semi-professionellen Diensten im ländlichen Bereich einen deutlichen Zuwachs beschert. Bundesweit ist deren Zahl zwischen 1996 und 1999 um 9% auf 1 150 und die der geleisteten Arbeitsstunden um 27% auf 6,8 Millionen gestiegen.

Die Auswirkungen der Umstrukturierung des Pflegemarktes zeigen sich zunächst bei den vormals als etabliert geltenden vollstationären Einrichtungen. Durch den Ausbau vorstationärer Versorgung engagieren sie sich zunehmend auch im ambulanten Bereich. Die überkommene Unterscheidung zwischen ambulanten, teil- oder vollstationären Pflegediensten verliert daher in Bezug auf die betriebliche Organisation zunehmend an Bedeutung. Es ist vor allem die Zunahme privater ambulanter Leistungsanbieter, die den Marktzwang auf diese Pflegeeinrichtungen verstärkt. Bei einem Teil der neugegründeten ambulanten Dienste handelt es sich jedoch um so genannte ›Eine-Frau-Betriebe‹. Nach Aussagen von Experten wagen Frauen mit Pflegeberufserfahrung auf diese Weise den Schritt in die berufliche Selbstständigkeit. Weitere neue ambulante Dienste sind aus den semi-professionellen Nachbarschaftshilfen hervorgegangen. Die betriebliche Reorganisation bezog sich hier vor allem auf die Einrichtung eines Verantwortungsbereichs für die leitende ausgebildete Pflegefachkraft. Insgesamt haben die sozialpolitischen Vorgaben des PflegeVG zu erheblichen Veränderungen in der betrieblichen Aufbau- und Ablauforganisation geführt.

*veränderte Pflegeinfrastruktur und expandierender Pflegemarkt*

*Pflegemarkt und Wandel betrieblicher Organisation*

## 5.3   Aufbau- und Ablauforganisation

Verhaltensregelmäßigkeiten als Organisationsstruktur

Jede betriebliche Organisation ist durch verhaltenssteuernde Regelungen gekennzeichnet, die sich auf die Hierarchie von Entscheidungsbefugnissen, die Verteilung von Arbeitsaufgaben und Vorgaben für Verfahren oder Abläufe beziehen. Derartige Regelungen entstehen nicht zufällig, sondern werden mehr oder weniger bewusst gestaltet. Aus der Sicht der Gestalter handelt es sich dabei um ›Soll-Absichten‹ und aus der Sicht betroffener Organisationsmitglieder eher um ›Soll-Vorstellungen‹ (KUBICEK, WELTER 1985). Sie sind dann als Verhaltensregelmäßigkeiten wirksam, wenn sich für die Akteure die Frage nach deren Grundlage nicht mehr stellt. Regelungen dienen dazu, Prozesse der Findung von Entscheidungen zu strukturieren und deren Umsetzung in einer Organisation zu erleichtern. Entscheidungen zu treffen und als Verhaltensvorgaben zu institutionalisieren sind ein konstitutives Merkmal jeder Art von Organisation. Dabei kann es für die betriebliche Organisation von Pflegediensten darum gehen, sich auf mittelfristig zu erwartende Ereignisse (z. B. Gesetze, neue Konkurrenz) oder kurzfristige entstandene Konstellationen (z. B. krankheitsbedingter Personalausfall) einzustellen.

Organisation der Struktur- und Prozessbeziehungen

Das räumliche und zeitliche Zusammenwirken von Regelungen schafft stabile Muster der Aufbau- und Ablauforganisation. Die *Aufbauorganisation* bezieht sich auf die Strukturbeziehungen und damit auf die Formen, wie Aufgaben, Kompetenz und Verantwortung auf Inhaber von Positionen in einer Organisation verteilt sind und wie die Verbindungslinien zwischen ihnen verlaufen. Macht und Status sind dabei zentrale Komponenten zur Differenzierung der Arbeitsbeziehungen. Die *Ablauforganisation* steht für die Prozessbeziehungen und die Art und Weise, wie die Erledigung der Arbeitsaufgaben erreicht wird. Sie ist die Summe aller Regelungen und Vorgaben zur Optimierung von Arbeitsabläufen zur Erreichung der Betriebsziele in Einrichtungen als Dienstleistungsbetriebe. Aufbau- und Ablauforganisation sind zunächst durch die unterschiedlichen Versorgungstypen und deren Rechtsform (Regiebetrieb, Eigenbetrieb, gGmbH) bestimmt. Aber auch die Pflegeversicherung hat mit der Vorgabe, die Position einer formalrechtlich ›verantwortlichen Pflegefachkraft‹ einzurichten, auf die Aufbauorganisation eingewirkt. Die Organisation der Arbeitsabläufe ist darüber hinaus im hohen Maß durch die Pflegekultur des jeweiligen Einrichtungsträgers überformt.

Die Aufbauorganisation eines Einrichtungsträgers ist idealtypisch durch vier Anweisungsebenen gekennzeichnet (Tabelle 4.4, S. 160). Eine Hierarchie von Positionen mit unterschiedlichen Entscheidungsbefugnissen findet sich vor allem im Bereich sekundärer Pflege. Auf der obersten Ebene werden strategische Entscheidungen gefällt, die häufig alle Einrichtungen eines Trägers oder einen einzelnen Pflegedienst als Einheit betreffen. Sie haben zumeist langfristige und nachhaltige Folgen. Die Ebene unterhalb der Führungsebene ist für die Durchführung der strategischen Anweisungen verantwortlich. Zumeist sind erst Positionen auf dieser Ebene institutionell in den Einrichtungen angesiedelt (Abbildung 5.8). Hier werden Aufgaben in Teilaufgaben untergliedert und mit betrieblichen Ressourcen (Personal) verknüpft. Auf der unteren mittleren Ebene befinden sich die ›Sandwich‹ Positionen zwischen primärer und sekundärer Pflege. Hier werden nunmehr Teilaufgaben operationalisiert und in detaillierte Arbeitsanweisungen umgesetzt. Die darunter angeordneten Positionen im Bereich primärer Pflege verfügen nur über geringe Entscheidungsbefugnisse, die wenig Einfluss auf grundsätzliche Entscheidungen haben. Hier überwiegen Ausführungsbefugnisse. Diese Anweisungskette führt zu einem reibungslosen Ablauf bei der Umsetzung von Entscheidungen. Sie stellt sicher, dass auch in der primären Pflege den Zielsetzungen und Wertvorstellungen des Einrichtungsträgers entsprochen wird.

Positionen oberhalb der mittleren Ebene wurden bei den freien Trägern im Zuge einer verbandsinternen Personalgewinnung besetzt. Dadurch konnte der Einrichtungsträger davon ausgehen, dass sich neue Positionsinhaber mit seinen Zielen identifizieren. Da die Vergabe dieser Positionen als Möglichkeit sozialer Gratifikation für altgediente Verbandsfunktionäre genutzt wurde, waren Positionsinhaber mitunter fachlich nicht vorgebildet. Dadurch standen sich ehrenamtliche Laien mit großen Entscheidungsbefugnissen (z. B. als Vorstand) und hauptamtliche Fachkräfte mit geringer Beteiligung an grundlegenden Entscheidungen gegenüber. In dem Maße, wie sich Wohlfahrtsverbände zu Dienstleistungsunternehmen ohne Milieuanbindung entwickeln (OLK et al. 1995), wird die Vergabepraxis stärker legitimationsbedürftig. Positionen setzen vermehrt ein berufliches Fähigkeitsprofil voraus und Inhaber werden häufiger extern rekrutiert. Dieser Trend wird mitunter als »Professionalisierung« der Aufbauorganisation und »EntIdeologisierung« von Personal beschrieben (FRANK et al. 1994).

*Aufbauorganisation und Anweisungskette*

*Vakanzen und Besetzungen*

Beispiel: Der Träger der ausgewählten stationären Einrichtung ist ei-
stationärer ne privatrechtliche Stiftung, die in dem kommunalen Kontext
Pflegedienst 15 Altenheime betreibt. In ihnen werden mehr als 2 000 Ältere
und Hochbetagte betreut und versorgt. Die Stiftung beschäftigt
rund 900 Personen, von denen etwa 500 primäre Pflegearbeit erbringen. Sie rekrutiert ihr Altenpflegepersonal aus einer eigenen
Ausbildungsstätte, deren Kapazität zunächst auf den Eigenbedarf
begrenzt war. Inzwischen verfügt diese Einrichtung über 150
Plätze und bildet bislang immer noch über den Eigenbedarf aus
(>Ausbildung auf Vorrat<). In den kleineren Heimen werden bis zu
40 Pflegefälle und in den größeren bis zu 100 versorgt. Bislang
war es dem Einrichtungsträger möglich, die Klientenstruktur
der einzelnen Heime so zu gestalten, dass in keinem ausschließlich Schwerstpflegebedürftige zu versorgen waren. Allerdings ist
diese Frage der Zuweisung dieser Klienten auf einzelne Heime
immer häufiger Gegenstand von Konflikten zwischen den PDLs
und der Zentralverwaltung. Die stationären Dienste werden zumeist von sozialpädagogischen Fachkräften geleitet. Sie sind für
die allgemeinen verwaltungstechnischen und organisatorischen
Aufgaben zuständig. Die Organisation der Betreuung und Versorgung der pflegebedürftigen Klienten liegt bei der PDL.

organisations- In den kleineren Heimen, wie dem hier ausgewählten (Abbil-
struktureller dung 5.8), wird diese Funktion von einer Fachkraft wahrgenom-
Wandel men, während in den größeren 2–3 Fachkräfte dafür zuständig
sind. Die PDL ist gleichzeitig stellvertretende Heimleitung. Das
Heim hat die in den meisten stationären Diensten bevorzugte
hierarchische Struktur der Arbeitsorganisation. Der Handlungs-
und Entscheidungsspielraum der Pflegekräfte hinsichtlich der
Arbeitsabläufe weist damit die bekannten engen Grenzen auf.
Man geht davon aus, dass der Bedarf an fachlicher Autonomie sowie gerontopsychiatrischem Wissen im vollstationären Pflegebereich erheblich ansteigen wird. Unter wirtschaftlichen Aspekten
werden Konzepte entwickelt, um die PDL-Stellen zu vermindern. Die untere Ebene im Pflegebereich soll stattdessen eher
kooperativ und horizontal gegliedert werden. Da die hierarchische Struktur durchweg als zweckmäßiger für die Einrichtung erscheint, wird den Pflegekräften durch die Umgestaltung der Arbeitsorganisation vermutlich kein größerer Entscheidungsspielraum bei den Arbeitsabläufen eingeräumt. Durch Externalisierung der Hauswirtschaft stehen Reinigungskräfte nicht mehr für
kurzfristige Hilfstätigkeiten im Pflegebereich zur Verfügung.

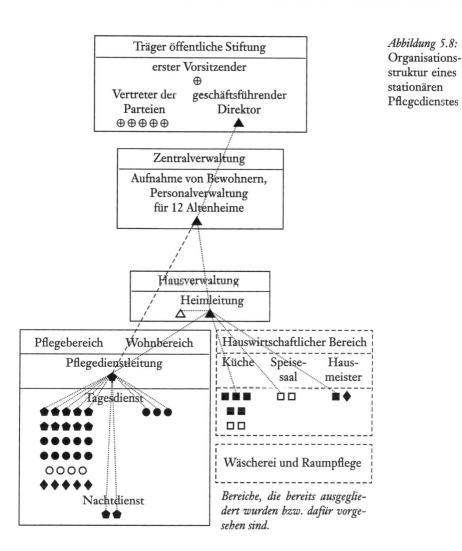

*Abbildung 5.8:*
Organisations-
struktur eines
stationären
Pflegedienstes

Erläuterung: ● = Pflegefachkraft, Vollzeit; ○ = Pflegefachkraft, Teilzeit; ● =
Pflegehelferin, Vollzeit; O = Pflegehelfer, Teilzeit; ▲ = Verwaltungskraft, Vollzeit;
△ = Verwaltungskraft, Teilzeit; ■ = sonstige Mitarbeiter, Vollzeit; □ = geringfügig
beschäftigte Mitarbeiterinnen; ◆ = ABM-Mitarbeiter, Zivildienstleistende; ⊕ =
ehrenamtliche Mitarbeiter; ⋯⋯➤ = Entscheidungswege im normalen Arbeitsalltag;
− − ➤ = Entscheidungswege bei Konflikten in Bezug auf Pflegearbeit.

Beispiel: ambulanter Pflegedienst

Bei der ausgewählten Einrichtung handelt es sich um einen gemeinnützigen Verein, der im Kontext der Anfang der 1980er Jahre weitverbreiteten ›Anti-Heim-Kampagnen‹ entstanden ist. Es war das Ziel des vormaligen ›alternativen‹ Dienstes, eine ganzheitliche Pflege im Privathaushalt bis ans Lebensende zu gewährleisten. Entsprechend wurden allumfassende Dienste angeboten, die über die allgemeine Pflegeprämisse »ambulant vor stationär« hinausgingen und als ›Heimvermeidungspflege‹ verstanden wurden. Die Initiatoren hatten den Anspruch, persönliche Entfaltung in der Pflegearbeit und autonomes Handeln mit semi-professioneller Arbeit zu verbinden. Die damals bestehenden ambulanten Dienste boten Altenpflege ausschließlich als Ergänzung zu familialer Pflege an. Das aktuelle Dienstleistungsangebot reicht von hauswirtschaftlicher Versorgung bis zu spezieller psychiatrischer Pflege und zielt darauf ab, auch Personen mit multiplen Beeinträchtigungen langfristig zu versorgen und pflegende Angehörige anzuleiten. Der soziale Dienst umfasst ein allgemeines Beratungsangebot für alle Bürger. Die Erweiterung des Angebots für Demente und Schwerstpflegebedürftige führte dazu, dass die Einrichtung nunmehr als Sozialstation geführt wird.

organisationsstruktureller Wandel

Da der Verein auf der Idee eines selbstbestimmten, hierarchiefreien und kollegialen Arbeitens in einem selbstverwalteten Betrieb begründet war, gab es eine Arbeitsorganisation nach dem Grundsatz ›alle machen alles‹ und haben die gleiche Entscheidungskompetenz. Mit wachsender Zahl der Mitarbeiter und größerem Dienstleistungsangebot entwickelte sich eine Organisationsstruktur mit eindeutiger Verteilung der Funktionen, Aufgaben und Befugnisse. Die Einsetzung einer Leitungsinstanz machte schließlich aus dem kooperativ organisierten einen hierarchisch gegliederten Dienst (Abbildung 5.9). Die Organisation der Pflegearbeit durch teilautonome Arbeitsgruppen hat zu kollegialer und partnerschaftlicher Zusammenarbeit in der Einrichtung geführt. Um die vielfältigen Dienstleistungen anbieten zu können, werden Mitarbeiter mit unterschiedlichen Berufen benötigt, die bereit sind, sich auch langfristig in das Arbeitskonzept des Trägers einbinden zu lassen. Dadurch ist es dem Verein gelungen, einen vergleichsweise hohen Standard in der ambulanten Versorgung und Betreuung Pflegebedürftiger zu sichern. Partnerschaftliches Betriebsklima sowie Unterstützung bei Fort- und Weiterbildung tragen zu einer außerordentlich hohen Identifikation der Mitarbeiter mit der Einrichtung und deren Pflegekultur bei.

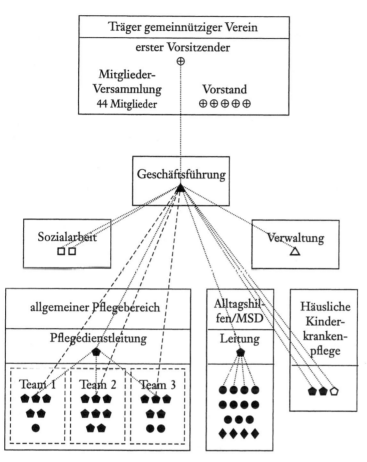

*Abbildung 5.9:*
Organisations-
struktur eines
ambulanten
Pflegedienstes

Erläuterung: ♠ = Pflegefachkraft, Vollzeit; ♡ = Pflegefachkraft, Teilzeit; ● =
Pflegehelfer, Vollzeit; ▲ = Verwaltungskraft, Vollzeit; △ = Verwaltungskraft,
Teilzeit; □ = sonstige Mitarbeiter (Sozialpädagogen), Teilzeit; ♦ = Zivildienstleis-
tende; ⊕ = ehrenamtliche Mitarbeiter; ·····➤ = Entscheidungswege im normalen
Arbeitsalltag; - - -➤ = Entscheidungswege bei Konflikten in Bezug auf Pflegearbeit.

Die Anweisungskette wird unabhängig von Organisationsstruk- | Anweisungskette
tur und Trägerschaft des jeweiligen Pflegedienstes nur solange | bei Konflikten
eingehalten, wie nicht Interessengegensätze zu grundlegenden
Konflikten führen. Diese können sich z. B. aus unterschiedlicher
Einschätzung der Personalkapazität zur weiteren Aufnahme von
Schwerstpflegebedürftigen ergeben. Wird etwa auf einer Führungsebene die Ansicht vertreten, dass aus betriebswirtschaftlicher Sicht diese Klientel zu übernehmen ist, im Bereich primärer
Pflege dagegen die Personalkapazität dafür als nicht ausreichend
gesehen wird, erfolgen direkte Interventionen und Anweisungen.

Ablauforga-       Die Ablauforganisation vollstationärer Einrichtungen ist am
nisation und     Leitbild eines fiktiven Hochbetagten mit standardisiertem Ver-
Klienten-        sorgungsbedarf ausgerichtet. Tatsächlich variieren Gesundheits-
struktur         zustand und Pflegebedürftigkeit der Klienten erheblich. So ist
                 von den pflegebedürftigen Heimbewohnern mehr als die Hälfte
                 dement bzw. mental verändert. Diese Klienten haben unterschied-
                 liche Anpassungsschwierigkeiten an neue Situationen im Alltag.
                 Sie sind häufig hochgradig merk- oder orientierungsgestört und
                 oft gereizt oder aggressiv. Sie ziehen sich mitunter auf eine Hal-
                 tung der Opposition oder Resignation zurück. Ihre Verwirrtheit
                 kann sich aber auch in psychomotorischer Unruhe, hypochondri-
                 schen Befürchtungen und Wahnvorstellungen niederschlagen.
                 So erzeugt etwa Alleinsein bei affektlabilen und verunsicherten
                 Klienten schnell Angstzustände. Fehlende Orientierung und ein-
                 geschränkte kognitive Fähigkeiten erfordern bei Dementen einen
                 kontinuierlichen Ausgleich durch eine räumliche, zeitliche und
                 soziale Strukturierung. Um ihnen Sicherheit zu geben, einem Ab-
                 sturz in die Hilflosigkeit vorzubeugen und das Risiko der Eigen-
                 und Fremdgefährdung zu verringern, benötigen sie vermehrt An-
                 leitung, Beaufsichtigung und wenig unterbrochene Begleitung.
Stabilisierung        Die Versorgungsbedarfe müssten auf eine Ablauforganisation
der Ablauf-      in den Pflegeeinrichtungen hinauslaufen, bei der fehlende inne-
organisation     re Strukturen dementer Klientel durch eine ritualisierende und
                 risikomindernde Ablaufstruktur ersetzt werden. Den erhöhten
                 Anforderungen an die Ablauforganisation steht ein unzureichend
                 Abläufe stabilisierender Personaleinsatz gegenüber. Als Folge des
                 Kostendrucks wird durchweg der Personalbestand verringert.
                 Der Personalmangel erzeugt hektische Pflege im Akkordtempo,
                 die den Zustand Dementer beeinträchtigt. Auftretende Versor-
                 gungsprobleme werden durch vom persönlichen Arbeitsstil ge-
                 prägte situative Notlösungen aufgefangen. Strukturelle Defizite
                 können jedoch langfristig nur begrenzt durch individuelle Stra-
                 tegien ausgeglichen werden. Diese Situation führt dazu, dass
                 Psychopharmaka als Mittel zur Stabilisierung der Ablauforgani-
                 sation genutzt werden. War es zuvor etwa der dauerhafte Einsatz
                 eines Katheders, der die Versorgungsabläufe erleichtern sollte,
                 sind es nunmehr auch Psychopharmaka. Ältere, und zwar unab-
                 hängig davon, ob Demenzen vorliegen, erhalten in stationären
                 Einrichtungen zu viele Sedativa und Hypnotika. Bei knapp ei-
                 nem Viertel der kontinuierlichen Psychopharmaka-Verordnun-
                 gen war keine Indikation erkennbar (WEYERER, ZIMBER 1997).

Die Ablauforganisation ist im hohen Maße durch die räumlichen Rahmenbedingungen bestimmt. Dabei ergibt sich im stationären Pflegebereich das strukturelle Dilemma, zugleich die Qualität des Arbeitsfeldes der Pflegekräfte sowie des Lebensraumes von Pflegebedürftigen sicherzustellen. Das KDA (1987) hat die Generationenfolge wohnräumlicher Versorgung durch Pflegeeinrichtungen verdeutlicht. Die erste Generation der Pflegeheime war bis in die 1960er Jahre als ›Verwahranstalt‹ organisiert. Sie unterschied sich häufig kaum vom Typ des Siechenheims der Vorkriegszeit mit Schlafsälen. Die Versorgung umfasste allgemeine Pflege, Schlaf- und Essensmöglichkeiten. Klienten hatten den Status von ›Heiminsassen‹, die sich Abläufen und Normen einer Gemeinschaftsunterkunft fügen mussten. Pflegeheime entsprachen dem Typus der »totalen Institution« (GOFFMAN 1973).

Die Implementierung von Elementen medizinisch-stationärer Versorgung in den Pflegebereich kennzeichnet seit den 1970er Jahren die zweite Generation der Pflegeheime. Die Arbeitsorganisation ist an der Struktur eines Klinikbetriebs mit den Prämissen rationeller Pflegeeinsätze und verrichtungsbezogener Rundgänge ausgerichtet. ›Stationen‹ mit Mehrbettzimmern, lange Zimmerfluchten und fehlende Gemeinschaftsräume kennzeichnen diesen Pflegeheimtyp. Heimbewohner haben den Status von ›Patienten‹. Das Versorgungsangebot ist am ›Defizitmodell‹ des Alters sowie am medizinisch-mechanistischen Bild von Pflegebedürftigkeit orientiert. Danach werden abnehmende Behandlungszugänglichkeit und Rehabilitationsfähigkeit als Altersmerkmale angesehen. Daher wird medizinisch-pflegerischer gegenüber sozial-pflegerischer Versorgung eine größere Priorität eingeräumt.

In den 1980er Jahren zeichnet sich als Folge der Aktion des KDA »Pflegeeinrichtungen, in denen man wohnen kann« eine Tendenz ab, Pflegeheime als Wohnstätten zu organisieren. Implizit ist dieses Versorgungsangebot am ›Kompetenzmodell‹ des Alters (›rüstiger Senior‹) ausgerichtet. Seit den 1990er Jahren erfolgt die Inanspruchnahme erst bei erheblich größerer Pflegebedürftigkeit. Die Arbeitsorganisation in Pflegeheimen entspricht dadurch eher der der medizinisch- oder psychiatrisch-pflegerischen Einrichtungen. Durch das höhere Eintrittsalter und die kurze verbleibende Lebenszeit der Klienten wandeln sie sich jedoch tendenziell zu Hospizen. Dies verstärkt den »finalen Verwahrcharakter« der Heime (Voss 1990) und lässt ›Wohnen‹ zur »fiktiven Normgröße mit dysfunktionalen Auswirkungen« werden (LIND 1995).

*[Marginalien:]*

Ablauforganisation und räumliche Rahmenbedingungen

Ablauforganisation und Prinzipien des Klinikbetriebs

Ablauforganisation zwischen ›Pflegeheimat‹ und ›Hospiz‹

Umgestaltung
der Aufbau-
organisation

Eine Umgestaltung der Aufbau- und Ablauforganisation erfolgt dann, wenn sich eine Organisationsstruktur in einer veränderten Situation als ineffizient erweist und Reorganisation eine
Reduzierung materieller und sozialer Kosten verspricht. Die Einführung von Marktprinzipien durch die GPV hat eine Situation
geschaffen, die etwa die Hälfte der Einrichtungsträger veranlasst
hat, durch Veränderung der Aufbauorganisation Personalkosten
zu senken. Dazu wird häufig eine ›Verschlankung‹ der Organisation durch Abbau von Leitungsstellen vorangetrieben. Einige Träger verzichten auf Stellen für PDL oder Wohnbereichsleitung. In
einigen mittleren und größeren Heimen werden auch Planstellen
für Heim- oder Fachbereichsleitung abgebaut. Da die Aufbauorganisation ohnehin sehr flach angelegt ist, hat dies weitreichende
Folgen. Zunächst müssen die mit dieser Funktionsstelle verbundenen dispositiven Aufgaben auf andere Positionen verteilt werden. Mit dem Stellenabbau sind keineswegs die Leitungsaufgaben
weggefallen. Im Bereich primärer Pflege erhöht sich dadurch für
die Pflegekräfte der Anteil an indirekter Pflegearbeit. Des Weiteren findet mit dem Abbau dieser wenigen Aufstiegsstellen eine
weitere Verflachung der Hierarchie statt, wodurch die ohnehin
geringen Anreizsysteme für beruflichen Aufstieg verloren gehen.

Umgestaltung
der Ablauf-
organisation

Die Ablauforganisation im Bereich primärer Pflege basiert
zum einen auf dem Umfang an Pflegeleistungen, die Klienten
erhalten (Inhaltsaspekt) und zum anderen auf der Art und Weise, wie sie ihnen dargebracht werden (Beziehungsaspekt). Das
PflegeVG gibt über Bedarfskategorien Arbeitsinhalte und Zeiteinheiten vor (Kap. 2.4, S. 84 f.). Um diese betriebswirtschaftlich
auffangen zu können, wird eine Vereinfachung der Versorgungsabläufe und der zu erledigenden Arbeitsaufgaben sowie der Einsatz von Hilfskräften angestrebt. Dies bewirkt eine Arbeitsverdichtung und beeinträchtigt als Folge oberflächlicherer Pflegebe-
ziehungen die Servicequalität. Deren Einhaltung sowie anderer
Standards in der Pflege soll, ähnlich wie im Handwerksbereich,
durch die aufgewertete Stellung der ausgebildeten Pflegekraft
in der Ablauforganisation gewährleistet sein. Diese ist nunmehr
auch für die Anleitung, Beratung und Supervision der Hilfskräfte
zuständig. Je geringer die berufsfachliche Vorbildung, desto ge-
nauer muss die Planung der Arbeitsaufgaben erfolgen, um Probleme bei den Arbeitsabläufen zu vermeiden. Durch Vorgaben
und Ablaufbindung verringert sich der Handlungs- und Entscheidungsspielraum für *alle* Altenpflegekräfte (ZIMBER et al. 1999).

Organisationsstrukturen begrenzen Handlungsspielräume von Erwerbstätigen. Sie sehen daher ihre Fähigkeiten am besten auf Arbeitsplätzen gefördert, auf denen sie ihr Arbeitsvermögen umfassend einbringen können. Die Arbeitsorganisation in Pflegediensten ist zumeist an einem hierarchischen Muster mit geringer vertikaler und horizontaler Differenzierung ausgerichtet. Sie bietet nur eine begrenzte Anzahl von Positionen, die Berufsinhabern einen dem Fachkönnen angemessenen Handlungsspielraum eröffnen. Als Folge einer zunehmend an ›Selbstverwirklichung‹ orientierten Arbeitskultur werden auch in der Altenpflege Möglichkeiten zum erweiterten Einsatz des Arbeitsvermögens nachgefragt. Durch horizontal oder vertikal zu verortende Arbeitsanteile lässt sich der Handlungsspielraum erweitern (ULICH 1998).

Bei größeren Einrichtungsträgern und in mehrgliedrigen Einrichtungen werden die Möglichkeiten des Arbeitsplatzwechsels genutzt. Dabei handelt es sich um einen geregelten Übergang von einem Arbeitsplatz auf einen anderen, entweder innerhalb derselben Einrichtung oder in einer anderen Einrichtung desselben Trägers. Durch einen Arbeitsplatzwechsel soll der Anreizcharakter von Arbeitsaufgaben beim Pflegepersonal auch nach langer Beschäftigungsdauer erhalten bleiben. Der Handlungsspielraum wird dabei jedoch nur auf der horizontalen Ebene erweitert.

In einigen Einrichtungen hat die weitere Verflachung der Aufbauorganisation zu einer Aufgabenbereicherung beigetragen. Dabei handelt es sich um die Zusammenfassung von hierarchisch vor- und nachgelagerten Teilaufgaben zu einem neuen Aufgabenprofil. Durch Bereicherung mit eher sekundärer Pflegearbeit wird der Handlungsspielraum erweitert. Dadurch wird Pflege*fach*kräften mehr Verantwortung zugestanden und die Möglichkeit eigenständiger Entscheidungen, Kontrollen und Durchführung der Pflege eröffnet. Dies entspricht einer vertikalen Handlungserweiterung.

Beim Modell teilautonomer Arbeitsgruppen werden Führungsaufgaben der untersten Ebene auf ein Kollektiv übertragen. Eine Anzahl Beschäftigter arbeitet zur Erledigung bestimmter Arbeitsaufgaben (Organisation, Verteilung, Ausführung der Pflegearbeiten und Kontrolle der Einhaltung von Pflegestandards) weitgehend autonom zusammen (Abbildung 5.9, S. 213). Durch Selbstregulation der Arbeit werden eigene Wege der Erledigung gefunden und Abläufe verbessert. Dies erweitert den Handlungsspielraum um strukturell horizontal und vertikal lagernde Arbeitsanteile und verändert am nachhaltigsten die Organisationsstruktur.

*Randspalte:*

Arbeitsorganisation und Erweiterung des Handlungsspielraums

Arbeitsplatzwechsel

Aufgabenbereicherung

teilautonome Arbeitsgruppen

Arbeitsorga-
nisation und
Arbeitszu-
friedenheit

Aufbau- und Ablauforganisation wirken über die Rahmenbedingungen des Arbeitsplatzes auf die Beschäftigten. Eine gegebene Arbeitssituation wird von ihnen entsprechend ihrer subjektiven Wahrnehmung bewertet und schlägt sich als Arbeitszufriedenheit nieder. Als Begriff wird Arbeitszufriedenheit sehr unterschiedlich und mitunter synonym für Arbeitsmoral, Arbeitsorientierung, Unternehmenskultur u. a. verwendet (GAWELLEK 1987).
Sie resultiert aus einem Soll-Ist-Vergleich und steht damit für das
Ausmaß an Übereinstimmung zwischen den persönlichen Interessenlagen der Beschäftigten und ihren Möglichkeiten, diese unter bestimmten Arbeitsbedingungen umzusetzen. Schlechte Arbeitsbedingungen beeinträchtigen das Selbstwertgefühl, führen
zu negativer Bewertung der Arbeitssituation und schlagen sich
in geringer Arbeitszufriedenheit nieder. Als wesentliche Bestimmungsgröße für Arbeitszufriedenheit werden Art und Inhalt der
Tätigkeit, Betriebsklima, Arbeitszeitregelung, Entlohnung, Aufstiegsmöglichkeiten, Arbeitsbelastung, Beziehung zu Vorgesetzten und Kollegen angesehen. Aber auch institutionelle Restriktionen in der Beziehung zu den Klienten haben eine große Bedeutung für verminderte Arbeitszufriedenheit (KEMPE, CLOSS 1981).

Arbeitszufrie-
denheit im
situativen
Kontext

Schlechte Arbeitsbedingungen schlagen sich jedoch nicht linear in Unzufriedenheit nieder. Vielmehr werden die Bedingungen
im Verhältnis zu anderen Bezugsgrößen sozialer Orientierung
(z. B. Arbeitssituation anderer Berufsgruppen) betrachtet. Dadurch kann es zu einer erheblichen Diskrepanz zwischen der objektiven Arbeitssituation und deren subjektiver Bewertung kommen. Je nachdem, welcher Aspekt als persönliche Bezugsgröße in
den Vordergrund gerückt wird, variiert die Arbeitszufriedenheit.
Darauf ist auch die große Heterogenität unter Pflegekräften in
der subjektiven Wahrnehmung einzelner Merkmale von Pflegearbeit in Einrichtungen zurückzuführen. So tragen vermutlich die
deutlich größeren Schließungstendenzen in anderen Teilarbeitsmärkten zu einer positiveren Bewertung der Arbeitsbedingungen
im Altenpflegebereich bei (Abbildung 5.10). Die Arbeitszufriedenheit ist aber nicht nur von der historisch-gesellschaftlichen
Situation beeinflusst. Situative Momente im Arbeitsalltag können
auf die emotionale, affektive Befindlichkeit von Erwerbstätigen
wirken und dazu führen, dass sich deren subjektive Wahrnehmung der Arbeitsorganisation vergleichsweise rasch ändert. Daher sind es also vor allem situative affektive Momente, die die
Bezugsgrößen für Arbeitszufriedenheit nachhaltig beeinflussen.

Bei der Beurteilung ausgewählter Merkmale der Arbeitsorganisation zeigen sich erhebliche Unterschiede zwischen den Berufsgruppen (Abbildung 5.10). Pflegekräfte sind gegenüber anderen Erwerbstätigen zufriedener mit den Möglichkeiten zur Weiterbildung. Personenbezogene Dienstleistungsarbeit erzeugt größere Zufriedenheit, was den Einsatz der Arbeitsfähigkeiten betrifft. Die Arbeitsorganisation im Krankenhaus dagegen bewirkt, dass Krankenpflegekräfte mit Betriebsklima und Arbeitsplatzumfeld sowie der Beziehung zu den Vorgesetzten signifikant unzufriedener sind. Vor allem Frauen messen diesen Merkmalen eine größere Bedeutung bei als Männer. Altenpflegekräfte sind mit diesen Aspekten der Organisationsstruktur deutlich zufriedener. Dieses Ergebnis spiegelt aber eher die unterschiedliche Altersstruktur von Alten- und Krankenpflegekräften wider. Altenpflegekräfte sind älter

*Unterschiede zwischen Berufsgruppen*

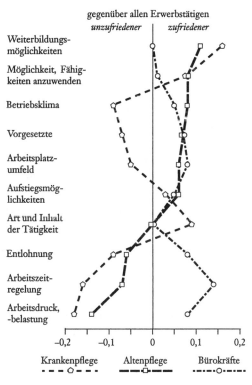

*Abbildung 5.10: Arbeitszufriedenheit von Pflege- und Bürokräften*

Quelle: BiBB/IAB-Erhebung 1998/99.

und wie andere ältere Erwerbstätige tendenziell mit der Arbeitsorganisation zufriedener als Jüngere. In Bezug auf Aufstiegsmöglichkeiten gibt es nur geringe Unterschiede. Weitaus deutlicher sind diese aber in Bezug auf Art und Inhalt der Arbeitstätigkeiten. Krankenpflegekräfte erweisen sich als signifikant zufriedener mit den ihnen gestellten Arbeitsaufgaben. Niedrigere Entlohnung (Kap. 4.1, S. 153) sowie belastende Arbeitszeitregelung und Arbeitsdruck (Kap. 5.4, S. 224) bewirken, dass Pflegekräfte in dieser Hinsicht deutlich unzufriedener sind als andere Erwerbstätige.

## 5.4   Arbeitsbedingungen und Belastungen

Arbeitsbedin-
gungen und
Belastung der
Arbeitskraft

Die Arbeitsbedingungen, unter denen eine Erwerbstätigkeit ausgeübt wird, können dazu führen, dass Krankschreibungen und
Arbeitsunfälle unter den Beschäftigten in einem bestimmten Tätigkeitsbereich häufiger auftreten als unter den Erwerbspersonen
auf anderen Arbeitsplätzen. Eine derartige Entwicklung verweist
auf ein unausgeglichenes Verhältnis von Belastung und Beanspruchung der Arbeitskraft von Erwerbstätigen. Das Risiko gesundheitlicher Beeinträchtigungen, wie es sich etwa in häufigen
und langfristigen Krankschreibungen niederschlägt, nimmt auf
jenen Arbeitsplätzen zu, in denen mehr als eine ›normale‹ Beanspruchung der Arbeitskraft erfolgt. Das Beschäftigungssystem
ist gekennzeichnet durch eine Vielzahl von Positionen, bei denen hohe Arbeitsbelastungen nicht nur gelegentlich auftreten.
Sie sind hier häufiger und/oder langfristiger gegeben und treten
u.U. kumulativ oder sukzessiv auf. Werden derartige Arbeitsbedingungen zu einem Dauerzustand, vermindern sie nicht nur
situativ das Leistungsvermögen. Sie erhöhen deutlich das Risiko
arbeitsbedingter gesundheitlicher Beeinträchtigungen.

Unterschiede
zwischen Be-
rufsgruppen

Betrachtet man Arten von Arbeitsbelastungen und Beschäftigtengruppen, bei denen sie auftreten können, wird deutlich, dass
Pflegekräfte mit zu den erheblich belasteten Erwerbstätigen gehören (Tabelle A.10, S. 355). In den Pflegeberufen treten vor allem
drei Arten von Arbeitsbelastungen auf. Sie ergeben sich im Zusammenhang mit der Mobilisation schwerkranker und häufig be-
wegungsunfähiger Klienten, dem wechselnden Arbeitszeitrhyth-
mus (Nacht- und Schichtarbeit) und den hohen sozio-emotionalen Anforderungen und entsprechenden Erschöpfungszuständen
(Burnout-Syndrom). Darüber hinaus wird häufig vermutet, dass
die Betriebsgröße belastende Arbeitssituationen erzeugt. In kleineren vollstationären Einrichtungen würde hohe Aufgabenviel-
falt mit entsprechend großem Anteil an pflegefremden Arbeitstätigkeiten zusammenwirken, wodurch eine belastende ›diffuse Allzuständigkeit‹ begünstigt wird. Ansatzpunkte zum Abbau eröffnen sich durch Veränderung der strukturellen Bedingungen des
Arbeitsplatzes sowie Verbesserung individueller Ressourcen im
Umgang mit den Belastungen. Differenziert man die Belastungen, denen Erwerbstätige im Bereich der Altenpflege ausgesetzt
sind, dann lassen sich chemische, biologische, physikalische und
psychosoziale Belastungen unterscheiden (Tabelle 5.4).

| Arbeitsbelastung | Gesundheitsrisiko | |
|---|---|---|
| Umgang mit Pharmaka (z. B. Insulin, Heparin) und hautreizenden Stoffen (Desinfektions- und Reinigungsmittel) | Hautreizungen, allergische Erkrankungen der Haut | *Tabelle 5.4:* Gesundheitliche Belastungs- expositionen für Altenpfle- gekräfte |
| Kontakt mit pflegebedürftigen Kranken und deren Körperflüssigkeiten und -ausscheidungen | Infektionen und Infektionskrankheiten (Hepatitis B- und C-Virus, M. Tuberculosis, Varizella Zoster-Virus) | |
| Heben und Tragen schwerer Lasten, Heben mit plötzlicher Kraftanstrengung, häufige Zwangshaltungen (Arbeit in vorgeneigter oder gebückter Körperhaltung) | Erkrankungen des Stütz- und Bewegungsapparats (degenerative Veränderungen der Wirbelsäule, Haltungsfehler, Bandscheibenschäden) | |
| Arbeitsanforderungen (Umgang mit Dementen oder Sterbenden), Arbeitsumwelt (im stationären Bereich: geschlossene temperierte Räume, im ambulanten Bereich: wechselnde Arbeitsorte), Arbeitszeit (knappe Zeitvorgaben, unregelmäßige Arbeitszeiten, Nacht- und Schichtarbeit) | hohe sozio-emotionale Anforderungen (Verantwortungsdruck) und psychomentale Erschöpfungszustände (Burnout-Syndrom) | |

Quelle: Altenpflege 1997; BÄCKER 1988; HOFMANN, MICHAELIS 1999; MICHAELIS 1999; MÜLLER 1993; SCHOLZ, WITTGENS 1992.

Pflegekräfte weisen eine deutlich höhere Prävalenz für Hauterkrankungen auf (Tabelle 5.4). HOFMANN und MICHAELIS (1999) vermuten, dass Altenpflegekräfte wie andere Pflegekräfte, die mit der Medikamentenversorgung betraut sind und/oder im erhöhten Maß mit Desinfektionsmitteln zu tun haben, ein deutlich größeres Risiko allergischer Erkrankungen der Haut (Berufsdermatosen) aufweisen. Aber auch latexhaltige Schutzhandschuhe begünstigen den Anstieg von Allergien im Pflegebereich. In einer prospektiven Kohortenstudie hat DIEPGEN (1993, 1997) die Entstehung von Hauterkrankungen unter Berücksichtigung von individueller Hautbelastbarkeit und beruflicher Belastungssituation unter Berufseinsteigern aus verschiedenen Ausbildungsgängen untersucht. Bereits nach einem Jahr in der Krankenpflege wiesen 27 % der Berufseinsteiger Handekzeme auf. Verglichen mit Frisörinnen und Bürokräften – 60 % bzw. 7 % – nehmen die Pflegekräfte hier eine mittlere Position ein. Bei einer Klassifikation nach dem Hauterkrankungsrisiko werden sie dennoch zumeist den besonders hautbelastenden Berufen zugeordnet.

chemische Arbeitsbelastungen

biologische
Arbeitsbe-
lastungen

Pflegekräfte in der Altenpflege weisen ein größeres Infektionsrisiko auf. Dabei handelt es sich weniger um die klassischen
Infektionskrankheiten. Diese sind unter den Pflegekräften in
den letzten 10–15 Jahren tendenziell zurückgegangen. Vielmehr
ist es der Kontakt mit den Körperflüssigkeiten und Ausscheidungen der Klienten, die das Infektionsrisiko ansteigen lassen
(HOFMANN, MICHAELIS 1999). Da insbesondere Ältere von Hepa-
titis-B-Erkrankungen betroffen sind, ist auch davon auszugehen,
dass Altenpflegekräfte eher daran erkranken als andere Erwerbspersonen im Bereich körperbezogener Dienstleistungen. Ähnlich
verhält es sich mit der Wahrscheinlichkeit, an Tuberkulose zu
erkranken. Auch hier weisen die in der Altenpflege Beschäftigten gegenüber anderen Pflegeberufen ein deutlich größeres
Risiko auf. Besonders problematisch ist eine Infektion mit dem
Hepatitis-C-Virus, da zunächst keine Symptome auftreten und
die Erkrankung zumeist unerkannt verläuft. Das Virus erweist
sich sogar gegenüber den in Pflegeheimen herkömmlichen Des-
infektionsmaßnahmen resistent. Es ist wenig über die genauen
Umstände der Ansteckung bekannt. Andere Infektionskrankheiten bestimmen im geringeren Umfang das Gefährdungsmuster.

physische
Arbeitsbe-
lastungen

Durch schwere körperliche Arbeit und statische Arbeitshaltun-
gen sind Pflegekräfte überproportional zu anderen Erwerbspersonen von Wirbelsäulenerkrankungen insbesondere im Lumbal-
bereich betroffen (z. B. DANN 1996; HOFMANN 1996). Sie weisen
gegenüber anderen Berufen sowohl eine signifikant höhere Inzi-
denz als auch Prävalenz auf. Die Prävalenz über die Lebenszeit
beträgt unter Angehörigen von Pflegeberufen rund 80 % und von
Büroberufen 50–60 %. Eine Differenzierung nach Altersgruppen
verweist auf ein durchgängig signifikant höheres relatives Risiko
der Pflegekräfte gegenüber gleichaltrigen Bürokräften (SIEGEL
1994). Dies Ergebnis zeigt sich auch, wenn nach Arten von Beschwerden an der Wirbelsäule differenziert wird. Die Lebenszeit-
prävalenz kann jedoch auch die kumulierten Arbeitsbelastungen
aus anderen Erwerbstätigkeiten außerhalb des jeweiligen Berufs-
bereichs widerspiegeln. Von daher muss die Erwerbsbiografie
kontrolliert werden. Auch wenn Berufswechsel ausgeschlossen
wird, liegen die Symptome der Pflegekräfte signifikant über denen der Bürokräfte. Vor allem werden die Unterschiede zwischen
den ältesten Altersgruppen signifikant größer (Abbildung 5.11).
Die Symptome können sich mit der Aufgabe der rückenbelasten-
den Pflegetätigkeit verringern (MICHAELIS et al. 1997).

Wirbelsäulenerkrankungen sind in der Liste der Berufskrankheiten enthalten. Auch als ›Listenerkrankung‹ werden sie im Einzelfall nicht durchweg als Berufskrankheit anerkannt. Sie müssen zur Aufgabe der Erwerbstätigkeit geführt haben und aus langjährigem (≥ 10 Jahre) mechanischem Einwirken vom Heben und Tragen schwerer Lasten resultieren. Sowohl bei epidemiologischen Studien wie auch bei der Prüfung einer möglichen Berufskrankheit im Einzelfall ergibt sich das Problem, dass Personen unter Schmerzen leiden, jedoch in der medizinisch-ärztlichen Diagnostik (klinische Untersuchung, bildgebende Verfahren) keine morphologischen Veränderungen i. S. einer bandscheibenbedingten Erkrankung nachweisbar sind. Gerade dieses Missverhältnis hat dazu geführt, dass nur ein geringer Teil der angezeigten Berufskrankheitenfälle für Wirbelsäulenleiden bei Pflegekräften tatsächlich als Berufskrankheit anerkannt wurde. Doch nicht nur auf Grund fehlender morphologischer Evidenz, sondern auch herrschender Lehrmeinungen in Orthopädie und Chirurgie, z. T. auch in der Arbeitsmedizin wird die Anerkennung als Berufskrankheit abgelehnt. Es wird generell verneint, dass mechanische Einwirkungen durch Heben und Tragen schwerer Lasten zu Bandscheibenschäden führen können. Diese werden stattdessen als schicksalsbedingte Altersveränderungen oder auch als anlagebedingte Leiden angesehen. Mitunter wird auch vermutet, dass sie sich auf der Basis eines früheren oder bestehenden Leidens entwickelt haben (Scheuermannsche Erkrankung). Diese gutachterlichen Stellungnahmen in Verfahren zu Berufskrankheiten stehen jedoch im deutlichen Gegensatz zu epidemiologischen Erkenntnissen und auch biomechanischen Befunden bei der Untersuchung der Ätiologie und Pathogenese von Wirbelsäulenerkrankungen durch Heben und Tragen schwerer Lasten (MÜLLER 1993).

**Wirbelsäulenerkrankungen als Berufskrankheit**

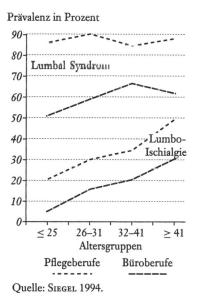

Prävalenz in Prozent

Lumbal Syndrom

Lumbo-Ischialgie

≤ 25    26–31    32–41    ≥ 41
Altersgruppen

Pflegeberufe    Büroberufe

Quelle: SIEGEL 1994.

*Abbildung 5.11: Wirbelsäulenerkrankungen in Pflege- und Büroberufen nach Lebensalter*

belastende
Zeitstrukturen

Der Lebensrhythmus von Erwerbstätigen folgt im Wesentlichen den Zeitstrukturen betrieblicher Arbeitsorganisation. Dauer und Lage der Arbeitszeiten bestimmen eine Vielzahl sozialer Aktivitäten. So bleiben etwa durch die Schichtarbeit im Pflegebereich alle privaten Zeitplanungen unsicher. Die verminderte Zeitsouveränität im Alltag schränkt auch die Beteiligung am öffentlichen Leben ein. Darüber hinaus wirken ›ungesunde‹ Dienstzeiten wie etwa ein unregelmäßiger Wechsel des Schichtdienstes negativ auf das psychosoziale Wohlbefinden und verstärken das Risiko gesundheitlicher Beeinträchtigungen. Mehr als die Hälfte der Alten- und Krankenpflegekräfte arbeitet ständig oder regelmäßig im Schichtdienst (MZ 1997). Im Bedarfsfall müssen aber auch die im Normaldienst Beschäftigten am Wochenende oder zu anderen Tageszeiten arbeiten. Pflegekräfte sind damit die mit Abstand größte Berufsgruppe, die sonntags arbeitet (SCHUPP 2001). Wird dieser flexible Arbeitskrafteinsatz mitberücksichtigt, dann sind unter solchen familienfeindlichen Arbeitszeiten rund drei Viertel der Pflegekräfte und 15 % der Bürokräfte erwerbstätig. Betriebliche Effizienz wird dadurch erreicht, dass Pflegekräfte Arbeitszeiten mit hohen psychosozialen Belastungen übernehmen.

knappe
Zeitvorgaben
erzeugen
Arbeitsstress

Innerbetriebliches Zeitregime und vorgegebene Zeiteinheiten für Arbeitsschritte beeinflussen das Zeitbewusstsein der Beschäftigten. Durch marktförmige Ausrichtung der Pflegedienste werden auch hier individuelle und berufsethische Zeitvorstellungen der Versorgung Älterer durch betriebliche Zeitvorgaben zur rationalen, ökonomischen Nutzung der Arbeitskraft überformt. Aufgabenerledigung in geringsten Zeiteinheiten unter knappem Zeitbudget bewirkt Arbeitsverdichtung und schränkt die Möglichkeiten zu verantwortungsvoller und qualitativ angemessener Versorgung ein. Das Spannungsverhältnis zwischen individuellen, berufsethischen Zeitvorstellungen und betrieblichen Zeitvorgaben lässt sich für Pflegekräfte kaum auflösen. In dem Maße, wie die Einhaltung der Pflegequalität als problematisch wahrgenommen wird, entsteht Arbeitsstress. Von dessen Zunahme in den letzten beiden Jahren sprechen 60 % der Altenpflegekräfte und 56 % der Krankenpflegekräfte (BiBB/IAB-Erhebung 1988/99). Dagegen sehen nur 44 % der Bürokräfte eine derartige Entwicklung. Eine zunächst mittlere Arbeitsbelastung schlägt in gesundheitsgefährdenden Arbeitsstress um, wenn »das angestrebte (und abgeforderte) Leistungsvermögen nur noch zu halten [ist], indem relativ bewusst ›auf Verschleiß gefahren‹ wird« (MASCHEWSKY 1986).

Soziale Beziehungen im Alltag beruhen auf wechselseitigem Geben und Nehmen. Im Pflegebereich sind sie jedoch ungleichgewichtig: Eine Person befindet sich in einer Lebenslage, die sie von den Hilfeleistungen einer anderen Person abhängig macht. In Beziehungen zwischen Personen mit ungleichen Ressourcen ergibt sich für Hilfeleistende ein Spannungsverhältnis zwischen der Pflicht zur Fürsorge für andere und dem Recht auf eigenes Wohlbefinden. Eine Arbeitsbeziehung kann einerseits durch eine Überidentifikation mit dem Hilfebedürftigen als Folge einer Überbetonung des Empathischen gekennzeichnet sein. Andererseits kann sie so gestaltet sein, dass eine belastende sozio-emotionale Beziehung zum Hilfebedürftigen vermieden wird und Hilfeleistungen aus einer technisch-funktionalen Versorgungsmentalität erbracht werden, die auf eine möglichst effiziente Kontrolle und Verwaltung der Klienten hinausläuft. Berufliche Pflegearbeit verlangt aber die Fähigkeit, soziale Nähe zu geben und auch auszuhalten, aber zugleich sich abzugrenzen, also Distanz zu halten, zum eigenen Schutz vor Überbeanspruchung. Dieses Spannungsverhältnis, das der Arbeitsbeziehung in allen helfenden Berufen innewohnt, begünstigt das Risiko des Ausgebranntseins.

*Ausgebranntsein aus Diskrepanz zwischen Fürsorgepflicht und eigenem Wohlbefinden*

Das Burnout-Syndrom ist Ausdruck massiver emotionaler und zumeist auch körperlicher Erschöpfung. Als Symptome werden chronische Müdigkeit, Desillusionierung, Verlust positiver Gefühle gegenüber Klienten, Meidung von Kontakt mit Klienten, Zynismus, Fehlzeiten, negative Einstellung zur Arbeit, Depressionen, Schuldgefühle, Apathie und psychosomatische Beschwerden (Burisch 1989) angesehen. Die Ergebnisse für die Altenpflege verweisen auf einen engen Zusammenhang zwischen dem Burnout-Syndrom und erhöhten körperlichen und psychischen Arbeitsbelastungen durch den Umgang mit den Klienten und deren Beeinträchtigungen sowie organisatorische Mängel von Pflegeheimen (Zimber, Weyerer 1998). Als unmittelbar wirkende Arbeitsbelastungen können Stresseinflüsse, knappes Zeitbudget, wenig wahrnehmbare Erfolge beruflicher Arbeit die Prävalenz von Burnout-Symptomen begünstigen. Aber auch unspezifische Folgen belastender Arbeitssituationen wie geringe Möglichkeiten der Kompensation durch Zeit zum Ausspannen (Time-out-Phasen) und durch Nutzung stützender sozialer Beziehungen verstärken Burnout-Symptome. Es ist jedoch anzunehmen, dass sie vor allem Folgen der Kumulation von längerfristig erhöhten Beanspruchungen in der Pflegearbeit im Zeitverlauf sind.

*psychosoziale Belastung und Burnout-Syndrom*

**Belastung am Arbeitsplatz ≠ schädigende Beanspruchung der Arbeitskraft**

Inwieweit Arbeitsbelastungen krankmachend wirken, hängt von der Belastungsfähigkeit individueller Akteure ab. Nicht jede Belastung am Arbeitsplatz hat den Charakter einer Arbeitsanforderung, die die individuellen Möglichkeiten von Positionsinhabern zu deren Bewältigung übersteigt. Belastungen sind zunächst alle Einflussfaktoren, die auf einen arbeitenden Menschen einwirken und Veränderungen in dessen Organismus hervorrufen. So ist etwa das manuelle Anheben eines Pflegebedürftigen eine Belastung, die bei der Pflegekraft zu einer körperlichen Reaktion (Erhöhung von Herzrate, Atmung, Kalorienverbrauch u. a.) führt. Jede durch Einwirkungen hervorgerufene Reaktion des Organismus stellt somit eine Beanspruchung dar. Unter dem positiven Aspekt kann Beanspruchung daher auch bedeuten, über die Möglichkeit zu verfügen, ein Arbeitsvermögen einzusetzen oder zu erwerben und daraus eine subjektive Zufriedenheit abzuleiten. Häufiger wird jedoch bei Beanspruchung der negative Aspekt in Form von Fehlbeanspruchung wie Über- oder Unterforderung und

*Abbildung 5.12:* Entlastende Faktoren im Belastungs-Beanspruchungs-Konzept

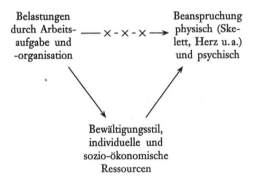

Beeinträchtigung der Gesundheit gesehen. Vor dem Hintergrund der Doppelrolle von Beanspruchung lässt sich aus der Ausübung eines Berufs auch nicht unmittelbar eine Gefährdung des Leistungsvermögens, etwa nach dem Motto ›Arbeit macht krank‹, ableiten. Inwieweit Belastungen die Arbeitskraft derart überbeanspruchen, dass Berufsinhaber nicht mehr den Arbeitsanforderungen gewachsen sind, hängt von den entlastenden Bedingungen ab (Abbildung 5.12). Die Fähigkeit, belastende Einflüsse zu bewältigen, ist von den individuellen (psychophysische Konstitution, berufliche Fähigkeiten) und den sozio-ökonomischen Ressourcen (Familie, soziales Netzwerk, Einkommen, Kollegen, Arbeitsschutz) beeinflusst. Arbeitsbedingte Erkrankungen und ein erhöhter gesundheitlicher Verschleiß treten vor allem dann auf, wenn es nicht gelingt, entlastende Ressourcen zu nutzen und einen entsprechenden Bewältigungsstil zu entwickeln.

Das Ausmaß der Beanspruchung hängt nicht nur von der Art und Dauer der Belastungsexpositionen ab, sondern auch von den individuellen Eigenschaften der unter diesen Bedingungen Arbeitenden. Von daher stellt sich die Frage, inwieweit eine erhöhte Beanspruchung aus einer Veränderung individueller Ressourcen bei den Pflegekräften resultiert. Zunächst muss man sich vergegenwärtigen, dass hohe Arbeitsbelastungen durchweg ein Kennzeichen von Pflegeberufen sind. Auf Grund veränderter Werthaltungen nimmt jedoch jede Berufseinstiegskohorte belastende Arbeitsbedingungen anders wahr (DUNKEL 1994). So haben frühere Kohorten Pflegearbeit unter einem an ›Aufopferung‹ ausgerichteten Berufsverständnis erbracht. Dies führte dazu, dass selbst relativ hohe Arbeitsbelastungen als gegeben akzeptiert wurden. Da heute ein Berufseinstieg häufiger unter der Prämisse der ›Selbstverwirklichung‹ erfolgt, sind Arbeitsbelastungen zu einer sensitiven Größe geworden. Von daher ist etwa der ›healthy worker‹-Effekt, also eine sinkende oder stagnierende Erkrankungsrate langfristig im selben Bereich Beschäftigter, nicht nur das Ergebnis einer Selbstselektion der für den Beruf Stabilsten. Er resultiert auch aus einer unterschiedlichen Bereitschaft von Berufseinstiegskohorten, hohe Arbeitsbelastungen als gegeben zu akzeptieren.

*veränderte Wahrnehmung der Belastungen*

Jede subjektiv wahrgenommene Arbeitsbelastung hat eine reale Grundlage im gegebenen Aufgabenprofil. Dies bestimmt ein aktuelles Belastungsempfinden. Mit einer Zunahme von Arbeitsbelastungen bei gleichbleibendem Bewältigungspotenzial steigt nicht nur das Erkrankungsrisiko, sondern nimmt auch das subjektive Krankheitsempfinden zu. Nach Inkrafttreten des PflegeVG haben sich die Arbeitsanforderungen an die Pflegekräfte erhöht. Durch die marktförmige Ausrichtung der Pflegedienste werden aus ökonomischen Gründen vermehrt Schwerstpflegebedürftige aufgenommen. Deren Mobilisation führt zu erhöhter Beanspruchung und Zunahme von Gelenkerkrankungen und Wirbelsäulenbeschwerden bei Pflegekräften (ZIMBER et al. 1999). In den letzten beiden Jahren haben körperliche Belastungen bei mehr als zwei Fünftel der Pflegekräfte (Bürokräfte nur 15 %) zugenommen (BiBB/IAB-Erhebung 1988/99). Insgesamt haben die veränderten Arbeitsbedingungen einen deutlichen Anstieg von psychosomatischen Beschwerden bewirkt. Die Zunahme eines allgemeinen Schweregefühls, Müdigkeit und Depressivität verweisen auf Pflegearbeit unter Dauerstress und Überforderung des individuellen Arbeitsvermögens (ZIMBER, WEYERER 1998).

*Zunahme der Arbeitsbelastungen*

## 5.5   Personalplanung und Personaleinsatz

Personalpla-
nung als Mittel
zur effektiven
Erreichung von
Betriebszielen

Auf Grund der Personalintensität von Altenpflege wird der größte
Teil der Betriebskosten in Pflegediensten für den Faktor menschliche Arbeitskraft aufgewendet. Durch den erhöhten Wettbewerb
der Dienstleistungsanbieter auf dem Pflegemarkt wird eine ›spar-
same‹ Wirtschaftsführung beim Einsatz dieser Ressource zu einer
relevanten Größe für den betrieblichen Erfolg. Von daher kommt
Personalplanung in den Pflegediensten eine große Bedeutung zu.
Sie soll sicher stellen, dass das Arbeitsvermögen der Beschäftigten als Produktionsfaktor so eingesetzt wird, dass es effektiv dazu
beiträgt, die vorgegebenen Betriebsziele zu erreichen. Dazu muss
der Einsatz vorhandener oder der Bedarf einzuwerbender Pflegekräfte abschätzbar sein. Entscheidungsträger im Pflegebereich
haben meist mit ad-hoc-Maßnahmen auf veränderte Anforderungen an den Personalbedarf reagiert. Ein erheblicher Teil der Arbeitsbelastungen der Pflegekräfte hängt daher auch mit Mängeln
in der Personalplanung zusammen. So resultiert der Personalmangel häufig nicht nur aus einem Defizit an Pflegekräften,
sondern auch aus fehlenden oder unbesetzten Planstellen.

Ermittlung
und Planung
des Personal-
bedarfs

Die Ermittlung des Personalbedarfs dient dazu, die Personalausstattung in quantitativer, qualitativer und zeitlicher Hinsicht
zu bestimmen. Sie ist notwendig, um Aussagen zur Anzahl und
zum Fähigkeitsprofil der benötigten Pflegekräfte sowie zum Zeitpunkt und zur Dauer des Personaleinsatzes und des Personalmix
machen zu können. Im Vordergrund der Personalplanung steht
zumeist der *quantitative Aspekt* in Form der Relation Pflegekraft
zu Pflegeplätzen. Der *qualitative Aspekt* wird häufig als nachrangig angesehen. Das PflegeVG hat allgemeine Pflege (Grundpflege) als mit Jedermann-/Jedefrau-Qualifikationen leistbar definiert und keine Fachkraftquote vorgegeben. Bei der Ermittlung
des Personalbedarfs kommt dagegen dem *zeitlichen Aspekt* eine
große Bedeutung zu. Um auf erwartbare Veränderungen beim
Personalbestand oder Versorgungsbedarf angemessen durch ge-
zielten Personaleinsatz reagieren und den zusätzlichen Bedarf
an Pflegepersonal nach dem Zeitpunkt abschätzen zu können,
ist es notwendig zu wissen, wie die bestehende Personalstruktur
aussieht und wie sie sich bislang entwickelt hat. Die prospektive
Planung des Personaleinsatzes ist Ausgangspunkt jeder Personalplanung. Fehleinschätzungen und -planungen in dieser Hinsicht
erweisen sich als ungleich schwerer als in anderen Bereichen.

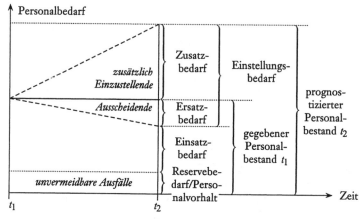

*Abbildung 5.13:* Bestimmung des Personalbedarfs im Zeitverlauf

Pflegedienste als ›störanfällige‹ Dienstleistungsbetriebe müssen prospektive Personalplanung betreiben. Um den künftigen Personalbedarf zu ermitteln, werden Merkmale des Personalbestands zum Zeitpunkt $t_1$ als Indikatoren für potenziell befristeten Ausfall oder dauerhaftes Ausscheiden zu Grunde gelegt. Dadurch lässt sich abschätzen, wie viele Pflegekräfte dauerhaft ausscheiden oder zeitlich befristet nicht zur Verfügung stehen. Auf dieser Basis ist eine Fortschreibung der Personalsituation vom Zeitpunkt $t_1$ bis zum Zeitpunkt $t_2$ möglich (Abbildung 5.13). Die Zahl der Ausscheidenden legt den Ersatzbedarf fest. Ein Anstieg schwerpflegebedürftiger Klienten ist durch das PflegeVG als planerische Größe vorgegeben. Der Wandel der Klientenstruktur verändert im Zeitverlauf auch den nachgefragten Versorgungsbedarf. Dadurch könnte es notwendig werden, den Personalbestand aufzustocken. Für die Personalplanung ergibt sich ein Zusatzbedarf aus der Differenz zwischen prognostiziertem Bestand $t_2$ und gegebenem Bestand $t_1$. Ersatz- und Zusatzbedarf machen den Einstellungsbedarf aus. Allerdings betrifft dies nur den mittelfristigen Personalbedarf, dessen Realisierung einem anderen Zeitregime folgt als kurzfristiger Bedarf, der stochastischen Schwankungen unterliegt und sich mehrfach täglich ändern kann. Der Zusammenhang zwischen diesen beiden Ebenen zeigt sich bei der Festsetzung des notwendigen Reservebedarfs bzw. Personalvorhalts, auf den häufig verzichtet wird. Nur ein Teil der pflegerischen Tätigkeiten ist planbar und vorhersehbar. Ein anderer Teil besteht in der reinen Präsenz mit der ständigen Bereitschaft, eine angebotene Leistung zu erbringen, von der erhofft wird, dass sie selten erforderlich ist oder nachgefragt wird (Vorhalteleistung).

zum Dilemma prospektiver Personalplanung

Personaleinsatz
und Wirt-
schaftlichkeit

Unter dem Selbstkostenprinzip war beim Personaleinsatz die Bestimmung des Anforderungsprofils für eine spezifische Arbeitsaufgabe von geringer Bedeutung. Dies begünstigt jedoch, dass mit der Ressource menschliche Arbeitskraft nicht ›sparsam‹ umgegangen wird. Um mit den pauschalisierten Entgeltsätzen unter dem PflegeVG die Personalkosten zu decken, ist beim Personaleinsatz das Anforderungsprofil zu bestimmen und gegebenenfalls ein Personalmix vorzunehmen. Dazu wird das Personal nach dem Fähigkeitsprofil drei Kategorien zugeordnet: Pflege*fach*kräfte, Pflege*hilfs*kräfte und *sonstige* Hilfskräfte. Um dem Wirtschaftlichkeitsgebot besser entsprechen zu können, würden Pflegedienste gern das einzusetzende Fähigkeitsprofil autonom bestimmen. Zur Sicherung der Pflegequalität stecken die Versorgungsverträge mit den Kostenträgern jedoch bereits ›Minimalqualifikationen‹ des Pflegepersonals ab. Darüber hinaus soll nach der HeimPersV mindestens die Hälfte des Pflegepersonals aus Fachkräften bestehen. Eine Fachkraftquote macht den Personaleinsatz von Pflegefachkräften zu einer fixen Größe. Veränderbar wären damit nur die Anteile der Hilfskräfte untereinander. Von daher wird von den Kostenträgern die Abschaffung der Fachkraftquote gefordert, da sie den Marktprinzipien widerspricht und einen flexiblen Personalmix durch die Einrichtungsträger einschränkt. Der Anteil der Pflegefachkräfte soll ausschließlich über die Regelung der Pflegesatzentgelte ausgehandelt werden.

Personalmix
und Versor-
gungsqualität

Der Zwang zum Personalmix führt dazu, dass Pflege*fach*kräfte seltener pflegefremde Tätigkeiten übernehmen und eher entsprechend ihrem beruflichen Fähigkeitsprofil eingesetzt werden. Dazu gehört eben auch indirekte primäre Pflegearbeit. Allerdings läuft ein effizienter Personalmix letztlich auf eine Funktionspflege jenseits der Prämisse von der Ganzheitlichkeit hinaus. Alle Pflegekräfte sind entsprechend ihrem Fähigkeitsprofil für unterschiedliche funktionale Versorgung zuständig. Dies begünstigt einen häufigen Personalwechsel beim Klienten. Betrachtet man die Häufigkeit des Personalwechsels als Indikator für Pflegequalität, dann wird deutlich, dass ein unter wirtschaftlichen Aspekten optimaler Personalmix negative Auswirkungen auf die Versorgungsqualität hat. Ein wirtschaftlicher Personaleinsatz findet daher dort seine Grenzen, wo individuelles Wohlbefinden der Klienten beeinträchtigt und deren Erlebnisqualität herabgesetzt wird. Von daher ist Personalmix nicht nur eine Verschiebung von quantitativen Größen, sondern auch eine qualitativ zu lösende Aufgabe.

| Arbeitnehmer | | Nicht-Arbeitnehmer | | *Tabelle 5.5:* |
|---|---|---|---|---|
| Haupttätigkeit | Nebentätigkeit | Haupttätigkeit | Nebentätigkeit | Pflegepersonal in der Altenpflege nach Arbeitnehmerstatus |
| voll- und teilzeitbeschäftigte Pflege(fach)-kräfte, ABM-Kräfte, HzA-Kräfte, Schüler, Auszubildende, Praktikanten | geringfügig Beschäftigte (€ 325-Kräfte), Aushilfen, ›freie Mitarbeiter‹ (Honorarkräfte), Abrufkräfte (Einsatz bei Bedarf) | Zivildienstleistende, Angehörige von Orden und Schwesternschaften, Diakonissen, Praktikanten, Helferinnen im sozialen Jahr | ehrenamtliche Mitarbeiter | |

Das Personal in der Altenpflege besteht aus Arbeitnehmern und Nicht-Arbeitnehmern (Tabelle 5.5). Arbeitnehmer sind die Mitarbeiter, die auf Grund eines eingegangenen Arbeitsverhältnisses in abhängiger Stellung Pflegearbeit leisten. Zu ihnen zählen die Pflegefachkräfte wie Altenpflegerinnen und Krankenschwestern. Sie bilden zumeist die zeitlich unbefristete ›Stammbelegschaft‹. Hinzu kommt noch eine große Anzahl nicht pflegefachlich ausgebildeter Hilfskräfte, die zeitlich befristet beschäftigt sind. Dazu zählen Mitarbeiter aus Maßnahmen der Arbeitsbeschaffung nach dem AFG/SGB III (ABM) und dem BSHG (HzA) sowie Auszubildende und Praktikanten. Neben diesen Beschäftigten, die Altenpflege als Haupttätigkeit ausüben, gibt es noch jene, die formal im Rahmen einer Nebentätigkeit mitarbeiten. Sie werden im Betriebsablauf zu Zeiten hoher Arbeitsverdichtung eingesetzt. Dazu zählen neben Aushilfen vor allem geringfügig Beschäftigte, ›freie Mitarbeiter‹ und Abrufkräfte (›Springer‹).

Nicht-Arbeitnehmer sind jene Mitarbeiter, die formal kein Arbeitsverhältnis abgeschlossen haben und Pflegearbeit nicht auf Grund von Erwerbsmotiven leisten. Sieht man von den wenigen Diakonissen und Angehörigen von Orden und Schwesternschaften sowie der abnehmenden Zahl von Ehrenamtlichen ab, handelt es sich dabei vor allem um Zivildienstleistende (ZDL), Praktikanten und Helferinnen im freiwilligen sozialen Jahr. Im Einsatz dieser Arbeitskräfte sieht Däubler (1995) sicher zu Recht »die Gefahr, dass [dadurch] die arbeitsrechtliche ›Normalordnung‹ ... unterhöhlt« wird. Im Vergleich zu den privaten und öffentlichen Einrichtungsträgern besteht eine größere Heterogenität der Arbeitsverhältnisse in den Pflegediensten der freien Träger. Dadurch erweist sich jede mittelfristige Planung des Personaleinsatzes bereits als eine besondere Herausforderung.

*Arbeitnehmer*

*Nicht-Arbeitnehmer*

jenseits des
Normalarbeits-
verhältnisses
Beschäftigte

Durch den erhöhten Marktzwang werden Einstellungen von Arbeitnehmern vermehrt vor dem Hintergrund ihres Beitrags zur Senkung von Personalkosten und Flexibilisierung des Personaleinsatzes getroffen. Daher werden Personalentscheidungen häufiger zu Gunsten von Arbeit Suchenden getroffen, die bereit sind, Pflegearbeit zu Bedingungen jenseits des Normalarbeitsverhältnisses zu übernehmen. Durchweg bei allen Einrichtungsträgern ist die Bereitschaft gestiegen, vollzeitige Pflegekräfte durch Teilzeitkräfte und bevorzugt >Nebentätigkeits-Personal< zu ersetzen. Nach den bundesweiten Empfehlungen sollte der Anteil dieser Beschäftigtengruppe allenfalls 20 % des Pflegepersonals ausmachen. In einigen Bundesländern erlauben Rahmenbedingungen einen deutlich höheren Anteil. Eine weitere Gruppe, die vermehrt als Pflegepersonal nachgefragt wird, sind Arbeit Suchende, die bereit sind, entsprechend betrieblichen Erfordernissen zeitlich befristete Beschäftigungsverhältnisse einzugehen. In der Altenpflege stieg der Anteil des Personals *ohne* Festanstellung nach Inkrafttreten des PflegeVG von 16 % (1993) auf 21 % (1997). Damit findet sich ein befristetes Beschäftigungsverhältnis doppelt so häufig unter Altenpflegekräften wie unter Bürokräften (MZ).

Arbeitnehmer
auf Abruf
= moderne
Tagelöhner

Unter personalplanerischen Aspekten gewinnen in der Altenpflege zunehmend >Bedarfsarbeitsverhältnisse< an Bedeutung. Sie dienen der Anpassung an unvorhergesehene Schwankungen im Personalbedarf, die durch langfristig nicht planbaren Arbeitsanfall ausgelöst werden. Pflegekräfte mit >kapazitätsorientierter variabler Arbeitszeit< müssen auf Abruf einsatzbereit sein. Deren Einsatz erfolgt stets vor dem Hintergrund verdichteter Arbeit im Betriebsablauf einer Einrichtung wie etwa in der Frühschicht. Die Experten vertreten die Ansicht, dass ein kapazitätsorientierter Personaleinsatz auch von den teil-/vollzeitig unbefristet Beschäftigten honoriert wird. Der stundenweise Einsatz würde für sie eine Entlastung von ungeliebten oder ansonsten stark belastenden Arbeitstätigkeiten darstellen. Zugleich könnten die Arbeitszeitregelungen für die festen Mitarbeiter flexibler gestaltet werden, da durch das Personal auf Abruf auch eine Entlastung für die ungünstigeren Arbeitszeitlagen möglich wird. Insgesamt kommt in diesem Personaleinsatz deutlich die Unterscheidung zwischen >Stammbelegschaft< und >Randbelegschaft< zum Ausdruck. Leistungen der Mitarbeiter mit fixer Arbeitszeit sind von höherer, zumindest aber anderer Qualität als die Arbeitsleistungen des flexibel einzusetzenden Personals.

ZDLs stellen eine wesentliche Personalressource für die Pflegedienste dar. Welche personalpolitische Bedeutung ihnen zukommt, zeigt sich in der allenthalben aufkommenden Diskussion um die Einführung eines allgemeinen sozialen Pflichtjahres (JETTER 1995). Der Personalmangel in der Altenpflege wird im erheblichen Maße durch die Mitarbeit der ZDLs vermindert. Schätzungen gehen davon aus, dass deren Anteil unter den Vollzeitkräften in den vollstationären Diensten rund 5–10 % beträgt. Die Zahl der ZDLs im Pflegebereich hat sich zwischen 1975 und 2000 versiebenfacht (Abbildung 5.14). Der Bedarf an ZDLs wird besonders deutlich, wenn man die Entwicklung der Plätze betrachtet. Im Zeitraum 1975/2000 hat sich deren Anzahl verzehnfacht. Gegenwärtig können lediglich rund 70 % aller Zivildienstplätze im Pflegebereich auch beoctzt weiden. So hat denn auch in der IAB-Altenheimbefragung (DIETRICH 1994) mehr als die Hälfte der vollstationären Dienste einen Personalmangel an ZDLs beklagt. Von den 188 000 ZDLs waren im Januar 2000 57 % im Pflegebereich (ohne MSD) tätig. Sie sind vor allem in den Pflegediensten der freien Träger zu einer festen Größe bei der Personalplanung geworden. So wuchsen denn auch die Zivildienstplätze im Pflegebereich nach Inkrafttreten des PflegeVG bis 1998 um rund 15 % und damit doppelt so stark wie im gleichen Zeitraum zuvor. Aus der Verstärkung des Personals in der Altenpflege ist aus wirtschaftlichen Gründen inzwischen ein Ersetzen geworden. ZDLs werden immer häufiger mit primären Pflegeaufgaben betraut. Obschon dies dazu beiträgt, eine Personalknappheit zu vermeiden, wird übersehen, dass es sich bei ZDLs um eine sehr unsichere Ressource für Personalplanung handelt. Die relativ kurze Dienstdauer führt zu einer hohen Fluktuation und die häufigen Einarbeitungsphasen zu einer deutlichen Mehrbelastung des Pflegepersonals.

*Nicht-Arbeitnehmer: Zivildienstleistende*

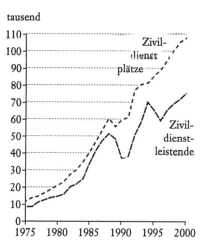

tausend

*Abbildung 5.14:* Zivildienstplätze und Zivildienstleistende im Pflegebereich 1975–2000

Quelle: Bundesamt für den Zivildienst.

Personal-
schlüssel als
Steuerungs-
instrument

Der Personalschlüssel ist das wesentliche Steuerungsinstrument der Pflegedienste zur Handhabung der Personalkosten. Er dient dazu, das Arbeitsvolumen der einzelnen Pflegekräfte festzulegen und den Personalbedarf zu ermitteln. Vor der Einführung der Pflegeversicherung wurde der Personalbedarf anhand der zwischen Sozialhilfeträgern und Einrichtungsträgern ausgehandelten Personalanhaltszahlen ermittelt. Diese Werte geben an, wie viel Klienten mit einem bestimmten Pflegebedarf von einer vollzeitig beschäftigten Pflegekraft versorgt werden können. Ein Wert 1 : 2 bedeutet, dass eine Pflegekraft für jeweils zwei Pflegebedürftige eingestellt werden muss. Personalanhaltszahlen wurden vor dem Hintergrund der zur Verfügung stehenden finanziellen Mittel aufgestellt. Vom Anspruch her waren sie an einer ganzheitlichen Pflege orientiert. Da kein Konsens über die Verfahren zur Ermittlung angemessenen Pflegezeitbedarfs besteht, um daraus den qualitativen und quantitativen Personalbedarf ableiten zu können, basieren Personalschlüssel auf unterschiedlichen Werten und Annahmen (GENNRICH 1995). Seit Inkrafttreten des PflegeVG ist der Pflegezeitbedarf nach der Begutachtung zum entscheidenden Kriterium der Personalbemessung geworden.

$$\text{Personalbedarf (Stellen)} = \frac{\text{Pflegezeitbedarf} \times \text{Klientenzahl}}{\text{effektive Arbeitszeit einer Pflegekraft}}$$

Personalbe-
messung durch
Ermittlung des
Pflegeaufwands

Um den faktischen Pflegezeitbedarf als Grundlage der Personalplanung heranzuziehen, werden Personalbemessungsverfahren (z. B. PLAISIR) eingesetzt. Diese zielen darauf ab, den Pflegeaufwand unter Berücksichtigung des somatischen und psychosozialen Zustands eines Klienten sowie dessen verbliebenen Potenzials zu bestimmen. Die sich daraus ergebenden Pflegeleistungen sollen, fixiert in Pflegeplänen, zur Ermittlung des Personalbedarfs dienen. Durch eine ›Parametrisierung‹ der pflegerischen Anforderungen entsprechend dem Pflegezeitbedarf sollen Einrichtungen unterschiedliche Versorgungsszenarien und Stellenpläne auf ihre Angemessenheit überprüfen können. Allerdings hängt die Bestimmung des Personalbedarfs nur begrenzt davon ab, wie detailliert der Pflegezeitbedarf erhoben wird. Dieser ist weitaus stärker von den Werten und Normen abhängig, die dem Kriterium Pflegezeitbedarf zu Grunde liegen. Eine ›Objektivierung‹ der Einflussfaktoren für bestimmte Pflegeleistungen verringert intuitive und gefühlsmäßige Entscheidungen des Arbeitskrafteinsatzes. Sie löst jedoch nicht das grundsätzliche Normativitätsproblem.

| Jahr | vollstationäre Altenhilfe insgesamt | Pflegebereich | | | | | | | Tabelle 5.6: Entwicklung des Personalschlüssels in der vollstationären Altenhilfe |
|------|------|------|------|------|------|------|------|------|
| | | insgesamt | | mit Verkürzung der | | | | |
| | | | | Arbeitszeit[a] | | + Pflegezeit[b] | | |
| | je Fachkraft | je 100 Plätze | je Fachkraft | je 100 Plätze | je Fachkraft | je 100 Plätze | je Fachkraft | je 100 Plätze |
| 1970 | 4,61 | 22 | 4,43 | 23 | 4,43 | 23 | 4,43 | 23 |
| 1975 | 4,31 | 23 | 3,37 | 30 | 3,68 | 27 | 3,94 | 25 |
| 1981 | 3,80 | 26 | 3,28 | 31 | 3,74 | 27 | 4,24 | 24 |
| 1987 | 3,02 | 33 | 2,63 | 38 | 3,11 | 32 | 3,73 | 27 |
| 1993 | 3,08 | 32 | 2,59 | 39 | 3,28 | 30 | 4,20 | 24 |
| 1996 | 2,53 | 40 | 2,25 | 40 | 2,91 | 34 | 3,84 | 26 |

[a]Berücksichtigung der geleisteten Jahresarbeitszeit in den sozial-pflegerischen Berufen. [b]Berücksichtigung einer linearen Verringerung des wöchentlichen Zeitanteils für direkte körpernahe Pflegearbeit von 29 aus 22 Stunden (1970/96). Quelle: BAGFW 1970 ff., bis 1993 Westdeutschland, danach Deutschland; BERGER 1978; KOHLER 1999; MICHALKE 1998; ZIMBER, WEYERER 1998.

Die Entwicklung der Personalsituation in der vollstationären Altenhilfe lässt sich ansatzweise aus dem zahlenmäßigen Verhältnis von Pflegekraft pro Heimplatz erkennen. Die Zahl der Pflegekräfte ist seit Ende der 1960er Jahren stärker gestiegen als die der Heimplätze. So hat sich in den Einrichtungen der freien Träger zwischen 1970 und 1996 die Zahl der Pflegekräfte vierfacht und die der Heimplätze nur verdoppelt. Daraus wird mitunter geschlossen, dass sich die Personalsituation verbessert habe. Standen 1970 noch 22 Vollzeitkräfte 100 Plätzen gegenüber, waren es 1996 bereits 40 (Tabelle 5.6, Spalte 2,3). Der Personalschlüssel hat sich scheinbar von 1:4,6 auf 1:2,5 verbessert. Auf Grund der großen Unterschiede in den Versorgungsformen vollstationärer Altenhilfe sagen diese Angaben jedoch zunächst wenig aus. Von daher ist es angebracht, sich auf den Pflegebereich zu beschränken, da hier eher eine über die Zeit vergleichbare Versorgungsform gegeben ist. Hier hat sich der Personalschlüssel von 1:4,4 1970 auf 1:2,2 1996 verbessert (Tabelle 5.6, Spalte 4,5). Die erhöhte Nachfrage nach der Versorgungsform Pflegeheim hat eine zunehmende Umstrukturierung des Altenheimbereichs bewirkt (Kap. 5.2, S.205). Dazu wurden Heimplätze der allgemeinen Versorgung Älterer betrieblich in solche zur Versorgung von Pflegebedürftigen umgewidmet. Durch diese Entwicklung gleichen sich die Personalanhaltszahlen zwischen dem gesamten vollstationären Bereich und dem Pflegebereich zunehmend an.

Verbesserung der Personalsituation im Zeitverlauf?

Personal-
schlüssel bei
Arbeitszeit-
und Pflegezeit-
verkürzung

Es entsteht jedoch ein falsches Bild von der Verbesserung
der Personalsituation, wenn Veränderungen der Arbeitszeit nicht
berücksichtigt werden. Eine Zunahme des Pflegepersonals resultiert zunächst aus der verkürzten Wochenarbeitszeit. Als weitaus
bedeutsamer hat sich jedoch die Verkürzung der Jahresarbeitszeit
(längerer Jahresurlaub, Erziehungsurlaub) erwiesen. Bei statisti-
scher Kontrolle dieser Entwicklungen wird deutlich, dass sich das
Verhältnis Pflegekraft : Plätze weitaus weniger verbessert hat (Tabelle 5.6, Spalte 6, 7). Die Zunahme des Pflegepersonals ergibt
sich aber auch aus veränderter Einbindung der Pflegekräfte (z. B.
bei Abbau von PDLs) in betriebliche Abläufe. Dadurch hat sich
der Zeitanteil für organisatorische Aufgaben (Pflegeplanung, Dokumentation, Übergabe, Zusammenstellung von Medikamenten)
und damit für *indirekte* primäre Pflege deutlich erhöht. Demgegenüber ist der Zeitanteil für *direkte* primäre Pflege zwischen
1970 und 1996 um ein Viertel gesunken. Durch diese Entwicklung verbesserte sich der Personalschlüssel lediglich von 1 : 4,4
auf 1 : 3,8 (Tabelle 5.6, Spalte 8, 9). Standen 1970 noch 23 Pflegekräfte 100 Pflegefällen gegenüber, hat sich deren Zahl bis 1996
auf 26 erhöht. Der Personalzuwachs diente vor allem dazu, die
Folgen der Arbeitszeit- und Pflegezeitverkürzung auszugleichen.

Personal-
schlüssel und
Pflegeaufwand

Der Personalschlüssel schwankt nach Angaben von Experten
zwischen 3,5 und 5,3 Heimbewohner pro Pflegekraft. Ein Verhält-
niswert von 1 : 3,5 bedeutet, dass sich eine vollzeitig beschäftigte
Pflegekraft jedem Klienten täglich etwa 70 Minuten widmen kann.
In dieser Zeit sind alle Leistungen der allgemeinen *und* speziellen
Pflege für 24 Stunden zu erbringen. Der Personalschlüssel steht
daher eher für die personelle Ausstattung von Einrichtungen als
für den tatsächlich notwendigen Pflegeaufwand. Wird dieser anhand von PLAISIR erfasst, ergibt sich, auch bei Ausrichtung der
Versorgungsabläufe an den Vorgaben der Pflegeversicherung, ein
anderes Bild (GENNRICH et al. 2001). Danach konnten in den un-
tersuchten Einrichtungen nur 35 % der Bewohner innerhalb von
90 Minuten versorgt werden. Weitere 35 % benötigten zwischen
120 und 180 Minuten. Für die übrigen Pflegebedürftigen betrug
der zeitliche Pflegeaufwand bis zu 260 Minuten. Daraus ergaben
sich ein benötigter Personalschlüssel von 1 : 1,9 und ein Personal-
fehlbestand von 30–40 %. Das BMFSFJ hat ein Betreuungsver-
hältnis von 1 : 2,4 empfohlen. Dies wäre eine deutliche Verbesserung des gegebenen Personalschlüssels. Der Personalbedarf entsprechend dem Pflegeaufwand geht jedoch weit darüber hinaus.

Beim Vergleich von Personalanhaltszahlen im Zeitverlauf werden zumeist die Auswirkungen der veränderten Klientenstruktur übersehen. Durch den ökonomischen Druck zur Aufnahme schwerpflegebedürftiger Klienten mit erhöhter Pflegeintensität sind die Arbeitsanforderungen an das Pflegepersonal gewachsen. Dadurch bewegt sich die tatsächliche Personalkapazität noch unter dem aufgezeigten Niveau (Tabelle 5.6). Daher erweist sich ein Personalschlüssel nur dort als reale Planungsgröße, wo die institutionellen Rahmenbedingungen einer Einrichtung zur Personalbemessung herangezogen werden. Neben den baulichen Gegebenheiten müssten weitere Einflussgrößen wie 1. organisatorische Gegebenheiten (Ablauforganisation), 2. Leistungsstandards der Einrichtung (Art und Umfang von Versorgung und Therapie sowie vorhandenen Hilfsmitteln), 3. Fähigkeitsprofil und Berufserfahrung der Pflegekraft (Personalstruktur), 4. die Struktur der Klienten und deren Pflegeintensität und Versorgungsbedarf sowie 5. die Ausfallquote durch Urlaub, Krankheit, Mutterschutz, Weiterbildung berücksichtigt werden. Insbesondere durch die Ausfallquote können Abweichungen bis zu einem Drittel gegenüber den zu Grunde gelegten Verhältniszahlen auftreten.

*Personalschlüssel und institutionelle Rahmenbedingungen*

Ende der 1980er Jahre zeigte Prognos (1990), dass rund 3 % der Planstellen in der Krankenpflege nicht besetzt sind. Für die Altenpflege schätzten Experten der freien Träger den Anteil auf 7–9 %. Die IAB-Altenheimstudie (Dietrich 1994) erbrachte jedoch, dass in Westdeutschland 40 % und in Ostdeutschland 24 % der Planstellen nicht besetzt sind. Dabei handelt es sich überwiegend um Stellen für Altenpflege*fach*kräfte (West: 38 %, Ost: 17 %). Nahezu zwei Fünfteln mangelt es nicht nur am Pflegepersonal, sondern auch an Planstellen für weitere Pflegekräfte. Weniger als ein Drittel ist personell unzureichend ausgestattet, verfügt aber noch über offene Stellen. Der vergleichsweise hohe Anteil nicht-besetzter Stellen spiegelt nicht nur das Problem der Personalgewinnung in der Altenpflege wider. Eine derartige Personalsituation ist auch das Ergebnis betrieblicher Strategien zur Einsparung von Personalkosten. Vertreter der Berufsverbände vermuten, dass Unterbesetzungen genutzt werden, um die Erlöse der Einrichtungsträger zu verbessern. Personalknappheit wird zumeist durch Mehrarbeit des vorhandenen Personals aufgefangen. Versteigt sich diese Personalsituation, erhöhen sich nicht nur krankheitsbedingte weitere Ausfälle beim Personal, sondern auch dessen Bereitschaft, in ein anderes Tätigkeitsfeld zu wechseln.

*Personalausstattung und personelle Unterbesetzung*

# Weiterführende Literatur

## zu Kapitel 5.1

BLOMKE, P.; KIESER, A. (1993): Ziele und Zielbildung. In: S. Bartscher; P. Blomke (Hrsg.), *Einführung in die Unternehmenspolitik.* Stuttgart: Metzler-Poeschel, S. 23–48.

PREISSENDÖRFER, P. (1987): Organisationale Determinanten beruflicher Karrieremuster: Theorieansätze, methodische Zugangswege und empirische Befunde. *Soziale Welt*, 38, S. 211–226.

## zu Kapitel 5.2

KIESER, A. (1993): Der Situative Ansatz. In: ders. (Hrsg.), *Organisationstheorien.* Stuttgart: Kohlhammer, S. 161–191.

NÄHRLICH, S.; ZIMMER, A. (1997): Am Markt bestehen oder untergehen? Strategie und Struktur von Deutschem Roten Kreuz und Diakonie im Vergleich. In: U. von Alemann; B. Weßels (Hrsg.), *Verbände in vergleichender Perspektive.* Berlin: Edition Sigma, S. 253–279.

SCHMIDT, R. (1999): Pflege als Aushandlung. Die neuen pflegeökonomischen Steuerungen. In: T. Klie; R. Schmidt (Hrsg.), *Die neue Pflege alter Menschen.* Bern: Huber, S. 33–91.

## zu Kapitel 5.3

BECK, U.; BRATER, M.; DAHEIM, H. (1980): Beruf und Betrieb. In: dies., *Soziologie der Arbeit und der Berufe.* Reinbek: Rowohlt, S. 111–156.

BLAU, P. M. (1971): Die Dynamik bürokratischer Strukturen. In: R. Mayntz (Hrsg.), *Bürokratische Organisation.* Köln: Kiepenheuer & Witsch, S. 310–323.

DUNKEL, W. (1994): Pflegearbeit: Drei Modelle stationärer Altenpflege, In: ders., *Pflegearbeit – Alltagsarbeit.* Freiburg i.B.: Lambertus, S. 89–137.

WAHL, H.-W.; KRUSE, A. (1994): Sensible Bereiche der pflegerischen Arbeit in Heimen. In: A. Kruse; H.-W. Wahl (Hrsg.), *Altern und Wohnen im Heim.* Bern: Huber, S. 83–112.

## zu Kapitel 5.4

BORSI, G. M. (1995): Gesundheitsfördernde Arbeitsgestaltung. In: G. M. Borsi; R. Schöck (Hrsg.), *Pflegemanagement im Wandel.* Berlin: Springer, S. 175–250.

JANSEN, R. (2000): Arbeitsbelastungen und Arbeitsbedingungen. In: B. Badura; M. Litsch; C. Vetter (Hrsg.), *Fehlzeiten-Report 1999.* Berlin: Springer, S. 5–30.

LUCZAK, H.; ROHMERT, W.; LANDAU, K. (1992): Arbeitsaufgabe, Anforderung und Belastung. In: K. Landau; E. Stübler (Hrsg.), *Die Arbeit im Dienstleistungsbetrieb.* Stuttgart: Ulmer, S. 81–126.

ZIMBER, A.; WEYERER, S. (1998): *Stress in der stationären Altenpflege. Arbeitsbedingungen und Arbeitsbelastungen in Heimen.* Köln: KDA.

## zu Kapitel 5.5

FISCHER, W. (1995): *Leistungserfassung und Patientenkategorisierung in der Pflege. Eine Übersicht.* Aarau: Vereinigung Schweizerischer Krankenhäuser – Generalsekretariat, S. 29–94.

GENNRICH, R. (2000): Stand der Diskussion zum Pflegezeit- und Personalbedarf in der vollstationären Pflege. In: KDA (Hrsg.), *Pflegezeitbedarf, Personalbemessung und Fachkraftanteil in vollstationären Einrichtungen.* Köln: KDA, S. 24–45.

HARTMANN, H.; MEYER, P. (1980): Teil A: Grundlagen. In: dies., *Soziologie der Personalarbeit.* Stuttgart: Poeschel, S. 7–123.

# 6 Altenpflege auf dem Arbeitsmarkt

Arbeitsmärkten kommt zum einen eine Ausgleichsfunktion zu, indem sie zwischen Angebot und Nachfrage nach Arbeitskraft vermitteln. Zum anderen haben sie eine Verteilungsfunktion, um Chancen gesellschaftlicher Teilhabe, und zwar materieller und auch immaterieller Art auf unterschiedliche Akteure zu verteilen.

Struktur und Größe des Arbeitsmarktes sind durch den Wandel *Kapitel 6.1* der Wirtschaftssektoren bestimmt. Die Expansion des Dienstleistungssektors hat auch die Beschäftigungsmöglichkeiten im Pflegebereich vergrößert. Die Einführung der Pflegeversicherung hat diese Entwicklung noch weiter verstärkt. Davon profitieren jedoch einzelne Berufsgruppen im unterschiedlichen Maße.

Horizontale und vertikale Segmentierung des Arbeitsmarktes *Kapitel 6.2* bestimmt die Möglichkeiten, die Arbeitskraft zu verwerten. Sie beeinflusst zudem Berufsperspektiven und eröffnet oder verschließt eine weitere Berufskarriere. So hängt etwa der Einstieg von Frauen in einen Pflegeberuf häufig eher mit deren eingeschränkten Erwerbsmöglichkeiten in anderen Teilarbeitsmärkten zusammen.

Eine fehlende berufsfachliche Schließung wie in der Altenpfle- *Kapitel 6.3* ge eröffnet eine Vielzahl von Übergängen in den Arbeitsmarkt. Dadurch hat er den Charakter eines Marktsegments zum Einstieg oder Durchgang in andere Teilarbeitsmärkte oder Beschäftigungsverhältnisse. Entsprechend deutlich sind dann auch die Segmentationslinien zum Arbeitsmarkt für sekundäre Pflege.

Der Beruf gibt die Verwertungsmöglichkeiten von Arbeitskraft *Kapitel 6.4* auf dem Arbeitsmarkt und den Mechanismus von Angebot und Nachfrage vor. Daher unterscheiden sich deutlich Erwerbschancen von Berufsinhabern und angelernten Arbeitskräften. Auf dem Altenpflege-Arbeitsmarkt ist das nur eingeschränkt der Fall. Dadurch verliert die regulative Funktion eines Berufs an Bedeutung.

Häufig wird Arbeitslosigkeit von Pflegekräften als ein Kurzzeit- *Kapitel 6.5* Phänomen angesehen. Werden jedoch alle nicht-erwerbstätigen Pflegekräfte im Erwerbsalter berücksichtigt, ergibt sich ein anderes Bild. Nunmehr entspricht sie in Bezug auf Ausmaß und Dauer der in zahlreichen anderen Dienstleistungsberufen.

## 6.1    Wandel der Erwerbsstruktur

sektoraler
Wandel und
Berufskon-
struktion

Konstruktion und Institutionalisierung von Berufen sowie deren Verwertungschancen auf dem Arbeitsmarkt sind durch die Wirtschaftsstruktur einer Gesellschaft und deren Veränderung beeinflusst. Der gesellschaftliche Fortschritt wird aus der Produktivität und dem Verhältnis von drei Wirtschaftssektoren zu unterschiedlichen historischen Zeitpunkten abgeleitet (FOURASTIÉ 1954). Das Drei-Sektoren-Modell unterscheidet zwischen primärem Sektor, der Land- und Forstwirtschaft sowie Fischerei umfasst, sekundärem Sektor, der sich auf das Produktionsgewerbe bezieht, und tertiärem Sektor, der durch Dienstleistungsbereiche bestimmt ist. Die Modernisierung der Gesellschaft wird am Übergang von einer agrarisch geprägten Wirtschaft über die Dominanz industrieller Strukturen hin zu einer Gesellschaft der Dienstleistungen festgemacht. Als Indikator wird häufig auch die Beschäftigtenzahl herangezogen. Die Verschiebung der Sektoren verändert »die relative Bedeutung überkommener Berufszweige und schafft neue Aufgaben und Berufe«. Daher sind die Chancen der Einrichtung eines Fähigkeitsprofils als Beruf in einem sich ausdehnenden Sektor ungleich größer als etwa in einem schrumpfenden Sektor.

sektoraler
Wandel zur
Industrie-
gesellschaft

Zu Beginn der Industrialisierung waren noch vier Fünftel aller Erwerbstätigen im primären Sektor beschäftigt. Dabei gab es deutliche geschlechtsspezifische Unterschiede. Männern stand eine Vielzahl von Berufen im sekundären Sektor offen, der damals durch das Handwerk geprägt war. Für Frauen beschränkten sich weitere Erwerbsmöglichkeiten auf ein kleines und enges Berufsspektrum vor allem im tertiären Sektor. Durch die einsetzende Industrialisierung hat sich der Schwerpunkt der Erwerbstätigkeiten vom primären zum sekundären Sektor verschoben. Auf Grund der technischen Entwicklung waren im sekundären Sektor zeitweilig etwa die Hälfte der Männer und mehr als ein Drittel der Frauen beschäftigt. Insgesamt waren in dieser Phase mehr als ein Drittel der Frauen und weniger als ein Fünftel der Männer im tertiären Sektor erwerbstätig (Abbildung 6.1). Der höhere Anteil an Frauen im tertiären Sektor ist vor allem auf historische Ausschließungsprozesse vom Berufssystem zurückzuführen. Auf Grund der geschlechtsspezifischen Ausrichtung der Teilarbeitsmärkte (Kap. 6.2, S. 250) in den Wirtschaftssektoren nahmen seit Beginn des Jahrhunderts die Erwerbschancen von Frauen auf unteren Berufspositionen des tertiären Sektors deutlich zu.

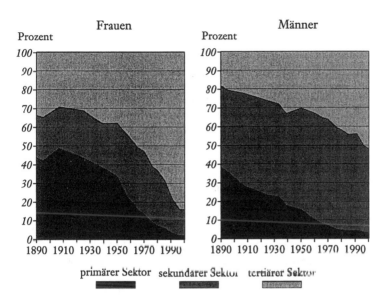

Frauen
Prozent

Männer
Prozent

*Abbildung 6.1:*
Erwerbstätige nach Geschlecht und Wirtschaftssektoren 1890–2000

primärer Sektor    sekundärer Sektor    tertiärer Sektor

Quelle: StBA 1972, Statistische Jahrbücher.

In den 1920er Jahren eröffneten sich in den Büros und Verwaltungen neue Arbeitsmöglichkeiten für Frauen. Sie bildeten bald eine eigenständige Beschäftigtengruppe mit ›Hilfsberufen‹, die sich auf unterschiedliche kaufmännisch-administrative Tätigkeiten bezogen (GOTTSCHALL 1990). In den 1950er und 1960er Jahren setzte ein enormes Wirtschaftswachstum ein, in dem gesellschaftliche Arbeitskraftreserven mobilisiert werden mussten. Dazu wurden zunächst Arbeitskräfte aus der Landwirtschaft abgezogen, später vor allem aber Hausfrauen als Erwerbstätige gewonnen. Durch die Zunahme von Handel und Diensten erhöhten sich die Erwerbschancen der Frauen im Dienstleistungsbereich. Aber auch die Expansion des öffentlichen Dienstes in den 1970er Jahren hat zahlreiche Arbeitsplätze für Frauen geschaffen. Als Folge der Automatisierung im produzierenden Gewerbe verschiebt sich seit dieser Zeit auch bei den Männern die Verteilung der Erwerbstätigkeiten vom sekundären Sektor in den tertiären. Anfang 2000 sind rund vier Fünftel der erwerbstätigen Frauen und etwas mehr als die Hälfte der Männer im tertiären Sektor beschäftigt. Daher wird in Bezug auf die Wirtschaftsstruktur davon gesprochen, dass sich Deutschland zu einer Dienstleistungsgesellschaft formt, in der Merkmale der Industriegesellschaft an Bedeutung verlieren. Dementsprechend bestimmen auch zunehmend Dienste und Dienstleistungen die Erwerbsstruktur.

*sektoraler Wandel zur Dienstleistungsgesellschaft*

*Tabelle 6.1:*
Arten von
Dienst-
leistungen

1. produktionsbegleitende Dienste
   - *zur Vorbereitung der Produktion:* Forschung und Entwicklung
   - *zur Sicherung des Warenflusses:* Handel, Außenhandel, Nachrichtenübermittlung, Verkehr und Lager
   - *zur Finanzierung der Produktion:* Investitions-/laufende Finanzierung durch Banken, Risikoverteilung über Versicherungen
2. rahmensetzende Dienste
   - *zur Schaffung kalkulierbarer Ordnungen:* Gesetze und Verordnungen: Körperschaften; private Vereinbarungen: Verbände
   - *zur Erhaltung der Ordnung:* Gerichte, Polizei, Militär; öffentliche Verwaltungen; Selbstverwaltung, Kammern
   - *zur Erstellung der Infrastruktur:* physisch: Verkehr, Versorgung; human: Bildung, Gesundheit; sozial: Interessenausgleich, Hilfe
3. konsumierbare Dienste
   - *zur Bildung und Unterhaltung:* Beherbergung, Tourismus; Bildungsangebote; Kultur: Medien, Verlage, Kunst
   - *zur Erhaltung des Wohlbefindens:* medizinische Versorgung, persönliche Pflege, sonstige persönliche Beratung und Betreuung
   - *zur Erleichterung des Lebens:* Vermögensverwaltung und Sicherung, Bequemlichkeit und Status, individuelle Beweglichkeit

Quelle: BAUR 1989.

Heterogenität
des tertiären
Sektors

Der tertiäre Sektor weist eine große Heterogenität bei den Anbietern von Diensten (private, öffentliche, freigemeinnützige), den Nachfragern (Unternehmen, Verbände, Personen) und den Dienstleistungen (handelbare und nicht-handelbare) auf. Diese schlägt sich in einem Arbeitskraftbedarf nieder, der ebenso Finanzberater wie auch Pflegekräfte umfasst. Die Erwerbsstruktur wird deutlich, wenn Dienste nach ihrer Funktion in produktionsbegleitende, rahmensetzende und konsumierbare differenziert werden (Tabelle 6.1). *Produktionsbegleitende Dienste* sind entstanden durch Ausgliederung von Dienstleistungen, die in Industrieunternehmen selbst erbracht wurden. Der Fertigungsbereich bildet somit die Grundlage, dass sich diese Dienste entwickeln konnten. Sie stehen damit aber auch in deutlicher Abhängigkeit vom produzierenden Gewerbe. *Rahmensetzende Dienste* sind durch den Wandel der Sozialstruktur geprägt. Anforderungen der privaten Haushalte bestimmen dagegen die *konsumierbaren Dienste*. Daher hat nur Dienstleistungsarbeit im Bereich rahmensetzender und konsumierbarer Dienste den Charakter eines Auffangnetzes gegenüber dem Beschäftigungsabbau im sekundären Sektor. Auf Grund der unterschiedlichen Berufsstruktur sind die Chancen für einen unmittelbaren Übergang aus den schrumpfenden Sektoren in den Dienstleistungsbereich allerdings sehr gering.

Das Anwachsen konsumierbarer Dienste wird häufig als Ergebnis veränderter Bedürfnislagen in Folge des wirtschaftlichen Aufschwungs und allgemeinen Wohlstands gesehen. Bis Ende der 1950er Jahre bestimmten Mangelzustände die Bedürfnislagen weiter Bevölkerungskreise. Mit der wirtschaftlichen Prosperität der 1960/70er Jahre traten nunmehr verstärkt Wachstumsbedürfnisse in den Vordergrund. Dabei handelt es sich um ›Luxusbedürfnisse‹, die gegebenenfalls leicht zu unterdrücken sind. Die Nachfrage nach Dienstleistungen begünstigte die Ausweitung dieses Wirtschaftssektors und die Expansion von Dienstleistungsberufen. Insbesondere hat der Ausbau sozialstaatlicher Versorgung sowie die öffentliche Wahrnehmung von Benachteiligungen als sozial bedingt eine quantitative Ausweitung der Tätigkeitsfelder und qualitative Differenzierung sozialer Berufe mit sich gebracht. Sie wurden in dieser Phase deutlich in ihrem sozialen Ansehen aufgewertet. Die Ausweitung konsumierbarer Dienste kam insbesondere der zunehmenden Erwerbsneigung von Frauen entgegen (Kap. 6.2, S. 253) und verbesserte deren Erwerbschancen.

In welchem Ausmaß Tätigkeitsfelder ausgeweitet wurden, wird deutlich, wenn man alle Branchen betrachtet und sie nach dem Beschäftigungszuwachs zwischen 1976 und 1996 in eine Rangordnung bringt. Unter den Branchen mit den höchsten Beschäftigungsgewinnen befinden sich auch sechs Branchen des Gesundheits- und Sozialwesens, die Erwerbschancen für Pflegeberufe eröffnen (Tabelle 6.2). Den größten absoluten Beschäftigungszuwachs weist das freiberufliche Gesundheitswesen auf, während sich die höchste relative Zunahme bei der freien Wohlfahrtspflege zeigt. Mitunter wird jedoch vermutet, dass in den Branchen des Gesundheits- und Sozialwesens die Beschäftigungsmöglichkeiten zwar langfristig zugenommen hätten, aber als Folge der Politik der Kostendämpfung nunmehr ein Beschäftigungsabbau zu verzeichnen sei. Betrachtet man die Entwicklung im Zeitraum 1994/96, dann zeigt sich ein Personalabbau lediglich in den Kliniken der Gebietskörperschaften. Privatkliniken, Kliniken von Organisationen ohne Erwerbszweck und die freie Wohlfahrtspflege erweisen sich als die Branchen, die auch einen kurzfristigen Beschäftigungszuwachs aufweisen. Die Experten gehen davon aus, dass der Beschäftigungszuwachs im Gesundheits- und Sozialwesen auch durch die Verkürzung der Wochenarbeitszeit bedingt ist. Ohne eine Arbeitszeitverkürzung wäre der Zuwachs um rund ein Sechstel niedriger ausgefallen.

*Wachstums-
bedürfnisse
und Zunahme
konsumierba-
rer Dienste*

*Zuwachs-
branchen und
Beschäftigungs-
potenzial*

| Tabelle 6.2: Branchen mit den höchsten Beschäftigungsgewinnen | Branchen | 1976/96 | | 1994/96 | |
|---|---|---|---|---|---|
| | | abs. | rel. | abs. | rel. |
| | *Freiberufliches Gesundheitswesen* | 272 630 | *127,1* | 33 205 | *7,3* |
| | Unternehmensberatung | 245 256 | *202,8* | 37 367 | *11,4* |
| | Architekturbüros | 219 679 | *136,6* | 15 846 | *4,3* |
| | Sonstiger Einzelhandel | 191 028 | *15,9* | −16 726 | *−1,2* |
| | Kredit- und Finanzierungsinstitute | 191 028 | *35,9* | −9 349 | *−1,4* |
| | *Kliniken von Gebietskörperschaften* | 159 851 | *47,6* | −15 687 | *−3,1* |
| | Zentrale Verwaltung | 155 801 | *35,5* | −1 302 | *−0,2* |
| | *Kliniken v. Organisationen o. Erwerbszw.* | 154 037 | *75,3* | 26 136 | *7,9* |
| | *Heime v. Organisationen o. Erwerbszweck* | 143 205 | *146,5* | 10 019 | *4,3* |
| | *Privatkliniken* | 139 392 | *151,1* | 31 327 | *15,6* |
| | *Freie Wohlfahrtspflege* | 138 318 | *251,9* | 19 331 | *11,1* |
| | Gaststättengewerbe | 136 899 | *60,2* | 783 | *0,2* |
| | Handelsvermittlung | 123 742 | *68,4* | 1 651 | *0,6* |
| | Gebäudereinigung | 121 614 | *158,1* | 14 394 | *7,8* |
| | Vermögensverwaltung | 120 042 | *111,5* | −4 002 | *−1,7* |

Quelle: BA, Beschäftigtenstatistik, Westdeutschland. Berechnungen H.-P. Klös.

**Pflegeberufe als Beschäftigungsgewinner** Der Wandel der Wirtschaftsstruktur und der Branchen hat die Arbeitsmarktchancen für die Berufsinhaber sehr unterschiedlich beeinflusst. So ist zwischen 1979 und 1996 die Zahl der Beschäftigten mit Fertigungsberufen um 14 % zurückgegangen. Umgekehrt ist die der Inhaber von technischen Berufen um 30 % und die von Dienstleistungsberufen um 26 % gestiegen. Werden diese Berufsbereiche weiter differenziert, wird deutlich, dass sich die Beschäftigtenzahlen für einige Berufe weitaus stärker verändert haben (Abbildung 6.2). Einige Berufe im Bereich konsumierbarer Dienste weisen neben denen im Bereich produktionsbegleitender Dienste die höchsten Beschäftigungsgewinne auf. Am deutlichsten haben jedoch die Beschäftigten mit sozialpflegerischen Berufen (Altenpflege u. a.) und die mit den ›übrigen Gesundheitsberufen‹ (Krankenpflege u. a.) zugenommen. Deren Anzahl hat sich durchweg verdoppelt. Berufe im Produktionsbereich haben dagegen an Bedeutung verloren. Die Zunahme sozialpflegerischer Berufe ist das Ergebnis einer Professionalisierung von Sozialarbeit und Verberuflichung der Altenpflege. In den übrigen Gesundheitsberufen ist es im Wesentlichen eine Differenzierung (Längsspaltung) von Assistenzberufen im Gesundheitswesen, die diese Entwicklung begünstigt hat. Die aktuellen Zuwachsraten der Pflegeberufe sind aber vor allem das Ergebnis ausgeweiteter Aktivitäten von freien und privaten Einrichtungsträgern.

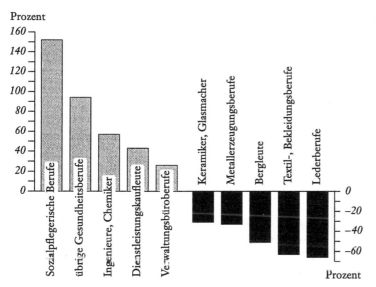

*Abbildung 6.2:*
Berufe mit
den höchsten
Beschäftigungs-
gewinnen und
-verlusten
1979–1996

Quelle: BA, Beschäftigtenstatistik, Westdeutschland.

Bei der Konzeption der Pflegeversicherung Anfang der 1990er Jahre ist man davon ausgegangen, dass deren Einführung einen großen Beschäftigungszuwachs unter den Pflegeberufen auslösen würde. Das BMAS hat angenommen, dass sich 600000 Pflegebedürftige für professionelle Pflegedienste entscheiden. Die BA ist dementsprechend davon ausgegangen, dass bis zu 300000 neue Arbeitsplätze entstehen (JAGODA 1994). Die BAGFW sieht den Effekt der Pflegeversicherung auf den Arbeitsmarkt für Pflegekräfte deutlich überschätzt. Nach Inkrafttreten wurden 1995 646000 Pflegefälle anerkannt. Davon haben sich jedoch lediglich rund 12 % für Sachleistungen in Form von beruflicher Pflege entschieden. Die Mehrzahl hat sich Geldleistungen für die Betreuung durch Angehörige auszahlen lassen. Durch die erhöhte Inanspruchnahme von Barleistungen für eine nicht-berufliche Versorgung ist der prognostizierte Beschäftigungszuwachs deutlich geringer. Das StBA spricht von 67000 zwischen 1995 und 1996 durch die Pflegeversicherung neu entstandenen Arbeitsplätzen im Pflegebereich. Der 2. Bericht der Bundesregierung zur Entwicklung der Pflegeversicherung weist für den Zeitraum 1997/99 einen weiteren Zuwachs von 73000 Arbeitsplätzen aus. Dies entspricht einer Zunahme von rund 18 % gegenüber dem Ausgangsbestand. Insgesamt ist im Zeitraum 1993/99 die Zahl der in der Altenpflege Beschäftigten um mehr als 40 % gestiegen (MZ).

Beschäftigungs-
zuwachs durch
Pflegeversiche-
rung

Beschäftigungs-
zuwachs jenseits
von Vollzeit-
Arbeitsplätzen?

Selbst wenn sich erst mittelfristig ein größerer Beschäftigungszuwachs einstellt, haben sich durch die Implementierung von
Marktprinzipien im Pflegebereich Beschäftigtenstruktur und Arbeitsverhältnisse verändert. Die Gewerkschaften sprechen davon,
dass die Zahl existenzsichernder Arbeitsplätze durch nicht-vollzeitige Arbeitsverhältnisse ersetzt wird. Ein Trend in diese Richtung lässt sich u. a. aus der Entwicklung der Beschäftigtenzahl
zum Transaktionsvolumen gemessen in Arbeitsstunden erkennen.
Dies ist 1996/99 im stationären Bereich um 2 % gesunken, während die Zahl der Beschäftigten um 20 % gestiegen ist. Ähnlich
überproportional ist der Beschäftigtenzuwachs im ambulanten
Bereich. Hier steht einer Zunahme des Transaktionsvolumens
um 17 % ein Beschäftigungsanstieg um 30 % gegenüber (BGW
2000). Dass durch die Pflegeversicherung nicht nur sozial gesicherte Arbeitsplätze geschaffen wurden, wird auch am Beschäfti-
gungseffekt im freiberuflichen Gesundheitswesen deutlich. Als
Folge der Neugründungen privater ambulanter Dienste wurde
hier ein Beschäftigungszuwachs erwartet. Die deutlich niedrigere
Zunahme von sozial gesicherten Arbeitsplätzen 1994/96 (33 205)
gegenüber 1992/94 (38 741) verweist eher auf einen Zuwachs bei
den *nicht-sozialversicherungspflichtig* Beschäftigten.

Zunahme von
Dienstleistungs-
arbeit = Anstieg
minderwertiger
Arbeitsplätze?

Von daher wird mitunter vermutet, dass der Beschäftigungszuwachs im Pflegebereich, ähnlich wie in anderen Dienstleistungs-
bereichen, mit einer Zunahme zweitklassiger, schlecht bezahlter,
wenig anspruchsvoller und gering geschützter Arbeitsplätze ein-
hergeht. Nicht-vollzeitige Beschäftigung findet sich vermehrt im
Bereich der Dienste zur Sicherung des Warenflusses und konsumierbarer Dienste. Sie werden vor allem von Frauen ausgeübt
und hier überwiegen Verheiratete mit Kindern. Die Attraktivität
der Arbeitsplätze und die Höhe der Berufspositionen nimmt jedoch mit dem Umfang der vereinbarten Arbeitszeit ab. Hochran-
gige Positionen werden nur selten mit Teilzeit-Beschäftigten besetzt. Dennoch ist nicht durchweg ein nicht-vollzeitiges Arbeitsverhältnis ein Arbeitsplatz mit geringeren beruflichen Anforderungen und schlechterer Entlohnung. In der Altenpflege entspricht das Aufgabenprofil der Pflege*fach*kräfte in Teilzeit zumeist
dem der in Vollzeit und die tarifliche Entlohnung erfolgt proportional der vereinbarten Arbeitszeit. ›Minderwertige‹ Dienstleistungsarbeit, für die keine spezifischen Arbeitsfähigkeiten (›Mac
Jobs‹) vorausgesetzt werden, beschränkt sich in der Altenpflege auf
Reinigungsarbeiten und einige hauswirtschaftliche Tätigkeiten.

Der Beschäftigungszuwachs und die Zunahme von nicht-voll-
zeitigen Arbeitsverhältnissen werden auch als Folge der erhöhten
Nachfrage nach Arbeitsplätzen mit gestaltbaren Arbeitszeitar-
rangements gesehen. Während Erwerbsarbeit im Produktionsbereich an ein vergleichsweise starres Arbeitszeitregime gebunden ist, erlaubt der Dienstleistungsbereich eine sozialverträgliche
Gestaltung der Arbeitszeit. Dies erleichtert es, familiale Anforderungen mit Erwerbsarbeit in Einklang zu bringen. Nicht-vollzeitige Dienstleistungsarbeit steht daher häufig für größere Zeitsouveränität. Durch die Expansion vorstationärer Pflegedienste werden die Arbeitsplätze mit flexiblen Arbeitszeitregimes vermutlich
noch zunehmen. Im vollstationären Bereich sind sie jedoch durch
Nacht- und Schichtarbeit eingeschränkt. Der Beschäftigungszuwachs in der Altenpflege resultiert aus erhöhter Nachfrage nach
flexibel einsetzbaren Teilzeitkräften. Teilzeitarbeit kann für Erwerbstätige die Funktion einer ›Brücke‹ in vollzeitige Beschäftigung haben oder als ›Falle‹ eines zweiten Arbeitsmarktes wirken
(BÜCHTEMANN, QUACK 1989). Auf dem Altenpflege-Arbeitsmarkt
ist das Risiko groß, dass Teilzeit-Beschäftigte mit weniger als einer halben Stelle als Randbelegschaft ›marginalisiert‹ werden.

> *Zunahme von
> Dienstleistungs-
> arbeit = Anstieg
> flexibler Arbeits-
> zeitarrange-
> ments?*

Die (sozial-)pflegerische Versorgung wird zwar als Zukunftsbranche gesehen, weitaus häufiger jedoch ausschließlich unter
dem Gesichtspunkt von Kosten bewertet. Diese Sichtweise resultiert daraus, dass arbeitsmarktbedingte Beitragsausfälle zum
System sozialer Sicherung einer Zunahme der Ausgaben für
ein erweitertes Versorgungsangebot gegenübergestellt werden.
Das Auseinanderklaffen der Schere von Einnahmen und Ausgaben führt zu einer Bewertung von beruflicher Pflegearbeit
als Kostenfaktor. Übersehen wird dabei, dass die Branchen der
Versorgung Älterer und Hochbetagter durchweg einen Wachs-
tumsmarkt darstellen. Dienstleistungsangebote des Gesundheits-
und Sozialwesens werden in einer demografisch alternden Gesellschaft verstärkt nachgefragt. Dadurch vergrößert sich das
Beschäftigungspotenzial in diesen Bereichen in den nächsten 15
Jahren um 460 000 Arbeitsplätze (BANDEMER et al. 1998). Das IAB
geht in seiner Prognose bis 2010 von 77 000 neuen Arbeitsplätzen
im Heimbereich sowie 173 000 im freiberuflichen Gesundheitswesen (inklusive ambulanter Pflegedienste) aus. Von daher ist
eine Umkehrung der Sichtweise angebracht, bei der nicht mehr
Ausgaben als Kostenfaktor im Vordergrund stehen, sondern der
Beschäftigungszuwachs als arbeitsmarktpolitischer Erfolg.

> *Pflegebereich:
> Beschäftigungs-
> potenzial statt
> Kostenfaktor*

## 6.2 Segmentierter Arbeitsmarkt und Geschlecht

**Strukturen des Arbeitsmarkts als Zugangsbarrieren**

Die Verwertung der Arbeitskraft und die Möglichkeiten, einer Erwerbsarbeit nachzugehen, werden durch die Struktur des Arbeitsmarktes beeinflusst. Lange Zeit herrschte in der Ökonomie die Annahme von einem ›vollkommenen Markt‹ vor. Allerdings konnte dieses Konzept nicht die Ungleichheit von Erwerbschancen bei gleichen individuellen Voraussetzungen erklären. Als Folge der begrenzten Erklärungskraft entstanden Ansätze, die von der Prämisse ausgehen, dass es keinen einheitlichen Arbeitsmarkt, sondern höchst unterschiedliche, in sich relativ homogene Teilarbeitsmärkte gibt. Diese grenzen sich stark voneinander ab und nehmen auf dem Arbeitsmarkt unterschiedliche Funktionen wahr (SENGENBERGER 1979). Unterschiede in den Erwerbschancen und Berufskarrieren, aber auch in den materiellen und sozialen Gratifikationen werden als Funktion der Arbeitsplätze und deren Ausgestaltung in den Teilarbeitsmärkten erklärt.

**Postulate segmentierter Arbeitsmärkte**

Die segmentationstheoretischen Erklärungsansätze (DOERINGER, PIORE 1971; PIORE 1978) gehen von einer dualen Struktur der Wirtschaft und Branchen mit unterschiedlichen Arbeitsplätzen und daran geknüpften Entgelt- und Allokationsregeln aus.

1. Es gibt ein primäres Segment auf dem Arbeitsmarkt mit sicheren Arbeitsplätzen, das gute Chancen für berufliche Karrieren eröffnet. Daneben besteht ein sekundäres Segment mit instabilen, schlecht bezahlten und unattraktiven Berufspositionen. Es bietet nur geringe Aufstiegschancen und weist eine hohe Fluktuation unter den dort Beschäftigten auf.

2. Die Zugangsbarrieren zu den Segmenten sind institutionell verfestigt und werden durch Prozesse positiver Rückkoppelung dauerhaft aufrechterhalten. Sie verhindern, dass Arbeitskräfte nach Belieben zwischen den Teilarbeitsmärkten hin- und herwechseln. Dadurch existieren nur wenige, relativ stabile Mobilitätsströme zwischen den Arbeitsmarktsegmenten.

3. Im primären Arbeitsmarktsegment gibt es neben den externen Arbeitsmärkten interne, betriebsspezifische. Interne Arbeitsmärkte schaffen besondere Pfade und Barrieren für berufliche Mobilität (etwa festgelegte Vakanzketten).

4. Die Aufspaltung der Arbeitsmärkte schlägt sich auch in den Beschäftigtengruppen nieder. So überwiegen im sekundären Arbeitsmarktsegment Frauen, Jugendliche, Ausländer, Ältere.

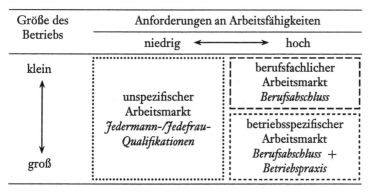

*Abbildung 6.3:*
Typologie von
Arbeitsmarkt-
segmente

Da diese Theorie zu wenig die Besonderheiten des deutschen Berufssystems berücksichtigt, wurde sie zum Konzept eines dreifach
segmentierten Arbeitsmarktes erweitert (LUTZ, SENGENBERGER
1974). In diesem Erklärungsansatz wird unter Berücksichtigung
der Betriebsgröße sowie der Anforderungen an das berufliche Arbeitsvermögen zwischen unspezifischem, berufsfachlichem und
betriebsspezifischem Arbeitsmarkt unterschieden (Abbildung 6.3).
Auf dem unspezifischen Arbeitsmarkt werden nur Jedermann-
Qualifikationen gefordert. Daher setzt er sich zusammen aus
un-/angelernten Arbeitskräften ohne berufliches Fähigkeitsprofil, die nicht im öffentlichen Dienst tätig sind. Beschäftigung auf
dem berufsfachlichen Arbeitsmarkt setzt einen Berufsabschluss
voraus. Der Arbeitsmarkt umfasst neben Facharbeitern mittlere
und höhere Angestellte und findet sich in kleineren, privatwirt-
schaftlichen Betrieben. Auch größere Betriebe verfügen zunächst
über einen unspezifischen Arbeitsmarkt. Die in diesem Arbeitsmarktsegment Beschäftigten bilden die ›Randbelegschaften‹.

Merkmale der
Arbeitsmarkt-
segmente

Daneben haben die größeren Betriebe der Privatwirtschaft sowie der öffentliche Dienst einen internen, betriebsspezifischen
Arbeitsmarkt, auf dem neben beruflichen Fertigkeiten auch betriebsspezifische Kenntnisse zählen. Die Erwerbstätigen in Westdeutschland verteilen sich in den 1980er Jahren im Verhältnis
1:3:6 auf die Arbeitsmärkte (IAB). Der hohe Anteil im betriebsspezifischen Arbeitsmarkt ist vor allem auf die überragende
Stellung von öffentlichem Dienst und Wohlfahrtspflege als ›drit-
tem Sektor‹ zurückzuführen. Seit den 1990er Jahren zeichnet sich
eine zunehmende Verstärkung und Verfestigung der betriebsspezifischen Arbeitsmärkte ab. Dies verweist auf verstärkte soziale
Schließung und zunehmende Ausgrenzung Arbeit Suchender sowie schlechtere Arbeitsmarktbedingungen.

überragende
Bedeutung
des betriebs-
spezifischen
Arbeitsmarkt-
segments

Betriebe beein-
flussen Arbeits-
marktchancen

Betriebe sind nicht nur Organisationen, die Arbeitskraft nachfragen oder einen Arbeitsplatz zur Verfügung stellen. Sie geben
auch die Bedingungen vor, unter denen eine Berufskarriere oder
ein Berufswechsel erfolgen. Auf dem Altenpflege-Arbeitsmarkt
überwiegen die Dienste der Non-Profit-Träger, die bislang eine
größere Sicherheit des Arbeitsplatzes gewährleisten konnten. Dadurch bilden diese Pflegedienste, trotz der kleinen Betriebsgröße
und Heterogenität im Fähigkeitsprofil der Beschäftigten, das betriebsspezifische Arbeitsmarktsegment. Arbeitsplätze in Einrichtungen privater Träger sind deutlich geringer sozial gesichert. Sie
sind nach dem Fähigkeitsprofil der Beschäftigten dem unspezifischen und berufsfachlichen Arbeitsmarkt zuzurechnen. Hier findet sich der höchste Anteil geringfügig Beschäftiger und Teilzeit-
Beschäftigter. Deutliche Unterschiede zwischen den Betrieben
der Arbeitsmarktsegmente zeigen sich bei Beschäftigungsproble-
men. Im unspezifischen und berufsfachlichen Arbeitsmarkt läuft
dies zumeist auf Auflösung des Arbeitsverhältnisses hinaus. Im
betriebsspezifischen Arbeitsmarkt wird es dagegen häufiger nur
umgestaltet (z. B. Teilzeit). Der Umbruch auf dem Pflegemarkt
hat die soziale Schließung betriebsspezifischer Arbeitsmärkte verstärkt und die Chancen für den Übergang in dieses Segment deutlich vermindert. Davon sind zunächst vor allem Frauen betroffen.

Geschlecht und
Arbeitsmarkt

Das Geschlecht von Berufsinhabern hat eine Normierungs-
funktion bei Übergängen in den und auf dem Arbeitsmarkt. Es erweist sich zunächst als wesentliches Merkmal, das den Zugang zu
einzelnen Arbeitsmarktsegmenten eröffnet oder verschließt. Damit beeinflusst es auch die Chancen der Erwerbsbeteiligung und
des Einstiegs in attraktive Berufslaufbahnen. Eine Geschlechter-
trennung auf dem Arbeitsmarkt zeigt sich etwa in der Konzen-
tration von Frauen und Männern in bestimmten Berufen oder
Branchen. So ist 1997 rund die Hälfte aller erwerbstätigen Frau-
en in nur fünf Berufsgruppen des Dienstleistungssektors tätig.
Mit rund 22 % überwiegen Büroberufe, gefolgt von den übrigen
Gesundheitsberufen mit 11 %, Verkaufsberufen mit 9 %, sozialpflegerischen Berufen (einschließlich Altenpflegekräften) mit
rund 6 % sowie Reinigungsberufen mit 5 %. Diese Berufe werden nur von einem geringen Prozentsatz der Männer erlernt und
ausgeübt. Männliche Erwerbstätige verteilen sich gleichermaßen
auf das ganze Spektrum des Berufssystems (StBA). Daher kann
man vermuten, dass »Männerberufe« (Frauenanteil $\leq$ 20 %) für
Frauen eine größere Einstiegsbarriere aufwerfen.

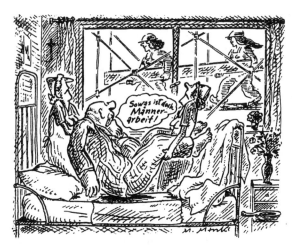

*Abbildung 6.4:*
Frauenarbeit ≠
Männerarbeit?

Die größten Chancen für die Übernahme von Führungspositionen haben Frauen in mittelständischen Betrieben und insbesondere im Dienstleistungssektor (HERRITSCH 1991). Der Anteil der Frauen beträgt auf der 3. Führungsebene 10 %, auf der 2. noch 5 % und auf der 1. lediglich 2 %. Der Frauenanteil auf der 2. und 3. Führungsebene ist zwar im Dienstleistungsbereich nahezu doppelt so groß wie im Produktionsbereich, dennoch steht er in keinem Verhältnis zum Anteil von Frauen unter den Beschäftigten. Aber auch in Tätigkeitsbereichen, die auf Grund des hohen Frauenanteils als ›Frauenarbeitsmarkt‹ bezeichnet werden, setzt sich eine Segmentation nach Geschlecht in den höheren Berufspositionen fort. So sind nahezu 90 % des Personals in der Altenpflege weiblich, aber weniger als 10 % der leitenden Stellen (über PDL) sind nach Schätzungen der Experten mit Frauen besetzt. Leitungsfunktionen werden von 41 % der Altenpfleger und nur 26 % der Altenpflegerinnen ausgeübt (BiBB/IAB-Erhebung 1998/99). Diese Phänomene werden mitunter als »berufliche Diskriminierung von Frauen in Frauenberufen« (MEIFORT 1988) bezeichnet.

Der Arbeitsmarkt ist vertikal (nach Hierarchieebenen) und horizontal (nach Berufen) geschlechtsspezifisch segmentiert. Frauen rücken nur auf jene Positionen nach oder dringen nur in jene Segmente vor, die Männer wegen ungünstiger Aussichten für den weiteren Berufsverlauf oder schlechter Arbeitsbedingungen verlassen (NIENHAUS 1982). In *angebotsorientierten* Erklärungsansätzen wird die Ursache für die Benachteiligung von Frauen in Eigenschaften des weiblichen Arbeitskräfteangebots vermutet (etwa niedrigeres Bildungsniveau, diskontinuierliche Erwerbsverläufe).

*horizontale und vertikale Segmentation*

Erwerbsnei-
gung von
Frauen

Eine selbstbestimmte Erwerbsbeteiligung unabhängig vom Familienstand ist westdeutschen Frauen rechtlich erst seit Ende der 1970er Jahre möglich. Die Familienrechtsreform (1977) hat die gesetzliche Verpflichtung verheirateter Frauen zur Hausarbeit aufgehoben und die Voraussetzung für eine gleichberechtigte Erwerbsaufnahme beider Ehepartner geschaffen. Junge Frauen akzeptierten immer weniger das Modell innerfamilialer Arbeitsteilung. Sie betrachten seltener die an einen Haushalt geknüpften Tätigkeiten der Versorgung als ihr quasi ›natürliches Betätigungsfeld‹. Der Anteil westdeutscher Frauen, die ausschließlich einen Haushalt versorgen wollen, ist zwischen 1970 und 1997 von 16 % auf weniger als 5 % gesunken. Umgekehrt hat ihre Erwerbsneigung seit den 1970er Jahren deutlich zugenommen. Die Zahl erwerbstätiger Frauen ist zwischen 1970 und 1999 von 9,5 auf 13,8 Millionen gestiegen. Verglichen mit den ostdeutschen Frauen ist die Erwerbsquote allerdings immer noch deutlich geringer. Sie ist z. B. für die 30–45-jährigen Frauen in Ostdeutschland von 68 % 1960 über 90 % 1980 auf 95 % 1995 gestiegen. In Westdeutschland (1960: 44 %, 1980: 55 %) erreicht sie mit 68 % erst 1995 das Niveau, das bereits 1960 in Ostdeutschland vorlag.

Erwerbsbe-
teiligung und
Bildungsniveau

Hinter dieser Entwicklung stehen jedoch sehr unterschiedliche Chancen der Bildungs- und Erwerbsbeteiligung im Lebensverlauf einzelner Geburtskohorten (Abbildung 6.5). Der Anstieg des Bildungsniveaus und die damit verbundene längere Ausbildungszeit haben dazu geführt, dass das Alter des Übergangs in den Arbeitsmarkt gestiegen und die Erwerbsbeteiligung in der Altersgruppe der 15–20-Jährigen gesunken ist. Diese Entwicklung zeigt sich in der jüngsten Kohorte bei beiden Geschlechtern. Während sich der Trend zu einem höheren Bildungsniveau bei den Männern bereits in der Kohorte 1948–52 abzeichnet, ist davon bei dieser Frauenkohorte noch nichts zu erkennen. Bei den jüngeren Frauenkohorten erfolgt der Einstieg ins Erwerbsleben dagegen deutlich später als noch bei den vor Kriegsende bzw. in der Nachkriegszeit geborenen Frauen. Die verlängerte Ausbildungsphase hat auch bewirkt, dass sich die maximale Teilnahme am Erwerbsleben von den 20–25-jährigen auf die 40–45-jährigen Frauen verschiebt. Prognosen gehen davon aus, dass die maximale Erwerbsbeteiligung bereits mittelfristig bei der Altersgruppe der 35–40-Jährigen liegen wird. Der vermutete Rückgang der Erwerbsneigung von Frauen auf Grund des verminderten Arbeitsmarktangebots zeichnet sich bislang nicht ab.

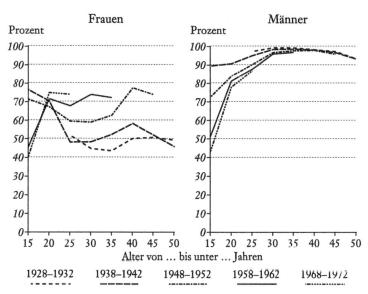

*Abbildung 6.5:*
Altersspezifische Erwerbsbeteiligung nach Geschlecht und Geburtskohorten

Quelle: StBA, MZ; Westdeutschland.

Mit verlängerter schulischer Ausbildung und gestiegenem Bildungsniveau hat sich das Verhältnis westdeutscher Frauen zu Beruf und Erwerbsarbeit verändert. Bis Ende der 1970er Jahre waren Erwerbsinteressen von Frauen häufig ausschließlich darauf ausgerichtet, durch Erwerbsarbeit zum Haushaltseinkommen beizutragen. Dem beruflichen Aspekt wurde dabei eine geringere Bedeutung beigemessen. Seit Mitte der 1980er Jahre nimmt auch unter westdeutschen Frauen das Bedürfnis zu, sich als Berufsinhaberin in einem Tätigkeitsfeld zu ›verwirklichen‹. Während von den 1960 geborenen Frauen nur 49 % eine berufliche Ausbildung vorweisen konnten, sind es von den 1970 geborenen bereits 60 %. Die Aufnahme einer Erwerbstätigkeit erfolgt im zunehmenden Maße nicht nur wegen des erzielbaren Erwerbseinkommens, sondern auch der Möglichkeit, das berufliche Arbeitsvermögen zufriedenstellend einsetzen zu können. Trotz der negativen Entwicklung auf dem Arbeitsmarkt ist die Erwerbsbereitschaft junger Frauen ungebrochen. Entgegen zahlreicher Prognosen hat sich bei den ostdeutschen Frauen die geringere Erwerbsneigung westdeutscher Frauen nicht durchgesetzt. Unter den westdeutschen Frauen nimmt die Erwerbsbeteiligung zwar zu, sie bleibt allerdings trotz der leichten Erhöhung in den letzten Jahren immer doch deutlich niedriger als in den meisten anderen entwickelten Industrieländern.

*Erwerbsbeteiligung und Arbeitsmotive*

Unterbrechung des Erwerbsverlaufs für Betreuungsarbeit

Die zunehmende Erwerbsneigung der Frauen hat auch dazu geführt, dass sich die Bereitschaft zur Unterbrechung des Berufsverlaufs zu Gunsten von Betreuungsarbeit zwischen den Kohorten deutlich verändert hat. Ein zeitlich befristetes Ausscheiden aus dem Erwerbsleben hatte stets die weiteren Chancen auf dem Arbeitsmarkt und im Beruf vermindert. Daher sind die jüngeren Frauenkohorten auch deutlich stärker an einer Fortsetzung der Erwerbstätigkeit in der (potenziellen) Familienplanungsphase zwischen 25 und 35 Jahren orientiert. Während von den Geburtskohorten 1928–32 und 1930–42 im Alter von 25–30 Jahren lediglich rund die Hälfte im Erwerbsleben stand, sind es von der Kohorte 1958–62 bereits rund drei Viertel. Insgesamt ist der Lebensverlauf jüngerer Frauenkohorten weitaus stärker als bei den älteren Kohorten durch Beruf und Erwerbsarbeit bestimmt. Dadurch vermindert sich zum einen die vielbeschworene familiale Fürsorgereserve bzw. das Töchter-Pflegepotenzial. Zum anderen wird gerade dadurch wiederum eine Nachfrage nach beruflicher Pflegearbeit begünstigt.

weibliches Arbeitsvermögen als Segmentationslinie

Die Erwerbsbeteiligung von Frauen hat sich deutlich erhöht. Kontinuität im Erwerbsverlauf und höheres Bildungsniveau von Frauen haben dennoch nicht die geschlechtsspezifische Segmentation aufheben können. Auf dem Arbeitsmarkt findet sich trotz des Strukturwandels eine Stabilität der hierarchischen Verhältnisse zwischen den Geschlechtern. Der Arbeitsmarkt ist weiterhin horizontal nach Berufen gegliedert. Daher wird die rigide Aufspaltung auf dem Arbeitsmarkt auf das zugeschriebene weibliche Arbeitsvermögen und dessen Einsatz auf dem Arbeitsmarkt zurückgeführt. Danach hat sich im historischen Verlauf eine Arbeitsteilung zwischen den Geschlechtern verfestigt, die primär der Frau die Aufgaben familialer Haushaltsarbeit zuweist (BECK-GERNSHEIM 1981). Durch eine geschlechtsspezifische familiale Sozialisation erwerben sie Dispositionen, Bedürfnisse und Fähigkeiten, die mehr als bei Männern mit sozialen Beziehungen, Helfen, Heilen und eben Pflegen zu tun haben. Frauen nehmen auf Grund dieser ›nicht-beruflichen Disposition‹ berufliche Arbeitsanforderungen nicht nur anders als Männer wahr, sondern reagieren auch anders darauf. Auf dem Arbeitsmarkt wird jedoch nur berufliches Arbeitsvermögen angemessen honoriert. Durch die geschlechtsspezifische familiale Sozialisation entsteht ein weibliches Arbeitsvermögen, das die Grundlage bildet für die »strukturelle Diskriminierung« von Frauen (KRECKEL 1993).

Auf den Arbeitsplätzen mit guten Chancen für berufliche Karrieren wird eine instrumentalistische Berufsorientierung verlangt. Beim Einstieg in diese Berufe geraten Frauen in einen Konflikt zwischen ihrem weiblichen Arbeitsvermögen und Berufsanforderungen. Den lösen sie dadurch, dass sie sich beim Einstieg in den Arbeitsmarkt für Bereiche entscheiden, in denen sie ihre nicht-beruflichen Dispositionen am ehesten einsetzen können, nämlich haushaltsnahe Dienstleistungsberufe. Die gesellschaftliche Arbeitsteilung weist danach Frauen Arbeitsplätze zu, die deren Ausgrenzung auf dem Arbeitsmarkt verfestigen (BECK-GERNSHEIM 1981). Auf Grund gestiegenen Bildungsniveaus und erhöhter Erwerbsneigung könnte die Ursache für die Aufteilung des Arbeitsmarktes nach dem Geschlecht auch in der rationalen Entscheidung von Frauen über individuelle Bildungsinvestitionen selbst liegen (KLEBER 1992). Die Aneignung eines Fähigkeitsprofils verursacht Kosten, die mit der Dauer der Ausbildung steigen. Von daher wird eine Entscheidung getroffen, ob sich eine kostenintensive Berufsausbildung rentiert oder ob nicht ein kurzfristiger Einstieg in einen Beruf, in dem umfassend das weibliche Arbeitsvermögen eingebracht werden kann, erfolgen soll. Das enge Verwertungsinteresse des weibliches Arbeitsvermögens stabilisiert die geschlechtsspezifische Segmentation.

*geschlechtsspezifische Berufsarbeit auf Grund von sozialer Zuweisung oder eigener Entscheidung?*

Beschäftigungsmobilität auf einem nach Branchen, Berufen und Geschlecht segmentierten Arbeitsmarkt sind begrenzt. Konzepte zur Überwindung geschlechtsspezifischer Segmentationslinien unterscheiden sich entsprechend den vermuteten Ursachen. Zumeist wird immer noch angenommen, dass die Ausgrenzung durch Defizite des weiblichen Arbeitskraftangebots verursacht ist. Daher wird mitunter eine stärkere Berücksichtigung des weiblichen Geschlechts beim Berufszuschnitt und eine Entwicklungsoption zur Profession gefordert. Dies würde jedoch letztlich die bestehende Segmentation nach Berufen zwischen den Geschlechtern verfestigen. Die Studien des IAB zu den Pflegeberufen zeigen, dass neben der Förderung öffentlicher Wertschätzung »einer Erhöhung der Löhne in der Pflege gerade mit Blick auf die damit verknüpften Statuseffekte eine zentrale Rolle« zukommt. Dadurch öffnen sich »Pflegeberufe für Personenkreise, die die Einkommensfrage höher bewerten als es bei den bereits im Pflegebereich tätigen Personen der Fall ist« (DIETRICH 1995). Berufliche Pflege würde eine Erwerbstätigkeit, deren Ausübung gleichermaßen für Frauen *und* Männer finanziell attraktiv wäre.

*Überwindung von Segmentationslinien durch Professionalisierung und verbesserte Gratifikation?*

## 6.3 Übergänge in den und auf dem Arbeitsmarkt

Beruf als Institution und Arbeitsmarktübergänge

Solange der Prozess der Institutionalisierung eines Fähigkeitsprofils als Beruf noch nicht abgeschlossen ist, findet sich stets eine Vielfalt von Zugangswegen in den berufsfachlich nicht-geschlossenen Arbeitsmarkt. Ab dem Zeitpunkt, wo die Aneignung des Berufs und dessen Ausübung institutionalisiert sind, werden auch die Voraussetzungen für den Zugang in diesen Teilarbeitsmarkt festgelegt. Dadurch werden zugleich Schwellen des Berufseinstiegs und Zugangspfade in den Arbeitsmarkt etabliert. Schließung eines Teilarbeitsmarkts ist nur möglich, wenn Entscheidungsträger ein Interesse daran haben, Einsteiger von diesem Segment fernzuhalten. Bei der *primären* Altenpflege ist dies bislang nicht gegeben und erwerbsmäßige Altenpflege ist nicht an einen Berufsabschluss gebunden. Von daher sind die Übergänge in den Teilarbeitsmarkt für *primäre* Pflege sehr vielfältig und die Schwellen vergleichsweise niedrig. Demgegenüber sind die Übergänge in den Arbeitsmarkt für *sekundäre* Pflege durch Berufszertifikate geregelt, und zwar bislang die der Berufs- und Wohlfahrtsverbände und künftig des (Berufs-)Bildungssystems.

Charakteristika des Arbeitsmarktes und Vielfalt der Übergänge

Bei der Frage nach den Übergängen ist zunächst der Typus des jeweiligen Teilarbeitsmarktes zu berücksichtigen. Beim Altenpflege-Arbeitsmarkt finden sich vielfältige Merkmale für einen klassischen »Übergangsarbeitsmarkt« (SCHMID 1993). Er bietet zahlreiche Arbeitsplätze, die für Einsteiger in den Arbeitsmarkt leicht zu übernehmen sind. Dadurch steht er allerdings auch am unteren Ende der Arbeitsplatzhierarchie. Ein leichter Einstieg in den Arbeitsmarkt fordert stets einen hohen Preis. Der schlägt sich hier nieder im Fehlen von höheren Gratifikationen oder etwa von Senioritätsregeln wie in berufsfachlich geschlossenen Arbeitsmärkten. Von daher ist die häufig vorgenommene Beschränkung auf den Übergang vom (Berufs-)Bildungssystem in das Beschäftigungssystem in Bezug auf einen nicht-geschlossenen Arbeitsmarkt wie etwa der Altenpflege nicht angemessen. Durch eine derartige Beschränkung würden die Vielfalt der Übergänge *in* den Arbeitsmarkt sowie die Abfolge von Übergängen *auf* dem Arbeitsmarkt ausgeblendet. Dies würde auch der Bedeutung und prägenden Wirkung der Erstplatzierung (erster Beruf, erstes Arbeitsverhältnis) beim Übergang in den Arbeitsmarkt für die weitere Erwerbskarriere (BLOSSFELD 1989) nicht gerecht werden.

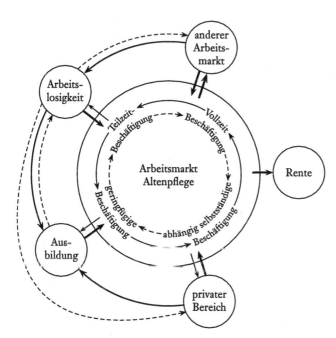

*Abbildung 6.6:*
Übergänge in den und auf dem Arbeitsmarkt Altenpflege

Erläuterung: ⟶ = häufige Übergänge, - - ⟶ = geringere Übergänge.
Quelle: in Anlehnung an Schmid 1993.

Einem großen Teil der Altenpflegekräfte ist der Übergang aus dem privaten Bereich auf den Arbeitsmarkt gelungen. Die Experten der Wohlfahrtsverbände schätzen, dass Mitte der 1990er Jahre je nach Einrichtungsträger ein Viertel bis zur Hälfte aller Pflegekräfte unmittelbar aus dem privaten Bereich in die Pflegearbeit gelangt ist. Dabei handelt es sich zum einen um Frauen, die bereits im Rahmen von ehrenamtlicher Arbeit, Nachbarschaftshilfe u. ä. die Versorgung von Pflegebedürftigen übernommen hatten. Sie verfügen häufig nur über Jedefrau-Qualifikationen, die durch Erfahrungen mit familialer Pflegearbeit erweitert wurden. Sie steigen auf formal niedrigem Niveau über geringfügige Beschäftigung oder stundenweise Beschäftigung auf Honorarbasis ein. Daher wird vermutet, dass das Ehrenamt in der Altenhilfe Mitarbeiter in Form von Helfern ›ausbildet‹, »die der Entgeltsektor zusehends nachfragt« (SCHMIDT 1993). Zum anderen handelt es sich um Berufsinhaberinnen, die etwa nach einer Phase der Kinderbetreuung erneut erwerbsmäßig die Pflegearbeit übernehmen wollen. Diese werden häufiger mit einem Übergang in ein Teil-/Vollzeit-Beschäftigungsverhältnis gewonnen.

*Übergang aus dem privaten Bereich*

Übergang aus
Arbeitslosigkeit

Der Übergang aus der Arbeitslosigkeit in den Altenpflege-Arbeitsmarkt steht in einem umgekehrten Verhältnis zur Entwicklung in anderen Teilarbeitsmärkten. Immer wenn auf anderen Teilarbeitsmärkten die Erwerbschancen abnehmen, gewinnt erwerbsmäßige Pflegearbeit an Attraktivität. Das Interesse an einer Beschäftigung in einem Tätigkeitsfeld mit größerer Arbeitsplatzsicherheit steigt. Altenpflege erweist sich darüber hinaus als ein Arbeitsmarkt, der auch Erwerbschancen für Arbeit Suchende aus anderen Branchen und mit anderen Berufsabschlüssen eröffnet. Der Zusammenhang zwischen Arbeitslosigkeit, Berufsabschluss und Übergang in der Altenpflege-Arbeitsmarkt wird besonders deutlich, wenn man die Entwicklung seit den 1980er Jahren betrachtet. Seitdem hat sich die Zahl der Arbeit Suchenden mit betrieblicher Ausbildung (Lehre), die erwerbsmäßig Altenpflege übernehmen wollen, nahezu versiebenfacht (Abbildung 6.7). Obschon Arbeit Suchende ohne Berufsabschluss (ohne BAB) immer noch die größte Gruppe arbeitsloser Einsteiger in die Altenpflege (Tabelle 6.5, S. 271) stellen, ist deren Zunahme geringer als die der Einsteiger mit Lehrabschluss.

*Abbildung 6.7:*
Arbeit Suchende mit Zielberuf Altenpflege nach Berufsabschluss
(1983 = 100)

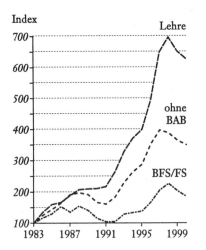

Quelle: HALLERMANN 1985, BA.

Die niedrigste Zunahme zeigt sich bei den Arbeit Suchenden mit (Berufs-)Fachschulabschluss (BFS/FS). Dabei handelt es sich überwiegend um Inhaber von Pflegeberufen. Jeder neunte Arbeit Suchende mit diesem Abschluss kommt 1999 aus der Altenpflege. Bei der Betrachtung des Übergangs aus der Arbeitslosigkeit in die Altenpflege wird auch der Effekt einer Verbesserung der allgemeinen Arbeitsmarktlage deutlich. Die Vereinigung Deutschlands Anfang und der leichte Aufschwung Ende der 1990er Jahre haben zeitweilig die Erwerbschancen so verbessert, dass Arbeitslosigkeit abnimmt und das Interesse an einem Einstieg in die Altenpflege sinkt. Der Übergang aus der Arbeitslosigkeit erfolgt daher durchweg unter den Bedingungen anderer restriktiver Arbeitsmärkte.

Für Absolventen vollzeitig schulischer Berufsausbildung werden nach Ausbildungsende erstmalig Mechanismen des Arbeitsmarktes spürbar. Absolventen einer Berufsausbildung im dualen
System sehen sich dagegen bereits mit der zweiten Schwelle zum
Übergang in den Arbeitsmarkt konfrontiert, die sich für zahlreiche Ausbildungsberufe erhöht hat. So ist der Anteil an Absolventen, die unmittelbar nach Abschluss der Berufsausbildung einen
Arbeitsplatz gefunden haben, unter den Bürokräften zwischen den
1970er und den 1990er Jahren um rund 10 Prozentpunkte gesunken (Tabelle 6.3). In den meisten Pflegeberufen hat der Übergang
weitaus seltener den Charakter einer Schwelle. Die Einrichtungsträger sind häufig zugleich Schulträger und übernehmen
unmittelbar die ausgebildeten Pflegekräfte in ihren Personalbestand. Übergänge in den Arbeitsmarkt waren dementsprechend
eher fließend und außerordentlich selten mit einer Zwischenpha-
se der Arbeitslo-
sigkeit verbunden.

*Übergang aus Ausbildung*

Häufig wird ver-
mutet, dass sich
als Folge von Kos-
tendämpfungspoli-
tik und Implemen-
tierung von Markt-
prinzipien der Ü-
bergang in den Ar-

| Zeitraum | Bürokräfte ohne nähere Angaben | Pflegekräfte | |
|---|---|---|---|
| | | Alten-pflege | Kranken-pflege |
| 1965–79 | *91,5* | *77,1* | *91,3* |
| 1980–89 | *87,1* | *84,5* | *90,6* |
| 1990–99 | *81,0* | *91,8* | *87,2* |

Quelle: BiBB/IAB-Erhebungen 1991/92, 1998/99.

*Tabelle 6.3:*
Unmittelbare
Berufsausübung
nach Abschluss
der Ausbildung

beitsmarkt für Pflegeberufe in den 1990er Jahre schwieriger
gestaltete. Mitunter wird bereits das Entstehen einer Übergangsschwelle für Pflegeberufe prognostiziert. Der Anteil an Kran-
kenpflege-Absolventen, denen nach Ausbildungsende nicht der
Übergang in den Arbeitsmarkt gelingt, machte etwa bis Ende der
1980er Jahre rund ein Zehntel aus und ist in den 1990er Jahren
geringfügig gestiegen. Der Anteil der Altenpflege-Absolventen
ohne Arbeitsplatz hat dagegen abgenommen. Dies resultiert
zunächst aus der Abnahme von Berufsausbildung auf Kursniveau
und deren Integration in das Bildungssystem sowie der wechsel-
seitigen Anerkennung des Berufsabschlusses seit den 1970er Jahren. Vor allem die erhöhte Arbeitskraftnachfrage in den 1990er
Jahren hat die Übergangsschwelle in den Altenpflege-Arbeitsmarkt deutlich gesenkt. Insgesamt finden sich keine Hinweise,
dass Übergänge vom Bildungssystem in den Arbeitsmarkt für die
Inhaber von Pflegeberufen schwieriger werden.

Übergang
durch Einstieg
in ›prekäre‹
Beschäftigung

Da die Beschäftigungsschwellen in geschlossenen Teilarbeitsmärkten immer höher werden, vermindern Arbeit Suchende ihr
Anspruchsniveau in Bezug auf ein ›Normalarbeitsverhältnis.‹
Aber auch bei einem Übergangsarbeitsmarkt wie der Altenpflege
findet sich diese Entwicklung. Der soziale Druck hat die Bereitschaft erhöht, sich auf sozialversicherungsrechtlich prekäre Arbeitsverhältnisse wie Beschäftigung auf Honorarbasis, Stunden-
verträge oder geringfügige Beschäftigung einzulassen. Zumeist
werden diese Beschäftigungsverhältnisse als einzige Möglichkeit
für einen allgemeinen Übergang in den Arbeitsmarkt gesehen.
Haushaltsnahe Berufe und weniger gesicherte Arbeitsverhältnisse sind dafür in besonderer Weise geeignet. Junge Frauen ohne
Berufsabschluss sehen daher die Übernahme von erwerbsmäßiger Altenpflege auch *nicht* als eine betriebliche Anleitung zum
Einstieg in ein Berufsfeld (›vorläufige Qualifizierung‹). Mit der
Dauer der Beteiligung am Erwerbsleben und veränderter Einschätzung der Erwerbschancen nimmt die Bereitschaft zu, in
haushaltsferne, besser bezahlte Tätigkeitsfelder zu wechseln.

Übergang
durch Einstieg
in unterwertige
Beschäftigung

Eine ähnliche Tendenz zeigt sich bei den Arbeit Suchenden
mit höheren Bildungsabschlüssen. Sie sind häufiger bereit, sich
auf ›unterwertige Beschäftigungsverhältnisse‹ einzulassen. Unterwertig sind diese Beschäftigungsverhältnisse im Bezug auf
den höheren Bildungsabschluss der Arbeit Suchenden. BÜCHEL
(1998) fand, dass rund ein Fünftel der westdeutschen Erwerbstätigen mit einem Berufsabschluss unterwertig beschäftigt ist. Von
den Hochschulabsolventen ist es mehr als ein Zehntel. Dabei
hat für sie der Einstieg in die Altenpflege als Möglichkeit des
Übergangs in den Arbeitsmarkt an Bedeutung gewonnen. Nach
Ansicht der Experten der freien Träger steigt die Zahl der Hochschulabsolventen, die unmittelbar nach der Hochschule in den
Bereich primärer Pflege einsteigen. Die Zahl der Arbeit suchenden Hochschulabsolventen mit Zielberuf Altenpflege hat sich
im Zeitraum 1983/99 mehr als verzehnfacht. Deren Anteil an
allen Altenpflege-Arbeitslosen ist allerdings mit einem Prozent
immer noch gering. Im Übrigen wird vermutet, dass Hochschulabsolventen die primäre Pflege nur als Übergangsphase für eine
potenzielle Berufskarriere im sekundären Pflegebereich ausüben.
Erwerbstätige mit Hochschulabschluss würden sich durch eine
zusätzliche Ausbildung zur Altenpflege und insbesondere den
Pflegeberufsabschluss die Anwartschaft für Berufspositionen auf
der Führungsebene der Träger von Pflegeeinrichtungen sichern.

Übergänge aus der primären Pflege in den Bereich sekundärer Pflege sind auf Grund von Segmentationslinien nur im begrenzten Umfang möglich. Selbst bei Weiterbildung für diesen Tätigkeitsbereich können allenfalls Berufspositionen bis zur mittleren Ebene übernommen werden. Durch Standardisierung der Ausbildung für sekundäre Pflege und deren Integration in das Bildungssystem wird ein Berufszertifikat zum wesentlichen Zugangskriterium in diesen Teilarbeitsmarkt. Dennoch erfolgt auch hier nicht der Übergang nach der Stimmigkeit von zertifiziertem Fähigkeitsprofil und klar definierten Arbeitsanforderungen (Abbildung 6.8). Erwartungen an die Einzustellenden beziehen sich neben den formal belegten Arbeitsfähigkeiten auch auf die innerhalb und neben der Ausbildung erworbenen anderen Fähigkeiten. Obschon diese in den Berufspositionen gefordert werden, handelt es sich dabei um *nicht-berufliche* Fähigkeiten. Zu diesen zählen insbesondere Teamfähigkeit, Eigeninitiative, soziale Einstellung sowie ›Kundenorientiertheit‹. Die Aussagekraft eines Zertifikats ist in Bezug auf diese Fähigkeiten jedoch gering. Dies gilt insbesondere bei stark verschulten Ausbildungsgängen. Dennoch werden über das Abschlusszertifikat zentrale und periphere Bestandteile der Berufsrolle verbunden. Potenzielle Informationsdefizite für Einstellungsentscheidungen werden durch symbolische Substitute gefüllt, die sich auf periphere Rollenelemente wie z. B. Aktivitäten außerhalb des Arbeitsbereichs beziehen.

Auf Grund der Struktur der sekundären Pflege wird beim Übergang in diesen Teilarbeitsmarkt jedoch neben den beruflichen Arbeitsfähigkeiten häufig auch die Frage der ›Gesinnung‹ relevant. Die meisten Einrichtungen werden von freien oder konfessionellen Trägern geführt. Beim Einstieg in den von ihnen getragenen Bereich setzen sie beim Berufsinhaber eine ihrer ›Ideologie‹ entsprechende Gesinnung voraus. Auf Grund der ideologischen Ausrichtung der Träger handelt es sich bei den von ihnen betriebenen Einrichtungen arbeitsrechtlich um ›Tendenzbetriebe‹. Durch den Tendenzschutz gilt das Betriebsverfassungsgesetz nur eingeschränkt. Tendenzbetriebe haben das Recht, von Berufsinhabern eine dem Einrichtungsträger entsprechende Gesinnung zu fordern. Mitarbeiter werden dementsprechend als ›Tendenzträger‹ angesehen. Diese extrafunktionalen Fertigkeiten, Einstellungen und Werte sind mehr als nur nützliche Tugenden von Berufsinhabern. Sie sind vielmehr erforderliche Vorbedingungen für den Übergang in diesen Teilarbeitsmarkt.

*Übergang in die sekundäre Pflege*

*Übergang in Tendenzbetrieb*

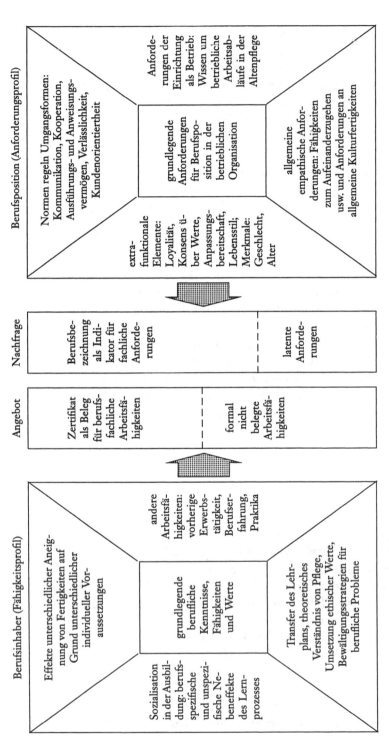

*Abbildung 6.8:* Übergang in den Arbeitsmarkt für sekundäre Pflege

Quelle: in Anlehnung an ARMBRUSTER et al. 1971.

Die Zugangsvoraussetzungen für Berufspositionen im Bereich sekundärer Pflege steigen. Die Erwartungen an die formal belegten Arbeitsfähigkeiten nehmen zu, obschon die Arbeitsaufgaben bislang von Berufsinhabern ohne Hochschulabschluss erledigt wurden. Selbst bei der Übernahme niedriger Leitungsfunktionen wird häufig ein Hochschulabschluss erwartet. Im Bereich sekundärer Pflege vollzieht sich eine Entwicklung ähnlich wie in anderen Bereichen des Dienstleistungssektors, bei der Hochschulabsolventen Berufspositionen einnehmen, die zuvor von Sachbearbeitern mit geringerer beruflicher Ausbildung besetzt waren. Das Aufgabenprofil auf der Position hat sich zumeist nicht verändert, d. h. sie übernehmen dann etwa dispositive Pflegearbeit als Sachgebietsleiter. Dieser Downgrading-Prozess tritt bei allen Trägern von Pflegediensten auf. Er wird tendenziell verstärkt, wenn vermehrt Absolventen der Pflegestudiengänge auf dem Arbeitsmarkt auftreten. Sie dürften jedoch darauf hinarbeiten, dass ihre Berufspositionen bereits mittelfristig aufgewertet werden. Auf der unteren Ebene im Bereich sekundärer Pflege findet dadurch ein Verdrängungswettbewerb statt. Ein Berufsaufstieg für dispositive Pflegearbeit wird damit für Fachkräfte mit langjähriger Erfahrung in der primären Pflege außerordentlich schwer.

Übergang und ›Downgrading‹ in sekundärer Pflege

Solange die Voraussetzungen für einen Übergang in den Arbeitsmarkt für primäre Altenpflege derart gering sind und eine berufsmäßige Schließung nicht gewollt ist, wird dieses Arbeitsmarktsegment weiterhin den Charakter eines Übergangsarbeitsmarktes haben. Dieser Umstand bewirkt auch, dass sich die Segmentationslinie zwischen primärer und sekundärer Pflege verstärkt. Übergänge aus der primären in die sekundäre Pflege, die eine deutliche Verbesserung der sozialen und materiellen Gratifikationen für Berufsinhaber bringen sollen, sind ohne Hochschulbildung kaum noch möglich. Die abnehmenden Möglichkeiten der Berufsinhaber in der primären Altenpflege zum beruflichen Aufstieg im Pflegebereich erhöhen vermutlich deren Bereitschaft zu beruflicher Mobilität und verkürzen damit die Berufszugehörigkeitsdauer. Altenpflege wird durch diese Entwicklung im Status eines ›Sackgassenberufs‹ ohne Aufstiegsmöglichkeiten verfestigt. Von daher stellt sich die Frage, inwieweit Berufseinsteiger mit höherem Bildungsniveau bereit sind, dies bei ihrer Lebensplanung in Kauf zu nehmen und sich von vornherein eine derartige Selbstbeschränkung im Hinblick auf eine mögliche Berufskarriere aufzuerlegen.

zunehmende Segmentationslinien zwischen primärer und sekundärer Pflege

# 6.4    Fähigkeitsprofil und Erwerbschancen

Strukturwandel
und Erwerbs-
chancen

Die Erwerbschancen sind stets von den in einer bestimmten gesellschaftlich-historischen Situation gegebenen wirtschaftlichen Rahmenbedingungen abhängig. Durch erhöhten Strukturwandel auf dem Arbeitsmarkt haben sich Anforderungen an die Qualifikation von Erwerbstätigen verändert. Eine Anpassung an diesen Bedarf ist nur begrenzt durch Wandel von Fachwissen und Fähigkeiten im Generationenwechsel bei Berufsinhabern möglich. Der soziale Druck auf Erwerbstätige ist gestiegen, das Fähigkeitsprofil in kurzer Zeit an neue Arbeitsanforderungen anzupassen. So ist etwa der Anteil an Arbeitskräften ohne Berufsabschluss gesunken und der an höher qualifizierten und akademisch ausgebildeten gestiegen. Diese Entwicklung wird mitunter als »qualifikatorischer Strukturwandel« (Reinberg 1999) bezeichnet. Dessen Dynamik ist im erheblichen Maße durch konjunkturelle Einflüsse bestimmt. Diese wirken *unmittelbar* auf zahlreiche Berufe im sekundären Wirtschaftssektor (z. B. EDV-Berufe). Bei den sozialen Berufen beeinflusst dagegen die wirtschaftliche Lage *mittelbar* über sozialstaatliche Umverteilung die Erwerbschancen.

Erwerbs-
chancen so-
zialer Berufe

In Zeiten wirtschaftlicher Prosperität mit entsprechend hohem Beitragsaufkommen für das System sozialer Sicherung expandieren soziale Dienste. Die Erwerbschancen für Inhaber sozialer Berufe sind entsprechend groß. Durch arbeitsmarktbedingte Ausfälle bei den Beiträgen erscheinen die Dienste nicht mehr im selben Umfang finanzierbar und nicht-institutionalisierte Berufspositionen wie etwa für Sozialarbeiter im Krankenhaus werden vermindert. Entsprechend verringern sich die Erwerbschancen der Berufsinhaber. Bei Pflegekräften sind sie auf Grund direkter GKV/GPV-Finanzierung in deutlich geringerem Umfang durch konjunkturelle Einflüsse bestimmt. Aber auch hier verstärkt eine Kostendämpfungspolitik Tendenzen, den Vollberuf durch einen preiswerteren Assistenzberuf zu substituieren. Diese Strategie ist nur dann erfolgreich, wenn der Zugang zu dem Teilarbeitsmarkt nicht bereits auf der untersten Ebene durch Berufszertifikate gegenüber Arbeit Suchenden ohne Vollberuf geschlossen ist. In der Altenpflege findet sich keine vergleichbare Schließung des Arbeitsmarktes. Hier zeigen sich vielmehr Tendenzen, Berufsinhaber durch angelernte Pflegekräfte zu ersetzen. Dadurch entsteht der Eindruck, als wäre der Wert eines Berufstitels zur Sicherung von Erwerbschancen auf diesem Übergangsarbeitsmarkt eher gering.

Berufsinhaber haben durchweg bessere Erwerbschancen als Arbeit Suchende ohne Beruf. Ein Berufsabschluss liefert relativ genaue Angaben über das Fähigkeitsprofil von Berufsinhabern und Hinweise auf die Arbeitsanforderungen, die an sie gestellt werden können. Ein Berufsabschluss eröffnet oder verschließt nicht nur Erwerbschancen und mögliche berufliche Positionen, er vermindert auch das Beschäftigungsrisiko. Dabei gibt es allerdings deutliche Unterschiede nach der Höhe des Berufsabschlusses. Sie verbessert die Chancen auf einem sich verengenden Arbeitsmarkt (Abbildung 6.9). So haben Personen ohne Berufsausbildung (ohne BAB) zwischen 1975 und 1998 ein deutlich größeres Beschäftigungsrisiko. Deren Arbeitslosenquote hat sich verdreifacht und ist nur im Vereinigungsboom kurzfristig gesunken. Das Beschäftigungsrisiko für Berufsinhaber ist demgegenüber seit Mitte der 1970er Jahre deutlich geringer gestiegen. Es hat sich allerdings nicht entspre-

*Berufsabschluss und Erwerbschancen allgemein*

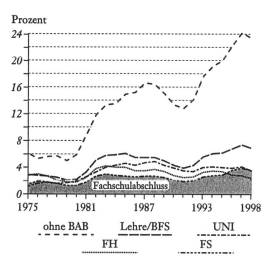

*Abbildung 6.9:* Beschäftigungsrisiko nach Höhe des Berufsabschlusses

Erläuterung: Arbeitslose in v. H. aller zivilen Erwerbspersonen gleicher Ausbildung.
Quelle: REINBERG 1999.

chend der Höhe des Berufsabschlusses verringert. Dies resultiert aus der unterschiedlichen Dynamik von Beschäftigungssystem und (Berufs-)Bildungssystem und dem sich daraus ergebenden Passungsproblem. Es ist bei den akademisierten Berufen deutlich größer als etwa für Berufe auf Fachschulniveau. Daher weisen auch Berufsinhaber mit Fachschulabschluss (FS) das geringste Beschäftigungsrisiko auf. So wird denn auch die Arbeitslosenquote aller Erwerbspersonen mit Fachschulabschluss für einen Pflegeberuf auf etwa 3 % geschätzt. Bei Platzierung eines Pflegeberufs im universitären Tertiärbereich würde sich dieser auf das Niveau der akademisierten Berufe zubewegen.

**Berufsabschluss und Erwerbschancen in der Altenpflege**

Der Altenheimboom der 1960er und 1970er Jahre (Kap. 5.2, S. 204) war der Auslöser für die erhöhte Nachfrage der freien Träger nach Pflegekräften für den vollstationären Bereich. Da zu diesem Zeitpunkt ein Fähigkeitsprofil für Altenpflege als Beruf erst ansatzweise (in Form von Lehrgängen *ohne* Abschlussprüfung) institutionalisiert war, liegen auch keine Angaben zur quantitativen Entwicklung in den 1960er Jahren vor. Aber bereits 1970 sind rund 8 100 Personen im Altenpflegebereich beschäftigt (Abbildung 6.10). Der Anteil der Beschäftigten mit einem Berufsabschluss wird von den Experten der freien Träger auf 5–7 % geschätzt. 1987 arbeiten rund zehnmal mehr Erwerbstätige in der Altenpflege. Der Anteil der Berufsinhaber beträgt inzwischen 28 %. 294 000 Beschäftigte versorgen 1999 Ältere und Hochbetagte, davon 46 000 in den neuen Bundesländern. Etwa zwei Fünftel der Pflegekräfte haben eine Berufsausbildung zur Altenpflege abgeschlossen. In der stationären Krankenpflege verfügen dagegen 85 % über einen pflegerischen Vollberuf (DKG 2000). Altenpflege erweist sich als expandierendes Tätigkeitsfeld für Inhaber eines Pflegeberufs. Der Anteil der Beschäftigten mit einem Altenpflegeberuf ist zwischen 1970 und 1999 immerhin um rund 29 Prozentpunkte gestiegen. Die Experten der Verbände vermuten, dass die Festlegung einer ›verantwortlichen Pflegefachkraft‹ nach dem PflegeVG nur im geringen Umfang zu vermehrter Beschäftigung von Fachkräften mit Pflegeberufsabschluss führt, da diese bereits auf anderen Positionen beschäftigt sind. Ein weiterer Zuwachs wird in Zeiten knapper werdender finanzieller Mittel deutlich langsamer erfolgen. Es sind vor allem Frauen *ohne* pflegeberufliche Ausbildung oder mit einer auf Helferniveau, denen weiterhin gute Erwerbschancen eingeräumt werden, insbesondere wenn sie bereit sind, jenseits des ›Normalarbeitsverhältnisses‹ beschäftigt zu werden.

*Abbildung 6.10:* Arbeitsplätze in der Altenpflege nach Beruf

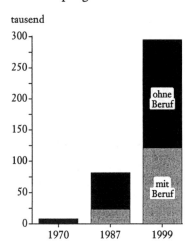

Quelle: StBA, Volkszählung (VZ) 1970, 1987; MZ 1999; IAB.

Seit Beginn der 1980er Jahre ist die Entwicklung auf dem Arbeitsmarkt durch eine Auflösung des vollzeitigen ›Normalarbeitsverhältnisses‹ gekennzeichnet. Auch im Altenpflegebereich sind an dessen Stelle in zunehmendem Maße andere Regelungen der Arbeitszeit und der sozialen Sicherung getreten. So hat sich etwa die Zahl der Teilzeit-Arbeitsplätze in den stationären Diensten der freien Träger zwischen 1970 und 1996 verneunfacht (Abbildung 6.11). Die Anzahl der Vollzeit-Arbeitsplätze hat sich in dieser Zeit nur verdreifacht. Der Anteil der Teilzeit-Beschäftigten in den Einrichtungen ist in diesem Zeitraum von 21 % auf 40 % gestiegen. Diese Quote umfasst jedoch auch die im hauswirtschaftlichen Bereich Beschäftigten und ist dadurch deutlich höher als die für Pflegekräfte. Mit 27 % entspricht der Anteil Teilzeit-Beschäftigter unter den Pflegekräften dem unter den Bürokräften. Werden die Pflegeberufe differenziert, dann zeigt sich, dass unter ihnen die Krankenschwestern mit 24 % eine relativ niedrige und die Altenpflegerinnen mit 28 % sowie die sonstigen Pflegekräfte mit 33 % eine deutlich höhere Teilzeitquote aufweisen. Auch der Anteil geringfügig Beschäftigter unter allen Pflegekräften entspricht 1996 mit 6 % dem unter den Bürokräften. Mit 4 % findet sich unter Altenpflegerinnen die niedrigste und unter den sonstigen Pflegekräften mit 10 % die höchste Quote. Auch die Krankenschwestern sind mit 8 % häufiger in einem derartigen Beschäftigungsverhältnis. Diese Unterschiede werden zumeist darauf zurückgeführt, dass der Anteil an an-/ungelernten Arbeitskräften unter den sonstigen Pflegekräften größer ist und diese gegenüber den ausgebildeten Pflege*fach*kräften eher auf Teilzeit-Arbeitsplätze oder geringfügige Beschäftigungsverhältnisse verwiesen werden. Bei den Krankenschwestern liegt dagegen durchweg ein Berufsabschluss vor, so dass hier eher Arbeitszeitpräferenzen die Ursache sind.

Erwerbschancen und Arbeitsverhältnis

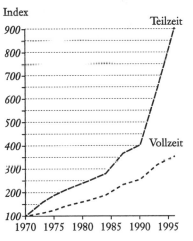

Quelle: BAGFW 1970 ff.

*Abbildung 6.11:* Vollzeit- und Teilzeit-Arbeitsplätze in stationären Pflegediensten freier Träger (1970 = 100)

Altersspezifi-
sche Erwerbs-
chancen

In einigen Berufen variieren die Erwerbschancen von Berufsinhabern deutlich nach dem Lebensalter. So sind sie etwa für
Erwerbspersonen im mittleren Erwachsenenalter in einem Beruf,
in dem ein ›jugendliches Image‹ eine große Bedeutung hat, deutlich geringer. Fußballbundesligaspieler, Fotomodell und Lehrer
gehören folglich zu den Berufen, in denen es tragisch ist, älter
zu werden (STRUCK 1994). In anderen Berufen, wie etwa dem des
Arztes, wird dagegen ein höheres Lebensalter mit größerer Berufserfahrung gleichgesetzt. Betrachtet man die Altersstruktur in
der Altenpflege, so zeigt sich (Abbildung 6.12), dass hier ebenso
wie unter den Bürokräften
nahezu die Hälfte der
Erwerbstätigen älter als
40 Jahre ist. Unterschiede
in der Altersstruktur zeigen sich besonders deut-
lich im Vergleich zur
Krankenpflege. So ma-
chen die unter 35-Jäh-
rigen in der Kranken-
pflege etwa die Hälf-
te der Beschäftigten aus,
während sie in der Alten-
pflege lediglich auf etwas
mehr als ein Drittel kom-
men. Die über 45-Jähri-
gen stellen in der Alten-
pflege mit 32 % gegenü-
ber 21 % in der Kranken-
pflege die größere Grup-

*Abbildung 6.12:*
Erwerbstätige
Büro- und Pfle-
gekräfte nach
Altersgruppen

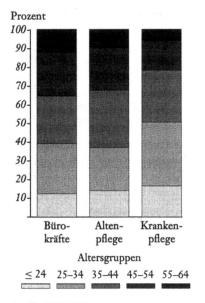

Quelle: MZ 1997.

pe. Ein früher Einstieg in einen Erstausbildungsberuf mit hohen
Arbeitsbelastungen – wie eben die Krankenpflege – verringert
offensichtlich die Erwerbschancen für ältere Pflegekräfte. Altenpflege ist konzeptionell immer noch eher als Zweitausbildungsberuf angelegt. Dadurch haben ältere Quereinsteiger in
diesem Tätigkeitsbereich entsprechend bessere Erwerbschancen.
Seit der VZ 1987 haben sich insbesondere die Erwerbschancen der 25–45-Jährigen in der Altenpflege verbessert. Unter den
älteren Beschäftigten überwiegen allerdings un-/angelernte Pflegekräfte. Berufsinhaber stellen unter ihnen mit weniger als einem
Fünftel eine Minderheit dar (BiBB/IAB-Erhebung 1998/99).

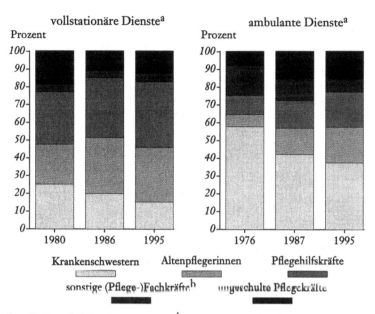

vollstationäre Dienste[a]

ambulante Dienste[a]

*Abbildung 6.13:*
Beschäftigte
nach Pflegeort
und Berufsab-
schluss

Krankenschwestern  Altenpflegerinnen  Pflegehilfskräfte

sonstige (Pflege-)Fachkräfte[b]  ungeschulte Pflegekräfte

[a]nur Voll- und Teilzeitbeschäftigte  [b]Familienpflegerinnen, Sozialpädagogen
Quelle: Bayerisches Statistisches Landesamt; MÖRTLBAUER 1993; nur Bayern.

Zumeist wird in der Altenpflege nicht der Personalmangel als solcher beklagt, sondern das Defizit an Pflege*fach*kräften. Von daher
könnte man vermuten, dass sich die Behebung dieses Mangelzustands in verbesserten Erwerbschancen niedergeschlagen hat.
Die Erwerbschancen für Berufsinhaber haben sich jedoch in den
Pflegebereichen sehr unterschiedlich entwickelt (Abbildung 6.12).
Im vollstationären Bereich haben sich in den 1980er Jahren die
Erwerbschancen für Altenpflege*fach*kräfte verbessert. Seit Anfang
der 1990er Jahre hat sich die Nachfrage regional unterschiedlich verlangsamt. Durchweg die Hälfte der in diesem Bereich
Beschäftigten besteht aus Pflege*hilfs*kräften und *ungeschulten* Pflegekräften. Durch die relative Abnahme ungeschulter Kräfte und
entsprechende Zunahme von Hilfskräften hat sich deren gesam-
ter Anteil zwischen 1980 und 1995 kaum verändert. War der
ambulante Pflegebereich in den 1970er Jahren für die Altenpflege
noch von geringer Bedeutung, erweist er sich im zunehmenden Maße als expandierendes Tätigkeitsfeld. Diese Entwicklung
vollzieht sich allerdings weitaus langsamer als oft vermutet. Dies
resultiert aus dem Trend, auch in ambulanten Diensten vermehrt
Hilfskräfte und ungelernte Pflegekräfte einzusetzen. Deren Anteil ist zwischen 1976 und 1995 von rund 20 % auf 35 % gestiegen.

Erwerbschan-
cen nach
Einsatzort

*Tabelle 6.4:*
Erwerbstätig-
keit nach
Branchen

| Wirtschaftszweig | Altenpflege | | Krankenpflege | |
|---|---|---|---|---|
| | 1993 | 1997 | 1993 | 1997 |
| nicht-selbstständig | | | | |
| Sozialwesen, Heime | *85,2* | *87,0* | *8,5* | *13,6* |
| Gesundheitswesen, Krankenhäuser | *7,9* | *5,9* | *86,9* | *81,5* |
| sonstige sowie kirchliche Vereinigungen | *2,5* | *1,7* | *0,9* | *0,6* |
| öffentliche Verwaltung | *1,7* | *1,5* | *0,8* | *1,4* |
| private Haushalte | *(0,4)* | *(0,5)* | *(0,2)* | *(0,1)* |
| sonstige | *1,2* | *1,3* | *1,8* | *1,3* |
| selbstständig | *1,2* | *2,1* | *0,9* | *1,5* |

Erläuterung: Erwerbstätige ohne Auszubildende        Quelle: MZ 1993, 1997.

Erwerbs-
chancen nach
Branchen

Die Erwerbschancen von Altenpflege- und Krankenpflegekräften liegen auch weiterhin überwiegend im Pflegeheim- bzw. Krankenhausbereich (Tabelle 6.4). Mit der Schaffung der Position der ›verantwortlichen‹ ausgebildeten Pflegefachkraft hat die Pflegeversicherung die Attraktivität des ansonsten nicht-präferierten Heimbereichs unter Krankenschwestern erhöht. Pflegearbeit außerhalb dieser Bereiche ist von geringer Bedeutung. Soweit diese dispositiven Charakter hat, werden Pflege*fach*kräfte zunehmend durch Sozial-/Pflegepädagogen (FH) substituiert. Selbstständigkeit auf dem Pflegemarkt nimmt weitaus langsamer zu als in Folge der Einführung des PflegeVG prognostiziert.

Anzahl offe-
ner Stellen ≠
Umfang der Er-
werbschancen

Vor dem Hintergrund amtlich ausgewiesener offener Stellen in der Altenpflege (Tabelle 6.5) wird mitunter vermutet, dass der Arbeitsmarkt nur noch begrenzt Erwerbschancen eröffnet. Die Anzahl der Stellenvakanzen wird jedoch in der Statistik unterschätzt, da nur etwa die Hälfte der zu besetzenden Stellen den Arbeitsämtern gemeldet wird. Dies resultiert zum einen daraus, dass Pflegedienste zunehmend neue Mitarbeiter per Zeitungsanzeige suchen und bei der Besetzung offener Stellen nicht die Dienste der Arbeitsämter in Anspruch nehmen. Zum anderen rekrutieren Non-Profit-Träger ihren Nachwuchs direkt unter den Absolventen der den Einrichtungen angegliederten oder nahestehenden Ausbildungsstätten. Dadurch werden einerseits Stellenvakanzen nicht bekannt, andererseits werden Absolventen der Altenpflege-Ausbildung nicht mit Arbeitslosigkeit konfrontiert. Dies schlägt sich auch im abnehmenden Anteil an Arbeitsuchenden mit Berufs-/Fachschulabschluss nieder. Durch diese Entwicklung hat die Zahl offener Stellen als Indikator für die Größe des Altenpflege-Arbeitsmarktes an Bedeutung verloren.

| Jahr | offene Stellen | Arbeit Suchende mit Zielberuf Altenpflege | | | | | *Tabelle 6.5:* Offene Stellen und Arbeit Suchende mit Zielberuf Altenpflege |
|------|------|------|------|------|------|------|
| | | gesamt | darunter in Prozent | | | |
| | | | ohne Berufsab-schluss | Lehrab-schluss | (Berufs-)Fachschul-abschluss | angelernte/ausgebildete Pflegekräfte |
| 1983 | 268 | 4312 | *54,0* | *24,0* | *21,0* | |
| 1985 | 492 | 6230 | *53,5* | *26,5* | *18,8* | |
| 1987 | 1234 | 7658 | *58,0* | *25,4* | *15,9* | |
| 1989 | 2247 | 7973 | *55,9* | *27,1* | *15,9* | |
| 1991 | 3151 | 6962 | *53,6* | *31,1* | *13,5* | |
| 1993 | 2544 | 9977 | *53,3* | *33,9* | *11,6* | *12,8* |
| 1995 | 3466 | 12197 | *55,4* | *34,3* | *10,4* | *18,0* |
| 1997 | 2278 | 18031 | *49,9* | *36,2* | *10,0* | *22,3* |
| 1999 | 3817 | 17230 | *49,0* | *39,1* | *10,7* | *24,4* |

Quelle: BA, HALLERMANN 1985, Westdeutschland.

Aus der Gegenüberstellung des Bestands an offenen Stellen und Arbeit Suchenden mit dem Zielberuf Altenpflege können nur eingeschränkt Rückschlüsse auf die aktuelle Situation auf dem Altenpflege-Arbeitsmarkt gezogen werden. Dennoch setzen Sozialpolitiker mitunter die offenen Stellen und Stellengesuche in Beziehung zu den Arbeitslosen und kommen häufig zu dem Schluss, dass es keinen Fehlbedarf an Altenpflegekräften gibt. Übersehen wird dabei, dass es sich bei den in den Arbeitsämtern als Arbeit Suchende erfassten Pflegekräften um Erwerbslose handelt, deren Wunsch auf Vermittlung in den Altenpflegebereich auf Grund der bisherigen Erwerbstätigkeiten als realisierbar erscheint. Die Erfassung von Arbeit Suchenden mit dem Zielberuf Altenpflege bedeutet also nicht unbedingt, dass eine abgeschlossene Ausbildung für diesen Beruf vorliegt. Setzt man die offenen Stellen in Beziehung zu den Arbeit Suchenden mit Berufsabschluss Altenpflege, so wird deutlich, dass in Westdeutschland die Nachfrage nach Pflegekräften das Angebot arbeitsloser *ausgebildeter* Pflegekräfte mit Fachschulabschluss übersteigt (Tabelle 6.5, Spalte 6). In Ostdeutschland wird dagegen immer noch ein Überangebot an ausgebildeten Pflegekräften vermutet. Die Wohlfahrtsverbände hätten sich hier bislang nicht in gleicher Weise als Träger von Pflegediensten etabliert. Im Übrigen ist durch die geringere Expansion des Pflegemarktes nach Inkrafttreten des PflegeVG auch die erwartete Nachfrage nach ›verantwortlichen‹ ausgebildeten Pflegekräften ausgeblieben.

Erwerbschancen von Altenpflege als Zielberuf und Ausbildungsberuf

## 6.5   Entwicklung der Arbeitslosigkeit

offizielle
und verdeckte
Arbeitslosigkeit

Vom Alltagsverständnis könnte man alle Personen als arbeitslos bezeichnen, die nicht auf dem Arbeitsmarkt erwerbstätig sind. Diese Definition berücksichtigt jedoch nicht die unterschiedlichen Bedingungen für diesen sozialen Zustand. Daher ist es angebracht, sich zu vergegenwärtigen, was unter Arbeitslosigkeit verstanden und wie deren Umfang bestimmt wird. Grundlage der amtlichen Arbeitslosigkeit ist die Anzahl der offiziell registrierten Arbeitslosen, die von den Arbeitsämtern bundesweit jeden Monat an einem Stichtag erfasst wird. Doch längst nicht jede/r Erwerbsfähige ohne Arbeit wird auch als arbeitslos geführt und geht in die amtliche Statistik ein. Als arbeitslos werden nur jene Arbeit Suchenden zwischen 15 und 65 Jahren erfasst, die nicht nur vorübergehend Arbeit suchen, mehr als 18 Wochenstunden arbeiten wollen und sich beim Arbeitsamt als arbeitslos gemeldet haben. Nach offizieller Lesart stehen nur sie ›wirklich‹ dem Arbeitsmarkt zur Verfügung und sind bereit, jede zumutbare Stelle anzunehmen. Man darf jedoch in Bezug auf den vollen Umfang der Arbeitslosigkeit nicht jene außer Betracht lassen, die als Arbeitslose nicht registriert sind oder die durch Maßnahmen sozialer Sicherung temporär aufgefangen werden.

nicht-
registrierte
Arbeitslose

Als Arbeitslose werden offiziell nicht anerkannt und registriert:
– Erwerbslose ohne AFG/SGB III-Leistungen, die sich nicht alle drei Monate beim Arbeitsamt als Arbeit suchend ›zurückmelden‹. Bei ihnen wird unterstellt, dass sie sich vom Arbeitsmarkt zurückgezogen haben.
– Arbeitslose über 58 Jahre, die AFG/SGB III-Leistungen beziehen und angeben, nicht mehr an Vermittlung interessiert zu sein
– Arbeitslose, die Sperrzeiten erhalten haben, weil sie eine zumutbare Beschäftigung nicht angenommen haben
– Arbeit Suchende, die wegen Krankheit von mehr als sechs Wochen nicht zur Verfügung stehen
– Schulabgänger ohne Ausbildungsplatz und Hochschulabsolventen ohne Anstellung (per Definition)
– Ausländer, die in prekären Arbeitsverhältnissen beschäftigt waren und keine AFG/SGB III-Ansprüche erwerben konnten
– Erwerbslose, die auf Grund fehlender Möglichkeiten für eine Beschäftigung gar nicht ins Erwerbsleben eingetreten oder vorzeitig ausgeschieden sind (sie lassen sich meist nicht als Arbeit suchend registrieren und bilden die *stille Arbeitsmarktreserve*).

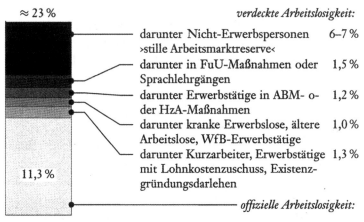

≈ 23 %                                           *verdeckte Arbeitslosigkeit:*        *Abbildung 6.14:*

         darunter Nicht-Erwerbspersonen   6–7 %    Relatives
         ›stille Arbeitsmarktreserve‹             Ausmaß der
         darunter in FuU-Maßnahmen oder   1,5 %   Arbeitslosigkeit
         Sprachlehrgängen                  Stand: 1996
         darunter Erwerbstätige in ABM- o-   1,2 %
         der HzA-Maßnahmen
         darunter kranke Erwerbslose, ältere   1,0 %
         Arbeitslose, WfB-Erwerbstätige
         darunter Kurzarbeiter, Erwerbstätige  1,3 %
11,3 %      mit Lohnkostenzuschuss, Existenz-
         gründungsdarlehen

                              *offizielle Arbeitslosigkeit:*

Erläuterung: Arbeitslose in Prozent aller zivilen Erwerbspersonen und potenziell Erwerbstätigen (Arbeitsmarktreserve u.a.).     Quelle: BA, Deutscher Städtetag.

Darüber hinaus sind auch jene zu berücksichtigen, die lediglich auf Grund stützender Maßnahmen der Arbeitsämter (ABM) oder Sozialämter (HzA) beschäftigt sind. Ohne die Programme dieser sozialen Dienste wären auch sie meist arbeitslos. Aber auch Kurzarbeiter sind nach Ansicht der Gewerkschaften »schlecht getarnte Arbeitslose«. Auch jene Nicht-Erwerbspersonen, die an FuU-Maßnahmen oder Sprachlehrgängen teilnehmen, befinden sich allenfalls in einer potenziellen statt in einer faktischen Einstiegsphase in den Arbeitsmarkt, die daher den Charakter verdeckter Arbeitslosigkeit hat. Berücksichtigt man all diese Aspekte, dann ist der Umfang der Arbeitslosigkeit weitaus größer, als die offiziellen Zahlen vermuten lassen. Die offizielle Arbeitslosenzahl macht alles in allem etwa die Hälfte der tatsächlichen Erwerbslosigkeit aus. Auf dem Arbeitsmarkt suchen seit Mitte der 1990er Jahre etwa sieben bis acht Millionen Erwerbslose Arbeit.

    *verdeckte Arbeitslose*

Ebenso wenig wie ABM für einen Zugewinn an Arbeitsplätzen steht, ist Arbeitslosigkeit mit Beschäftigungsverlusten gleichzusetzen. Der Anstieg der Arbeitslosigkeit ist weniger auf den Abbau von Arbeitsplätzen als vielmehr auf die Zunahme des Erwerbspersonenpotenzials zurückzuführen. Es treten mehr Erwerbspersonen, absolut und relativ zur Bevölkerung, als Arbeit suchend auf als je zuvor (StBA 2000). Dabei spielt die gestiegene Erwerbsneigung von Frauen eine wesentliche Rolle (Kap. 6.2, S. 253 ff.). Der Arbeitsmarkt konnte die Erhöhung des Erwerbspersonenpotenzials trotz Zunahme der Arbeitsplätze im Dienstleistungssektor nur begrenzt auffangen mit der Folge erhöhter Arbeitslosigkeit.

    *Arbeitslosigkeit ≠ Beschäftigungsverluste*

Arbeitslosigkeit
und berufsfachli-
che Schließung
des Teilarbeits-
marktes

Arbeitslosigkeit unter Angehörigen einer Berufsgruppe lässt sich nur entsprechend der berufsfachlichen Schließung des jeweiligen Teilarbeitsmarkts sowie der amtlichen Orientierung am *zertifizierten* Berufstitel ausmachen. Auf Grund der Tatsache, dass angelernte Arbeitskräfte mit Erfahrung in einem bestimmten Tätigkeitsfeld durchweg einer *Berufs*kategorie zugeordnet werden, erweist es sich als schwierig, davon die Gruppe der Inhaber eines zertifizierten Ausbildungsberufs abzugrenzen und deren Arbeitsmarktrisiko zu bestimmen. Bei einem weitgehend berufsfachlich geschlossenen Arbeitsmarkt wie der Krankenpflege ist gemeldete Arbeitslosigkeit Ausdruck des Beschäftigungsrisikos der Berufsinhaber. Dagegen stehen bei einem berufsfachlich nicht-geschlossenen Arbeitsmarkt wie etwa der Altenpflege Arbeitslose mit diesem *Zielberuf* nicht durchweg für ein Beschäftigungsrisiko in diesem Tätigkeitsfeld. Sie sind vielmehr auch Ausdruck von Friktionen in anderen Teilarbeitsmärkten und der Praxis der Arbeitsämter, Arbeit Suchende aus anderen Berufen auf den Altenpflegebereich als künftiges Tätigkeitsfeld zu verweisen. Dadurch hat sich die Quote der Arbeit Suchenden in der Altenpflege seit Ende der 1980er Jahre, auch bei erhöhter Nachfrage nach Pflege*fach*kräften, bei rund 8 % stabilisiert. Dagegen hat dies die Quote in der Krankenpflege von 5 % auf 2 % verringert. Auf Grund fehlender berufsfachlicher Schließung zeigen sich auch in der Altersstruktur der Arbeitslosen mit Zielberuf Altenpflege nicht die bekannten altersspezifischen Beschäftigungsrisiken. Als Folge durchweg guter Erwerbschancen für Jüngere hat sich die Zahl der unter 35-jährigen arbeitslosen Büro- und Krankenpflegekräfte deutlich verringert (Tabelle 6.6). Umgekehrt ist, wie in anderen berufsfachlich geschlossenen Arbeitsmärkten, das Beschäftigungsrisiko der 35–49-Jährigen und über 50-Jährigen gestiegen. In der berufsfachlich nicht-geschlossenen Altenpflege ergibt sich der scheinbare Anstieg des Beschäftigungsrisikos unter *allen* Altersgruppen daraus, dass Arbeitslose jeden Alters aus anderen Teilarbeitsmärkten auf diesen Zielberuf verwiesen werden.

*Tabelle 6.6:*
Relative Veränderung der Altersstruktur arbeitsloser Büro- und Pflegekräfte (Zielberuf) 1985/2000

| Alters-gruppe | Bürokräfte ohne nähere Angaben | Pflegekräfte | |
|---|---|---|---|
| | | Altenpflege | Krankenpflege |
| ≤ 35 | –45 | 139 | –66 |
| 35–49 | 154 | 461 | 195 |
| ≥ 50 | 233 | 530 | 280 |

Quelle: BA, PARMENTIER et al. 1996.

Der berufsfachlich nicht-geschlossene Arbeitsmarkt für Alten-
pflege ist relativ offen für Erwerbspersonen ohne abgeschlossene
Berufsausbildung (Abbildung 6.15). Daher überwiegen unter den
Arbeit Suchenden mit *Zielberuf* Altenpflege Arbeitslose, die über
keinen formalen Berufsabschluss verfügen (ohne BAB). Deren
Zahl hat sich seit 1985 mehr als verdoppelt. Aber auch der Anteil
Arbeitsloser mit betrieblicher Ausbildung (Lehre) macht bereits
zwei Fünftel aus. Absolut hat sich deren Zahl sogar vervierfacht.
Unter ihnen sind die Altenpflegekräfte kaum von Bedeutung, da
nur in einem Bundesland eine Ausbildung im dualen System als
Lehre erfolgt. Die Zahl
derjenigen mit Berufs-/
Fachschulabschluss (BFS/
FS) ist dagegen nur um ein
Drittel gestiegen. Deren
Anteil an den Arbeitslosen
hat sich sogar nahezu hal-
biert. In den berufsfachlich
geschlossenen Arbeitsmärkten für Büro und Kranken-
pflegekräfte zeigen sich
unterschiedliche Entwick-
lungen. Unter den Büro-
kräften ist das Beschäftigungsrisiko der Berufsin-
haber mit Lehrabschluss
gestiegen. Dagegen hat es
sich unter den Kranken-
pflegekräften verringert.
Dabei wird die Fachschul-

Struktur der
beruflichen
Bildung von
Arbeitslosen

*Abbildung 6.15:*
Abgeschlossene
Berufsausbil-
dung arbeitslo-
ser Büro- oder
Pflegekräfte
(Zielberuf)

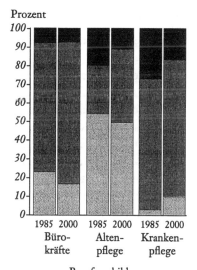

ausbildung wegen der Ausrichtung am dualen System häufig als
Lehrausbildung erfasst. Am ehesten mit diesen Populationen vergleichbar sind die Arbeit Suchenden mit *Ausbildungsberuf* Altenpflege. Darunter werden aber auch angelernte Pflegekräfte subsumiert. Sie überwiegen mit mehr als zwei Dritteln deutlich unter den
›ausgebildeten‹ arbeitslosen Altenpflegekräften. Das Beschäftigungsrisiko ist damit unter den Inhabern eines Altenpflegeberufs
wesentlich geringer und zudem, ähnlich wie in der Krankenpflege,
rückläufig. Aus den relativ guten Chancen Berufsfremder, in den
Altenpflegebereich zu gelangen, kann also nicht auf ein niedriges
Beschäftigungsrisiko angelernter Pflegekräfte geschlossen werden.

| Einflussfaktoren | Bürokräfte ohne nähere Angaben | Pflegekräfte | |
|---|---|---|---|
| | | Altenpflege | Krankenpflege |
| Alter 25–34 Jahre | 1,07* | 1,10* | 1,04* |
| Alter 35–44 Jahre | 1,08* | 1,07 | 1,04* |
| Alter 45–64 Jahre | 1,22* | 1,14* | 1,15* |
| Hauptschulabschluss | 1,05* | 1,05 | 1,03* |
| Haushalt mit Kindern ≤ 16 Jahre | 1,08* | 1,06** | 1,04* |
| ohne jeden Berufsabschluss | 1,05* | 1,08* | 1,04* |
| Fälle | 12.007 | 1.697 | 5.291 |

*Tabelle 6.7: Einflussgrößen auf das Beschäftigungsrisiko*

Erläuterungen: *, ** auf dem 1 %-, 5 %-Niveau signifikant. Logit-Schätzung. Vgl. auch Tabelle 2.2, S. 70. Referenzgruppe: Alter ≤ 24 Jahre, Realschulabschluss und höher, andere Haushalte, mit einem Berufsabschluss.          Quelle: MZ 1997.

**Alter, fehlender Berufsabschluss und andere Einflussgrößen**

In welchem Ausmaß unterschiedliche Faktoren auf das Beschäftigungsrisiko von Personen im erwerbsfähigen Alter einwirken, wird deutlich, wenn man diese statistisch kontrolliert. Dabei zeigt sich, dass das Risiko, erwerbslos zu werden, mit zunehmendem Alter ansteigt (Tabelle 6.7). Allerdings haben die über 45-jährigen Pflegekräfte gegenüber den gleichaltrigen Bürokräften ein deutlich niedrigeres Beschäftigungsrisiko. Unterschiede zwischen den Berufsgruppen gibt es auch in Bezug auf das Bildungsniveau. In der Krankenpflege beeinflusst niedrige Schulbildung auf Grund engerer schulischer Zugangsvoraussetzungen das Risiko weniger als unter den Bürokräften. Deren Beschäftigungsrisiko bewegt sich auf dem Niveau der Altenpflegekräfte, bei denen es nicht signifikant ist. Eine Familiensituation mit Kindern erhöht mit 4 % nur gering das Risiko der Krankenpflegekräfte. Deren Einfluss ist bei den Altenpflegekräften etwas größer und liegt unter dem bei den Bürokräften. Ein fehlender Berufsabschluss verstärkt das Beschäftigungsrisiko deutlicher unter den Altenpflegekräften. Insgesamt zeigt sich, dass auch in den Pflegeberufen ähnlich wie in anderen Tätigkeitsfeldern zunächst das Lebensalter und daneben niedrige Schulbildung, ein fehlender Berufsabschluss sowie eine Familiensituation mit Kindern das Beschäftigungsrisiko deutlich erhöhen. Ein Berufsabschluss ist nicht notwendig, um die niedrigen Zugangsbarrieren in den Altenpflege-Arbeitsmarkt zu überwinden. Er erweist sich jedoch als eine Erwerbschancen sichernde Einflussgröße. Die gesicherten Arbeitsplätze der Stammbelegschaft umfassen häufig bereits geringe Entscheidungsbefugnisse und die setzen einen Berufsabschluss voraus.

Bestimmte Erwerbspersonen haben zweifelsohne ein größeres Risiko, arbeitslos zu werden (Zugangsrisiko). Welche Auswirkungen Arbeitslosigkeit für deren weiteren Berufsverlauf hat, hängt jedoch nicht zuletzt davon ab, *wie lange* sie arbeitslos bleiben (Verbleibsrisiko). Häufig wird bereits aus einem hohen Zugangsrisiko in Arbeitslosigkeit auch auf ein hohes Verbleibsrisiko geschlossen. Diese Annahme ist jedoch äußerst fragwürdig. So ist das Risiko, arbeitslos zu werden, für angelernte Arbeitskräfte vermutlich durchweg größer als für Berufsinhaber. Dennoch kann aus diesem Umstand *nicht* geschlossen werden, dass *alle* Angelernten auch ein gleichermaßen großes Risiko aufweisen, langfristig arbeitslos zu bleiben. Aus dem Zugangsrisiko in Arbeitslosigkeit kann nur begrenzt auf das Verbleibsrisiko geschlossen werden. Das Verbleibsrisiko kann durchaus geringer sein als das Zugangsrisiko. So dürften etwa jüngere angelernte Pflegekräfte ein geringeres Verbleibsrisiko in Arbeitslosigkeit aufweisen als ältere ausgebildete Arbeitskräfte. Eine dem Problem der Arbeitslosigkeit angemessene Betrachtung muss stets beide Aspekte berücksichtigen.

> Arbeitslosigkeit = Zugangs- *und* Verbleibsrisiko

Die amtliche Arbeitslosenstatistik gibt nur ein unscharfes Bild vom Verbleibsrisiko in Arbeitslosigkeit. Diese Unschärfe ergibt sich zum einen daraus, dass es aus einer *Bestandsstatistik* abgeleitet wird, und diese ist hinsichtlich der Arbeitslosigkeitsdauer wie jede andere Betrachtung von zeitveränderlichen Merkmalen (Kap. 1.4, S. 47) systematisch verzerrt. Betrachtet man Arbeit Suchende anhand von Bestandsdaten, dann kann man davon ausgehen, dass dabei Personen mit Schwierigkeiten des (Wieder-)Einstiegs in den Arbeitsmarkt überrepräsentiert sind (CRAMER et al. 1986). Die Wahrscheinlichkeit, zu einem bestimmten Zeitpunkt als arbeitslos gezählt zu werden, steigt also mit der Arbeitslosigkeitsdauer an. Dadurch wird langfristige Arbeitslosigkeit überschätzt. Zum anderen ist das Verbleibsrisiko davon abhängig, was als erfolgreicher Wiedereinstieg in den Arbeitsmarkt betrachtet wird. Bis 1985 musste ein ehemals Arbeit Suchender 13 Wochen beschäftigt sein. Heute reichen dagegen bereits drei Tage aus, um als erfolgreicher Abgang aus Arbeitslosigkeit gezählt zu werden. Anschließend geht der Erwerbslose wieder als Neuzugang in die Arbeitslosenstatistik ein. Da bereits geringfügige Unterbrechungen zur Neuberechnung der Arbeitslosigkeitsdauer führen, kommt es zu einer statistischen Verzerrung kurzfristiger Dauer. Insgesamt werden dadurch das Verbleibsrisiko und die faktische Dauer der Arbeitslosigkeit nur unzureichend erfasst.

> amtliche Betrachtung des Verbleibsrisikos in Arbeitslosigkeit

Verweildauer in    Die Verweildauer in Arbeitslosigkeit wirkt sich nicht nur auf
Arbeitslosigkeit   den Wert des Arbeitsvermögens der Berufsinhaber aus, sondern
beeinflusst auch deren Lebenslage. Es macht einen erheblichen
Unterschied, ob Berufsinhaber kurzfristig oder langfristig arbeitslos sind. Langfristige Arbeitslosigkeit begünstigt materielle und
soziale Abstiegsprozesse. Das Risiko der Langzeit-Arbeitslosigkeit
($\geq$ 1 Jahr) ist unter den Arbeit Suchenden mit den *Zielberufen*
Alten- oder Krankenpflege deutlich geringer als unter Bürokräften. Von den Alten- und Krankenpflegekräften waren 2000 28 %
bzw. 25 % länger als ein Jahr arbeitslos, während dies bei 39 %
der Bürokräfte der Fall war. Seit 1985 hat sich dieser Anteil in den

*Abbildung 6.16:*     Berufsgruppen um 7–8 %
Dauer der        erhöht. Die Arbeitslosig-
Arbeitslosigkeit   keitsdauer ist jedoch nicht
von Büro- und     linear angestiegen, sondern
Pflegekräften     war auch unter Pflegekräf-
(›Erwerbsberuf‹)   ten Schwankungen unterworfen. So hatte die Neuor-
ganisation der Pflegedienste in Ostdeutschland 1991
zeitweilig die mittlere Dauer der Arbeitslosigkeit unter Arbeit Suchenden mit
Zielberuf Altenpflege auf
3,3 Monate und den Anteil
Langzeit-Arbeitsloser auf
18 % gesenkt. 1995 waren
jedoch mit 4,7 Monaten
bzw. 22 % etwa wieder die
Werte von 1985 gegeben.

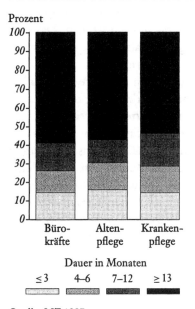

Quelle: MZ 1997.

Von daher erscheint Arbeitslosigkeit unter Altenpflege-Arbeitslosen als ein *kurzfristiges* Phänomen. Legt man jedoch die Dauer
der Arbeitslosigkeit der unmittelbar verfügbaren Arbeit Suchenden mit Erfahrungen in dem Tätigkeitsfeld (›Erwerbsberuf‹) zu
Grunde, ergibt sich ein anderes Bild (Abbildung 6.16). Mehr als
die Hälfte derjenigen, die zuvor im Pflege- oder Bürobereich
erwerbstätig waren, ist länger als ein Jahr arbeitslos. Mit einer
mittleren Verweildauer von 17 Monaten erweist sich Arbeitslosigkeit unter Altenpflegekräften als *langfristiges* Phänomen. Sie
entspricht damit der Arbeitslosigkeitsdauer der Krankenpflegekräfte und ist nur geringfügig kürzer als die der Bürokräfte.

| Einflussfaktoren | alle Büro- und Pflege-kräfte | Büro-kräfte | Pflege-kräfte[a] |
|---|---|---|---|
| Alter 25–34 Jahre | 1,46* | 1,42* | 1,48** |
| Alter 35–44 Jahre | 1,52* | 1,57* | 1,33 |
| Alter 45–64 Jahre | 1,59* | 1,60* | 1,51** |
| früher nicht erwerbstätig | 1,34* | 1,33* | 1,30 |
| Beschäftigungsende familiale Gründe | 1,61* | 1,57* | 1,69* |
| Wunsch Teilzeitarbeit | 1,24 | 1,18 | 1,38*** |
| Pflegekräfte | 0,84 | | |
| Fälle | 688 | 484 | 204 |

*Tabelle 6.8: Einflussgrößen auf langfristige Arbeitslosigkeit (> 12 Monate)*

[a]Altenpflegekräfte, Krankenpflegekräfte und andere Pflegekräfte
Erläuterungen: *, **, *** auf dem 1%-, 5%-, 10%-Niveau signifikant. Logit-Schätzung. Vgl. auch Tabelle 2.2, S. 70. Referenzgruppe: Alter ≤ 24 Jahre, früher bereits erwerbstätig, andere Gründe für Beschäftigungsende, anderer Arbeitszeitwunsch.                                      Quelle: MZ 1997.

Vor dem Hintergrund anhaltender Nachfrage nach Arbeitskräften für den Pflegebereich stellt sich die Frage nach den Bedingungen, die auch bei unmittelbar verfügbaren Arbeit Suchenden langfristige Arbeitslosigkeit (> 12 Monate) begünstigen. Dabei zeigt sich zunächst, dass Pflegekräfte gegenüber Bürokräften tendenziell ein niedrigeres Risiko sich verfestigender Arbeitslosigkeit aufweisen (Tabelle 6.8). Dies steigt auch nicht wie unter den Bürokräften linear mit dem Alter an. So ist etwa bei den 35–44-jährigen Pflegekräften das Risiko der Langzeit-Arbeitslosigkeit nicht nur niedriger als unter den gleichaltrigen Bürokräften, sondern auch gegenüber den 25–34-jährigen Pflegekräften. Deren Risiko unterscheidet sich nur geringfügig von dem der über 45-jährigen arbeitslosen Pflegekräfte. Erwartungsgemäß haben Arbeitslose, die bislang noch nicht auf dem Arbeitsmarkt beschäftigt waren, gegenüber denen mit Berufserfahrung ein größeres Risiko sich verfestigender Arbeitslosigkeit. Das größte Risiko weisen jedoch Arbeit suchende Büro- und Pflegekräfte auf, die ein früheres Beschäftigungsverhältnis aus familialen Gründen beendet haben. Dies dürfte im Zusammenhang stehen mit den familienfeindlichen Arbeitszeiten im Pflegebereich und schlägt sich auch im Arbeitszeitwunsch nach Teilzeitbeschäftigung nieder. Schwierigkeiten bei der Vereinbarkeit von Erwerbsarbeit und Familienalltag erweisen sich als wesentliche Einflussgrößen auf das Risiko sich verfestigender Arbeitslosigkeit. In diesem Zusammenhang ist ein fehlender Berufsabschluss von geringer Bedeutung.

Bedingungen langfristiger Arbeitslosigkeit

# Weiterführende Literatur

## zu Kapitel 6.1

BANDEMER, S. v.; HILBERT, J.; SCHULZ, E. (1998): Zukunftsbranche Gesundheit und Soziales? In: G. Bosch (Hrsg.), *Zukunft der Erwerbsarbeit*. Frankfurt/M.: Campus, S. 412–435.

BECK, U.; BRATER, M.; DAHEIM, H. (1980): Beruf und Arbeitsmarkt. In: dies., *Soziologie der Arbeit und Berufe*. Reinbek: Rowohlt, S. 71–110.

NAEGELE, G. (1999): Neue Märkte und Berufe. Altern schafft Bedarf. In: A. Niederfranke; G. Naegele; E. Frahm (Hrsg.), *Funkkolleg Altern 2*. Opladen: Westdeutscher Verlag, S. 435–478.

SCHMID, G. (2001[2]): Arbeitsmarkt und Beschäftigung. In: B. Schäfers; W. Zapf (Hrsg.), *Handwörterbuch zur Gesellschaft Deutschlands*. Opladen: Leske + Budrich, S. 22–36.

## zu Kapitel 6.2

CYBA, E. (1998): Geschlechtsspezifische Arbeitsmarktsegregation. In: B. Geissler; F. Maier; B. Pfau-Effinger (Hrsg.), *FrauenArbeitsMarkt*. Berlin: Edition Sigma, S. 37–62.

GOTTSCHALL, K. (1995): Geschlechterverhältnis und Arbeitsmarktsegregation. In: R. Becker-Schmidt; G.-A. Knapp (Hrsg.), *Das Geschlechterverhältnis als Gegenstand der Sozialwissenschaften*. Frankfurt/M.: Campus, S. 85–124.

HEINTZ, B.; NADAI, E., FISCHER, R.; UMMEL, H. (1997): Ursachen, Verlaufsformen und Folgen der geschlechtsspezifischen Segregation des Arbeitsmarktes. In: dies., *Ungleich unter Gleichen*. Frankfurt/M.: Campus, S. 16–66.

SENGENBERGER, W. (1978): Einführung: Die Segmentation des Arbeitsmarktes als politisches und wissenschaftliches Problem. In: ders. (Hrsg.), *Der gespaltene Arbeitsmarkt*. Frankfurt/M.: Campus, S. 15–42.

## zu Kapitel 6.3

BROCK, D. (1991): Übergangsforschung. In: D. Brock; B. Hantsche; G. Kühnlein; H. Meulemann; K. Schober (Hrsg.), *Übergänge in den Beruf*. München: DJI, S. 9–26.

KUTSCHA, G. (1991): Übergangsforschung. Zu einem neuen Forschungsbereich. In: K. Beck; A.

Kell (Hrsg.), *Bilanz der Bildungsforschung*. Weinheim: Deutscher Studien-Verlag, S. 113–155.

SCHMID, G. (1993): Übergangsarbeitsmärkte im kooperativen Sozialstaat. In: W. Schmähl; H. Rische (Hrsg.), *Wandel der Arbeitswelt – Folgen für die Sozialpolitik*. Baden-Baden: Nomos, S. 123–150.

## zu Kapitel 6.4

BECK, U. (1986): Entstandardisierung der Erwerbsarbeit: Zur Zukunft von Ausbildung und Beschäftigung. In: ders., *Risikogesellschaft*. Frankfurt/M.: Suhrkamp, S. 221–247.

KONIETZKA, D. (1999): Verberuflichung von Arbeitsmarktchancen? Die Schließung des Berufszugangs nach dem Ausbildungszertifikat.

In: ders., *Ausbildung und Beruf*. Opladen: Westdeutscher Verlag, S. 247–282.

WINDOLF, P.; HOHN, H.-W. (1984): Einleitung. In: dies., *Arbeitsmarktchancen in der Krise. Betriebliche Rekrutierung und soziale Schließung*. Frankfurt/M.: Campus, S. 11–30.

## zu Kapitel 6.5

BRINKMANN, C.; WIEDEMANN, E. (1994): Individuelle und gesellschaftliche Folgen von Erwerbslosigkeit in Ost und West. In: L. Montada (Hrsg.), *Arbeitslosigkeit und soziale Gerechtigkeit*. Frankfurt/M.: Campus, S. 175–192.

FRANZ, W. (2001[2]): Arbeitslosigkeit. In: B. Schäfers; W. Zapf (Hrsg.), *Handwörterbuch zur Ge-*

*sellschaft Deutschlands*. Opladen: Leske + Budrich, S. 11–21.

HOLST, E. (2000): Erklärungsansätze zur Existenz und Veränderung der Stillen Reserve. In: dies., *Die Stille Reserve am Arbeitsmarkt*. Berlin: Edition Sigma, S. 23–35.

# 7 Berufspolitik und Berufsverbände

Berufsinhaber organisieren sich in Verbänden, um kollektiv ihre wirtschaftlichen und standespolitischen Interessen zu vertreten. Verbandliche Einflussnahme soll die Monopolstellung für ihr Fähigkeitsprofil im Berufssystem und auf dem Arbeitsmarkt sichern.

Die Ziele der Berufsverbände können denen anderer Interessen- *Kapitel 7.1* gruppen zuwiderlaufen. Das politisch-administrative System ist jedoch an möglichst konfliktfreier Findung von berufsrelevanten politischen Entscheidungen interessiert. Daher werden Interessengruppen in einer Weise eingebunden, die eine korporatische Interessenvermittlung im Sinne eines Kompromisses ermöglicht.

Die Standesvertretungen der Pflegeberufe sind im unterschied- *Kapitel 7.2* lichen Maße an Pflege als Lohnarbeitsverhältnis ausgerichtet. Die an dieser Prämisse orientierten Verbände wollen die Verwertung des Pflegeberufs verbessern. Verkammerung gilt dabei als wichtiger Schritt, um einem rechtlich fixierten, erwerbssichernden Status als therapeutisch eigenständiger Heilberuf nahe zu kommen.

Gewerkschaften sind nicht nach dem Berufsprinzip, sondern *Kapitel 7.3* dem Prinzip des Industrieverbundes organisiert. Daher vertreten sie nur begrenzt partikulare berufsbezogene Ziele, sondern vor allem allgemeine, an Arbeitsbedingungen ausgerichtete Interessen. Die Interessenvertretung im Pflegebereich ist durch die dort dominierenden freien Träger teilweise rechtlich eingeschränkt.

Eine breite Mitgliederbasis ist eine wesentliche Voraussetzung *Kapitel 7.4* für soziale Mächtigkeit und das Durchsetzungspotenzial eines Berufsverbandes. Die Zunahme erwerbsmäßiger Pflegearbeit erhöht wegen der begrenzten Bindungskraft von Kollektivgütern nicht unmittelbar die Bindungsbereitschaft. Sie ist eher durch vom Verband zu verteilende soziale Güter mit individuellem Nutzen bestimmt.

Die Position eines Berufs als Gegenstand politischer Ausein- *Kapitel 7.5* andersetzung wird nur deutlich vor dem Hintergrund bisheriger Einflussnahmen im jeweiligen historischen Kontext. Die Chronik zur Verberuflichung der Altenpflege umfasst ausgewählte erwerbs-, bildungs- und verbandsbezogene Ereignisse, die die Berufspolitik mehr oder weniger nachhaltig beeinflusst haben.

# 7.1  Akteure der Berufspolitik

Berufspolitik
als Einfluss-
nahme auf
berufsrelevante
Arbeitsmarkt-,
Bildungs- und
Sozialpolitik

Berufspolitik ist die Einflussnahme von überbetrieblichen Akteuren und staatlichen Agenturen zur Durchsetzung von spezifischen Interessen bei der Entscheidungsfindung für Regelungen, die unmittelbar oder mittelbar die Aneignung und Ausübung eines Berufs betreffen. Berufspolitik bezieht sich somit auf all jene Bereiche der Arbeitsmarkt-, Bildungs- und Sozialpolitik, in denen für eine Berufsgruppe relevante Entscheidungen getroffen werden. Neben Standesvertretungen von Berufen erheben aber auch andere Organisationen mit nicht-berufsbezogenen Zielsetzungen den Anspruch, bei der Findung von Entscheidungen, die direkt oder indirekt die Erwerbschancen für einzelne Berufsgruppen beeinflussen, beteiligt zu sein. Daher wirken bei der Ausgestaltung der Berufspolitik neben staatlichen Agenturen und Berufsverbänden auch andere Interessengruppen als politische Akteure. Die staatlichen Agenturen sind bemüht, einen Kompromiss zwischen den mitunter gegensätzlichen Interessen der einzelnen Akteure herzustellen. Da Entscheidungen weitreichende beschäftigungspolitische Folgen haben können, wird die Berücksichtigung und insbesondere der Ausschluss einer bestimmten Interessenposition als dem Gemeinwohl dienlich dargestellt.

Interessenver-
tretungen als
korporative
Akteure

*Interessenvertretungen* sind die zentralen Akteure im Prozess politischer Willensbildung. Zu ihnen zählen alle Organisationen, die Entscheidungen im politisch-administrativen System in Richtung der von ihnen vertretenen Interessen beeinflussen wollen. Im angloamerikanischen Sprachraum werden sie zumeist als »*pressure groups*« bezeichnet. Damit wird auf den von den Interessenvertretungen ausgeübten sozialen Druck abgehoben. Mit dem Begriff *Lobby* wird die Einflussnahme bei Gesetzesvorhaben als wesentliches Merkmal von Interessenvertretungen herausgestellt. Die Bezeichnung *Interessengruppe* hebt dagegen auf das Ziel verbandlich organisierter Wahrnehmung von wirtschaftlichen und sozial-/berufspolitischen Interessen ab. Der Begriff *Verband* bezieht sich auf den strukturellen Aspekt der Organisation sozialer Akteure in ›Korporationen‹. Da sie kollektive Entscheidungen treffen und in bestimmten Handlungskontexten wie Individuen agieren, handelt es sich bei ihnen um *korporative Akteure*. Deren Beziehungen untereinander und Formen der Einflussnahme auf Entscheidungen sind relativ stabil. Daher wird von einer Struktur oder von Mustern korporativer Interessenvertretung gesprochen.

Es ist das Ziel von Interessenverbänden, einen möglichst großen Einfluss auf den Prozess der Entscheidungsfindung auszuüben. Das Potenzial einer Interessengruppe, in einer gesellschaftlich-historischen Situation ihre Position durchzusetzen, ist jedoch von zahlreichen Bedingungen (REIF 1997) abhängig: 1. den
von ihr vertretenen Interessenschwerpunkten, 2. der Form der
verbandlichen Organisation, 3. der Anzahl ›mitstreitender‹ Organisationen, die dieselben Interessen vertreten oder auch nur
zu vertreten beanspruchen, 4. dem Ausmaß, in dem die von ihr
vertretenen sozialen Akteure verbandlich organisiert sind, 5. dem
Anteil, der auf Beeinflussung der Entscheidungsfindung gerichteten Aktivitäten an allen Aktivitäten, 6. der Art und Form ihrer
auf Politikbeeinflussung gerichteten Aktivitäten sowie 7. den ihr
zur Durchsetzung von Interessen zur Verfügung stehenden Ressourcen. Alle Interessenverbände wollen bei anstehenden Entscheidungen, die das Verbandsziel in irgendeiner Weise tangieren
und zu verbandlichen Interventionen Anlass geben, ihre Position
auch gleichermaßen berücksichtigt wissen. Daher haben Ergebnisse der Entscheidungsfindung in Form von Verordnungen und
Gesetzen den Charakter eines ›konsensfähigen Produkts‹.

Berufsverbände sind Vereinigungen von natürlichen oder ju-
ristischen Personen, die allgemeine aus der Berufsausübung abgeleitete wirtschaftliche und ideelle Interessen vertreten und Einfluss auf Sozialstaat und Marktgeschehen nehmen. Dazu zählen
Standesorganisationen, die die Interessen von Berufsinhabern als
Angehörige eines ›Berufsstands‹ vertreten (Kap. 7.2, S. 294 ff.),
sowie Gewerkschaften, die sich vor allem als Interessenvertreter von Erwerbstätigen als Arbeitnehmer verstehen (Kap. 7.3,
S. 304 ff.). Gewerkschaften und Standesorganisationen wirken
zusammen mit anderen korporativen Akteuren im Prozess der
Formulierung und Gestaltung der ein Tätigkeitsfeld oder einen
Berufsbereich betreffenden Rahmenbedingungen. In diesem Kontext können sie nicht – quasi als Instrumente ihrer Mitglieder –
etwa kompromisslos deren ad hoc artikulierte wirtschaftliche
Interessen vertreten. Sie müssen vielmehr als ›intermediäre Instanzen‹ zwischen den Mitgliedern und staatlichen Agenturen
agieren. Als intermediäre Instanz sind sie direkter in den Prozess
der Entscheidungsfindung eingebunden und müssen im Gegen-
zug Ordnungsfunktionen gegenüber ihren Mitgliedern wahrnehmen. Alle Berufsverbände sind bemüht, in derartige »neokorpo-
ratistische Arrangements« (MAYNTZ 1992) eingebunden zu sein.

Merkmale von
Interessen-
verbänden

berufsbezogene
Interessen-
verbände

korporative
Akteure als
Mittler auf der
Mesoebene

In welcher Weise Berufsverbände und andere korporative Akteure an berufsrelevanten Entscheidungen mitwirken, zeigt sich, wenn man nach gesellschaftlichen Ebenen differenziert. Dadurch wird deutlich, dass Interessengruppen als intermediäre Instanzen (Mesoebene) sowohl die gesellschaftlichen Rahmenbedingungen der Arbeitsteilung und Berufsgliederung (Makroebene) als auch die individuellen Anreizstrukturen zur Aneignung und Ausübung eines Berufs (Mikroebene) beeinflussen (Abbildung 7.1). Berufsrelevante politische Vorgaben, an deren Gestaltung die korporativen Akteure unter Umständen zuvor selbst mitgewirkt haben, konstituieren unter veränderten Bedingungen eine Situation $t_1$. In dieser Situation können sich spezifische Möglichkeiten der Aneignung und Ausübung eines bestimmten Berufs eröffnen und Restriktionen für die nicht-berufliche Erwerbstätigkeit auftun. Daraus ergibt sich die marktstrategische Bedeutung sowie die soziale und materielle Wertschätzung des Berufs. Diese situativen Bedingungen wirken sowohl auf die Mentalität korporativer Akteure als auch auf die der individuellen Akteure. Korporative Akteure können deren Wahrnehmung verstärken oder abschwächen. Deren Aussagensysteme und Aktivitäten zu bestimmten Tätigkeitsfeldern beeinflussen den Anreizcharakter von Berufen.

korporative
Akteure und
individuelle
Akteure

Unabhängig davon, ob und wie korporative Akteure zu berufsrelevanten politischen Bedingungen und möglichen Problemen für einen bestimmten Beruf Stellung beziehen, beeinflussen sie durch ihr Verhalten dessen Wahrnehmung bei den individuellen Akteuren. Auch wenn sie keine Aussage treffen, wirkt dieses verbandliche Verhalten auf potenzielle Berufseinsteiger und Angehörige der jeweiligen Berufsgruppe. Korporative Akteure verstärken oder vermindern dadurch die Anreize für individuelle Akteure, sich das Fähigkeitsprofil für einen Beruf anzueignen und in diesem Beruf zu verbleiben. Entsprechend der Wahrnehmung reagieren Berufseinsteiger und -inhaber auf diese Rahmenbedingungen und entscheiden sich für die Aneignung und Ausübung etwa eines Pflegeberufs entsprechend drei Präferenzen: 1. geschlechtsspezifische Rollenvorgaben (Pflege als Frauenberuf), 2. situative Vorgaben (geringes Angebot in anderen Teilarbeitsmärkten, große Nachfrage im Pflegebereich) und 3. motivationale Vorgaben (intrinsisch: Pflegearbeit aus inhaltlichen Motiven, extrinsisch: Pflegearbeit aus materiellen Motiven). Die Reaktion auf die wahrgenommene Anreizstruktur findet ihren Ausdruck in den individuellen Handlungsfolgen.

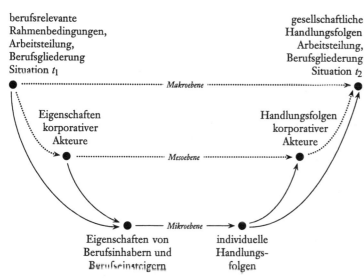

berufsrelevante
Rahmenbedingungen,
Arbeitsteilung,
Berufsgliederung
Situation $t_1$

gesellschaftliche
Handlungsfolgen
Arbeitsteilung,
Berufsgliederung
Situation $t_2$

*Abbildung 7.1:*
Berufspolitik
als Wirkzusammenhang auf
drei Ebenen

Quelle: in Anlehnung an COLEMAN 1992; ESSER 1995.

Die individuelle Reaktion auf berufsrelevante politische Rahmenbedingungen nimmt sowohl Einfluss auf die korporativen Akteure und bestimmt deren Handlungsfolgen als auch auf die Gesellschaft in ihrer Gesamtheit. Die Handlungsfolgen korporativer
Akteure sind nur zum Teil das aggregierte Ergebnis des Handelns
der dort verbandlich Organisierten. Das Handeln korporativer
Akteure wird auch indirekt durch die individuellen Handlungsfolgen der nicht durch diese Interessengruppe Vertretenen beeinflusst. Die Summe der Handlungen korporativer und individueller Akteure schlägt sich als gesellschaftliche Handlungsfolgen
nieder. Dadurch werden berufsrelevante politische Rahmenbedingungen für eine Situation $t_2$ geschaffen, die wiederum den Ausgangspunkt für das Handeln der unterschiedlichen Akteure bildet.

berufspolitische
Bedingungen
als Handlungsfolgen dreier
Wirkebenen

Berufsbezogene korporative Akteure artikulieren nicht nur die
Interessen der verbandlich Organisierten. Sie bündeln individuelle Ansprüche und kanalisieren partikulare Interessen im Prozess
der Entscheidungsfindung. Damit eine gefundene berufsrelevante politische Entscheidung auch akzeptiert und umgesetzt
werden kann, wirken die Berufsverbände sozialintegrativ auf ihre Mitglieder. Wird ein ausgehandelter Kompromiss nicht akzeptiert, so schlägt sich dies in nicht-intendierten individuellen
Handlungsfolgen nieder. Durch wechselseitige Einflussnahme
soll bereits im Prozess der Entscheidungsfindung das Risiko von
nicht-intendierten Handlungsfolgen verringert werden.

wechselseitige
Einflussnahme
zur Vermeidung
nicht-intendierter Handlungsfolgen

Interessen-
ausgleich
im Gesund-
heitswesen

Der System gesundheitlicher Versorgung wird häufig als jener Gesellschaftsbereich angeführt, in dem sich das Prinzip korporatistischer Interessenvermittlung bewährt hat. Dies resultiert zum einen daraus, dass korporative Akteure hier nicht als Lobbyisten agieren, sondern formal oder informal den Status öffentlich-rechtlicher »Vollzugsträger mit beträchtlichem Selbstregulierungspotenzial« (DÖHLER 1990) haben. Dadurch wird selbst bei Interessengegensätzen eine weitgehend konfliktfreie Entscheidungsfindung ermöglicht. Zum anderen führen Interessen auf Bestandssicherung im Rahmen der GKV dazu, dass Versorgungsformen, Tätigkeiten und Klienten mit ›schlechten Risiken‹, die den dominanten Heilberufen keinen Berufserfolg ermöglichen, in ihrer institutionellen ›Auslagerung‹ auf BSHG und GPV festgeschrieben werden. Ein weitgehender Interessenausgleich zwischen allen Akteuren des Gesundheitswesens und die strikte Trennung zwischen Gesundheits- und Pflegebereich gelten daher auch als wesentlicher Faktor für die jahrzehntelange Stabilität. Dies hat sich jedoch zugleich als Hindernis für eine Modernisierung kurativer, rehabilitativer und pflegerischer Versorgungsformen und eine Annäherung von Zuständigkeiten der Finanzierung erwiesen.

Änderung
der Struktur
der Entschei-
dungsfindung

Um die konfliktfreie Erledigung sozialstaatlicher Versorgungsaufgaben sicherzustellen, wurden bis Ende der 1980er Jahre berufsrelevante sozialpolitische Entscheidungen nach dem Muster einer korporatistischen Interessenvermittlung getroffen. Zur Vermeidung nicht-intendierter individueller Handlungsfolgen erwies sich diese Struktur der Entscheidungsfindung als so erfolgreich, dass staatliche Agenturen geplante sozialpolitische Vorhaben zuvor mit Interessenvertretungen abstimmten. Die Erfolgsaussichten, dass in berufsrelevante konsensuale Entscheidungen auch Interessenpositionen der Pflegeberufe eingehen, konnten bei dieser Entscheidungsstruktur als hoch eingestuft werden. Seit Anfang der 1990er Jahre zeichnet sich jedoch eine Tendenz ab, die Entscheidungsfindung nach einem etatistischen Muster zu realisieren (KÖNIG, BRECHTEL 1997). Statt einer konsensualen Entscheidungsfindung erfolgt eine Interessensteuerung durch rechtliche und materielle Vorgaben. So wird der Prozess der Entscheidungsfindung im Bereich pflegerischer Versorgung durch die finanzpolitischen Argumente von Haushaltsexperten und Verwaltungsakteuren der Kostenträger bestimmt (Abbildung 7.2). Sie haben den deutlichsten Zugang zu den staatlichen Agenturen in der berufsrelevanten Sozial- und Gesundheitspolitik.

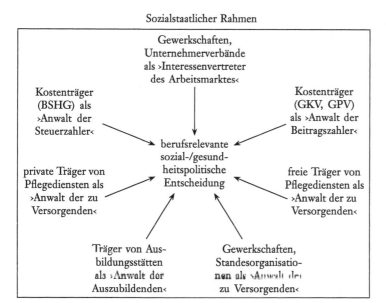

*Abbildung 7.2:*
Berufsrelevante
Entscheidung
und beteiligte
Akteure

Die staatlichen Agenturen stecken zunächst den Rahmen ab, innerhalb dessen die Vermittlung und Steuerung von Interessen bei der Entscheidungsfindung stattfindet (Abbildung 7.2). Deren eigene Interessen zielen in Bezug auf die Versorgung Älterer auf Verträglichkeit und Finanzierbarkeit einer berufsrelevanten sozialpolitischen Entscheidung. Eine positive Öffentlichkeitswirkung soll durch optimale Versorgung und daraus resultierenden Beschäftigungseffekten erreicht werden. Ausbau und Wachstum von Versorgungsangeboten oder die Einführung neuer Programme in der Altenpflege gehen auf deren Interessenlagen sowie von Politikmachern auf Länderebene zurück (SCHÖLKOPF 1999). Sie schaffen Vorgaben, die in der Altenpflege gegenüber den Marktmechanismen eine Leitfunktion haben. Das Interesse korporativer Akteure, innerhalb dieses vorgegebenen Rahmens mitzuwirken, ist von der Kosten-Nutzen-Bilanz der Folgen einer anstehenden Entscheidung abhängig. Verbände sind um so mehr interessiert, an einer Entscheidungsfindung mitzuwirken, je mehr die von ihnen vertretenen Akteure in irgendeiner Weise (positiv oder negativ) davon betroffen sind. Ein positives Interesse zeigen vermutlich jene, denen eine anstehende Entscheidung nützt (erwartbarer zukünftiger Nutzen). Ein negatives Interesse dürfte bei denen zu finden sein, die für diese Regelung die entsprechenden Mittel (anfallende Kosten, Beiträge) aufbringen müssen.

staatliche Agenturen setzen Rahmen für verbandliche Intervention

Interessen der
wirtschaftspoli-
tischen Akteure

Unternehmerverbände und Gewerkschaften werden mitunter als ›Teil der Sozialstaatsadministration‹ gesehen. Als dominante wirtschaftspolitische Akteure sind sie vor allem daran interessiert, dass die Entwicklung der Wirtschaft und der Arbeitsplätze nicht durch hohe Beiträge zum System sozialer Sicherung, aus dem u. a. Pflegedienste und Pflegekräfte finanziert werden, belastet wird. In dieser Hinsicht gibt es einen korporatistischen Konsens zwischen den Interessengruppen. Ansonsten unterscheiden sich die Positionen deutlich. Die Interessen der Unternehmerverbände sind vor allem auf die Verringerung betrieblicher Lohnnebenkosten und Platzierung eines ›preiswerten‹ Pflegeberufs (Kap. 3.2, S. 121 f.) ausgerichtet. Von daher stehen sie einer Professionalisierung der Altenpflege, die mit höherer Entlohnung verbunden ist, eher skeptisch gegenüber. Gewerkschaften wollen Partizipationschancen am gesellschaftlichen Wohlstand sichern und engagieren sich daher auch für (potenziell) kranke oder pflegebedürftige Arbeitnehmer. Deshalb nehmen sie bei sozialpolitischen Entscheidungen, die zugleich die Erwerbschancen von Pflegekräften beeinflussen, eine differenzierte Position ein (Kap. 7.3, S. 304 f.).

Interessen der
Kostenträger

Das Wirtschaftlichkeitsgebot schreibt GKV und GPV vor, dass deren Leistungen für die Versicherten ausreichend, zweckmäßig und wirtschaftlich sein müssen und das Maß des Notwendigen nicht übersteigen. Krankenkassen und Pflegekassen unterliegen als Körperschaften des öffentlichen Rechts der staatlichen Rechtsaufsicht. Von daher sind *Pflegekassen* an niedrigen Sachleistungen für berufliche Pflege bzw. an einem hohen Anteil an Empfängern von Geldleistungen, geringen Entgelten für Leistungen der Pflegedienste sowie geringer Anerkennungsquote, einer Einstufung in eine niedrige Bedarfskategorie und restriktive Härteregelungen interessiert. Auch *Krankenkassen* wollen Pflegekosten verringern. Sie sind daran interessiert, möglichst viele Versorgungsaufgaben, die bisher als ambulante Krankenpflege beruflich erledigt werden, als Teil allgemeiner Pflege (Grundpflege) zu definieren und den Pflegekassen zuzuweisen. Dadurch werden diese Aufgaben einer nicht-beruflichen Erledigung zugänglich gemacht. Analog sind die *Sozialhilfeträger* an der Reduzierung der Sozialhilfe bei Pflegebedürftigkeit sowie an der Vermeidung kostenintensiver vollstationärer Versorgung interessiert. Unter dem wirtschaftlichen Druck wollen alle Kostenträger Aufwendungen für berufliche Pflegearbeit einschränken. Eine verbesserte materielle Gratifikation für Pflegekräfte würde dem zwangsläufig entgegenstehen.

Die Interessen der Anbieter von Pflegediensten und der Abnehmer der Arbeitskraft Altenpflege sind zunächst um angemes-
sene Gebührensätze und Entgelte für Dienstleistungen zentriert.
Ansonsten sind sie auf Grund der Trägerstruktur an unterschiedlichen Zielsystemen ausgerichtet (Kap. 5.1, S. 197 f.). Als größere
Interessenverbände treten der Arbeitgeber- und Berufsverband
Privater Pflege (ABVP) und der Bundesverband privater Alten-
& Pflegeheime und ambulanter Dienste (BPA) auf. *Private Pflegedienste* sind gewinnorientiert und wollen ihre Position auf dem
Pflegemarkt ausbauen. Unter dem Aspekt der Wirtschaftlichkeit
sind sie an der Verringerung von Personalkosten und Vermeidung von Ausbildungskosten interessiert. Da sie ein einfaches
Fähigkeitsprofil bei Pflegekräften favorisieren, ist nicht zu erwarten, dass sie deren berufspolitische Forderungen unterstützen.
Auch für *Wohlfahrtsverbände* stellt jede Besserstellung der Pflegekräfte ein Kostenproblem dar. Sie haben jedoch einen höheren
Anteil an Fachkräften und befürchten, durch ›Billiganbieter‹ unter den Pflegediensten überrannt zu werden. Darüber hinaus sind
sie als Mitgliederorganisationen zum Erhalt der Lebensqualität
ihrer älteren Mitglieder verpflichtet. Auf Grund ihrer Sozial-
verpflichtung und der Personalsituation treten sie für eine angemessene Gratifikation der Fachlichkeit von Pflegekräften ein.

Die Interessen der Träger der Ausbildungsstätten sind darauf
ausgerichtet, eine ausreichende Ausbildungs-Nachfrage sowie
deren Finanzierung zu sichern. Ihre Ziele beziehen sich auch auf
die Möglichkeiten, weitere staatlich anerkannte Lehrangebote
im Pflegebereich zu platzieren und bei einigen auf die Institutionalisierung einer Zusammenarbeit mit Einrichtungsträgern, die
nicht durch deren Interessenlage überformt wird. In Bezug auf
berufsrelevante sozialpolitische Entscheidungen sind sie vor allem daran interessiert, dass die verminderte Finanzierung der
Ausbildung aus AFG/SGB III-Mitteln durch Umlage auf Entgelte
aus der Pflegeversicherung aufgefangen wird. Trotz der heterogenen Struktur des Ausbildungssektors findet sich in diesem
Aspekt ein korporatistischer Konsens zwischen den unterschiedlichen Verbänden der Ausbildungsträger. Ansonsten gibt es kaum
Gemeinsamkeiten zwischen den Interessenvertretern der Träger
von Ausbildungsstätten. Eine starke Position nehmen auch hier
die konfessionellen Wohlfahrtsverbände ein. Sie agieren vor dem
Hintergrund einer Interessenidentität in ihrer Funktion als Träger
von Pflegediensten und von Ausbildungsstätten für Pflegeberufe.

*Interessen der Anbieter von Pflegediensten*

*Interessen der Träger von Ausbildungs-stätten*

Interessen
der Gewerk-
schaften:
Bezugspunkt
Arbeitnehmer-
eigenschaften

Gewerkschaften wirken an einer Interessenvermittlung nicht nur als wirtschaftspolitische Akteure. Sie vermitteln auch die auf soziale Sicherheit ausgerichteten Interessen der von ihnen vertretenen Arbeitnehmer. Leistungsgerechte Entlohnung und sachgerechtes Tarifrecht bilden einen Schwerpunkt der Interessenvertretung. In Zeiten wirtschaftlicher Prosperität treten sie für einen größeren Anteil der Arbeitnehmer am wirtschaftlichen Ertrag ein. In wirtschaftlich schlechteren Zeiten zielen ihre Aktivitäten darauf ab, das Erreichte zu sichern und den Bestand an materiellen Gratifikationen zu erhalten. Weitere Interessen beziehen sich auf verbesserte und humanere Arbeitsbedingungen, autonomere Arbeitsgestaltung und erweiterte Mitbestimmungsrechte. Bei einer Entscheidungsfindung ist die Position der Gewerkschaften daher durchweg um Interessen der Verwertung (Lohnfrage), Erhaltung (Sicherheitsfrage) und Gestaltung (Autonomiefrage) des Arbeitskrafteinsatzes zentriert (FÜRSTENBERG 1977). Vor diesem Hintergrund unterstützen sie die Forderungen der Pflegekräfte nach sozialer und materieller Besserstellung. Allerdings tun sie sich schwer, die Interessen von Beschäftigten außerhalb des Normalarbeitszeitverhältnisses zu vertreten.

Interessen der
Standesver-
tretungen:
Bezugspunkt
Berufsinhaber-
eigenschaften

Die Interessen der Standesorganisationen zielen darauf ab, einem über Kostenträger vermittelten und von Einrichtungsträgern institutionalisierten Nachfrageoligopol ein Angebotsmonopol der Pflegeberufe gegenüberstellen zu können. Daher sind alle Aktivitäten berufsständischer Interessenvertretungen darauf bezogen, dass den Pflegeberufen ein rechtlich fixierter Status als Heilberuf *mit* einem therapeutisch eigenständigen Fähigkeitsprofil eingeräumt wird. Sie beeinflussen berufsrelevante sozialpolitische Entscheidungen, um bereits mittelfristig professionelle Pflege als einen ›freien Beruf‹ etabliert zu sehen, der öffentliche Aufgaben erledigt und analog dem von Ärzten oder Rechtsanwälten den Charakter eines »öffentlich-rechtlich gebundenen Berufs« (NARR) erhält. An dieser handlungsleitenden Prämisse sind alle berufsständischen Interessenvertretungen von Einzelmitgliedern wie DBfK, DBVA sowie Deutscher Pflegeverband (DPV) und die Arbeitsgemeinschaft Deutscher Schwesternverbände und Pflegeorganisationen (ADS) als Dachverband anderer eigenständiger Berufsverbände orientiert. Daher werden bei der Einflussnahme Aspekten der Eigenkontrolle von Berufszugang und -ausübung eine größere Priorität eingeräumt als etwa der unmittelbaren Verbesserung von Arbeitssituation oder materieller Gratifikation.

An einer berufsrelevanten sozialpolitischen Entscheidung sind eine Vielzahl korporativer Akteure mit stark voneinander abweichenden Interessenpositionen beteiligt, die auf unterschiedlichen Akteursebenen agieren. Mitunter wird mit Bezug auf das Kriterium Durchsetzungspotenzial bei der Entscheidungsfindung zwischen Gestaltungs-, Beeinflussungs- und Anhörungsakteuren unterschieden. Bei einem etatistischen Muster der Interessenvermittlung haben vor allem die Kostenträger neben den Parteien den Status von Gestaltungsakteuren. Da wirtschaftspolitische Akteure integraler Bestandteil der Entscheidungsstruktur sind und über Strategien der Einflussnahme verfügen, die über das übliche ›Lobbying‹ hinausgehen, kommt ihnen auch dieser Status zu. Andere korporative Akteure (etwa Wohlfahrtsverbände) haben den Status von Beeinflussungsakteuren. Staatliche Agenturen können nicht jede Stellungnahme dieser Akteure bewerten. Daher wird durch institutionalisierte Regeln der Kreis der in die korporatistischen Arrangements einbezogenen Interessenvertretungen verkleinert. Die in diese Entscheidungsstruktur eingebundenen Verbände übernehmen die Aufgabe einer Interessenselektion. Sie strukturieren den Prozess der Entscheidungsfindung und vorformulieren die anstehende Entscheidung. Dadurch verliert der Wettbewerb unter ihnen zwangsläufig an Bedeutung.

*Durchsetzungspotenzial von korporativen Akteuren*

Die Standesvertretungen der Pflegeberufe sind nicht in die institutionalisierte korporatistische Entscheidungsstruktur eingebunden. Sie haben den Status von Anhörungsakteuren. So wurden etwa bei der Konzertierten Aktion für das Gesundheitswesen Standesorganisationen der Ärzte miteinbezogen, während die der Pflegekräfte hier nicht mitwirken konnten. Das unterschiedliche Durchsetzungspotenzial von Standesvertretungen resultiert neben dem Organisationsgrad von Berufsinhabern (Kap. 7.4, S. 312) vor allem aus Zentralität und Substituierbarkeit des Arbeitsvermögens der verbandlich Organisierten. Dessen gesellschaftliche Wertschätzung wird in der ›Marktlage‹ der Berufsinhaber sichtbar. Bei Pflege handelt es sich um ein Arbeitsvermögen, bei dem das PflegeVG ein hohes Ausmaß an Substituierbarkeit festgeschrieben hat. Entsprechend schwach ist die Position, von der aus Standesvertretungen der Pflegeberufe agieren. Um die Chancen der Interessendurchsetzung zu verbessern, schließen sie sich unter Absehung programmatischer Differenzen in Dachverbänden zusammen oder der Position eines Wohlfahrtsverbands an. Diese Strategie wird als »Kartellisierung von Interessen« beschrieben.

*Durchsetzungspotenzial von Standesorganisationen*

advokatorische
Funktion zur
Durchsetzung
von Eigen-
interessen

Nachdem eine Entscheidung gefallen ist, stellen davon profi-
tierende Akteure deren Nutzen für das Gemeinwohl heraus. Negativ betroffene Akteure verweisen stattdessen auf die Notwendigkeit für Veränderungen. Sie tun dies, indem sie eine ›Anwalts-
funktion‹ ausüben. Dazu wird auf Auswirkungen der Entscheidung für einen als ›schweigend‹ deklarierten Teil der Bevölkerung verwiesen. Für den korporativen Anwalt *ohne* Mandat der
›sprachlosen‹ Bevölkerungsgruppe verbessern sich die Chancen,
die eigenen Interessen indirekt zu vermitteln. So treten etwa
Unternehmerverbände und Gewerkschaften als Anwalt der erwerbstätigen Bevölkerung auf, die mit ihren Beiträgen das System
sozialer Sicherung finanziert. Auch die Kostenträger übernehmen eine advokatorische Funktion und erheben den Anspruch,
die Interessen der Beitrags- und Steuerzahler im Auge zu haben.
Als Anwalt Älterer verstehen sich auf Grund der eigenen älteren
Mitglieder insbesondere die Wohlfahrtsverbände. Aber auch die
Interessenvertretungen privater Pflegedienste oder der Pflegeberufe geben an, die Interessen älterer Pflegebedürftiger zu vertreten. Als Anwalt der Altenpflege-Auszubildenden stellen sich jene
Verbände dar, die Interessen der Ausbildungsträger vertreten.

regulative
Funktion zum
Interessen-
ausgleich

Auch bei einer korporatistischen Interessenvermittlung könnte eine anstehende Entscheidung, die die Erwerbschancen von
Berufsgruppen berührt, auf eine einseitige Festschreibung einer
bestimmten Interessenposition hinauslaufen. So wäre es denkbar,
dass etwa auf Grund größerer Machtposition durchweg die wirt-
schaftspolitischen Akteure ihre Vorstellungen durchsetzen. Eine
gesellschaftliche Arbeitsaufgabe wie die berufliche und nicht-berufliche Versorgung Älterer muss aber im Allgemeininteresse ge-
löst werden. Daher nehmen gesellschaftlich weit akzeptierte Institutionen eine regulative Funktion wahr und treten als Interessen ausgleichende Sachverständige auf. In Bezug auf Altenpflege
als Beruf fallen BiBB und DV diese Aufgabe zu. Das BiBB, gegründet im Kontext des BBiG (1970), liefert Entscheidungshilfen für
einen Ausgleich zwischen sozialstaatlichen, unternehmerischen
und gewerkschaftlichen Interessen. Der DV als Zusammenschluss
öffentlicher und freier Träger der Wohlfahrtspflege kommt mit
Empfehlungen zu sozial- und ausbildungspolitischen Fragen dieser Aufgabe nach. Beide Akteure haben zeitweilig erheblich zum
korporatistischen Konsens beigetragen. Allerdings zeigt sich, dass
deren Bedeutung in Zeiten, in denen etatistische Muster der Interessensteuerung vorherrschen, deutlich abnimmt.

Eines der wichtigsten Ziele von Interessenverbänden ist die Einflussnahme und Mitwirkung an Gesetzgebungsverfahren. Zu diesem Zweck müssen sie beim Bundestag ›akkreditiert‹ sein. In einem Beschluss des Bundestages Anfang der 1970er Jahre wurde unter anderem festgelegt, dass nur jene Verbände ihre Interessen in Anhörungsverfahren einbringen können, die in eine öffentliche Liste aufgenommen wurden. Dadurch wird Experten von Verbänden die Möglichkeit eröffnet, an der Ausarbeitung und Implementierung von staatlichen Maßnahmen mitzuwirken. In der ersten ›Lobby‹-Liste 1974 waren nur 635 Verbände angeführt. Die Liste von 1999 weist demgegenüber 1 750 Interessengruppen aus. Verbände mit wirtschaftlichen Interessen stellen die Mehrzahl der Interessengruppen auf der Lobbyliste. Vertraten 1974 62 % der Verbände Interessen im Dienstleistungssektor, sind es 1999 bereits 76 %. Zu den Verbänden, die als politische Akteure durch Akkreditierung eine für Pflegeberufe relevante Politik mitgestalten wollen, zählen die Wohlfahrtsverbände (AWO, DCV, DW, DPWV, ZWST), die Einzelgewerkschaften (ÖTV, DAG, GP), die neuen Arbeitgeberverbände im Pflegebereich (ABVP, BPA) sowie einige Standesvertretungen der Pflegeberufe.

*korporative Akteure als akkreditierte Lobbyisten*

Als pflegebezogene Lobby vertreten neben ADS, DBfK, DBVA und DPV der Fachverband der Krankenpflege und der Katholische Berufsverband die Interessen der Inhaber von Pflegeberufen. Außerdem nehmen mit der Bundesarbeitsgemeinschaft leitender Krankenpflegepersonen (BALK) und dem Bundesausschuss der Lehrerinnen und der Lehrer für Pflegeberufe (BLLP) zwei Standesorganisationen die Interessen von Pflegekräften im Bereich sekundärer Pflege wahr. Nicht-akkreditierte Verbände (Tabelle 7.2, S. 313) haben keine Möglichkeit, innerparlamentarisch an Gesetzgebungsverfahren mitzuwirken. Die Interessenlagen von in diesen Verbänden organisierten Berufsinhabern werden nach Darstellung der Standesvertreter im Kontext der Einflussnahme von Dachverbänden oder Wohlfahrtsverbänden eingebracht. Dabei wird davon ausgegangen, dass bei berufsrelevanten Entscheidungen eine Interessenidentität zwischen der Standesvertretung und dem akkreditierten Verband vorliegt. Diese Interessenidentität ist vermutlich sehr begrenzt. So ist es keinem Dachverband möglich, die spezifische Interessenlage in einem Einzelverband gänzlich zu berücksichtigen. Des Weiteren dürften die Interessen der in einer Einrichtung Beschäftigten mit den Interessen eines Wohlfahrtsverbands als Einrichtungsträger kaum identisch sein.

*Standesorganisationen und Mitwirkung an Gesetzgebungsverfahren*

## 7.2   Standesorganisationen

Entwicklung
einer Standes-
organisation

Standesorganisationen von Berufen, die nach den Grundsätzen von Lohnarbeitsverhältnissen beruflich organisiert sind, entwickeln sich durchweg im unmittelbaren Zusammenhang mit dem Prozess der Berufskonstruktion (Kap. 1.4, S. 45 f.). Dadurch ist die Verbandsgeschichte stets das Ergebnis der Institutionalisierung eines Fähigkeitsprofils als Beruf und dessen Verwertung auf dem Arbeitsmarkt. Daher sind Standesorganisationen auch aus Eigeninteresse daran interessiert, die Erwerbschancen der bei ihnen verbandlich organisierten Berufsinhaber zu stabilisieren und zu erweitern. Durch standespolitische Aktivitäten und berufsbezogene Einflussnahme zu Gunsten der von ihnen vertretenen Berufsgruppe erhöht sich die Bereitschaft von Berufsinhabern, sich verbandlich zu organisieren. Auf Grund dieser Wechselbeziehung ist die Verbandsgeschichte zugleich auch Berufsgeschichte. Zumeist wird davon ausgegangen, dass am Ende der Institutionalisierung eines Berufs auch die Etablierung eines Verbands zur politischen Durchsetzung der berufsbezogenen Interessen steht. Realistischerweise entwickelt sich jedoch dessen Bedeutung als korporativer Akteur aber erst im Prozess steter Einflussnahme auf berufspolitische Entscheidungen (SCHULENBERG 1986).

Wandel von
Standesver-
tretungen als
berufspoliti-
sche Akteure

Die Bedeutung von Standesorganisationen als berufspolitische Akteure ist jedoch einem deutlichen Wandel unterworfen. Strukturelle Veränderungen auf dem Pflegemarkt nötigen nicht nur etablierte Standesorganisationen zu Anpassungsleistungen, sondern begünstigen auch das Aufkommen neuer Berufsverbände und bewirken eine Transformation der Wettbewerbsstrukturen berufsständischer Interessenvertretungen. Die Zersplitterung der Pflegeberufe auf eine Vielzahl von Verbänden (Tabelle 7.2, S. 313) resultiert aus den unterschiedlichen historischen Ausgangspunkten. Ein Teil ist hervorgegangen aus konfessionellen oder weltlichen Krankenpflegevereinigungen, aus »Vaterländischen Frauenvereinen« oder als »Mutterhausschwestern« organisiert. Diese Organisationsform eröffnete im 19. Jahrhundert Frauen den Zutritt zum ihnen ansonsten verschlossenen Arbeitsmarkt unter Absehung angemessener Entgeltregeln (unvollständige Lohnarbeitsverhältnisse). Diese Standesorganisationen sind gegenüber den seit Beginn des 20. Jahrhunderts gegründeten, die von beruflicher Pflegearbeit als einem ›Lohnarbeitsverhältnis der besonderen Art‹ ausgehen, einem erhöhten Veränderungsdruck unterworfen.

Schwesternschaften sind eine spezifische Organisationsform von erwerbsmäßiger Pflegearbeit. Sie stellen eine besondere Lebens- und Arbeitsform dar. Deren Wertesystem wurde aus dem Frauenbild des 19. Jahrhunderts und der christlichen Ideologie entwickelt. Pflege galt nicht als Ausübung eines Berufs, der wie andere Lohnarbeitsverhältnisse angemessen zu entgelten war, sondern als Dienst aus christlicher Nächstenliebe gegenüber Hilfebedürftigen. Schwesternschaften sind verbandlich nach dem Mutterhausprinzip organisiert. Die Ausübung eines Pflegeberufs als »Mutterhausschwester« bedeutet einen unbegrenzten Einsatz der Arbeitskraft sowie strikte Unterordnung unter einen hierarchischen Aufbau und die Anweisungen der Mutterhäuser, die dafür Aufgaben sozialer Sicherung übernehmen, indem sie eine Versorgung im Krankheitsfall und im Alter gewährleisten (GRUNDHEWER 1987). Sie ermöglichten früher unverheirateten bürgerlichen Frauen eine Berufsausbildung und hatten durch die Gestellungsverträge mit Einrichtungen die Funktion der Arbeitsvermittlung. Da sie zugleich die Abwehr arbeitsrechtlicher Bestimmungen vorantrieben, stellt sich die Frage, inwieweit sie hier eine Schutzfunktion der Arbeitskraft wahrgenommen haben (BISCHOFF 1994).

*Schwesternschaften und Mutterhäuser als Interessenvertretungen*

Mit dem Abbau von Zugangsbarrieren für Frauen zum Berufs- und Beschäftigungssystem hat das Mutterhausprinzip als Grundlage verbandlicher Organisation für Arbeitsmarktbeteiligung an Bedeutung verloren. Das Lohnarbeitsprinzip erwies sich als das stärkere Prinzip der Berufsausübung. Vor diesem Hintergrund haben die verbandlichen Aktivitäten konfessioneller Schwesternschaften und darauf begründeter Standesorganisationen sowie der Schwesternschaften des Roten Kreuzes eine deutliche Veränderung erfahren. Ihre Ziele beschränken sich zunehmend auf allgemeine Aussagen zum Beruf. Seit den 1950er Jahren hat sich deren Bedeutung bei der Einflussnahme auf berufsrelevante sozialpolitische Entscheidungen nachhaltig verringert. Dies mag u. a. damit zusammenhängen, dass humanistische oder religiöse Aspekte der Berufsausübung im Vordergrund standen. Nach ihrem Verständnis geht es bei der Fürsorge für Mitglieder »nicht so sehr um eine materielle Fürsorge, sondern eher um die ›Pflege der Pflegenden‹« (HERBST 1995). Die Nähe der Schwesternschaften zu den konfessionellen Gemeinschaften und Wohlfahrtsverbänden sichert ihre wirtschaftliche Basis. Durch diese Abhängigkeit müssen stets deren Interessenlagen mit berücksichtigt werden. Als Dachverband der Schwesternschaften wirkt die ADS.

*berufsständische Bedeutung*

Interessenver-
tretung durch
freie Schwes-
ternschaften
und Nachfol-
geverbände

Mit der verbandlichen Organisation freiberuflich arbeitender
Pflegekräfte in der »Berufsorganisation der Krankenpflegerin-
nen« (BO) entstand Anfang des 20. Jahrhunderts eine Konkurrenz
zu den religiös gebundenen Schwesternschaften. Befürchtungen
von arbeitsinhaltlicher ›Abqualifizierung‹ der Pflege bei Ausrichtung an Lohnarbeit statt an christlicher Liebestätigkeit machten
die Runde und brachten den Freipraktizierenden die Titulierung
›wilde Schwestern‹ ein. Die Unsicherheit der sozialen Lage nicht
Mutterhaus gebundener Krankenschwestern war der Ausgangspunkt der Standesvertretung durch die BO. Bis heute bilden Verbesserung der Arbeitsbedingungen und Wahrung wirtschaftlicher
Interessen die obersten Verbandsziele. Sie schlagen sich nieder in
Aktivitäten zur Interessenvertretung gegenüber Dritten (Sozialversicherung, Krankenhausträger, Gewerbeamt) und zur Platzierung von Pflegearbeit im Berufssystem. An diesen Interessenlagen
sind auch die Nachfolgeverbände der BO wie Agnes-Karll-Ver-
band und nunmehr DBfK und DPV ausgerichtet. Bei Gründung
des DBVA in den 1970er Jahren ist Lohnarbeit bereits konstitutives Merkmal des Altenpflegeberufs. Daher geht es nunmehr
darum, die Statuslage der anderen Pflegeberufe zu erreichen.

berufsständi-
sche Bedeutung

Eine Standesorganisation erlangt eine überragende Bedeutung
als korporativer Akteur, wenn sie quasi staatliche Hoheitsaufga-
ben übernimmt. So hat etwa der Verein deutscher Ingenieure
(VDI) durch seine Aktivitäten zur Entwicklung von Normen und
Richtlinien für Technologien einen halböffentlichen Status erhalten. Der DBfK setzt ebenfalls auf diese Strategie verbandlicher
Profilierung und versucht durch die Vergabe von Prüfsiegeln
für Pflegedienste seine sozialstaatliche Bedeutung zu erhöhen,
um die Rolle des Lobbyisten gegen die einer ›Regelungsinstanz‹
zu tauschen. Bislang sind jedoch der DBfK sowie die anderen
Standesorganisationen (DBVA, DPV) weit entfernt davon, diesen Status zu erlangen. Aus dieser Situation heraus agieren sie
zumeist eher reaktiv. Da sie über keine weitreichenden Analy-
sen zu gesellschaftlichen Problemlagen und deren Entwicklung
verfügen, hat ihre Einflussnahme häufig nur eine geringe Über-
zeugungskraft. Daher ist selbst ihre Position als Anhörungsakteur
vergleichsweise schwach. Sie werden häufig bei sozialpolitischer
Entscheidungsfindung nicht einbezogen. Umgekehrt ist es den
Standesorganisationen der Pflegeberufe gerade auf Grund dieser Nicht-Einbindung in korporatistische Arrangements eher
möglich, auch radikalere Forderungen zu stellen.

Bei den meisten Berufsverbänden ist die Durchsetzung materieller Interessen der Berufsinhaber das primäre Ziel. Von daher erscheinen Standesorganisationen unzeitgemäß, deren Aktivitäten nicht um den Erwerbscharakter eines Berufs zentriert sind. Aber nicht nur materielle Gratifikationen oder strukturelle Zwänge, sondern auch immaterielle Gratifikationen, intrinsische oder humanistisch-religiöse Arbeitsmotive wirken handlungsleitend. Diese unterschiedlichen Intentionen für erwerbsmäßige Pflegearbeit bilden auch ein konstitutives Moment für die verschiedenen berufsständischen Zusammenschlüsse. Deren grundlegender Unterschied lässt sich am ehesten mit SOMBARTS (1959) Gegensatz von intentionaler und finaler verbandlicher Organisation erklären.

*verbandliche Organisation zwischen materiellen und immateriellen Interessen*

Intentionalen Berufsverbänden gehören Erwerbspersonen an, die einem bestimmten Beruf besondere Wertschätzung entgegenbringen und sich ihm innerlich zugehörig fühlen. Die diesem Verbandstyp entsprechende Berufsauffassung findet sich am ehesten in den konfessionellen Standesorganisationen, dem anthroposofischen Verband sowie den Rot-Kreuz-Schwesternschaften. Dem idealistisch-humanistischen Berufsverständnis folgend, werden Ausübung eines Pflegeberufs und daseinserfüllende Entfaltung individueller Fähigkeiten als Einheit gesehen. Verbandsaktivitäten sind personenbezogen *berufsintern* am Leitbild >zu stützender Pflegepersönlichkeiten< ausgerichtet. Dabei gilt es, auf Fragen und Probleme von Mitgliedern normative Antworten im Sinne der berufsständischen Wertegemeinschaft zu formulieren. Berufspolitische Einflussnahme ist von geringerer Bedeutung.

*intentionale Berufsverbände >nach innen< gerichtet*

Demgegenüber sind finale Berufsverbände reine Zweckverbände, in denen sich Berufsinhaber zusammenfinden, die ein funktionales Verständnis von ihrem Beruf haben. Mitglieder werden nur in ihrer Eigenschaft als Erwerbspersonen mit einem spezifischen Arbeitsvermögen angesprochen. Die Verbesserung der Erwerbschancen ist das verbindende Moment verbandlicher Organisation. Diese Berufsauffassung findet sich am ehesten im DPV, DBfK, DBVA sowie in der Gewerkschaft Pflege. Das Zweckmoment macht es geradezu erforderlich, durch Berufsbilder oder Stellungnahmen zur Wahrung der Interessen der Mitglieder sowie zur Legitimation der Existenz als Verband auf berufsrelevante Entscheidungen Einfluss zu nehmen. Da Mitglieder aber auch Unterstützung bei der Berufsausübung erwarten, dürfen diese Standesorganisationen nicht nur berufsextern agieren, sondern müssen auch berufsintern eine gewisse Präsenz zeigen.

*finale Berufsverbände >nach außen< gerichtet*

*Tabelle 7.1:*
Ziele finaler Standesorganisationen

| formale Ziele | | sachliche Ziele | | |
|---|---|---|---|---|
| gesellschaftsbezogen | verbandsbezogen | mitgliederbezogen | | |
| Gemeinwohlförderung | Existenzsicherung, Bestandserhalt | Kostendeckung, finanzielle Autonomie | Einflussnahme auf Mitgliederverhalten | Dienstleistungsangebote |

| Interessenvertretung, Einflussnahme auf Berufspolitik |

*formale und sachliche Ziele als normative Vorgaben*

Bei anstehenden berufsrelevanten Entscheidungen kommt der Einflussnahme finaler Berufsverbände eine größere Bedeutung zu als den eher allgemeinen Aussagen intentionaler Standesorganisationen. Von daher ist es angebracht, deren Zielsystem eingehender zu betrachten. Ziele sind zunächst normative Vorgaben, an denen Verbandsstrukturen und organisatorische Abläufe ausgerichtet sind und an denen der Erfolg verbandlicher Aktivitäten und Strategien gemessen werden kann. Dabei lassen sich *formale* und *sachliche Ziele* unterscheiden (Tabelle 7.1). Formale Verbandsziele haben den Charakter von anzustrebenden Zuständen. Sie beziehen sich auf den gesamten Interessenverband als Organisation und korporativen Akteur. Sachliche Ziele sind demgegenüber Vorgaben für bestimmte Funktionsbereiche des Verbands. Sie beziehen sich auf Art, Umfang und Zeitpunkt des Erbringens von Dienstleistungen für Verbandsmitglieder.

*Zweck-Mittel-Beziehung der Ziele*

Zwischen beiden Zielen besteht eine Zweck-Mittel-Beziehung. Die formalen Ziele sollen durch die verbandlichen Aktivitäten bei der Umsetzung der sachlichen Ziele realisiert werden. Sachliche Ziele können auch von nachgeordneten Verbandsebenen für eine Fachgruppe oder einen spezifischen Kontext formuliert werden. Formale Ziele müssen dagegen von der Verbandsspitze aufgestellt werden. Eine Formulierung von formalen Zielen jenseits dieser Verbandsebene würde die Glaubwürdigkeit der Standesorganisation als Interessenvertretung beeinträchtigen. Aussagen müssen stets auf die Gemeinsamkeiten zwischen formalen Zielen des Verbandes und dem weitergehenden öffentlichen Interesse abheben. Die Durchsetzung berufsständischer Interessen ist durchweg von der Akzeptanz der Berufsgruppe in der Öffentlichkeit abhängig. Von daher ist es notwendig, eine Übereinstimmung der Verbandsaufgabe mit den Gemeininteressen und dem Gemeinwohl herauszustellen und den (möglichen) Beitrag zur Lösung von gesellschaftlichen Arbeitsaufgaben aufzuzeigen.

Gesellschaftsbezogene Ziele sollen die soziale Wertschätzung und Bedeutung einer Berufsgruppe erhöhen. Dazu ist es zweckdienlich, keine Partikularinteressen zu formulieren, sondern eher zu verdeutlichen, in welcher Weise die Berufsgruppe und deren Interessenvertretung zur Förderung des Gemeinwohls beitragen. Der DBfK will etwa »der öffentlichen Gesundheitspflege und der Hilfe Bedürftiger dienen. Hierbei wird er sich insbesondere der Verbesserung der pflegerischen und gesundheitlichen Versorgung ... widmen«. Dem DPV geht es um die »Förderung der Gesundheitserziehung und Beratung der Bevölkerung«. Gesellschaftsbezogene Ziele geben oft nur einen ungenauen Hinweis auf die faktisch von den Berufsverbänden vertretenen Interessen. Um öffentliche Akzeptanz zu erlangen, müssen alle Interessenvertretungen von Berufsgruppen nach außen hin eine ›Ideologie des Gemeinwohls‹ vertreten. Dies gilt auch für Standesorganisationen, die vorgeben, nicht um materielle Interessen zentriert zu agieren, sondern nur ideelle Ziele zu verfolgen. Bei der Einflussnahme müssen sie mitunter zwischen dem von ihnen geforderten Recht auf freie Berufsausübung und dem Gemeinwohl abwägen und dann faktisch das Gemeinwohlinteresse höher bewerten.

*gesellschaftsbezogene Ziele*

Standesorganisationen der Pflegeberufe stellen ebenso wie andere Interessenvertretungen im Gesundheitswesen in standespolitischen Aussagen zunehmend häufiger die vorgeblich von der Berufsgruppe zu erledigenden gesellschaftlichen Arbeitsaufgaben heraus. Die ausführlichere Präsentation von Berufsaufgaben ist jedoch nicht auf vermehrte faktische Übertragung von Arbeitsaufgaben auf die Berufsgruppe zurückzuführen. Sie ist vielmehr dadurch begründet, dass die Öffentlichkeit sensibilisiert ist für negative externe Effekte und auf Gemeinwohl abzielenden Aussagen kritisch-skeptisch gegenübersteht. Die Politik der Kostendämpfung im System gesundheitlicher Versorgung hat einer breiten Öffentlichkeit deutlich gemacht, dass Kosten der Inanspruchnahme zunehmend nach einem Teilkasko-Modell von GKV/GPV getragen werden. Aktivitäten von Berufsgruppen, die gesundheitsbezogene Leistungen erbringen, werden daher anhand einer Kosten-Nutzen-Bilanz beurteilt. Da etwa die Zunahme berufsmäßiger Versorgung Pflegebedürftiger auch zu einem steigenden Kostenfaktor wird, kann das verstärkte Hervorheben des gesellschaftlichen Nutzens standespolitisch bedeutsam sein. In dieser Situation ist es für die Berufsgruppe angebracht, vermehrt auf ihre gesellschaftliche Arbeitsaufgabe zu verweisen.

*zunehmende Erledigung gesellschaftlicher Aufgaben?*

verbandsbe-
zogene Ziele

Verbandsbezogene Ziele beziehen sich auf Aktivitäten zur Sicherung des Bestands und der Existenz der Standesorganisation. Dazu gehört zunächst die Sicherung verbandlicher Bindung der Berufsinhaber (Kap. 7.4, S. 314 f.). Ausdruck dieser Ziele sind etwa Forderungen, wonach alle Pflegekräfte grundsätzlich »einer berufsständischen Organisation angehören« sollten (DBfK). Zu Kostendeckung und Erhalt finanzieller Autonomie müssen Standesorganisationen Strategien entwickeln, um Eigenmittel zu erwirtschaften. Wirtschaftliche Sicherheit ist die Voraussetzung für Kontinuität und Autonomie des Verbandshandelns. Finanzmittel kommen aus Beiträgen (etwa vier Fünftel) und nutzungsabhängigen Gebühren für Serviceleistungen. Die Verbände setzen dabei auf Mittelschöpfung durch spezifische Dienste für Mitglieder (z. B. Bildungsangebote) und für verbandsexterne Akteure, wie etwa Vergabe eines Güteprüfsiegels für ambulante Pflegedienste (DBfK). Dafür hat sich jedoch unter den Verbänden kein Qualitätsstandard etabliert. Dadurch vermindert sich nicht nur der Wert der Zertifizierung, sondern auch die Möglichkeit, dadurch Eigenmittel zu erwirtschaften. Aktivitäten zur Existenzsicherung des Interessenverbands machen in Zeiten abnehmender Bindungsbereitschaft einen großen Teil des Verbandshandelns aus.

mitgliederbe-
zogene Ziele

Als das wesentliche Sachziel wird zumeist die *Vertretung der Mitgliederinteressen* angesehen. Dazu zählen Aktivitäten wie Mitwirkung an Gesetzgebungsverfahren, Zusammenarbeit mit anderen Berufsverbänden und mit Einrichtungsträgern, fachliche Beratung von staatlichen Agenturen oder Entscheidungsgremien, Öffentlichkeitsarbeit, Mitwirkung in Organisationen, deren Aktivitäten Interessenlagen der Standesvertretung berühren. Als *Dienstleistungen* für Mitglieder werden zumeist Vermittlung von Informationen (Rechtsberatung) und Versicherungsleistungen, Fort- und Weiterbildung sowie bei einigen Beratung in Fragen freiberuflicher Tätigkeit und Praxisführung angeboten. Aktivitäten im Zusammenhang mit *Einflussnahme und Steuerung* des Verhaltens der Mitglieder beziehen sich auf Abstimmung des innerverbandlichen Verhaltens, Aktivierung der Mitglieder zur Mitarbeit im Verband, Erhöhung der Verbandsbindung oder Absprachen unter selbstständigen Mitgliedern zur Erreichung gleichen Verhaltens gegenüber Marktpartnern und zur Vermeidung von Konkurrenz. Der beruflichen Kooperation und dem Interessenausgleich unter Berufskollegen kommt angesichts eines sich verschärfenden Wettbewerbs eine große Bedeutung zu.

Berufsordnungen umfassen Grundsätze und Standesrichtlini- Funktion der
en für die Berufsausübung und berufliche Selbstdarstellung. Sie Berufsordnung
sind kodifiziertes und nicht-kodifiziertes Standesrecht freier Berufe und regeln deren Teilhabe an sozialstaatlichen Rechten und
Pflichten. Diese Berufsgruppen wirken häufiger an Erhalt und Sicherung von Gemeinschaftsgütern mit und sind vom Ansatz her
stärker dem Gemeinwohl verpflichtet. Dadurch ist ihr berufliches
Handeln deutlicher in ein Geflecht von Normen, Gesetzen und
Rechtsverordnungen eingebunden. Berufsordnungen leiten daher
ihre Legitimation ab aus dem Gestaltungswillen politischer Entscheidungsträger, staatlich konzessioniertem Selbstverwaltungs-
handeln, verbandlich organisierter Willensbildung der Berufsangehörigen sowie den Traditionen der Berufsgruppe. Die Festschreibung von einem den Qualitätsnormen des Berufsstandes
gemäßen professionellen Handeln in Berufsordnungen verbessert
Status und Prestige der Berufsangehörigen. Von daher wird das
Erstellen einer Berufsordnung als wichtiger Schritt zur Erlangung
des Status einer freiberuflichen Profession angesehen. Dementsprechend hat auch der DBfK als Berufsverband mit dem größten
Anteil selbstständiger Pflegekräfte diese Aufgabe übernommen.

Aber auch ohne Berufsordnung muss jede Standesorganisation Funktion des
eine ethikkonstituierende Funktion übernehmen. Um den Ge- Ethik-Codex
meinwohlbezug zu erhärten, erstellt sie einen beruflichen Ethik-
Codex, dessen Einhaltung von Ehren- und Berufsgerichten kontrolliert wird. Sie verdeutlicht damit, dass sie die Einhaltung berufsethischer Grundsätze und Qualitätsnormen professioneller
Tätigkeit gewährleisten kann und staatliche Kontrolle überflüssig
ist. Dadurch schafft sie die Voraussetzungen, Berufsangehörige
gegenüber potenziellen Kritikern des Berufsstands zu schützen.
Von den finalen Standesorganisationen wird der Codex daher vor
allem als Instrument *berufsethischer Außendarstellung* eingesetzt.
Er soll der Öffentlichkeit vermitteln, dass die verbandlich organisierten Berufsinhaber ihre berufliche Aufgabe »nicht nur richtig
und zuverlässig, sondern auch verantwortungsbewusst und moralisch unzweifelhaft bewältigen« (BECK, BRATER 1978). In den
berufsintern ausgerichteten intentionalen Standesorganisationen
dienen berufsethische Grundsätze eher dazu, *soziale Bindung und
Zusammenhalt* der Mitglieder als berufsständische Wertegemeinschaft zu erhöhen. Mit der Anerkennung des Ethik-Codex ist
eine abgestufte Übernahme von Pflichten und Rücksichtnahmen
verbunden, die auch das ›Berufsbewusstsein‹ stärken sollen.

statt Konkur-
renz Druck zu
Kooperation

Konflikte zwischen finalen Standesorganisationen resultieren vor allem daraus, dass sich ihre Aufgaben und Ziele bei der Interessenvertretung zunehmend ähneln. Darüber hinaus sind sie Konkurrenten bei der Gewinnung von neuen Mitgliedern. Obschon die Verbände untereinander konkurrieren, sind die Beziehungen zwischen ihnen eher durch wechselseitige Abhängigkeiten gekennzeichnet. Zur Erhöhung des Durchsetzungspotenzials kann es für die Verbände sinnvoll sein, ihren Einflussbereich durch Kooperation oder Verflechtung mit anderen Interessenvertretungen zu erweitern. Für relativ kleine Standesorganisationen ist dies eine nützliche Strategie, um von etablierten und bewährten Verbandsstrukturen und Informationsströmen zu profitieren. Aber auch für größere Verbände sind Kooperationen zur Erweiterung des Handlungsspielraums interessant. Kooperationen können durch Kontrakte geschlossen sein wie der durch DBfK und ADS entstandene Deutsche Bildungsrat (1993) oder der durch DBfK, ADS, BALK, BLLP und BKK gegründete DPR (1998). Sie können aber auch ohne Kontrakte institutionalisiert sein, wie die Beteiligung der Standesorganisationen an dem von den Ärztekammern initiierten Bündnis Gesundheit 2000 gegen die Regierungspläne zur Gesundheitsreform (1999).

Konkurrenz
gegenüber Ge-
werkschaften

Zwischen den Standesorganisationen und den Gewerkschaften ÖTV/VERDI besteht nicht nur auf Grund gleicher Anwerbebasis von Mitgliedern ein Konkurrenzverhältnis. Die ÖTV hat nach der Satzung die »besonderen beruflichen, fachlichen und sozialen Interessen« der Mitglieder zu vertreten und sie berufsfachlich zu betreuen. Daraus ergibt sich ein Alleinvertretungsanspruch, der mitunter zu erheblichen Spannungen führt. Diese waren besonders groß, als der DBfK den Anspruch erhob, analog den Interessenvertretungen im Ärztebereich, eine einkommenspolitische Funktion auszuüben. Bei der Ausbildung liegen die Interessenpositionen so weit auseinander, dass es keine Berührungspunkte gibt (Kap. 3.2, S. 121). Die Beziehung der Gewerkschaft Pflege (GP) zu den Standesorganisationen ist trotz ähnlicher berufspolitischer Positionen ebenfalls durch Konkurrenz bestimmt. Hier liegen deutliche Überschneidungen der verbandlichen Interessen vor. Daher zielt eine Strategie der GP darauf, durch Doppelmitgliedschaft in den Standesorganisationen den Einflussbereich zu vergrößern. Verflechtungen durch Mitgliedschaften sind nützlich, um Informationen zu beziehen oder Kontakte zu erhalten. Im Fall der GP hat sich diese Strategie nur als begrenzt wirksam erwiesen.

Die Einflussnahme auf berufsrelevante politische Entscheidungen durch Standesorganisationen wird mitunter als zu schwach angesehen, um sich gegenüber anderen Interessengruppen behaupten zu können. Um die »Fremdbestimmung der Pflegeberufe abzuschütteln« (Deutscher Bildungsrat für Pflegeberufe), wird die Einrichtung von Pflegekammern gefordert. Kammern sind öffentlich-rechtliche Körperschaften, denen sich Gewerbetreibende sowie Handwerkerberufe und einige freie Berufe (Ärzte, Apotheker, Rechtsanwälte u. a.) *zwangsweise* anschließen müssen. Gesetzliche Vorgaben regeln Organisation, Willensbildung und Aufgaben von Kammern. Ihnen werden häufig hoheitliche Befugnisse in Bezug auf Berufsausübung sowie Aus- und Fortbildung zuerkannt. Dadurch erlangen sie den Charakter einer innerberuflichen Instanz zur Sicherung berufsfachlicher Standards der Berufsangehörigen. Die Beratung von staatlichen Agenturen bei versorgungs- und berufsstrukturellen Fragen bildet einen weiteren Schwerpunkt. Kammern finanzieren sich durch Zuwendungen vom Staat sowie durch Umlage auf die Zwangsmitglieder. Sie sind personell zumeist mit den Standesorganisationen verknüpft.

Unter dem Aspekt der Professionalisierung und Sicherung von Erwerbschancen soll die Einrichtung von Pflegekammern dazu beitragen, dass Vorbehaltsaufgaben für Pflegeberufe ausformuliert und gesetzlich verankert werden. Darüber hinaus sollen Kammern langfristig dazu beitragen, dass private Pflegeinitiativen in eine regionale Versorgungsstruktur eingebunden werden und die angebotenen Dienstleistungen den Pflegestandards entsprechen. Implizit beziehen sich aber alle Überlegungen der Verkammerung auf die Krankenpflege. Dies wird zumeist damit begründet, dass sie bereits den Charakter einer ›Semi-Profession‹ habe. Die Gewerkschaften haben dagegen erhebliche Vorbehalte gegen Kammern, die sie als überkommene ständische Organisationen von freien Berufen aus vorindustrieller Zeit betrachten (DIELMANN 1996). Diese Berufe sind auf Grund des fehlenden Arbeitnehmerstatus auf Kammern als Instrument wirtschaftlichen Interessenausgleichs und Regelung berufsständischer ›Qualifizierung‹ angewiesen. Von daher ist bei einer Berufsgruppe, in der die freiberuflich Erwerbstätigen auch nach Einführung des PflegeVG eher ein Randphänomen sind, eine Verkammerung nicht sinnvoll. Auch die beklagte berufsverbandliche Vielfalt der Pflegeberufe wird nicht durch Pflegekammern aufgehoben, sondern schlägt sich in gleicher Weise in den Kammerplätzen nieder.

Standesorganisationen und Kammersystem

Kammern als Interessenvertretung der Pflegeberufe

## 7.3   Gewerkschaften

**vom beruf-
lichen Fach-
verband zur
Industriege-
werkschaft**

Auch Gewerkschaften vertreten als Berufsverbände die Interessen der Pflegekräfte. Von den Standesorganisationen unterscheiden sie sich vor allem auf Grund der Organisationsstruktur,
der Zielsetzung und des Entstehungszusammenhangs. Gewerkschaften sind im 19. Jahrhundert als Zusammenschluss von Erwerbstätigen mit gleichem Berufsabschluss und gleichen Funktionen entstanden. Sie beruhten zunächst auf dem Prinzip berufsbezogener Fachverbände. Erwerbstätige ohne das entsprechende
Fähigkeitsprofil blieben ausgegrenzt. Als Folge der Technisie-
rung wurden immer mehr ungelernte Industriearbeiter nachgefragt, die nicht an eine Interessenvertretung gebunden waren. Da
auch sie ihre sozio-ökonomischen Interessen gegenüber den Be-
sitzern von Produktionsmitteln kollektiv vertreten wollten, kam
es zum Zusammenschluss von Arbeitern in unterschiedlichen In-
dustriezweigen. Der gewerkschaftliche Zusammenschluss ging
daher mit einer Abkehr vom Prinzip der Berufsorganisationen
einher. Fehlende einheitliche Positionen in dieser Frage sowie in
der Vertretung von Arbeiterinteressen führten jedoch dazu, dass
sich neben den freien auch andere Gewerkschaften mit unterschiedlicher ideologischer Ausrichtung etablierten.

**um Arbeitsver-
hältnis zentriert**

In Deutschland standen sich daher bis 1933 Gewerkschaften mit verschiedener gesellschaftspolitischer Ausrichtung (Rich-
tungsgewerkschaften) gegenüber. Einige verstanden sich nur als
berufsbezogene Fachverbände. Seit 1945 sind Gewerkschaften
Einheitsgewerkschaften, die im DGB als »Dachorganisation für
Wirtschafts- und Sozialpolitik« (ALEMANN 1989) zusammengefasst sind. Die Einzelgewerkschaften wie etwa die ÖTV sind verbandlich am Prinzip des Industrieverbunds ausgerichtet. Daher
sind sie vom Grundsatz her nicht berufs- oder tätigkeitsspezifisch
organisiert. Dementsprechend beziehen sich die Aktivitäten der
Gewerkschaften als korporative Akteure weniger auf einzelne
Berufsgruppen als vielmehr auf Arbeitsverhältnisse und Arbeitsbedingungen in einer Branche. Gewerkschaften »fassen ganze Berufskategorien auf der globalgesellschaftlichen Ebene des
Staates zusammen. Sie bleiben für den Einzelnen – bedingt durch
ihre Größe und Inhomogenität – weitgehend anonym. Gewerkschaften sehen ihr Tätigkeitsfeld vor allem in der Durchsetzung
von Vorteilen für die Angehörigen der in ihnen zusammenge-
fassten Berufe auf gesamtwirtschaftlicher Basis« (RÜEGG 1969).

Damit Gewerkschaften die Interessen der Anbieter von Arbeitskraft vertreten können, müssen Arbeitnehmer formal dazu berechtigt sein, sich zur Wahrung der Arbeitsbedingungen in Vereinigungen (Koalitionen) zusammenzuschließen. Um eine Wiederkehr der Zünfte zu verhindern, gab es noch bis Ende des 19. Jahrhunderts für zahlreiche Berufsgruppen ein Koalitionsverbot. Dies erschwerte die verbandliche Organisation abhängig Beschäftigter in Arbeitervereinen. Die Koalitionsfreiheit gesteht demgegenüber jedem Arbeitnehmer das Recht zu, Koalitionen zu gründen, in bestehende einzutreten oder in ihnen zu verbleiben. Ohne Tariffähigkeit sind die Grenzen gesellschaftspolitischer Einflussnahme jedoch schnell erreicht. Tariffähigkeit setzt voraus, dass die Vereinigung frei gebildet, gegnerfrei, unabhängig, überbetrieblich organisiert und leistungsfähig ist. Die ›soziale Mächtigkeit‹ der Gewerkschaften ist die Voraussetzung, um »die Austauschbeziehungen zwischen Kapital und Arbeit« (ALEMANN 1989) in einem Tarifvertragssystem durch Kollektivverträge zu regeln. Die Koalitionsfreiheit erweist sich damit als »konstitutiver Teil des Systems der Tarifautonomie« (WIESENTHAL 2001).

*Koalitionsfreiheit und Tariffähigkeit als konstitutive Merkmale*

Als Mittel zur Interessendurchsetzung steht Gewerkschaften die Verweigerung des Arbeitskrafteinsatzes in Form von Streik zur Verfügung. Dies ist jedoch ein begrenzt einsetzbares und eingeschränkt wirksames Druckmittel. Es erweist sich nur dann als effektives Instrument, wenn eine allgemeine ›Kampfbereitschaft‹ der Mitglieder vorliegt. Auf Grund unterschiedlicher Berufsinteressen ist diese jedoch keineswegs beständig vorhanden. Und selbst dort, wo auf die Interessen einer Berufsgruppe abgehoben wird, wie bei den Streiks im Pflegebereich Ende der 1980er Jahre, ließ sich mit diesem Druckmittel nur begrenzt auf die Änderung der Arbeitsbedingungen einwirken. Dies resultiert nicht nur aus der Heterogenität der Berufsinteressen, sondern auch aus der Priorität überbetrieblicher Ziele gegenüber betrieblichen oder berufsfachlichen. Überbetriebliche Gewerkschaftsorgane geben die Ziele kollektiven Handelns vor. Betrieblichen Gewerkschaftsorganen kommt lediglich die Aufgabe zu, Mitglieder zu mobilisieren. Da betriebliche Forderungen gegenüber den überbetrieblichen als nachrangig gelten, ist die Mobilisierungsbereitschaft in den Betrieben entsprechend gering (HÖRNING, KNICKER 1981). Als ›nicht-offizielle‹ Arbeitskämpfe zur Durchsetzung von Interessen auf der betrieblichen Ebene haben sich Solidaritätsstreiks, Bummelstreiks, Boykott, Betriebsbesetzungen etabliert.

*Verweigerung des Arbeitskrafteinsatzes als Mittel zur Interessendurchsetzung*

partikulare
versus gesamt-
gesellschaftliche
Interessen

Gewerkschaften müssen bei ihren Forderungen Prozesse und Erfordernisse sozialstaatlicher Entwicklung berücksichtigen. Daher ist es ihnen nicht möglich, etwa eine von den wirtschaftlichen Steuerungserfordernissen unabhängige Durchsetzung von Interessen zu betreiben. Standesorganisationen können sich dagegen auf Partikularinteressen beschränken und gesamtwirtschaftliche Aspekte außer Acht lassen. So hatte etwa in der Vergangenheit der Berufsverband der Fluglotsen es als legitim angesehen, zur Durchsetzung berufsständischer Interessen zu einem Bummelstreik mit erheblichen volkswirtschaftlichen Kosten aufzurufen. Eine stärkere Vertretung von Partikularinteressen würde das gewerkschaftliche Risiko erhöhen, Durchsetzungspotenzial zu verlieren und als berufsständischer Interessenverband zu erscheinen. Die Gewerkschaft Pflege steht für diese Position. Dadurch kann sie radikalere Forderungen etwa zur Entlohnung aufstellen, die sich sozialstaatlich kaum realisieren lassen (Abbildung 7.3, S. 309). Die Ausrichtung am Industrieverbandsprinzip erschwert es Gewerkschaften, Sonderinteressen von Berufsgruppen durchzusetzen. Sie müssen auch bei der Einflussnahme auf Entscheidungen berufsbezogener Sozialpolitik gesamtwirtschaftliche Aspekte berücksichtigen.

zur Tradition
innergewerk-
schaftlichen
Interessen-
ausgleichs

Bei der Ausübung dieses Spagats zur Vertretung arbeitnehmer- *und* berufsbezogener Interessen weist die ÖTV im Pflegebereich eine lange Tradition auf (ÖTV 1996b). Mit dem Zusammenschluss (1904) der Gewerkschaft des Wartepersonals der Krankenhäuser mit der der kommunalen Arbeitskräfte zur Sektion Gesundheitswesen wurde zunächst das Berufsprinzip verbandlicher Organisation zu Gunsten des Betriebsprinzips aufgegeben. Da Lohnwärter *ohne* staatliche Anerkennung unter den Mitgliedern überwogen, war diese Abkehr nicht weiter problematisch. Durch Aufhebung der Gesindeordnung 1918 erhielten alle Pflegekräfte das Recht auf Koalitionsfreiheit. Dadurch stieg die Zahl qualifizierter Krankenschwestern unter den Mitgliedern. Deren soziale Stellung galt es durch Abbau ausbildungsbezogener Unterschiede zu konfessionellen und freien Schwestern zu verbessern. Mit Gründung der Schwesternschaft der Sektion Gesundheitswesen als Organisation zur Wahrung von Berufsstandards war dieses Ziel 1928 weitgehend erreicht (Fritz 1967). Das Prinzip der Vertretung partikularer berufsfachlicher Interessen im Kontext gesamtgesellschaftlicher wurde nach dem 2. Weltkrieg mit dem Bund freier Schwestern weitergeführt und erst seit den 1980er Jahren durch stärkere Ausrichtung am Tätigkeitsfeld verändert.

Knappe Budgets und Steuerung des Pflegemarktes nach Marktprinzipien zwingen Einrichtungsträger zu einem rationellen Umgang mit den begrenzten Ressourcen. Daher sind sie bemüht, ihre Dienstleistungen kostengünstiger als ihre Mitbewerber anzubieten. Da drei Viertel der Betriebskosten für Personal anfallen, wird dieser Posten bevorzugt zur Kostensenkung herangezogen. Budgetprobleme werden teilweise durch Personalmix und Ausdünnung der Personalstruktur aufgefangen (Kap. 5.5, S. 230). Von daher wollen Einrichtungsträger den ›Output‹ der Beschäftigten durch vermehrte Leistungsanreize steigern. Sie sind daran interessiert, den öffentlich-rechtlichen Rahmen mit alters- und familienbezogenen Entgeltprinzipien zu Gunsten leistungsorientierter Kriterien abzustreifen. Aber auch für die im Pflegebereich Beschäftigten stellt sich als Folge verstärkter Arbeitsverdichtung zunehmend die Frage nach der Angemessenheit bisher gültiger Bestimmungsfaktoren für die Entlohnung. Sie sollen Pflegearbeit nach marktwirtschaftlichen Kriterien erbringen und haben nur Anspruch auf eine Entlohnung nach öffentlich-rechtlichen und damit nicht-marktbezogenen Kriterien. Vor diesem Hintergrund sind Gewerkschaften gefordert, sich verstärkt dem Schwerpunkt ihrer Interessenvertretung, der Tarif-/Entlohnungspolitik und der Frage nach den angemessenen Entgeltprinzipien, zuzuwenden.

*Diskussion um Entlohnungsprinzipien im Pflegebereich*

Im Pflegebereich erfolgen Arbeitsbewertung und Entlohnung bislang anhand von Kriterien, die aus dem BAT abgeleitet sind (SCHELTER 1996). Grundlage für die Einstufung in eine Lohngruppe bilden Berufsabschluss und Bildungsniveau sowie Merkmale der Arbeitstätigkeit (Selbstständigkeit oder Schwierigkeit der Arbeit). Die Festsetzung von Lohnrelationen zwischen unterschiedlichen Arbeitsplätzen basiert auf einer Bewertung von Arbeitsinhalten und -schwierigkeiten auf Grund von Arbeitsbeschreibung und Anforderungsprofil. Ergänzungszulagen als Entgelt für spezifische Arbeitssituationen ergeben sich aus Umfang und Dauer erschwerender Arbeitsumstände sowie zeitweiliger Übernahme höherwertiger Positionen oder Funktionen. Die Höhe des Entgelts wird auch durch Familienstand und Kinderzahl bestimmt. Der BAT geht bei den Beschäftigten von einem langfristigen Entwicklungspotenzial aus, das sich in senioritätsbezogener Entlohnung niederschlägt. Alimentationsprinzip (Lohnausgleich für familiale Verpflichtungen) und Senioritätsprinzip (Lohnzuwachs nach Alter, Betriebszugehörigkeit) sollen Lohnrisiken verringern. Einige Träger sehen dies als leistungshemmende Komponenten.

*Bundes-Angestelltentarifvertrag als Rahmen*

Altenpflege im
Tarifsystem

Altenpflegekräfte mit mindestens zweijähriger Ausbildung sind seit 1989 bei der Eingruppierung nach dem BAT mit den Krankenschwestern gleichgestellt. Diese Regelung wurde auch von den freien Trägern übernommen. Der BAT sieht für Altenpflegekräfte mit staatlicher Anerkennung bei entsprechender Tätigkeit die Eingangsgruppierung nach dem Krankenhaustarif (Kr) Stufe IV vor. Eine höhere Einstufung ergibt sich aus mehrjähriger Tätigkeit; ein Aufstieg bis zur Vergütungsgruppe BAT/Kr VI ist möglich. Bei Übertragung von Leitungsaufgaben bestehen weitere Möglichkeiten für höhere Einstufung. Je nach dem ob ein Pflegeheim nach der sogenannten Anlage 1b als Einrichtung »mit überwiegend krankenpflegebedürftigen Insassen« (BAT) eingestuft ist, hat dies Auswirkungen auf die Eingruppierung sowie die Bewertung des Bereitschaftsdienstes. Dadurch können sich noch erhebliche Entlohnungsunterschiede ergeben. Hilfskräfte in der Altenpflege werden in die Vergütungsgruppen BAT/Kr I oder Kr II eingestuft. Für die Auszubildenden in der Altenpflege liegt keine tarifvertragliche Regelung zur Ausbildungsvergütung vor. Das mag damit zusammenhängen, dass sie nur in einigen Bundesländern überhaupt eine Ausbildungsvergütung erhalten.

Anwendung
von Tarif-
verträgen

Inwieweit der BAT oder andere Entgeltrichtlinien zu Grunde gelegt werden, ergibt sich aus der Trägerschaft. In den Einrichtungen öffentlicher Träger ist ausschließlich der BAT maßgebend (Tabelle A.11, S. 356). Die Pflegedienste nicht-konfessioneller Wohlfahrtsverbände wenden den BAT teilweise sinngemäß an. Die konfessionellen Träger haben eigene Arbeitsvertragsrichtlinien (AVR) oder eine besondere kirchliche BAT-Fassung (BAT-KF) erlassen. Größere private Träger von Pflegediensten haben ebenfalls eigene Bundesmanteltarifverträge oder landesweite Vergütungstarifverträge. Kleinere Träger regeln die Entlohnung nach Haustarifverträgen. Betrachtet man die Möglichkeiten flexibler individueller Entlohnung, dann zeigt sich, dass der BAT und die daran angelehnten Tarifverträge bislang kaum Ansatzpunkte dafür eröffnen. Sie sind weitaus größer in den Entlohnungsrichtlinien jenseits des BAT. Bisher werden lediglich einige leitende Positionen im Bereich sekundärer Pflege außertariflich auf der Basis eines leistungsbezogenen Entgelts entlohnt. Stellenprofil und -bewertung sowie Zielvereinbarungen stecken den Rahmen dafür ab. Im Bereich primärer Pflege, wo eine derartige Regelung kaum umzusetzen ist, lief individuelle Entlohnung bislang auf ein Entgelt unterhalb der Vergütungsgruppen des BAT hinaus.

In die Diskussion um die Neugestaltung der Kriterien zur Arbeitsbewertung und zur Differenzierung des Entgelts für berufliche Pflegearbeit hat die Gewerkschaft Pflege ein Tarifmodell eingebracht. Grundlage bildet der Basislohn, der den Berufsabschluss widerspiegelt. Daneben gibt es zwölf Berufserfahrungsstufen, bei denen nicht das Lebensalter, sondern die Dauer der Berufsausübung zählt. Neben der Übernahme von Funktionsaufgaben ist aber auch die fach- und funktionsbezogene Weiterbildung im Entgelt zu honorieren. Sie erhöht nicht nur den Tauschwert des Arbeitsvermögens für die Berufsinhaber, sondern auch in gleicher Weise dessen Gebrauchswert für die Einrichtungsträger. Von daher ist Fortbildung bei der Einstufung in Vergütungsgruppen zu berücksichtigen. Weitere Faktoren der Grundlohndifferenzierung sind Sozialzuschläge und Sonderzulagen. Durch diese Einstufungskriterien verlieren Alter sowie Verweildauer im Betrieb an Bedeutung. Stattdessen dominiert der individuelle Beitrag zum Erfolg der Einrich-

*individuelle Entlohnung basierend auf Berufserfahrung und Fortbildung*

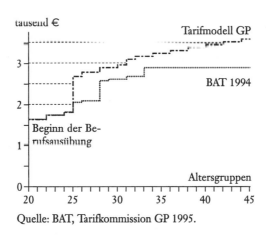

*Abbildung 7.3: Entlohnung im Berufsverlauf in unterschiedlichen Tarifmodellen*

Quelle: BAT, Tarifkommission GP 1995.

tung, gemessen an Berufserfahrung und zertifiziert erweitertem Arbeitsvermögen. Dadurch ist eine Progression der Entlohnung zum früheren Zeitpunkt und im größeren Umfang möglich als im BAT (Abbildung 7.3). Der Übernahme dieses moderat individualisierten Systems der Entlohnung sind unabhängig vom Risiko der Überqualifizierung von Beschäftigten enge Grenzen gesetzt. Zum einen stellt sich die Frage, wie sich ein an der individuellen Leistung eines Beschäftigten orientiertes Entgeltsystem mit den im Pflegebereich üblichen gruppenzentrierten Arbeitsstrukturen verträgt. Zum anderen bleibt das Problem, wie angemessen und sozial gerecht die Gestaltung und Anwendung vorgeblich objektiver Maßstäbe der Arbeitsbewertung im Einzelfall sind (KRELL 1993). Kriterien der Bewertung von Personal und Arbeitsleistung werden gegenüber den Beschäftigten kaum offengelegt.

Gewerk-
schaften und
›Tarifflucht‹

Bereits vor Inkrafttreten der Pflegeversicherung war weniger
als die Hälfte aller Pflegekräfte im Tarifbereich des BAT beschäftigt. Seitdem nehmen Veränderung der Trägerschaft, Umgestaltung der formal-rechtlichen Unternehmensform oder Externalisierung von Teilen des Dienstleistungsbetriebes zu, wodurch das
Risiko der Beschäftigten wächst, wenn nicht gänzlich aus dem Tarifbereich, dann in einen ungünstigen zu fallen. Zunächst waren
es die privaten Einrichtungsträger, die ihre am BAT angelehnten Tarifverträge verändern wollten. Aber auch einige öffentliche
Träger betreiben ›Tarifflucht‹. Dies erfolgt, indem ›notleidende
Altenheime‹ privatisiert oder an freie Träger übergeben werden.
Etwa ein Fünftel wurde von privaten Trägern übernommen, mit
denen keine Tarifverträge abgeschlossen wurden. Aber auch freie
Träger entfernen sich zunehmend von einheitlichen Entgeltrichtlinien für den Pflegebereich. Einige leisten einer Zersplitterung
des verbandlichen Tarifgefüges Vorschub, indem sie zahlreiche
Öffnungsklauseln für betriebliche Regelungen in Pflegediensten
zulassen. Die ÖTV sieht sich daher auf dem Pflegemarkt mit einem Trend zum Abbau kollektiver Schutzregelungen in Tarifverträgen und dem Entstehen neuer tarifloser Bereiche konfrontiert.

Bestands-
sicherung
in Tendenz-
betrieben

Allerdings können Gewerkschaften in dieser Situation nicht
immer die angemessenen Gegenstrategien entwickeln. Die meisten Pflegeeinrichtungen befinden sich in der Hand von freigemeinnützigen oder konfessionellen Trägern. Diese gelten im Sinne des Betriebsverfassungsgesetzes als »Tendenzbetriebe«, deren
›Eigenart‹ zu schützen ist. Daher werden Gewerkschaften auch
nicht von allen Einrichtungsträgern als Tarifpartei anerkannt. Als
Tarifpartner handeln sie im Bereich nicht-konfessioneller Träger
die Entgeltkriterien in Anlehnung an den BAT aus. Der Bereich
konfessioneller Träger ist durch einen »intensivierten Tendenzschutz« und »weitgehende Zurückdrängung kollektivrechtlicher
Elemente« (DÄUBLER 1995) bestimmt. Das kirchliche Selbstver-
waltungsrecht erlaubt es, Tarif- und Entgeltfragen in eigener Zuständigkeit mit den Mitarbeitern ohne Gewerkschaften zu regeln.
Dies wird als ›3. Weg‹ tariflicher Entscheidungsfindung gesehen.
Da das Arbeitsverhältnis durch einen *kirchlichen Auftrag* geprägt
ist, stößt jeder Abschluss eines Tarifvertrages auf Widerstand, der
etwa Streik als Mittel der Interessendurchsetzung berücksichtigt.
Beschäftigte erheben mitunter die Forderung nach einem einheitlichen Rahmentarifvertrag für alle freien Einrichtungsträger,
da diese auch gemeinsam Entgelt- und Pflegesätze aushandeln.

Tarifpolitik für die Zukunft soll den Rahmen für die kon- Tarifpolitik für
krete Ausgestaltung des Arbeitsverhältnisses von der Ebene der die Zukunft
Betriebe bis hin zu den Arbeitsplätzen abstecken (DGB). Für
den Dienstleistungsbereich hat die ÖTV (1995) ein einheitliches
Tarifrecht in Mantel- und Entgeltverträgen für alle Beschäftigten und einen weitgehenden Verzicht auf Einzeltarifverträge als
einen Eckpunkt herausgestellt. Insbesondere will man im öffentlichen Dienst die Entgeltgruppen und deren Entlohnungskriteri-
en reformieren. Dem zunehmenden Wunsch, leistungsbezogene
Bestandteile einzubauen, wurde wegen der geringen Transparenz
der Einstufungskriterien eine weitgehende Absage erteilt. Sie sollen auch künftig nur einen geringen Teil der Gesamtvergütung
ausmachen. Tätigkeitsmerkmale sollen diskriminierungsfrei aus-
gestaltet werden. In der künftigen Tarifpolitik sollen Möglichkeiten individueller Gestaltung von Arbeitsverhältnissen und die
kollektive Schutzfunktion in ein neues Verhältnis zueinander gebracht werden. Die Forderungen der Pflegekräfte auf tarifliche
Besserstellung als Folge der Arbeitsverdichtung lassen sich vor
dem Hintergrund der Diskussion um Kosteneinsparung im Gesundheitswesen für die Gewerkschaften schwer durchsetzen.

Für die Gewerkschaften zählten berufspolitische Fragen nicht Wandel
zum eigentlichen Interventionsbereich. Der gesellschaftliche Wer- gewerkschaft-
tewandel hat dazu geführt, dass sie sich nicht nur auf Sicherungsin- licher Ziele
teressen konzentrieren können. Sie müssen nicht nur neue Aufgaben in einer veränderten Arbeitsgesellschaft übernehmen, sondern auch individuelle Gestaltungswünsche und -möglichkeiten
der Erwerbstätigen *und* Arbeit Suchenden berücksichtigen. Obschon sie immer noch die führende Arbeitnehmervertretung bilden, ist es angebracht, dass sie ihre bisherige Rolle in der Berufspolitik überdenken. Sie müssen ein neues Selbstverständnis entwickeln, in das deutlich mehr Elemente berufsbezogener Positionen integriert sind. Eine einseitige Ausrichtung auf Erhalt von
Arbeitsplätzen und Normalarbeitsverhältnis oder (traditionelle)
Tarifpolitik könnten den Charakter eines ›Kampfes um die Deck-
stühle der Titanic‹ annehmen (BRIDGES 1994). Durch neue Arbeitsverhältnisse verschwindet nicht die Arbeit, sondern nur der
klassische Arbeitnehmer und Teile der Gewerkschaftsbasis. Die
allgemeine Bedeutung des Berufs als individuelles Arbeitsvermögen bleibt jedoch erhalten. Diesen Aspekt gilt es bei einer Interessenvertretung zu berücksichtigen, wenn nicht die Chancen für
eine aktive Mitwirkung in der Berufspolitik vertan werden sollen.

## 7.4   Bindung an Berufsverbände

Bindung
an Standes-
organisationen
Eine wesentliche Bestimmungsgröße für die politische Durchset-
zungsfähigkeit eines Berufsverbands ist der Organisationsgrad.
Er vermittelt, wie viele Berufsinhaber ihre Interessen durch den
jeweiligen Verband vertreten lassen. Je mehr Berufsinhaber in einer Interessengruppe verbandlich organisiert sind, desto bedeutsamer ist deren Einfluss in der Berufspolitik. Dabei sind es vor
allem die Standesorganisationen, die eine Berufsgruppen spezifische Einflussnahme anstreben. 1999 befassen sich rund 294 000
Erwerbspersonen mit der Versorgung Älterer. Die Mitgliedschaft
in einer Standesorganisation setzt einen staatlich anerkannten
Berufsabschluss als Altenpflegerin voraus. Von daher bilden lediglich die rund 40 % berufsfachlich ausgebildeten Pflegekräfte
die Rekrutierungsbasis der Standesorganisationen. Von den etwa
117 000 Berufsinhabern sind rund 5 200 Mitglieder in Standesorganisationen (Tabelle 7.2, Spalte 3). Die verbandliche Bindung
der Altenpflegekräfte mit Berufsabschluss bewegt sich mit etwas
mehr als vier Prozent deutlich unter der der Krankenschwestern
(einschließlich nicht-aktive) mit rund acht Prozent.

Bindung
an Gewerk-
schaften
Das Ausmaß gewerkschaftlicher Bindung von Pflegekräften ist
infolge geringer gewerkschaftlicher Orientierung an Berufskategorien nur grob abzuschätzen. Die Gewerkschaft VERDI hat
100 000–150 000 Mitglieder aus den Pflegeberufen (Tabelle 7.2).
In der Gewerkschaft Pflege (jetzt BiG) sind weitere 2 700 Pflegekräfte organisiert. Auf der Basis aller erwerbstätigen Pflegekräfte
ergibt sich daraus ein gewerkschaftlicher Organisationsgrad von
9–12 %. Die gewerkschaftliche Bindung von Pflegekräften liegt
damit eher unter der aller Erwerbstätigen mit 12 % (Schöb 1999).
Die Bindungsbereitschaft ist größeren Schwankungen unterworfen. Mitte der 1960er Jahre waren 13 000 ›Gewerkschaftsschwes-
tern‹ bei der ÖTV organisiert. Zu diesem Zeitpunkt bildete sie
»die größte freie Schwesternschaft« (Fritz 1967). Da andere Pflegeberufe noch keine große Rolle spielten, lag der Organisationsgrad bei 11 %. In den 1970er Jahren ging er in den Pflegeberufen,
wie in anderen Dienstleistungsberufen, zurück. Ende der 1980er
Jahre nahm infolge des Pflege*personal*notstands das Interesse an
gewerkschaftlicher Arbeit wieder zu. Die Situation erhöhte die
Bindungsbereitschaft von Pflegekräften. Daher waren Ende der
1990er Jahre mehr Pflegekräfte verbandlich in Gewerkschaften
organisiert als in *allen* anderen Standesorganisationen zusammen.

Tabelle 7.2: Merkmale von Gewerkschaften und ausgewählten Standesorganisationen für Pflegekräfte, Stand: 2000/2001

| Name des Verbands | Mitglieder | | | Verbandstyp, Beziehung zu anderem Verband | beim Bundestag akkreditiert[a] |
|---|---|---|---|---|---|
| | Gesamt | Freiberufliche | Altenpflege | | |
| Arbeitsgemeinschaft Deutscher Schwesternverbände und Pflegeorganisationen (ADS) | 40000[b] | k.M. | 600 | Dachverband von Schwesternschaften und Pflegeorganisationen des DCV, DW, DRK | ja |
| Caritas-Gemeinschaft für Pflege- und Sozialberufe [vormals Caritas-Schwesternschaft] | 3070 | k.M. | 400 | Mitgliederverband, Untergliederung des DCV, korporatives Mitglied der ADS | nein |
| Deutscher Berufsverband für Altenpflege (DBVA) | 1800 | k.A. | 1800 | Mitgliederverband, korporatives Mitglied des DPWV und des DV | ja |
| Deutscher Berufsverband für Pflegeberufe (DBfK) | 25000 | 615 | 1800 | Mitgliederverband, korporatives Mitglied des DPWV | ja |
| Deutscher Pflegeverband (DPV) | 5000[c] | 200 | 1000 | Mitgliederverband, korporatives Mitglied des DPWV | ja |
| Evangelischer Fachverband für Kranken- und Sozialpflege | 385 | k.A. | 63 | Mitgliederverband, Fachverband innerhalb des DW, korporatives Mitglied der ADS | nein |
| Gewerkschaft für Beschäftigte im Gesundheitswesen (BiG) [vormals Gewerkschaft Pflege] | 2700 | k.M. | 200 | Mitgliederverband | ja |
| Katholischer Berufsverband für Pflegeberufe | 3000[bd] | k.M. | 120 | Mitgliederverband, Fachverband innerhalb des DCV, korporatives Mitglied der ADS | ja |
| Verband der Schwesternschaften vom DRK | 14629[d] | k.M. | 226 | Mitgliederverband, Untergliederung des DEK, korporatives Mitglied der ADS | nein |
| Vereinte Dienstleistungsgewerkschaft (VERDI) [vormals ÖTV und DAG] | 100000–150000[e] | k.A.[f] | k.A. | Mitgliederverband, korporatives Mitglied des DGB | ja |

[a] vgl. Ausführungen Kap. 7.1, S. 293  [b] einschließlich nicht-aktive Schwestern  [c] einschließlich Mitglieder aus Nicht-Pflegeberufen  [d] einschließlich Auszubildende  [e] geschätzte Angabe, Mitglieder sind nicht nach Berufen erfasst  [f] seit Gründung von VERDI können auch freiberuflich Erwerbstätige Mitglied werden

Quelle: Angaben der Verbände; Lobbyliste des Deutschen Bundestags; DANEKE 2000; SCHULTE, DREPUP 1992.

begrenzte
Einflussnahme
durch niedrige
verbandliche
Organisation

Die niedrige verbandliche Organisation der Inhaber eines Pflegeberufs in einer Interessengruppe ist einer der Hauptgründe der begrenzten Einflussnahme von Berufsverbänden und insbesondere von Standesorganisationen. Die geringe Mitgliederzahl von Altenpflegekräften sowie deren Verteilung auf zahlreiche Berufsverbände sind die größten Schwachstellen gezielter berufsständischer Interessenvertretung im Sozial- und Gesundheitswesen. Im Vergleich zu den in anderen Interessengruppen verbandlich Organisierten sind die Mitgliederzahlen der Altenpflegekräfte im DBfK, DPV und DBVA zu gering, um eine bedeutsame Einflussnahme zu ermöglichen. Selbst eine vergleichsweise junge Standesorganisation wie etwa der Berufsverband Deutscher Psychologen (BDP) kann immerhin zwei Drittel aller erwerbstätigen Psychologen organisatorisch an sich binden. Die niedrige verbandliche Organisation von Berufsinteressen im Pflegebereich erlaubt es daher auch keinem Berufsverband, bei Ausgestaltung von Fähigkeitsprofil und Status eines Pflegeberufs oder bei berufsrelevanten sozialpolitischen Entscheidungen eine ähnliche bedeutende Rolle wahrzunehmen, wie sie den Standesorganisationen von Berufen mit langer Tradition (z. B. Arzt, Rechtsanwalt) seit langem in ihrem Bereich der Berufspolitik zukommt.

geringe Bindung wegen
abnehmender
Identifikation
mit Berufsstand

Die geringe Bindung steht zunächst im unmittelbaren Zusammenhang mit dem gesellschaftlichen Strukturwandel und kulturellen Veränderungen. Dies hat die Möglichkeiten individueller Lebensgestaltung vergrößert. Der Trend zur Individualisierung verstärkt die abnehmende Bindungsbereitschaft der Berufsinhaber und die verminderte Bindungsfähigkeit traditioneller Interessenverbände. Berufsinhaber identifizieren sich zunehmend nicht mehr mit den überkommenen Vorstellungen von Standesorganisationen und Gewerkschaften. Dies resultiert aus einer abnehmenden Identifikation von Berufsinhabern mit dem ›Berufsstand‹ als Institution. Sie vollzieht sich vor allem dort, wo die berufsverbandliche Einflussnahme für Berufsinteressen als gering eingeschätzt wird. So hat etwa der expandierende Pflegemarkt zu einer Zunahme privater Pflegedienste ohne tarifvertragsrechtliche Regelungen geführt. Diese Entwicklung hat die Vorstellung verstärkt, dass die Gestaltung des Arbeitsverhältnisses das Ergebnis des individuellen Verhandlungsgeschicks sei. Eine latente Überschätzung individuellen Handlungspotenzials auf dem Arbeitsmarkt dürfte eine wesentliche Ursache von Pflegekräften darstellen, sich nicht berufsverbandlich zu binden.

Die berufsverbandliche Bindung ist auch im Kontext der sozio-ökonomischen Lage der Berufsgruppe zu sehen. Die Bereitschaft zur berufsverbandlichen Organisation ist durchweg größer in Berufen, die unter ökonomischem Druck stehen oder deren Status und Prestige bedroht sind. Dies führt zu einer stärkeren berufsbezogenen Haltung und Identifikation mit der berufsständischen Interessenvertretung. Die Furcht vor einem Statusverlust erhöht die Bereitschaft zur berufsständischen Selbstorganisation oder führt zur Solidarität mit einem bestehenden Berufsverband (NA-SCHOLD 1967). Da bei Berufen mit niedrigem sozialen Ansehen die verbindende Statusfurcht fehlt, sind keine Anreize für eine berufsverbandliche Bindung gegeben. Darüber hinaus sind auf Grund der anhaltend hohen Nachfrage die Erwerbschancen auf dem Altenpflege-Arbeitsmarkt vergleichsweise gut. Geringer ökonomischer Druck und niedriger sozialer Status der Berufsinhaber sowie geringes Prestige der Berufsgruppe insgesamt schlagen sich in abnehmender berufsverbandlicher Bindung nieder. Bieten Berufsverbände keine zusätzlichen Anreize, verstärkt selbst ein steigendes soziales Risiko für Angehörige einer Berufsgruppe mit niedrigem Prestige nicht deren verbandliche Organisation.

*geringer ökonomischer Druck = abnehmende Bindung*

Die meisten jüngeren Frauen sind durchweg daran interessiert, einer Erwerbstätigkeit nachzugehen. Sie zeigen jedoch nur wenig Neigung, sich in Berufsverbänden zu organisieren (STIEGLER 1996). So sind auch im Pflegebereich Frauen proportional geringer verbandlich organisiert als Männer. Ihr Anteil unter ÖTV-Mitgliedern aus dem Pflegebereich beträgt etwa in NW 70 % (1998) gegenüber 83 % unter den dort Beschäftigten (MZ 1997). Die Ursache wird zum einen in der hohen Belastung durch die individuelle Vereinbarkeit von Familie und Erwerbsarbeit gesehen. Diese bewirke, dass Frauen ein verbandliches Engagement für Berufsinteressen zurückstellen. Verstärkt wird diese Entwicklung noch durch die Zunahme nicht-vollzeitiger Beschäftigungsverhältnisse. Teilzeitkräfte haben auf Grund des zeitlich kürzeren Arbeitskrafteinsatzes eine geringere Bindungsbereitschaft. Auch im Pflegebereich sind vor allem Frauen in Teilzeit beschäftigt. Zum anderen wird angenommen, dass es einen Unterschied bei der Vertretung kollektiver, instrumenteller Berufsinteressen gibt. Frauen strebten wegen ihrer nicht-beruflichen Disposition (BECK-GERNSHEIM 1981) eher spezifische individuelle als kollektive Lösungen an. All dies laufe auf ein geringeres Interesse an verbandlicher Bindung von Frauen in Pflegeberufen hinaus.

*Bindung von Frauen*

Bindung aus
Gewohnheit
oder Zwang

Pflege der verbandlichen Bindung ist wichtig unter dem Gesichtspunkt der Herstellung und Stabilisierung von Organisati-
onsloyalität (STREECK 1987). Bei einigen Standesorganisationen
beruht die verbandliche Bindung vor allem auf Gewohnheit oder
Zwang. Mitgliedschaft aus Gewohnheit findet sich häufig bei
den konfessionellen Trägern. Sie erwarten auf Grund des Arbeitsverhältnisses die Bindung an eine konfessionelle Pflegeor-
ganisation. Mitunter resultiert die Mitgliedschaft aber auch aus
überkommenen Vorstellungen der Berufsinhaber. Insgesamt ist
Mitgliedschaft aus Tradition jedoch eine ausgesprochen begrenzte Ressource berufsverbandlicher Bindung, wie aus der abnehmenden Mitgliederzahl der konfessionellen Schwesternschaften
deutlich wird. Auch die Mitgliedschaft aus Zwang ist keine stabile
Grundlage für einen Berufsverband. Da sich etwa DRK-Schwes-
ternschaften als Arbeits- *und* Lebensgemeinschaften verstehen,
sind weibliche Auszubildende genötigt, Mitglied dieser Standesorganisation zu werden. Nach Beendigung des Ausbildungs- und
Beschäftigungsverhältnisses wird die Mitgliedschaft wieder aufgegeben. Sie trägt daher nicht zur Verjüngung der Altersstruktur
der Schwesternschaften bei. Die hohe Fluktuation der Mitglieder verweist eher darauf, dass Zwangsmitgliedschaft kein guter
›Kitt‹ für berufsverbandliche Bindung ist.

Bindung
durch Vergabe
sozialer Güter

Berufsverbände erbringen Dienstleistungen wie etwa Verbesserung von Arbeitsbedingungen für *alle* Berufsinhaber. Ihr Leistungsangebot umfasst damit zunächst vor allem Kollektivgüter,
und deren Bindungskraft ist sehr begrenzt (OLSON 1968). Um Berufsangehörige an eine Interessenvertretung zu binden, ist jeder
Verband bemüht, soziale Güter mit einem hohen individuellen
Nutzen bereitzustellen. Dazu zählen selektive Güter in Form von
Dienstleistungen wie etwa Rechtsbeistand, spezifische Versicherungen, die ein Berufsverband ausschließlich seinen Mitgliedern
zukommen lässt. Des Weiteren gehören dazu autoritative Güter,
auf die Berufsinhaber zwingend angewiesen sind, weil sie nur
von der Interessenvertretung hergestellt werden oder weil der
Sozialstaat die Verteilung und Vergabe exklusiv dem Verband
übertragen hat, wie etwa die Berechtigung zu zertifizierter Weiterbildung. Soziale Güter können Anreize für Berufsinhaber sein,
sich verbandlich zu organisieren. Jeder Berufsverband im Pflegebereich bietet selektive Güter in unterschiedlichem Umfang und
Kombination an. Um die Vergabe autoritativer Güter haben sich
bisher vor allem ADS und DBfK mit geringem Erfolg bemüht.

Die Bindungsbereitschaft ist auch davon abhängig, inwieweit es gelingt, zwischen unterschiedlichen Berufsgruppen gemeinsame Berufsinteressen herauszustellen. Berufsverbände wie der DBfK oder DPV haben den Anspruch, alle Pflegeberufe zu vertreten. Um diesen Anspruch umsetzen zu können, müssen sie zwei Strategien verfolgen. Zum einen sind die Gemeinsamkeiten im Fähigkeitsprofil der unterschiedlichen Pflegeberufe herauszustellen. Zum anderen müssen sie die Besonderheiten der einzelnen Berufsgruppen, deren spezifisches Fachwissen und entsprechende Fertigkeiten verdeutlichen. Da erhebliche Unterschiede in den Vorstellungen etwa zu einem neuen Berufszuschnitt Pflegefachkraft vorliegen, zielen die Verbandsaktivitäten zunächst darauf ab, die Gemeinsamkeiten zu verdeutlichen. Das Herausstellen von Unterschieden der einzelnen Pflegeberufe würde dagegen der Ausgrenzung einer Berufsgruppe und deren abnehmende Bindungsbereitschaft verstärken. Dadurch würde die Position des Verbands als Interessenvertreter für alle Pflegeberufsgruppen geschwächt. Auf bestehende Unterschiede im Fähigkeitsprofil wird daher eher selten verwiesen.

*Homogenität der Berufe und berufsständische Bindung*

Die Heterogenität der Berufsinteressen ist in den Gewerkschaften wesentlich größer als in den Standesorganisationen. Mit Ausnahme der DAG und der Gewerkschaft Pflege sind die Gewerkschaften als *Einheitsgewerkschaften* organisiert. Sie müssen die Interessen aller in einem Wirtschaftszweig beschäftigten Arbeitnehmer unabhängig von Beruf, Arbeitsplatz, Beschäftigungsverhältnis, Betriebszugehörigkeit oder politischer Orientierung vertreten. Dieser Anspruch, die Interessen aller Erwerbstätigen gleichermaßen in eine gemeinsame Politik einzubinden, führt zu einem strukturellen Dauerproblem der Gewerkschaften, bei dem unterschiedliche und teilweise gegensätzliche Berufsinteressen zu integrieren sind (OFFE, WIESENTHAL 1980). Berufsspezifische Arbeitsgemeinschaften werden als eine Möglichkeit gesehen, unterschiedliche Berufsinteressen einzubinden. Als Folge der Pflegeversicherung sollen sich die Interessenunterschiede der im selben Tätigkeitsbereich Beschäftigten noch vergrößert haben. Einem Teil der Altenpflegekräfte gehe es um den Erhalt von Normalarbeitsverhältnissen bzw. jenen in prekären Arbeitsverhältnissen um Erreichen dieses Beschäftigungsstatus. Ein anderer Teil der Beschäftigten favorisiere vermehrte Möglichkeiten der Fort- und Weiterbildung. Der überwiegende Teil sei dagegen eher an einer Verbesserung der Entlohnung interessiert.

*Heterogenität der Berufe und gewerkschaftliche Bindung*

Bindung der
Mitglieder und
Autonomie der
Verbandsspitze

Ein hohes Maß an Homogenität der Interessen verstärkt die verbandliche Bindung der Mitglieder. Sie begünstigt jedoch zugleich Tendenzen des Auseinanderdriftens zwischen Verbandsspitze und Mitgliederbasis (WIESENTHAL 1993). Das Risiko der Bildung einer innerverbandlichen Oligarchie tritt insbesondere bei mitgliederstarken Berufsverbänden auf. Der Austritt einzelner Mitglieder als Reaktion auf diese Entwicklung würde nicht der verbandlichen Organisation schaden. Bei Berufsverbänden mit einem niedrigen Organisationsgrad wie bei denen im Pflegebereich ist das Risiko der Verselbstständigung der Verbandsspitze prinzipiell geringer. Dennoch verweist die Absplittung von Landesverbänden des DBfK und deren Zusammenschluss zum DPV auf die weitreichenden Folgen eines Auseinanderdriftens zwischen Verbandsführung und Basis. Nehmen dagegen die Unterschiede in den Mitgliederinteressen etwa als Folge einer Öffnung des Berufsverbands für nahestehende Berufsgruppen zu, ist die Verbandsführung in ihrer Interessenvertretung nach außen deutlich eingeengt. Sie ist häufiger mit der Herstellung eines internen Konsenses befasst, da die einzelnen Gruppen im unterschiedlichen Umfang von anstehenden Entscheidungen betroffen sind.

Bindung der
Mitglieder und
Heterogenität
der Erwerbs-
interessen

Die Heterogenität der Interessenlagen erweist sich zunächst als gute Voraussetzung für Koalitionsbildung mit anderen Interessengruppen. Deren Problematik zeigt sich insbesondere im Hinblick auf Erwerbsinteressen. Die Pflegeversicherung hat die Erwerbschancen freiberuflicher Pflegekräfte vergrößert. Dadurch entsteht bei einigen nicht-konfessionellen Verbänden das Problem, dass sie nunmehr sowohl Positionen von Mitgliedern in nicht-selbstständigen *und* selbstständigen Beziehungen zum Pflegemarkt vertreten sollen. Der Widerspruch zwischen den eigenwirtschaftlichen Interessen der Selbstständigen und den berufsständischen Interessen der angestellten Mitglieder ist nicht leicht zu lösen. Einige Verbände treten für ihre freiberuflichen Mitglieder als Vertragspartner gegenüber den Pflegekassen auf. Andere Verbände überlassen dies der Verantwortung ihrer selbstständigen Mitglieder. Da sich diese Mitglieder nicht hinreichend vertreten sehen, gibt es Tendenzen, einen weiteren Verband für freiberufliche Pflegekräfte zu gründen. Eine Verbandsneugründung würde den Vertretungsanspruch eines bestehenden Verbands vermindern. Daher werden Selbstständigen größere Einflussmöglichkeiten eingeräumt. Das Dilemma abnehmender Bindungsbereitschaft lässt sich dadurch vermutlich nur zeitlich begrenzt lösen.

Die Bereitschaft der Mitglieder, der Verbandsspitze bei unterschiedlichen Interessenlagen zu folgen, ist von der Herstellung eines Konsenses bzw. der Akzeptanz einer Interessenposition abhängig. Das Interesse der Verbandsspitze kann auch im Widerspruch zu den Mitgliederinteressen stehen, wenn etwa ein Verband bemüht ist, sich als verantwortungsbewusster Kooperationspartner für staatliche Agenturen zu behaupten und er zugleich das Drängen der Mitglieder etwa nach Einkommensverbesserung durch Neugestaltung von (Tarif-)Verträgen im Gesamtinteresse zügeln muss. Verbände müssen als korporative Akteure ihre Handlungsfähigkeit dadurch zeigen, dass sie ihre Mitglieder verpflichten und bei einem dem ausgehandelten Kompromiss nicht entsprechenden Verhalten disziplinieren können. Die Verpflichtungsfähigkeit ist ein wesentliches Merkmal der Stärke einer Interessenvertretung (SCHMITTER 1977). Daraus leitet sich auch deren Reputation als politischer Akteur ab. Berufsverbände haben formal kaum Möglichkeiten, die Folgebereitschaft der von ihnen vertretenen Berufsinhaber zu erzwingen. Im Gegensatz zu den Berufen mit zwangsweisem Zusammenschluss in berufsständischen Kammern fehlt es Berufsverbänden auf der Basis freiwilliger Mitgliedschaft eindeutig an Sanktionsmöglichkeiten bei Verstößen.

*Bindung, Folgebereitschaft und Sanktionsmöglichkeiten*

In zahlreichen Berufen zeigt sich ein deutlicher Zusammenhang zwischen verbandlicher Bindung und beruflicher Selbstrekrutierung. Berufe mit einer kurzen Berufstradition haben jedoch keine oder eine außerordentlich niedrige Selbstrekrutierungsrate. Altenpflege als typischer Umschulungsberuf umfasst darüber hinaus Berufsinhaber mit unterschiedlichem Bildungsniveau und sozialer Herkunft. Die kurze Berufstradition und die sozialen Unterschiede unter den Berufsinhabern haben sicher dazu beigetragen, dass sich noch kein eigenständiges Berufsethos (wie es selbst in Handwerksberufen existiert) und keine selbstverstärkende Bindungsbereitschaft entwickelt haben. Ansonsten werden neue Mitglieder im Kontext verbandlicher Aktivitäten in Pflegediensten gewonnen. Dabei tun sich die Gewerkschaften in Einrichtungen konfessioneller und freier Träger besonders schwer, da es sich hier um »Tendenzbetriebe« handelt, in denen gewerkschaftliche Aktivitäten eingeschränkt sind (Kap. 7.3, S. 310). Aber auch die überkonfessionellen Standesorganisationen haben – bedingt durch den sozialen Druck der Einrichtungsträger auf die Beschäftigten, sich den eigenverbandlichen Berufsorganisationen anzuschließen – Schwierigkeiten, neue Mitglieder zu rekrutieren.

*Gewinnung neuer Mitglieder*

# 7.5   Chronik der Berufspolitik

Marksteine der
Konstruktion
von Phasen

In der Chronik werden wichtige politische Ereignisse, Stellungnahmen und Gesetze zur Verberuflichung der Altenpflege in zeitlicher Reihenfolge aufgeführt. Dadurch sind berufspolitische Veränderungen im historischen Kontext erkennbar. Es werden drei Typen von berufspolitischen Setzungen dokumentiert. Zunächst sind es *erwerbsbezogene Vorgaben* wie Vereinbarungen, Stellungnahmen und Gesetze, die sich auf die Erwerbschancen eines Fähigkeitsprofils und dessen Platzierung im Berufssystem beziehen. Sie beeinflussen den Einsatz und die Verwertung des Arbeitsvermögens von Pflegekräften. Die zweite Gruppe bezieht sich auf *bildungspolitische Setzungen* im Hinblick auf die Institutionalisierung von Ausbildungsgängen sowie deren Veränderungen im Zeitverlauf. Diese politischen Vorgaben wirken über die Aneignung des Fähigkeitsprofils gestaltend auf den Berufszuschnitt. Die dritte Kategorie umfasst *verbandspolitische Ereignisse*. Sie beziehen sich auf Gründungen und Umstrukturierungen von Berufsverbänden (Standesorganisationen, Gewerkschaften) sowie deren berufspolitische Maßnahmen. Die politischen Aktivitäten beeinflussen die Möglichkeiten der Berufsinhaber als Berufsgruppe zur Durchsetzung von Interessen.

Phase
1960–1975

Differenziert man die berufspolitische Entwicklung seit Anfang der 1960er Jahre nach zeitgeschichtlichen Schwerpunkten, dann lassen sich drei Phasen unterscheiden. Die erste Phase beginnt bereits Ende der 1950er Jahre mit den ersten Lehrgängen zur »Schulung der in den Heimen tätigen Kräfte« sowie der raschen quantitativen und qualitativen Ausweitung dieser Kurse bei den Wohlfahrtsverbänden. Marksteine dieser Phase sind die Prognose der BAGFW (1963) eines rapide wachsenden Bedarfs an Altenpflegerinnen, die Stellungnahme des DV (1965), wonach Altenpflege kein »Hilfsberuf der Krankenschwester« ist sowie die erste staatliche Anerkennung des Berufs in einem Bundesland (1969). Gesetzliche Vorgaben sollen erstmals die Einhaltung von Standards stationärer Altenpflege gewährleisten (1975). Abgeschlossen wird die Phase mit der Gründung eines eigenständigen Berufsverbands Mitte der 1970er Jahre. Insgesamt ist sie gekennzeichnet durch einen Prozess der Entwicklung von einem Ersatzberuf zu einem sozial-pflegerischen ›Vollberuf‹ mit staatlicher Anerkennung. Die Zuschneidung eines Fähigkeitsprofils und dessen Institutionalisierung stehen im Vordergrund.

Die zweite Phase setzt ein Mitte der 1970er Jahre mit der zunehmenden Diskussion um die Überwindung der Ausbildungsvielfalt in der Altenpflege und Vereinheitlichung der Ausbildungsregelungen. Marksteine dieser Phase sind die gegenseitige Anerkennung der staatlichen Ausbildungsordnungen zur Altenpflegerin durch die Rahmenvereinbarung der Kultus- und Sozialminister (1984/85) sowie die Festschreibung einer tariflichen Entlohnung (1989). Im Kontext amtlicher Anerkennung nehmen nunmehr die ersten, bislang ausschließlich Krankenpflegekräften offen stehenden Standesorganisationen auch die Berufsinhaber aus der Altenpflege auf. Dieser Trend setzt ein, obwohl sich der DV noch 1978 deutlich dagegen ausgesprochen hat, Altenpflege den Heilhilfsberufen zuzurechnen. Das neugefasste HeimG (1990) schafft mit Mitteln des Ordnungs- und Aufsichtsrechts Pflegestandards für den vollstationären Bereich. Die Phase endet mit dem Referentenentwurf zu einem Altenpflegegesetz und dessen Ablehnung durch den Bundesrat (1989/90). Insgesamt sind die berufspolitischen Aktivitäten zur Altenpflege in dieser Phase auf die Ausgrenzung berufsfremder Anteile sowie die Standardisierung des Fähigkeitsprofils konzentriert

*Phase 1975–1990*

Die dritte Phase seit Anfang der 1990er Jahre ist gekennzeichnet durch eine Vielzahl unterschiedlicher berufspolitischer Einwirkungen. Neben der Integration in die Berufsordnung (1992), der breiten Öffnung medizinisch-pflegerischer Berufsverbände für Altenpflegefachkräfte sowie der Sicherung des Arbeitsplatzes durch die HeimPersV (1993) und der Berufsbezeichnung durch Landesgesetze ist es aber vor allem die Einführung der Pflegeversicherung (1995/96), die die künftige Entwicklung des Altenpflegeberufs beeinflussen wird. Der Diskussion seit Anfang der 1990er Jahre um die Einrichtung von Pflegekammern als Organe pflegeberuflicher Selbstverwaltung ist bislang kein politischer Erfolg beschieden. Die aktuelle Phase in der Berufspolitik (1998) ist im Wesentlichen bestimmt durch die Diskussion um ein Bundesgesetz (AltPflG), das die Ausbildung in der Altenpflege analog der Krankenpflege vereinheitlicht. Damit soll der Anspruch auf Ausbildungsvergütung, deren Refinanzierung aus Entgelten der Einrichtungen sowie die Zuordnung der Altenpflege zu den Heilberufen geregelt werden. Nach der Verabschiedung des AltPflG (2000) werden Auseinandersetzungen um Berufszuschnitt und Professionalisierung von Altenpflege künftig auf anderer Ebene mit neuen Ausgangspositionen weitergeführt.

*Phase seit 1990*

| | | |
|---|---|---|
| *Tabelle 7.3:* Chronik der Verberufli-chung von Altenpflege 1957–1977 | 1959 | Erste aus öffentlichen Mitteln finanzierte Kurse mit bis zu sechsmonatiger Dauer mit unterschiedlichen Ausbildungsinhalten bei AWO, DCV und DW |
| | 1961  1.5. | DV sieht es als problematisch an, bei den zahlreichen Sonderausbildungen eine wechselseitige Anerkennung des Berufs, tarifliche Einordnung und Anziehungskraft für Frauen zu sichern |
| | 1962 | Fachausschuss des DV kommt zu dem Schluss, dass eine einheitliche Ausbildungsregelung »nur mit den übrigen pflegerischen Berufen getroffen werden sollte« |
| | 1963 | Denkschrift der BAGFW zur Planung von Heimen in der Altenhilfe; demnach werden jährlich 10 000 neue Heimplätze und 1 000 zusätzliche Pflegekräfte benötigt |
| | 1963  19.6. | Vergütungsordnung für Krankenpflege; Altenpflege hat noch den Status eines ›Ersatzberufs‹ und wird nicht in die Regelung einbezogen |
| | 1965  1.6. | Fachausschuss des DV lehnt eine Integration von Alten- und Krankenpflege ab; tritt für eine zweijährige sozialpflegerisch ausgerichtete Ausbildung ein (ein Jahr schulische Ausbildung und ein Anerkennungsjahr) |
| | 1967  25.10. | Europäisches Übereinkommen über die theoretische und praktische Ausbildung von Krankenpflegekräften |
| | 1968  1.8. | Verabschiedung der Ausbildungs- und Prüfungsordnung des DV |
| | 1969  15.6. | Ausbildung, Prüfung und staatliche Anerkennung werden in einem Runderlass des Ministeriums für Arbeit, Gesundheit und Soziales (MAGS) in NW zum ersten Mal in einem formal geregelt |
| | 1971  12.3 | Fachausschuss des DV hält es für notwendig, »auf klare Ausbildungs- und Prüfungsordnung ... hinzuwirken.« |
| | 1972  13.6. | Übernahme des Europäischen Übereinkommens zu Standards der Krankenpflegeausbildung in deutsches Recht |
| | 1973  1.7. | Als Folge der Auflösung der Deutschen Schwesterngemeinschaft (DSG) nach Austritt von Schwesternverbänden der ÖTV und der AWO sowie Umstrukturierung des Agnes-Karll-Verbandes Gründung des ›Deutschen Berufsverbands für Krankenpflege‹ (DBfK) |
| | 1974  1.12. | ›Deutscher Berufsverband staatlich anerkannter Altenpflegerinnen und Altenpfleger‹ (DBVA) gegründet |
| | 1975  1.1. | ›Gesetz über Altenheime, Altenwohnheime und Pflegeheime für Volljährige‹ (HeimG) regelt Aufsicht und Beratung, dient als ordnungspolitisches Instrument zur Einhaltung von Mindeststandards stationärer Altenpflege |
| | 1977  27.6. | EU-Richtlinie zur gegenseitigen Anerkennung von Berufsabschlüssen der Krankenpflegekräfte |

Die Standesorganisationen der Krankenpflege nehmen gegenüber dem Altenpflegeberuf historisch unterschiedliche Positionen ein. Der DV und die BA sind bei Aussagen zur Altenpflege
stets auf diese Positionen eingegangen. In den 1960er und 1970er
Jahren waren die Krankenpflegeverbände darauf bedacht, den
Pflegeberuf durch Übernahme von ärztlichen Arbeitstechniken
vom überkommenen Berufsbild der ›aufopferungsvollen Ordens-
schwester‹ im weitesten Sinne zu lösen (MEYER 1996). Dazu war
es notwendig, die Orientierung zur Medizin als Bezugswissenschaft zu verstärken und sich zugleich deutlich von der Altenpflege als einer scheinbar nicht-berufsgemäßen Arbeitstätigkeit
abzugrenzen. Daher trat man den Wünschen, die Altenpflegerin
als ›Geriatrieschwester‹ zu bezeichnen, entgegen und betrachtete
Altenpflege eher als einen spezifischen Assistenzberuf der Krankenpflege. Seit Anfang der 1980er Jahre ist jedoch nunmehr die
Krankenpflege bemüht, auch den Status eines ärztlich dominierten Heil*hilfs*berufs zu Gunsten eines eigenständigen Heilberufs
zu verändern. Dies hat dazu geführt, dass die Ausrichtung an
Medizin als Bezugswissenschaft und dem Krankenhaus als betrieblicher Organisation von Pflegearbeit aufgegeben wurde.

Mit dieser Umorientierung geht eine arbeitsinhaltliche Öffnung für sozialpflegerische Aspekte der Versorgung von Pflegebedürftigen sowie eine berufsverbandliche Öffnung gegenüber
der Altenpflege einher. Der DBfK hatte sich der Entwicklung
als erste Standesorganisation angeschlossen, indem er zunächst
eine interne Arbeitsgruppe zur Altenpflege etablierte und sich
später als einen Berufsverband für alle Pflegeberufe bezeichnete.
Im Kontext dieser Entwicklung ist auch die Umorientierung der
Schwesternschaften zu sehen. Dass sich die ADS erst Mitte der
1990er Jahre als letzte Standesorganisation diesem Trend angeschlossen hat, resultiert vor allem daraus, dass es sich hier um
einen Dachverband der Schwesternschaften handelt. Allerdings
bleiben auch bis Mitte der 1990er Jahre die Krankenpflegeverbände bei der Konstruktion von Dachverbänden unter sich. Der
DBVA als Interessenverband der Altenpflege wurde zunächst nur
regional und dann selten etwa als konstituierendes Mitglied eines Dachverbandes oder der »Pflegekonferenz« einbezogen. Die
Kooperation des DBVA mit dem neugegründeten DPV dürfte
die Position beider Verbände nachhaltig gestärkt haben. Durch
die Einbindung aller Interessenverbände in den Pflegerat soll
eine Annäherung der Positionen bewirkt werden.

Wandel der
Positionen der
Krankenpflege-
verbände

*Tabelle 7.4:*
Chronik der
Verberufli-
chung von
Altenpflege
1978–1989

| | | |
|---|---|---|
| 1978 | 1.3. | Fachausschuss des DV spricht sich gegen Altenpflege als Heilhilfsberuf und eine Ausbildung im dualen System aus, Beruf muss den »sozialen Berufen zugeordnet werden« |
| 1979 | | Fachgruppe Altenpflege im DBfK gegründet |
| 1980 | 1.3. | Empfehlungen des DV für eine bundeseinheitliche Ausbildungsordnung, Ausweitung der Ausbildungsinhalte, Ausbildung in schulischer Form, Ausbildungsstätten jedoch in »pluraler Trägerschaft« |
| 1983 | 28.5. | Delegiertenversammlung des DBfK lehnt Anschluss an DAG analog dem zuvor als bewährt eingestuften Modell des Verbands angestellter Ärzte (Marburger Bund) ab |
| 1984 | 28.5. | Berlin führt als erstes Bundesland eine dreijährige Altenpflege-Ausbildung ein |
| 1984 | 9.11. | Rahmenvereinbarung über die Dauer und Inhalte der Ständigen Konferenz der Kultusminister (KMK), die von Bundesländern spezifisch ausgestaltet werden kann |
| 1985 | 18.7. | Rahmenvereinbarung über die Dauer und Inhalte der Arbeits- und Sozialminister-Konferenz (ASMK) analog dem KMK-Beschluss |
| 1987 | 12.5. | BAGFW fordert für Altenpflege-Ausbildungsstätten bundesweit den Fachschulstatus sowie eine Verlängerung der Ausbildung; solide Grundausbildung soll Voraussetzungen zur Qualifikation für Leitungsaufgaben schaffen |
| 1989 | 10.2. | erstmals bundesweite Warnstreiks gewerkschaftlich organisierter Alten- und Krankenpflegekräfte |
| 1989 | 10.5. | ›Deutscher Verein zur Förderung von Pflegewissenschaft und -forschung‹ als überverbandliches Forum gegründet |
| 1989 | 1.6. | tarifvertragliche Regelung für Altenpflege im öffentlichen Dienst, mindestens zweijährig ausgebildete Altenpflegerinnen werden bei der Eingruppierung mit Krankenschwestern im BAT gleichgestellt |
| 1989 | | Caritas-Schwesternschaft öffnet sich sozial-pflegerischen Berufen und männlichen Berufsinhabern, nennt sich um in ›Caritas-Gemeinschaft für Pflege- und Sozialberufe‹ |
| 1989 | | BMJFFG schlägt zur Bewältigung des ›Pflegenotstands‹ vor, Altenpflege*hilfe* als eigenständigen Beruf zu stärken |
| 1989 | 1.10. | Erklärung des DV zur bundesgesetzlichen Neuregelung der Ausbildung (u. a. dreijährige Ausbildung, Schutz der Berufsbezeichnung, Finanzierung der Ausbildung analog der Krankenpflege durch Umlage auf Entgelte) |
| 1989 | 4.12. | CDU/FDP-Bundesregierung veröffentlicht an DV-Vorschlag orientierten Referentenentwurf über ein ›Gesetz über die Berufe in der Altenpflege‹ (AltPflG) mit dem Ziel der Angleichung an die Krankenpflege |

Die Frage der Ausbildungsordnung ist ein Dauerthema der berufspolitischen Diskussion um den Altenpflegeberuf. Durch dessen Zuordnung zu den sozial-pflegerischen Berufen (1965) fällt die Regelung der Ausbildung unter die Bildungshoheit der Bundesländer. Ausgangspunkt für die länderspezifischen Regelungen bildete die Stellungnahme des DV. NW hatte 1969 als erstes Bundesland eine Ausbildungsordnung erlassen, mit der eine zweijährige Ausbildung für den Altenpflegeberuf staatlich festgeschrieben wurde. In der folgenden Zeit kamen andere Bundesländer mit zum Teil sehr unterschiedlichen Regelungen nach. Da die gegenseitige Anerkennung der Berufsabschlüsse durch die Bundesländer nicht durchweg gewährleistet war, wurde mit den Empfehlungen des DV von 1980 eine Ausweitung der Ausbildungsinhalte gefordert und ein Entwurf für eine bundeseinheitliche Ausbildungsordnung vorgelegt. In den Rahmenvereinbarungen 1984/85 wurden zwar Mindestanforderungen an Dauer und Inhalte der Ausbildung festgelegt, Fragen zu deren Finanzierung jedoch ausgeklammert. Durch die Proteste der Pflegekräfte 1989–92 wurden Personalnotstand und Probleme der Altenpflege-Ausbildung außerhalb der Fachkreise offenbar.

In diesem Kontext forderte der DV 1989 eine dreijährige Ausbildung und eine Regelung zu deren Finanzierung. Eine bundeseinheitliche Neuordnung der Altenpflege-Ausbildung scheiterte 1990 an den Vorbehalten einzelner Bundesländer. Einige SPD-regierte Bundesländer orientierten sich am Gesetzentwurf für landesspezifische Regelungen. Hessen regelte 1990 auch die Finanzierung der Ausbildung, die nunmehr durch Umlage auf Entgelte der Pflegeheime refinanziert wird. Die Kontroverse um eine Neuordnung der Altenpflege seit Anfang der 1990er Jahre erfolgte vor dem Hintergrund der schlechteren Möglichkeiten zur Refinanzierung von qualifiziertem Personal. Die Auseinandersetzungen verweisen darauf, dass trotz aller verbalen Wertschätzung von Einrichtungs- und Kostenträgern die allgemeine Pflege (Grundpflege) keineswegs als so qualifiziert gilt, dass sie in jedem Fall dreijährig von ausgebildeten Fachkräften erbracht werden muss (MEYER 1996). Ende der 1990er Jahre gelang es der SPD/Grüne-Bundesregierung, eine bundeseinheitliche Ausbildungsregelung durchzusetzen, die zum einen den Bundesländern erhebliche Gestaltungsmöglichkeiten einräumt und zum anderen die Finanzierung der Ausbildung über Leistungsentgelte der ausbildenden Pflegeeinrichtungen sichert.

*Dauerthema Ausbildungsregelung*

*Tabelle 7.5:*
Chronik der
Verberufli-
chung von
Altenpflege
1990–1995

| | | |
|---|---|---|
| 1990 | 1.8. | Neufassung des HeimG; hebt Aufsichts- und Kontroll-funktion der Heimaufsicht hervor, verschärft Dokumen-tations- u. Aufbewahrungspflicht der Einrichtungsträger |
| 1990 | 21.9. | Entwurf des Altenpflegegesetzes wird durch den Bundes-rat abgelehnt, Zuständigkeit des Bundes für Gesetzge-bung wird in Frage gestellt |
| 1990 | | StBA und DV beraten unter Mitwirkung von Berufsver-bänden eine neue amtliche Klassifikation sozialer Berufe |
| 1991 | | DBfK benennt sich um in ›Deutscher Berufsverband für Pflegeberufe‹ |
| 1991 | 15.6. | ›Gewerkschaft Pflege‹ gegründet, will allgemeine Ge-werkschaftsaufgaben übernehmen sowie als berufsbezo-gener Fachverband arbeiten |
| 1992 | | Altenpflege wird als eigenständiger Beruf in der amtlichen Berufsklassifikation geführt, Integration in Berufsord-nung, weiterhin ein sozial-pflegerischer Beruf |
| 1993 | 19.7. | Nach der HeimPersV müssen Heime bis spätestens Ok-tober 1998 nachweisen, dass die Hälfte der Beschäftigten einen Pflegeberuf abgeschlossen hat; Voraussetzungen für Übernahme von Heimleitung und PDL festgelegt |
| 1993 | | Fachgruppe Altenpflege in der DAG gegründet |
| 1993 | 8.6. | OLG Düsseldorf schreibt Arbeitsteilung der Pflegebe-rufe fest; danach sind Altenpflegerinnen auf Grund ihrer Ausbildung nicht geeignet, Pflege im Sinne von häuslicher Krankenpflege durchzuführen |
| 1993 | 16.6. | ›Deutscher Bildungsrat für Pflegeberufe‹ durch ADS und DBfK gegründet, soll Forum für »berufliche Bildung [als] eine originäre berufsständische Aufgabe« sein |
| 1994 | 20.5. | Bundesrat gibt Bedenken gegen Zuständigkeit des Bundes zur Regelung der Altenpflege-Ausbildung auf; hessischer Gesetzentwurf wird in Bundestag eingebracht |
| 1994 | 30.9. | ADS ändert Struktur, Rechtsform und benennt sich um in ›Arbeitsgemeinschaft Deutscher Schwesternverbände und Pflegeorganisationen‹ |
| 1995 | 1.5. | PflegeVG mit den Prinzipien der Vorrangigkeit von Prä-vention und Rehabilitation vor Pflege, familialer vor be-ruflicher Pflege sowie ambulanter vor stationärer Pflege tritt in Kraft; dreijährig ausgebildete Altenpflegerinnen werden als Fachkraft im Sinne des Gesetzes anerkannt |
| 1995 | | »Nationale Konferenz zur Einrichtung von Pflegekam-mern« als Nachfolge der Initiative »Runder Tisch« ge-gründet |
| 1995 | 12.5. | Rahmenrichtlinien für die Ausbildung von Berufsschul-lehrern durch KMK beschlossen, ›Pflege‹ als eigenstän-dige berufliche Fachrichtung ausgewiesen |

Der DV hatte 1965 und das StBA 1975 Altenpflege unter die sozial-pflegerischen Berufen subsumiert (Tabelle A.3, S. 348). Bei der erneuten Diskussion durch den DV 1978 wurde die Frage des veränderten Aufgabenprofils weitgehend ausgeklammert. Mit einer Zuordnung als Heilhilfsberuf würde Altenpflege analog der Krankenpflege in den Zuständigkeitsbereich des Bundes fallen. Vor diesem Hintergrund erfolgten auch die Beratungen zwischen DV, StBA und Berufsverbänden 1990/91 um die neue Zuordnung der Altenpflege in der Berufssystematik. In ihr wird seit 1992 Altenpflege weiterhin als sozial-pflegerischer Beruf ausgewiesen, allerdings nunmehr auf dem Niveau der Berufsordnungen (Tabelle A.4, S. 349) und kann damit Gegenstand einer Sozialberichterstattung etwa durch den Mikrozensus werden. Im AltPflG von 2000 wird der Altenpflegeberuf den Heilberufen zugeordnet. In den Stellungnahmen zum Gesetzentwurf wurde diese Position u.a. vom Deutschen Städtetag gestärkt, »die bisherige Ausrichtung als sozialpflegerischer Beruf [muss] zurücktreten und die gesundheitliche Ausrichtung als Heilhilfs- und Heilassistenzberuf in den Vordergrund gestellt werden«. Die faktische Zuordnung der Altenpflege zu den Heilberufen fand bislang dort ihre sozialversicherungsrechtlichen Grenzen, wo die Übernahme von Pflegearbeit im Sinne von Krankenpflege ansteht.

Diskussion um Zuordnung der Altenpflege im Berufssystem

Nach nahezu 20-jähriger Auseinandersetzung ist 1993 in der HeimPersV eine qualifizierte Pflege gesetzlich verankert worden. Danach war bis spätestens Oktober 1998 von den Heimen der Nachweis zu erbringen, dass die Hälfte der beschäftigten Pflegekräfte einen pflegebezogenen Berufsabschluss hatte. Den Heimaufsichtsbehörden fiel die Aufgabe zu, für die Einhaltung der Fachkraftquote zu sorgen. Auf Grund der Erfahrungen im ambulanten Bereich ohne Quotenregelung wollte die CDU/FDP-Bundesregierung sie im Frühjahr 1998 in ihren Bemühungen um Kostensenkung ganz aufheben, da sie nach der WIdO-Studie, die *nicht* nach *Berufsabschluss* differenziert, bundesweit ohnehin nicht erreicht sei (GERSTE, REHBEIN 1998). Pflegesatzvereinbarungen sollten die HeimPersV ersetzen. Die Vorstellungen zur Aufhebung der Quote stießen bei der SPD sowie beim CSU-Sozialministerium (Bayern) auf großen Widerspruch. Die BAGFW sah »die Entlassung von zehntausenden qualifizierten Pflegekräften« heraufziehen. Andere Sozialverbände befürchteten erhebliche Beeinträchtigungen für die Qualität der Pflege. Als Kompromiss wurde die Übergangsfrist bis Oktober 2000 verlängert.

Diskussion um Fachkraftquote

*Tabelle 7.6:*
Chronik der
Verberufli-
chung von
Altenpflege
1996–2000

| | | |
|---|---|---|
| 1996 | 28.2. | Empfehlung des BiBB zur Neuordnung von Pflegeberufen (breite berufliche Grundausbildung, stärkerer Bezug zum ambulanten Bereich sowie Platzierung eines Berufes zur ›Hauspflegekraft‹ in das duale System) |
| 1996 | 17.4. | BSG grenzt allgemeine Pflege (Grundpflege) von Pflege im Sinne häuslicher Krankenpflege ab; letztere steht unter Verantwortung des Arztes und erfolgt auf dessen Anweisung durch entsprechend ausgebildete Fachkräfte |
| 1997 | 26.7. | NW bringt Entwurf zur Änderung des PflegeVG ein, Ausbildungsvergütung und Beschulungskosten sollen aus einer Umlage auf Entgelte aus der GPV finanziert werden |
| 1997 | | Probleme mit der Gemeinnützigkeit des DBfK auf Bundesebene führen zur Gründung des ›Deutschen Pflegeverbands‹ (DPV) durch Landesverbände |
| 1998 | 5.3. | Nach dem Grundsatzurteil des Europäischen Gerichtshofs (EuGH) ist die Inanspruchnahme von Leistungen der Pflegeversicherung nicht an das Territorialprinzip gebunden. Sie sind damit innerhalb der EU transferierbar |
| 1998 | 1.4. | CDU/FDP-Bundesregierung erörtert die Möglichkeit einer Änderung der HeimPersV; nach Protesten wird die Übergangsfrist bis zum Erreichen der Fachkraftquote von 50 Prozent bis Oktober 2000 verlängert |
| 1998 | 2.6. | ADS, BALK, BLLP, BKK und DBfK gründen DPR, die Bundesarbeitsgemeinschaft der Pflegeorganisationen soll als Spitzenverband fungieren |
| 1999 | 10.3. | SPD/Grüne-Bundesregierung legt neuen Entwurf für ein AltPflG vor; Kernpunkte: dreijährige Ausbildung und einheitliche Voraussetzungen für Verkürzung, Schutz der Berufsbezeichnung, Ausbildungsvergütung und deren Finanzierung, künftig den Heilberufen zuzuordnen |
| 1999 | | DPR wird um Bund Deutscher Hebammen (BDH) sowie DBVA und DPV erweitert |
| 1999 | 14.5. | Die Bundesvereinigung Deutscher Arbeitgeberverbände (BDA) fordert erneut die Einrichtung eines ›ambulanten Pflegeberufs‹ (zweijährige Ausbildung) im dualen System |
| 1999 | 15.12. | Anhörung von Interessenvertretern zum AltPflG-Entwurf im federführenden Ausschuss des BMFSFJ im Bundestag, unterschiedliche Schwächen werden aufgezeigt |
| 2000 | 6.7. | Verabschiedung des AltPflG im Bundestag in der nach Empfehlungen des Bundesrats geänderten Fassung |
| 2000 | 29.9. | Nach Zustimmung unter Vorbehalten durch den Bundesrat kann das AltPflG zum 1.8.2001 in Kraft treten |
| 2000 | 15.10. | GP öffnet sich allen Arbeitnehmern des Gesundheitswesens, der Alten- und Behindertenhilfe, nennt sich um in ›Gewerkschaft für Beschäftigte im Gesundheitswesen‹ |

Die öffentliche Wahrnehmung der Probleme im Pflegebereich und die hohe Bereitschaft zum Berufswechsel haben Anfang der 1990er Jahre dazu geführt, über Perspektiven für Berufslaufbahnen der Inhaber von Pflegeberufen nachzudenken. Da die Möglichkeiten im Bereich primärer Pflegearbeit begrenzt sind, galt es, neue Tätigkeitsfelder im Bereich sekundärer Pflegearbeit zu eröffnen. Die Einrichtung von pflegebezogenen Studiengängen an den Fachhochschulen sowie die erweiterten Möglichkeiten für Pflegekräfte bei der Aufnahme eines Hochschulstudiums ohne Abitur sind berufspolitische Entscheidungen, die im gesellschaftlich-historischen Kontext getroffen wurden. Durch die Rahmenvereinbarung zur Ausbildung von Berufsschullehrern ist »quasi die ›Akkreditierung‹ des Berufsfelds ›Pflege‹ in bildungspolitischer Hinsicht erfolgt« (SEYD 1995a). Diese berufspolitische Entscheidung hat den Druck zur Standardisierung der unterschiedlichen Fort- und Weiterbildungsangebote von Sozialverbänden erhöht. Deren Angebote hatten auf Grund der großen Heterogenität selbst bei ähnlichen Abschlüssen selten dazu beigetragen, dass neue Positionen oberhalb der Ebene von ›Sandwichpositionen‹ im Bereich sekundärer Pflege geschaffen wurden.

Die zuvor ausgeschlossene und von den Berufsgruppen gefürchtete grenzüberschreitende Inanspruchnahme von Dienstleistungen gesundheitlicher Versorgung ist durch Entscheidungen des EuGH (März 1998) möglich. Das Erwerbsarbeit im Gesundheitswesen sichernde Territorialprinzip wird dadurch eingeschränkt. Konnte zuvor ein Versicherter seinen Anspruch auf Pflegegeld aus der GPV im Ausland kaum nutzen, ist dies künftig jederzeit möglich. Umgekehrt können ausländische Pflegedienste die Versorgung im Inland übernehmen. CDU/FDP-Bundesregierung sowie SPD sehen das Grundprinzip des deutschen Gesundheitssystems in Gefahr. Der Sozialexperte des DGB konstatiert dagegen, dass das überlieferte Territorialprinzip insgesamt nicht mehr zeitgemäß sei. »Der politisch gewollten Freizügigkeit muss deshalb das ›Personalitätsprinzip‹ im Sozialrecht folgen«. Das BMAS geht von ca. 500 Auslandsansprüchen aus. Inwieweit im grenznahen Raum ausländische Pflegedienste nicht nur indirekt, sondern mittelfristig auch direkt als Leistungsanbieter auftreten, ist nicht absehbar. Von den Pflegekassen werden sie zur Zeit nur in Ausnahmefällen als Vertragspartner anerkannt. Die Änderung territorialer Bindung von Versorgungsansprüchen dürfte daher kaum die Erwerbschancen professioneller Altenpflege beeinflusst haben.

*Diskussion um Schaffung neuer Tätigkeitsfelder*

*Diskussion um territoriale Bindung von Versorgungsansprüchen und Folgen für Pflegemarkt*

# Weiterführende Literatur

## zu Kapitel 7.1

ALEMANN, U. VON (1989[2]): Grundfragen. In: ders. *Organisierte Interessen in der Bundesrepublik.* Opladen: Leske + Budrich, S. 143–193.

HERDER-DORNEICH, P.; KÖTZ, W. (1972): Politik der Krankenpflegedienste. In: dies., *Zur Dienstleistungsökonomik.* Berlin: Duncker & Humblot, S. 161–202.

MAYNTZ, R. (1992): Interessenverbände und Gemeinwohl. In: dies. (Hrsg.), *Verbände zwischen Mitgliederinteressen und Gemeinwohl.* Gütersloh: Bertelsmann, S. 11–35.

SCHÖLKOPF, M. (2000): Die organisierten Interessen und die Altenpflege. In: ders., *Altenpflegepolitik in der Bundesrepublik Deutschland.* Opladen: Leske + Budrich, S. 69–114.

WIESENTHAL, H. (2001[2]): Interessenorganisation. In: B. Schäfers; W. Zapf (Hrsg.), *Handwörterbuch zur Gesellschaft Deutschlands.* Opladen: Leske + Budrich, S. 335–349.

## zu Kapitel 7.2

BALS, T. (1993): Berufsständische Abschottung oder interprofessionelle Kooperation – die Gesundheitsfachberufe. In: BiBB (Hrsg.), *Gesundheits- und sozialpflegerische Berufe.* Berlin: BiBB, S. 87–94.

PRÜFER, A. (1997): Professionalisierungsstrategien der Krankenpflegeorganisationen. In: dies., *Vom Liebesdienst zur Profession?* Hagen: Kunz, S. 62–79.

TAUPITZ, J. (1991): Entstehungs- und Entwicklungsgeschichte geschriebener Standesordnungen bei verkammerten freien Berufen. In: ders., *Die Standesordnungen der freien Berufe.* Berlin: de Gruyter, S. 195–351.

## zu Kapitel 7.3

FREY, F. (1998): Die Problemumwelten der Gewerkschaft ÖTV. In: U. v. Alemann; J. Schmid (Hrsg.), *Die Gewerkschaft ÖTV.* Baden-Baden: Nomos, S. 79–100.

PRIGGE, W.-U. (1997[2]): Staat und Verbände: Zur wirtschaftssoziologischen Analyse der Beziehungen zwischen dem politisch-administrativen System und den Tarifkoalitionen. In: G. Reinhold (Hrsg.), *Wirtschaftssoziologie.* München: Oldenbourg, S. 121–142.

TRAXLER, F. (1999[3]): Gewerkschaften und Arbeitgeberverbände. Probleme der Verbandsbildung und Interessenvereinheitlichung. In: W. Müller-Jentsch (Hrsg.), *Konfliktpartnerschaft. Akteure und Institutionen der industriellen Beziehungen.* Mering: Hampp, S. 57–77.

## zu Kapitel 7.4

KATHMANN, M. (1998): Von der Rand- zur Zielgruppe? Frauen in den Gewerkschaften. In: U. von Alemann; J. Schmid (Hrsg.), *Die Gewerkschaft ÖTV.* Baden-Baden: Nomos, S. 285–294.

WIESENTHAL, H. (1993): Akteurskompetenz im Organisationsdilemma. Grundprobleme strategisch ambitionierter Mitgliederverbände und zwei Techniken ihrer Überwindung. *Berliner Journal für Soziologie,* 3, S. 3–18.

## zu Kapitel 7.5

LEHMANN, H. G. (1996): *Deutschland-Chronik 1945 bis 1995.* Bonn: Bouvier. (Unterkapitel zu Sozialpolitik und soziale Sicherung)

STEFFEN, J. (2000): *Sozialpolitische Chronik. Die wesentlichen Änderungen im Bereich der Arbeitslosenversicherung, Rentenversicherung, Krankenversicherung, Pflegeversicherung und Sozialhilfe (HLU) in den vergangenen Jahren.* Bremen: Arbeiterkammer Bremen.

Sozialpolitik Zeitleiste (betreut vom BMAS): [http://www.sozialpolitik.com/history/home_history.html]

# Literaturverzeichnis

ADS; BKK; BALK; BLLP; DBfK (1997): *Pflegerischer Fortschritt und Wandel. Basispapier zum Beitrag ›Wachstum und Fortschritt in der Pflege‹ im Sondergutachten 1997 des Sachverständigenrates für die Konzertierte Aktion im Gesundheitswesen.* Göttingen: Druckhaus Göttingen.

ALBER, J. (1990): *Ausmaß und Ursachen des Pflegenotstands in der Bundesrepublik.* Köln: Max-Planck-Institut für Gesellschaftsforschung (Discussion Paper 90/3).

ALBRECHT, H.; BÜCHNER, E.; ENGELKE, D. R. (1982): *Arbeitsmarkt und Arbeitsbedingungen des Pflegepersonals in Berliner Krankenhäusern.* Berlin: Berlin Verlag.

Altenpflege (1997): In: *Berufsprofile für die arbeits- und sozialmedizinische Praxis.* Nürnberg: Bildung und Wissen, S. 27–30.

Alteninitiativen (Hrsg.) (1983³): *Morgens um sieben ist der Tag schon gelaufen. Der alltägliche Skandal im Pflegeheim.* Frankfurt/M.: Extra-Buch.

AOK Bundesverband (1975ff.): *Krankheitsartenstatistik.* Bonn: AOK.

ARMBRUSTER, W.; BODENHÖFER, H. J.; HARTUNG, D.; NUTHMANN, R.; WINTERHOGER, W. D. (1971): *Expansion und Innovation. Zur Theorie des Projekts ›Arbeitswirtschaftliche Probleme einer aktiven Bildungspolitik‹.* Berlin: Max-Planck-Institut für Bildungsforschung (mimeo).

ARNOLD, K.; DIBELIUS, O.; HOPPE, B. (1999): *Altenpflegeausbildung.* Freiburg i. B.: Lambertus.

AXMACHER, D. (1991): Pflegewissenschaft – Heimatverlust der Krankenpflege. In: U. Rabe-Kleberg; H. Krüger; M. F. Karsten; T. Rabs (Hrsg.), *Dienstleistungsberufe in Krankenpflege, Altenpflege und Kindererziehung.* Bielefeld: KT-Verlag, S. 120–138.

BA (Hrsg.) (1995): *Grundwerk ausbildungs- und berufskundlicher Informationen. Ausgabe 1995/96.* Nürnberg: Bildung und Wissen.

BÄCKER, G. (1987): *Arbeitsbedingungen in der Krankenpflege.* Düsseldorf: WSI.

BÄCKER, G. (1988): *Arbeitsbedingungen in der Altenpflege.* Düsseldorf: WSI.

BAETHGE, M. (1991): Arbeit, Vergesellschaftung, Identität. Zur zunehmenden normativen Subjektivierung der Arbeit. *Soziale Welt,* 42, S. 6–20.

BAGFW (1996): *Alte Migranten in Deutschland. Wachsende Herausforderungen an Migrationssozialarbeit und Altenhilfe.* Köln: KDA.

BAGFW (1970ff.): *Gesamtstatistik der Einrichtungen der Freien Wohlfahrtspflege.* Köln: BAGFW

BAHRDT, H.-P. (1983): Arbeit als Inhalt des Lebens: ›denn es fähret schnell dahin‹. In: J. Matthes (Hrsg.), *Krise der Arbeitsgesellschaft? Verhandlungen des 21. Deutschen Soziologentages.* Frankfurt/M.: Campus, S. 120–137.

BALLUSECK, H. v. (1980): *Die Pflege alter Menschen. Institutionen, Arbeitsfelder und Berufe.* Berlin: DZA.

BANDEMER, S. v.; HILBERT, J.; SCHULZ, E. (1998): Zukunftsbranche Gesundheit und Soziales? Szenarien und Ansatzpunkte der Beschäftigungsentwicklung bei gesundheitsbezogenen und sozialen Diensten. In: G. Bosch (Hrsg.), *Zukunft der Erwerbsarbeit.* Frankfurt/M.: Campus, S. 421–435.

BARTHOLOMEYCZIK, S. (1997): *Pflege auf dem Weg zur Wissenschaft.* Festvortrag zur Eröffnung des Fernstudiengangs Pflege an der FH Jena am 4.4.1997 (mimeo).

BAUMANN, W. (1990): *Zum beruflichen Strukturwandel im Gesundheitswesen der Bundesrepublik Deutschland.* Universität Frankfurt/M., Dissertation.

BAUR, R. (1989): Arbeit im Jahre 2000. Die quantitative und qualitative Entwicklung der Arbeit und ihre Auswirkungen auf die Wohlfahrt. In: A. Kieser; R. Baur; B. Guggenberger; D. Mieth, *Arbeit – Luxus, Lebenselixier und Last.* Freiburg i. B.: AGJ-Verlag, S. 18–33.

BAUSINGER-ARKOMANIS, S. (1988): Das Berufsbild der Krankenpflegerin – ein Teil der Geschichte der weiblichen Arbeit. *Das Öffentliche Gesundheitswesen*, 50, S. 22–28.

Bayerisches Statistisches Landesamt (1976ff.): *Ambulante soziale Dienste in Bayern*. München.

Bayerisches Statistisches Landesamt (1980ff.): *Die Heime der Altenhilfe und erwachsene Behinderte in Bayern*. München.

Beck, U. (1986): *Risikogesellschaft*. Frankfurt/M., Suhrkamp.

Beck, U.; Brater, M. (1978): *Berufliche Arbeitsteilung und soziale Ungleichheit*. Frankfurt/M.: Campus.

Beck, U.; Brater, M. (Hrsg.) (1977): *Die soziale Konstitution der Berufe*. Frankfurt/M.: Campus.

Beck-Gernsheim, E. (1981[2]): *Der geschlechtsspezifische Arbeitsmarkt. Zur Ideologie und Realität von Frauenberufen*. Frankfurt/M.: Campus.

Becker, G. S. (1975[2]): *Human Capital*. New York: Columbia University Press.

Becker, G. S. (1976): *The Economic Approach to Human Behavior*. Chicago: University of Chicago Press.

Becker, W. (1996): Ausbildung und Beruf auf dem Prüfstand – befindet sich die Altenpflege in einer Bildungskrise? In: B. Meifort; W. Becker (Hrsg.), *Berufseinmündung und Berufsverbleib von Altenpflegekräften in den ersten Berufsjahren*. Köln: KDA, S. 27–49.

Becker, W.; Meifort, B. (1998): *Altenpflege – Abschied vom Lebensberuf. Dokumentation der Längsschnittuntersuchung zu Berufseinmündung und Berufsverbleib von Altenpflegekräften*. Bielefeld: Bertelsmann.

Becker, W.; Meifort, B. (1997): *Altenpflege – Arbeit wie jede andere? Ein Beruf fürs Leben? Dokumentation der Längsschnittuntersuchung zu Berufseinmündung und Berufsverbleib von Altenpflegekräften*. Bielefeld: Bertelsmann.

Becker, W.; Meifort, B. (1994): *Pflegen als Beruf – ein Berufsfeld in der Entwicklung*. Bielefeld: Bertelsmann.

Beimdiek, U.; Hollenrieder, J.; Keyser, P. (1992): *Der Pflege-Fall. Perspektiven des Alters und der Pflegeberufe*. Hamburg: Ergebnisse.

Berger, R. (1978): *Bestandsanalyse nichtärztlicher Heilberufe und sonstiger Gesundheitsberufe*. Stuttgart: Kohlhammer.

BGW (2000): *Statistik der Altenpflege- und Altenkrankenheime, ambulanten sozialen Hilfs- und Pflegedienste, Nachbarschaftshilfen*. Hamburg: BGW (mimeo).

BiBB (1995): *Forschungsprojekt ›Berufseinmündung und Berufsverbleib von Altenpflegekräften in den

ersten Berufsjahren‹. Vorläufige Ergebnisse*. Berlin: BiBB (mimeo).

Birg, H. (1997): Perspektiven der Bevölkerungsentwicklung Deutschlands im 21. Jahrhundert. *Wohnen. Zeitschrift der Wohnungswirtschaft Bayern*, H. 11/12, S. 591–601.

Bischoff, C. (1994[2]): *Frauen in der Krankenpflege. Zur Entwicklung von Frauenrolle und Frauenberufstätigkeit im 19. und 20. Jahrhundert*. Frankfurt/M.: Campus.

Blossfeld, H.-P. (1989): *Kohortendifferenzierung und Karriereprozeß*. Frankfurt/M.: Campus.

BMAS (1998): *Erster Bericht der Bundesregierung über die Entwicklung der Pflegeversicherung*. Bonn: BMAS.

BMAS (1997): Pflegeversicherung. Positive Zwischenbilanz vorgelegt. Leistungen für 1,7 Millionen. *Sozialpolitische Informationen*, Nr. 9.

BMAS (1997): Sozialgesetzbuch · XI. Buch · Pflegeversicherung. In: dass. (Hrsg.), *Übersicht über das Sozialrecht*. Bonn: BMAS, S. 357–421.

BMAS (Hrsg.) (1992): *Statistisches Taschenbuch 1950 bis 1990. Arbeits- und Sozialstatistik*. Bonn: BMAS.

BMAS (1985): Bericht der Bundesregierung zu Fragen der Pflegebedürftigkeit. *BT*, 10/1943.

BMFuS (Hrsg.) (1994): *Familie und Familienpolitik im geeinten Deutschland. Zukunft des Humanvermögens. Fünfter Familienbericht*. Bonn: BMFuS.

BMFuS (Hrsg.) (1993): *1. Bericht zur Lage der älteren Menschen*. Bonn: BMFuS.

Börsch-Supan, A.; Spiess, K. (1995): *Privathaushalt oder Heim? Bestimmungsfaktoren der Institutionalisierung älterer Menschen*. Mannheim: Institut für Volkswirtschaftslehre und Statistik. (Discussion Paper 516-95).

Bofinger, J. (1990): *Wer besucht die Fachschule für Altenpflege in Bayern?* München: Staatsinstitut für Schulpädagogik und Bildungsforschung (Arbeitspapier Nr. 217).

Bohrhardt, R.; Voges, W. (1995): Die Variable Beruf in der empirischen Haushalts- und Familienforschung. *ZA-Informationen*, Nr. 36, S. 91–113.

Bohring, G.; Ducke, K. (1979): *Mensch und Beruf*. Berlin: Dietz.

Bolte, K. M. (1983): Subjektorientierte Soziologie. Plädoyer für eine Forschungsperspektive. In: K. M. Bolte; E. Treutner (Hrsg.), *Subjektorientierte Arbeits- und Berufssoziologie*. Frankfurt/M.: Campus, S. 12–36.

BOLTE, K. M.; ASCHENBRENNER, K.; KRECKEL, R.; SCHULTZ-WILD, R. (1970): *Beruf und Gesellschaft in Deutschland*. Opladen: Leske.

BOLTE, K. M.; BECK, U.; BRATER, M. (1983): Beruf als Kategorie soziologischer Analyse. In: K. M. Bolte; E. Treutner (Hrsg.), *Subjektorientierte Arbeits- und Berufssoziologie*. Frankfurt/M.: Campus, S. 62–81.

BOLTE, K. M.; HRADIL, S. (1988): *Soziale Ungleichheit in der Bundesrepublik Deutschland*. Opladen: Leske + Budrich.

BORGERS, D.; BRAUN, B.; HELMERT, U. (1999): *Größenordnung und Relevanz der Entwicklung chronischer Krankheiten und von subjektiver Morbidität für das Sozialversicherungssystem?* Bremen: ZeS (mimeo).

BRÄUTIGAM, M. (1995): *Pflegenotstand: Nächstenliebe und Korporatismus im Transferstaat. Erklärungsansätze für eine Non-Decision*. Bochum: Ruhr-Universität Bochum (Arbeitspapier 2-95 der Forschungsstelle für Sozialwissenschaftliche Innovations- und Technologieforschung.

BRANDT, F.; GÖPFERT-DIVIDIER, W.; SCHWEIKART, R. (1992): *Ambulante Dienste für Pflegebedürftige*. Stuttgart: Kohlhammer.

BRATER, M. (1975): *Gesellschaftliche Arbeitsteilung und berufliche Strategien. Zur Bedeutung der Berufe für die Interessen der Arbeitenden*. München: Arbeitsmaterialien aus dem Sfb 101.

BRATER, M.; BECK, U. (1983[2]): Berufe als Organisationsform menschlichen Arbeitsvermögens. In: W. Littek; W. Rammert; G. Wachtler (Hrsg.), *Einführung in die Arbeits- und Industriesoziologie*. Frankfurt/M.: Campus, S. 208–224.

BRAUN, B.; KÜHN, H.; REINERS, H. (1998): *Das Märchen von der Kostenexplosion. Populäre Irrtümer zur Gesundheitspolitik*. Frankfurt/M.: Fischer.

BRENDEL, S.; DIELMANN, G. (2000): Zur Reform der Ausbildung in den Pflegeberufen. *Zeitschrift für Berufs- und Wirtschaftspädagogik*, 96, S. 79–101.

BRIDGES, W. (1994): *Job Shift: How to Prosper in a Workplace without Jobs*. Reading, Ma.: Addison-Wesley.

BROCKSCHMIDT, G. (1993): Altenpfleger/Altenpflegerin. In: BA (Hrsg.), *Blätter zur Berufskunde*. Bielefeld: Bertelsmann.

BRÜDERL, J.; PREISENDÖRFER, P. (1986): Betriebsgröße als Determinante beruflicher Gratifikationen, *Wirtschaft und Gesellschaft*, 12, S. 507–523.

BÜCHEL, F. (1998): *Zuviel gelernt? Ausbildungsinadäquate Erwerbstätigkeit in Deutschland*. Bielefeld: Bertelsmann.

BÜCHEL, F. (1992): *Die Qualität der Wiederbeschäftigung nach ununterbrochener und nach >perforierter< Langzeitarbeitslosigkeit*. Nürnberg: IAB.

BÜCHTEMANN, C.; QUACK, S. (1989): >Bridges< or >Traps<: *Non-Standard Forms of Employment in the Federal Republic of Germany. The Case of Part-Time and Temporary Work*. Berlin: WZB (Discussion Paper FS I 89-6).

BÜSCHGES, G.; LÜTKE-BORNEFELD, P. (1977): *Praktische Organisationsforschung*. Reinbek: Rowohlt.

Bundesamt für den Zivildienst (2000): *Statistik zu Beschäftigungsstellen und Platzzahlen*. Köln (mimeo).

BURISCH, M. (1989): *Das Burnout-Syndrom: Theorie der inneren Erschöpfung*. Berlin: Springer.

CAPLOW, T. (1958): *Soziologie der Arbeit*. Meisenheim am Glan: Hain.

CAPPELL, E. (1996): *Von der Hilfspflege zur Profession. Entstehung und Entwicklung des Altenpflegeberufs*. Köln: KDA.

Caritas-Gemeinschaft für Sozial- und Pflegeberufe (1998[2]): *Die ethische Verantwortung der Pflegeberufe*. Freiburg i. B.: Caritas-Gemeinschaft für Sozial- und Pflegeberufe.

CARROLL, G.; MAYER, K. U. (1986): Job Shift Patterns in the Federal Republic of Germany: The Effects of Social Class, Industrial Sector, and Organisational Size. *American Sociological Review*, 51, S. 323–341.

COLEMAN, J. (1992): *Grundlagen der Sozialtheorie, Bd. 2: Körperschaften und die moderne Gesellschaft*. München: Oldenbourg.

CONRAD, C. (1982): Sterblichkeit im Alter 1715–1975 – Am Beispiel Berlin. Quantifizierung und Wandel medizinischer Konzepte. In: H. Konrad (Hrsg.), *Der alte Mensch in der Geschichte*. Wien: Verlag für Gesellschaftskritik, S. 205–230.

COOK, K. S.; MORIS, P. J.; KLINE, S. (1982): An Exchange Analysis of Emergent Occupational Groups: The Case of the New Health Care Providers. *Research in the Sociology of Health Care*, 2, S. 1–29.

CORSTEN, M.; LEMPERT, W. (1992): *Moralische Dimensionen der Arbeitssphäre*. Berlin: Max Planck-Institut für Bildungsforschung (Materialien 42).

CRAMER, U.; KARR, W.; RUDOLPH, H. (1986): Über den richtigen Umgang mit der Arbeitslosenstatistik. *MittAB*, 18, S. 409–421.

CRUSIUS, R.; EINSLE, D.; WILKE, M. (1974): *Krankenpflegeschüler in der Ausbildung*. München: DJI.

DÄUBLER, W. (1995[4]): *Das Arbeitsrecht, Band 2*. Reinbek: Rowohlt.

DAG-Bundesvorstand (1994[2]): *Altenpflege 2000. Fließband-Ganzheitspflege? Berufs- und Tarifpolitik der DAG zur Altenpflege.* Hamburg: DAG.

DANEKE, S. (2000): Berufsverbände. *Altenpflege,* 23, H. 5, S. 34–39.

DANN, P. (1996): *Wirbelsäulenbelastung im Arbeitsleben unter besonderer Berücksichtigung der Pflegeberufe.* Universität Freiburg i.B., Dissertation.

DBfK (1995): *Berufsbild Krankenpflege, Kinderkrankenpflege, Altenpflege, Krankenpflegehilfe.* Eschborn: DBfK.

DBfK (1993): *Altenpflege im DBfK.* Eschborn: DBfK.

DBfK (1992): *Berufsordnung.* Eschborn: DBfK.

DBfK (1989): *Bildungskonzept für Pflegeberufe.* Frankfurt/M.: DBfK.

DBVA (1996): *Berufsbild: Altenpflegerin/Altenpfleger.* Duisburg: DBVA.

Deutscher Bundestag (1999): Entwurf eines Gesetzes über die Berufe in der Altenpflege (Altenpflegegesetz – AltPflG). *BT,* 162/99.

Deutscher Bundestag (1998): *Zweiter Zwischenbericht der Enquete-Kommission ›Demographischer Wandel‹.* Bonn.

Deutscher Bundestag (1995): Entwurf eines Gesetzes über die Berufe in der Altenpflege (Altenpflegegesetz – AltPflG). *BT,* 13/1208.

Deutscher Bundestag (1994): *Zwischenbericht der Enquete-Kommission ›Demographischer Wandel‹.* Bonn.

Deutscher Bundestag (1991): Fortschreibung des Berichts der Bundesregierung über die Lage der Freien Berufe in der Bundesrepublik Deutschland. *BT,* 12/21.

Deutscher Städtetag, SPEERSCHNEIDER, W. (1971): *Alteneinrichtungen 1969 in der Bundesrepublik.* Stuttgart: Statistisches Amt der Stadt Stuttgart.

DEWE, B.; FERCHHOFF, W.; RADTKE, F.-O. (1992): Auf dem Wege zu einer aufgabenzentrierten Professionstheorie pädagogischen Handelns. In: dies. (Hrsg.), *Erziehen als Profession.* Opladen: Leske + Budrich, S. 7–20.

DIECK, M. (1987): Planung der stationären Altenhilfe. *Blätter der Wohlfahrtspflege,* 134, S. 19–21.

DIECK, M.; HANISCH, W.; KELLNER, M. (1980): *Betriebsvergleich von Einzelwirtschaften der stationären Altenhilfe.* Berlin: DZA.

DIEFFENBACH, J. F. (1832): *Anleitung zur Krankenwartung.* Berlin: Hirschwald.

DIELMANN, G. (2000): Altenpflegegesetz im Bundestag beschlossen *Mabuse,* 25, H. 127, S. 46–47.

DIELMANN, G. (1999a): Zur Integration der Pflegeausbildungen in das Berufsbildungssystem.

Duales System, Berufsfachschule und Berufszulassungsgesetz im Vergleich. *PflegePädagogik,* 9, H. 3, S. 11–21.

DIELMANN, G. (1999b): Wo steht die deutsche Pflegeausbildung in der europäischen Union? *PflegePädagogik,* 9, H. 10, S. 253–261.

DIELMANN, G. (1998): Neuer Pflegeberuf? Zum Stand der Diskussion zwischen den Sozialpartnern und zuständigen Ministerien zur Schaffung eines dualen Pflegeberufs auf Grundlage des Berufsbildungsgesetzes. *Mabuse,* 23, H. 115, S. 44–45.

DIELMANN, G. (1996): Pflegekammern: notwendig oder überflüssig? *Mabuse,* 21, H. 99, S. 44–45.

DIELMANN, G. (1991a): Vorschläge zu einer Neuordnung des Qualifizierungssystems der Altenpflege. In: U. Rabe-Kleberg; H. Krüger; M. E. Karsten; T. Bals (Hrsg.), *Dienstleistungsberufe in Krankenpflege, Altenpflege und Kindererziehung.* Bielefeld: KT-Verlag, S. 197–207.

DIELMANN, G. (1991b): Akademisierung der Pflege. *Mabuse,* 16, H. 71, S. 39–42.

DIEPGEN, T. L.; TEPE, A.; PILZ, B.; SCHMIDT, A.; HÜNER, A.; HUBER, A.; HORNSTEIN, O. P.; FORSCH, P. J.; FARTUSCH, M. (1993): Berufsbedingte Hauterkrankungen bei Auszubildenden im Friseur- und Krankenpflegeberuf. *Allergologie,* 16, S. 296–403.

DIEPGEN, T. L. (1997): Epidemiologie arbeitsbedingter allergischer Erkrankungen der Haut. In: Bundesanstalt für Arbeitsschutz und Arbeitsmedizin (Hrsg.), *Arbeitsbedingte allergische Krankheiten – Stand und Defizite.* Bremerhaven: Wirtschaftsverlag NW, S. 29–46.

DIESSENBACHER, H.; SCHÜLLER, K. (1993): *Gewalt im Altenheim. Eine Analyse von Gerichtsakten.* Freiburg i.B.: Lambertus.

DIETRICH, H. (1996): Befunde zu ausgewählten erwerbsbiografischen Aspekten von Pflegekräften der stationären Altenpflege. In: B. Meifort; W. Becker (Hrsg.), *Berufseinmündung und Berufsverbleib von Altenpflegekräften in den ersten Berufsjahren.* Köln: KDA, S. 78–94.

DIETRICH, H. (1995): Pflege als Beruf. Arbeitsmarktsituation und Beschäftigungsperspektiven des Personals in der Kranken- und Altenpflege. *Materialien aus der Arbeitsmarkt- und Berufsforschung,* 1/1995.

DIETRICH, H. (1994): *Arbeitsmarkt für Pflegeberufe.* Bonn: BMAS.

DINKEL, R.; GÖRTLER, E.; MILENOVIC, I. (1992): Krankheit und Krankenhausaufenthalt der über 65-jährigen. *Zeitschrift für Gerontologie,* 25, S. 37–42.

DKG (2000): *Zahlen, Daten, Fakten 2000.* Düsseldorf: DKG.

Döhler, M. (1997): *Die Regulierung von Professionsgrenzen. Struktur und Entwicklungsdynamik von Gesundheitsberufen im internationalen Vergleich.* Frankfurt/M.: Campus.

Döhler, M. (1990): *Gesundheitspolitik nach der ›Wende‹: Policy-Netzwerke und ordnungspolitischer Strategiewechsel in Großbritannien, den USA und der Bundesrepublik Deutschland.* Berlin: Edition Sigma.

Doeringer, P. B.; Piore, M. J. (1971): *Internal Labor Markets and Manpower Analysis.* Lexington, MA.: Heath.

Dostal, W.; Stooss, F.; Troll, L. (1998): Beruf – Auflösungstendenzen und erneute Konsolidierung. *MittAB,* 31, S. 438–460.

DRK-Generalsekretariat (Hrsg.) (1990): *Berufsprofil Altenpfleger/in im Deutschen Roten Kreuz.* Bonn: DRK.

Dunkel, W. (1988): Wenn Gefühle zum Arbeitsgegenstand werden: Gefühlsarbeit im Rahmen personenbezogener Dienstleistungstätigkeiten. *Soziale Welt,* 39, S. 66–85.

Dunkel, W. (1994): *Pflegearbeit – Alltagsarbeit. Eine Untersuchung der Lebensführung von AltenpflegerInnen.* Freiburg i. B.: Lambertus.

Dunkmann, K. (1922): *Die Lehre vom Beruf. Eine Einführung in die Geschichte und Soziologie des Berufs.* Berlin: Trowitsch & Sohn.

DW (1994): *Die Entwicklung der Diakonie von 1970 bis 1990 in Zahlen.* Stuttgart: DW.

DZA (1991[2]): *Synopse der Verordnungen und Erlasse der Bundesländer zur Altenpflege-Ausbildung, sowie der Rahmenvereinbarung über die Ausbildung und Prüfung von Altenpflegern und Altenpflegerinnen.* Berlin: DZA.

Eichhorn, S. (1976): *Krankenhausbetriebslehre.* Stuttgart: Kohlhammer.

Engelbrech, G. (1987): Erwerbsverhalten und Berufsverlauf von Frauen: Ergebnisse neuerer Untersuchungen im Überblick. *MittAB,* 19, S. 181–196.

Europäische Kommission (1997): *Schlüsselzahlen zum Bildungswesen in der Europäischen Union.* Luxemburg: Amt für amtliche Veröffentlichungen der EU.

Feil, N. (1997[2]): *Validation. Ein neuer Weg zum Verständnis alter Menschen.* Stuttgart: Kohlhammer.

Fourastié, J. (1954[3]): *Die große Hoffnung des 20. Jahrhunderts.* Köln: Bund.

Frank, G.; Reis, C.; Wolf, M. (1994): *»Wenn man die Ideologie wegläßt, machen wir alle das gleiche«. Das Praxisverständnis leitender Fachkräfte unter*

Bedingungen des Wandels der freien Wohlfahrtspflege. Frankfurt/M.: DV.

Freidson, E. (1993): How Dominant are the Professions? In: F. Hafferty; J. McKinlay (Hrsg.), *The Changing Medical Profession: An International Perspective.* New York: Oxford University Press, S. 54–66.

Freidson, E. (1975): *Dominanz der Experten. Zur sozialen Struktur medizinischer Versorgung.* München: Urban & Schwarzenberg.

Friedrich, D. (1995): Selbständig in der ambulanten Pflege. *IBV,* Nr. 1, S. 21–23.

Frieling, E. (1980): *Verfahren und Nutzen der Klassifikation von Berufen.* Stuttgart: Poeschel.

Fries, J. F. (1991): The Workspan and the Compression of Morbidity. In: A. H. Mummel (Hrsg.), *Retirement and Public Policy. Proceedings of the Second Annual Conference of the National Academy of Social Insurance.* Washington, D.C.: Kendall-Hunt, S. 159–171.

Fries, J. F. (1980): Aging, Natural Death and the Compression of Morbidity. *The New England Journal of Medicine,* 303, S. 130–135.

Fritz, E. (1967): *Von der Wärterin zur freien Schwester. 70 Jahre Gewerkschaftsarbeit zur Hebung der wirtschaftlichen und sozialen Lage des Krankenpflegepersonals.* Stuttgart: BZ-Druck.

Fritz, E. (1964): *Problematik der Krankenpflege und ihrer Berufsverbände.* Hannover: Staude.

Fürstenberg, F. (1977): *Einführung in die Arbeitssoziologie.* Darmstadt: Wissenschaftliche Buchgesellschaft.

Fürstenberg, F. (1972): Normkonflikt beim Eintritt in das Berufsleben. In: T. Luckmann; W. M. Sprondel (Hrsg.), *Berufssoziologie.* Köln: Kiepenheuer & Witsch, S. 276–288.

Gabanyi, M. (1997): *Ambulante Pflegedienste im Spannungsfeld zwischen Wirtschaftlichkeit, Qualität und Kundenorientierung.* Augsburg: Basys.

Gabanyi, M. (1995): *Qualitätssicherung in der ambulanten Pflege.* Augsburg: Basys.

Garms-Homolová, V. (1992): *Mitarbeiterqualifikation in der Altenhilfe. Gegenwärtige Situation und Qualifikationsbedarf in ambulanten und stationären Einrichtungen der neuen Bundesländer.* Berlin: Institut für Gesundheitsanalysen und soziale Konzepte.

Garms-Homolová, V. (1977): *Situation und Tendenzen in der Altenpflegeausbildung.* Berlin: DZA.

Gawellek, U. (1987): *Erkenntnisstand, Probleme und praktischer Nutzen der Arbeitszufriedenheitsforschung.* Frankfurt/M.: Lang.

GEISSLER, R. (1996): Kein Abschied von Klasse und Schicht. Ideologische Gefahren der deutschen Sozialstrukturanalyse. *KZfSS*, 48, S. 319–338.

GENNRICH, R.; BÖSEL, S.; HASS, P. (2001): *Quantitative und qualitative Erfassung des erforderlichen Pflegezeit- und Personalbedarfs in deutschen Pflegeheimen. Abschlussbericht über die Koordination, Begleitung und Gesamtauswertung des Verfahrens PLAISIR.* Köln: KDA (mimeo).

GENNRICH, R. (1995²): *Dimensionen und Modelle angemessener Personalschlüssel in der stationären Altenhilfe unter besonderer Berücksichtigung der Fehlzeiten von Pflegemitarbeitern.* Köln: KDA.

GEORG, W.; SATTEL, U. (1995): Arbeitsmarkt, Beschäftigungssystem und Berufsbildung. In: R. Arnold; A. Lipsmeier (Hrsg.), *Handbuch der Berufsbildung.* Opladen: Leske + Budrich, S. 123–141.

GERSTE, B.; REHBEIN, I. (1998): *Der Pflegemarkt in Deutschland.* Bonn: WidO.

GESER, H. (1998): Wissen und Sozialstruktur. *unimagazin. Zeitschrift der Universität Zürich.* H 4.

GESER, H. (1981): Eine funktional-morphologische Theorie der Berufsqualifikation. *Schweizerische Zeitschrift für Soziologie*, 25, S. 399–434.

GESSNER, R. (1987): *Determinanten der Betriebszugehörigkeitsdauer.* Universität München, Diplomarbeit (Soziologie).

GOEKEN, A. (1969): Altenpflege als Beruf. DCV (Hrsg.), *Caritas '69. Jahrbuch des Deutschen Caritasverbandes.* Freiburg i. B.: DCV, S. 96–101.

GOFFMAN, E. (1973): *Asyle. Über die soziale Situation psychiatrischer Patienten und anderer Insassen.* Frankfurt/M.: Suhrkamp.

GOLL, E. (1991): *Die freie Wohlfahrtspflege als eigener Wirtschaftssektor.* Baden-Baden: Nomos.

GOLOMBEK, G.; FELME, E.; PAAS, B. (1997): *Berufsbilder im Krankenhaus.* Düsseldorf: DKG.

GOODE, W. J. (1969): The Theoretical Limits of Professionalization. In: A. Etzioni (Hrsg.), *The Semi-Professions and their Organization.* New York: Free Press, S. 266–313.

GOTTSCHALL, K. (1990): *Frauenarbeit und Bürorationalisierung. Zur Entstehung geschlechtsspezifischer Trennungslinien in großbetrieblichen Verwaltungen.* Frankfurt/M.: Campus.

GOTTSTEIN, A. (1913): Die Aufgaben der Gemeinde- und der privaten Fürsorge. In: M. Mosse; G. Tugendreich (Hrsg.), *Krankheit und Soziale Lage.* Göttingen: Cromm, S. 721–786.

GRUNDHEWER, H. (1987): Die Kriegskrankenpflege und das Bild der Krankenschwester im 19. und frühen 20. Jahrhundert. In: J. Bleker; H.-P. Schmiedebach (Hrsg.), *Medizin und Krieg. Vom Dilemma der Heilberufe 1865–1985.* Frankfurt/M.: Fischer, S. 135–142.

GUTBERLET, R. (1985): Motive für den Beruf. *Altenpflege*, 8, S. 387–390.

HABERMAS, J. (1968): Erkenntnis und Interesse. In: ders., *Technik und Wissenschaft als ›Ideologie‹.* Frankfurt/M.: Suhrkamp, S. 146–168.

HAHN, S.; EHMER, J. (1995): Einführung: Geschlecht und Beruf. *Beiträge zur historischen Sozialkunde*, 25, S. 103–106.

HALLERMANN, B. (1985): Der Altenpflegeberuf. Ausbildungssituation, Stellenmarkt und mögliche Entwicklungen. In: V. Garms-Homolová; A. Hoffmann; R. Schmitz-Scherzer; W. Tokarski (Hrsg.), *Professionalisierung und Laiisierung in der gesundheitlichen und sozialen Versorgung alter Menschen.* Kassel: Gesamthochschule, S. 53–70.

HAMPEL, K. (1983): *Professionalisierungstendenzen in den Krankenpflegeberufen.* Münster: Lit-Verlag.

HANDL, J. (1996): Hat sich die berufliche Wertigkeit der Bildungsabschlüsse in den achtziger Jahren verändert? *KZfSS*, 48, S. 249–273.

HARTMANN, H. (1972): Arbeit, Beruf, Profession. In: T. Luckmann; W. M. Sprondel (Hrsg.), *Berufssoziologie.* Köln: Kiepenheuer & Witsch. S. 36–52.

HARTWIEG, W. (1994): Juristische und arbeitsrechtliche Aspekte bei der Aufgabenverteilung in der Altenpflege. *Mitteilungen*, H. 1, S. 17–21.

HAUG, K. (1995): *Professionalisierungsstrategien, Durchsetzungspotentiale und Arbeitsteilung. Eine Untersuchung bei deutschen und englischen Pflegekräften.* Berlin: WZB (Discussion Paper 95-202).

HEINTZ, B.; NADAI, E.; FISCHER, R.; UMMEL, H. (1997): *Ungleich unter Gleichen. Studien zur geschlechtsspezifischen Segmentation des Arbeitsmarktes.* Frankfurt/M.: Campus.

HELLMICH, A. (1986): *Frauen zwischen Familie und Beruf.* Stuttgart: Kohlhammer.

HERBST, U. (2000): *Die Entwicklung der Berufsorganisationen in der Pflege mit Beteiligung der ADS.* Göttingen: ADS (mimeo).

HERBST, U. (1995): Professionelle Pflege – eine Herausforderung für die Schwesternschaften. *Pflegezeitschrift*, 48, H. 3, S. 153–156.

HERDER-DORNEICH, P.; KÖTZ, W. (1972): *Zur Dienstleistungsökonomik. Systemanalyse und Systempolitik der Krankenhauspflegedienste.* Berlin: Duncker & Humblot.

HERRITSCH, H. (1991): *Der Markt für Führungskräfte: Unternehmensbefragung 90/91 über den aktuellen Bedarf an Managern und Führungskräften.* München: MPV Management Presse.

HESSE, H. A. (1972[2]): *Berufe im Wandel.* Stuttgart: Enke.

HÖRNING, K. H.; KNICKER, T. (1981): *Soziologie des Berufs.* Hamburg: Hoffmann und Campe.

HOFMANN, F. (1996): *Die ›Freiburger Wirbelsäulenstudie‹: Zusammengefasste Ergebnisse der Projektteile ›Berufsbedingte Erkrankungen der Wirbelsäule bei Angehörigen der Pflegeberufe‹.* Freiburg i. B.: FFAS.

HOFMANN, F.; MICHAELIS, M. (1999): Körperliche und psychische Erkrankungsrisiken im Altenpflegeberuf: Arbeitsmedizinische Ergebnisse. In: A. Zimber; S. Weyerer (Hrsg.), *Arbeitsbelastung in der Altenpflege.* Göttingen: Verlag für Angewandte Psychologie, S. 200–214.

HOFFMANN, A. (1982): *Studien zur Personal- und Nachwuchssituation in der stationären Altenhilfe.* Köln: KDA (mimeo).

HOYOS, C. (1986): *Arbeitspsychologie.* Stuttgart: Kohlhammer.

HRADIL, S. (1987): *Sozialstrukturanalyse in einer fortgeschrittenen Gesellschaft.* Opladen: Leske + Budrich.

HUBER, J. (1997): Tarifpolitische Rahmenbedingungen. In: BALK (Hrsg.), *Bildung und Pflege.* Stuttgart: Thieme, S. 28–34.

HUERKAMP, C. (1985): *Der Aufstieg der Ärzte im 19. Jahrhundert. Vom gelehrten Stand zum professionellen Experten: das Beispiel Preußens.* Göttingen: Vandenhoeck & Ruprecht.

Infratest (1995): *Möglichkeiten und Grenzen selbständiger Lebensführung in Einrichtungen. Erste vorläufige Ergebnisse der Repräsentativerhebung.* München: Infratest.

IGL, G. (1998): *Öffentlich-rechtliche Grundlagen für das Berufsfeld im Hinblick auf vorbehaltene Aufgabenbereiche.* Göttingen: Druckhaus.

Institut für Demoskopie Allensbach (2001): Ärzte und Pfarrer weiterhin vorn. Großer Prestigezuwachs für Grundschullehrer. *Allensbacher Berichte*, Nr. 16.

Institut für Demoskopie Allensbach (1993): *Frauen in Deutschland: Lebensverhältnisse, Lebensstile und Zukunftserwartungen.* Köln: Bund.

JÄGER, W. (1997[2]): Arbeits- und Berufssoziologie. In: H. Korte; B. Schäfers (Hrsg.), *Einführung in spezielle Soziologien.* Opladen: Leske + Budrich, S. 111–129.

JAGODA, B. (1994): Eine Million neuer Jobs durch Pflege und Haushaltshilfe. Interview mit dem Präsidenten der Bundesanstalt für Arbeit. *Sozialpolitische Nachrichten*, 52 vom 26.12.1994.

JAHODA, M. (1983): *Wieviel Arbeit braucht der Mensch? Arbeit und Arbeitslosigkeit im 20. Jahrhundert.* Weinheim: Beltz.

JETTER, F. (1995): Zivildienst in der Zwickmühle. Zwischen Ungerechtigkeit, Zwang und Personalmethode für soziale Dienste. [4]/3 *Fachzeitschrift zu Kriegsdienstverweigerung, Wehrdienst und Zivildienst*, 4, S. 132–139.

JOST, W. (1995): Berufsausbildung. In: W. Boettcher; K. Klemm (Hrsg.), *Bildung in Zahlen.* Weinheim: Juventa, S. 63–94.

KARDORFF, E. (1993): Altenhilfe im Wandel – vom parastaatlichen Angebotsoligopolen zu pluralistischen nachfrageorientierten Mischkonzepten. *ZSR*, 39, S. 679–692.

KDA (2000): Reform der Altenpflegeausbildung: »Noch viele Wünsche offen«. *pro alter*, 33, H. 1, S. 50–52.

KDA (1994): Streitpunkt Altenpflegerinnen. *Presse- und Informationsdienst des KDA*, Nr. 3, S. 4–5.

KDA (1992): Schrumpfendes »Töchter-Pflegepotential«. *Presse- und Informationsdienst des KDA*, Nr. 1, S. 1.

KDA (1991): Heimkonzepte der Zukunft. *Presse- und Informationsdienst des KDA*, Nr. 2, S. 6–8.

KDA (1990): *KDA-Altenpflegeschulbefragung 1989. Erste Ergebnisse.* Köln: KDA (mimeo).

KDA (1989): Fortschreitende Umstrukturierung in stationären Altenhilfeeinrichtungen: Aus Heimplätzen werden Pflegeplätze. *Presse- und Informationsdienst des KDA*, Nr. 5, S. 6.

KDA (1987): Neue Konzepte für das Pflegeheim – auf der Suche nach mehr Wohnlichkeit. *Presse- und Informationsdienst des KDA*, Nr. 5, S. 1–18.

KELLER, B. (1985): Zur Soziologie von Arbeitsmärkten. Segmentationstheorien und die Arbeitsmärkte des öffentlichen Sektors. *KZfSS*, 37, S. 658–676.

KELLNHAUSER, E. (1994): *Krankenpflegekammern und Professionalisierung der Pflege.* Melsungen: Bibliomed.

KEMPE, P.; CLOSS, C. (1984): Bedeutung und Hintergrund altruistischer Motivationen in der Altenpflege. *Altenheim*, 20, S. 330–333.

KEMPE, P.; CLOSS, C. (1981): Das Betriebsklima in 22 Hamburger Alteneinrichtungen aus der Sicht des Personals. *Zeitschrift für Gerontologie*, 14, S. 444–458.

KLAUDER, W. (1996): Trends, die die Arbeitswelt revolutionieren. In: L. Alex; F. Stooß (Hrsg.), *Berufsreport.* Berlin: Argon, S. 23–27.

KLEBER, M. (1992): Arbeitsmarktsegmentation nach dem Geschlecht. In: G. Krell; M. Osterloh (Hrsg.), *Personalpolitik aus der Sicht von*

*Frauen. Frauen aus der Sicht der Personalpolitik.* München: Hampp, S. 85–106.

KLEBER, M. (1988): *Arbeitsmarktsegmentation nach dem Geschlecht. Eine kritische Analyse ökonomischer Theorien über Frauenarbeit und Frauenlöhne.* München: Florentz.

KLEIN, T.; SALASKE, I. (1994): Determinanten des Heimeintritts im Alter und Chancen seiner Vermeidung. *Zeitschrift für Gerontologie*, 27, S. 442–455.

KLEINING, G.; MOORE, H. (1968): Soziale Selbsteinstufung (SSE). Ein Instrument zur Messung sozialer Schichten. *KZfSS*, 20, S. 502–552.

KLIE, T.; LÖRCHER, U. (1995): *Qualitätssicherung in der ambulanten und stationären Altenpflege. Einführung, Modelle, Maßnahmen.* Ostringen: Verlag der Jugendwerkstatt.

KÖCHLING, A. (1992): Arbeitsplätze der Zukunft. *forum demographie und politik*, H. 2, S. 60–81.

KÖNIG, K.; KIND, H. (1980): *Zur Weiterentwicklung des vertikalen Laufbahngefüges.* Baden-Baden: Nomos.

KÖNIG, T.; BRECHTEL, T. (1997): Vom Korporatismus zum Etatismus? Die arbeits- und sozialpolitischen Interessenvermittlungsstrukturen vor und nach der Vereinigung. *KZfSS*, 49, S. 702–727.

KOHLER, H. (1999): *Durchschnittlich geleistete Jahresarbeitszeit in sozialpflegerischen Berufen.* Nürnberg: IAB (mimeo).

KONDRATOWITZ, H.-J. v. (1991): Praktische Verwendungslogik von Informationen. In: C. Behrend; M. Dieck; H.-J. v. Kondratowitz (Hrsg.), *Gerontologischer Wissensbedarf und Informationsnutzung bei der Transformation von DDR und BRD.* Berlin: DZA, S. 38–41.

KONDRATOWITZ, H.-J. v. (1993): *Verwendung gerontologischen Wissens in der Kommune.* Berlin: DZA.

KONIETZKA, D. (1999): Die Verberuflichung von Marktchancen. *Zeitschrift für Soziologie*, 28, S. 379–400.

KOPPELIN, F. (2001): *Soziale Unterstützung pflegender Angehöriger.* Berlin: Huber.

KORTHAASE, H. (1997): Beschäftigungs- und frauenpolitische Bedeutung von Pflegeberufen. In: Friedrich-Ebert-Stiftung (Hrsg.), *Konsequenzen der Pflegeversicherung für die Pflegeberufe.* Bonn: Friedrich-Ebert-Stiftung, S. 13–17.

KRAPPMANN, L. (1993[8]): *Soziologische Dimensionen der Identität. Strukturelle Bedingungen für die Teilnahme an Interaktionsprozessen.* Stuttgart: Klett-Cotta.

KRECKEL, R. (1993): Doppelte Vergesellschaftung und geschlechtsspezifische Arbeitsmarktstrukturierung. In: P. Frerichs; M. Steinrücke (Hrsg.), *Soziale Ungleichheit und Geschlechterverhältnisse.* Opladen: Leske + Budrich, S. 51–63.

KRELL, G. (1993): Zur Bewertung ›typischer‹ Frauenarbeitsplätze – Bestandsaufnahme und Perspektiven. In: Senatsverwaltung für Arbeit und Frauen (Hrsg.), *Soziale Frauenberufe in der Krise: Aufwertung und Berufsperspektiven.* Berlin: Senatsverwaltung, S. 104–109.

KRÜGER, H. (1996): Die andere Bildungssegmentation. Berufssysteme und soziale Ungleichheit zwischen den Geschlechtern am Beispiel der Umstrukturierung in Pflegeberufen. In: Jahrbuch '96 Bildung und Arbeit (Hrsg.), *Die Wiederentdeckung der Ungleichheit.* Opladen: Leske + Budrich, S. 252–274.

KRÜGER, H. (1995): Dominanzen im Geschlechterverhältnis: Institutionalisierung von Lebensläufen. In: R. Becker-Schmidt; G.-A. Knapp (Hrsg.), *Das Geschlechterverhältnis als Gegenstand der Sozialwissenschaften.* Frankfurt/M.: Campus, S. 195–219.

KUBICEK, H.; WELTER, G. (1985): *Messung der Organisationsstruktur.* Stuttgart: Enke.

KÜPPER, G.; SOMMER, L. (1992): *Berufsrückkehrerinnen in der stationären Krankenpflege.* Köln: ISAB-Verlag.

KUHN, T. S. (1988[2]): *Die Struktur wissenschaftlicher Revolutionen.* Frankfurt/M.: Suhrkamp.

LANDENBERGER, M.; ORTMANN, J. (1999): *Pflegeberufe im europäischen Vergleich.* Berlin: BBJ-Verlag.

LAA Baden-Württemberg (2000): Vorzeitige Beendigung von Ausbildungsverträgen 1998. *Informationen aus der Arbeitsmarkt- und Berufsforschung*, Nr. 02/00

LENK, H. (1987): Motive als Interpretationskonstrukte. Zur Anwendung eines interpretationstheoretischen Handlungsmodells in der Sozialwissenschaft. In: ders., *Zwischen Sozialpsychologie und Sozialphilosophie.* Frankfurt/M.: Suhrkamp. S. 183–206.

LIND, S. (1995): Das Altenpflegeheim. Entwicklungsgeschichte, Problemfelder und Lösungsansätze in der stationären Langzeitpflege in der Bundesrepublik Deutschland. *Sozialer Fortschritt*, 44, S. 31–38.

LUCKMANN, T.; SPRONDEL, W. M. (1972): Einleitung. In: dies. (Hrsg.), *Berufssoziologie.* Köln: Kiepenheuer & Witsch, S. 11–21.

LUNDGREEN, P. (1999): Berufskonstruktion und Professionalisierung in historischer Perspektive. In: H. J. Apel; K.-P. Horn; P. Lundgreen; U. Sandfuchs (Hrsg.), *Professionalisierung pädagogischer Berufe im historischen Prozeß.* Bad Heilbrunn: Klinkhardt, S. 19–34.

MACHTL, A. (1992): Klassifizierung der Berufe 1992. *Wirtschaft und Statistik,* H. 12, S. 855–863.

MAHNKOPF, W. (1992): Helfen wollen steht im Vordergrund. Untersuchung zur Motivation von AltenpflegeschülerInnen. *Altenpflege,* 15, S. 45–48.

MASLOW, A. (1996²): *Motivation und Persönlichkeit.* Reinbek: Rowohlt [zuerst 1954].

MATHES, K. (1990): Die Altenpflegeausbildung will erwachsen werden. *Theorie und Praxis der sozialen Arbeit,* 41, S. 369–374.

MAYER, K. U. (1992): Bildung und Arbeit in einer alternden Bevölkerung. In: P. B. Baltes; J. Mittelstraß (Hrsg.), *Zukunft des Alterns und gesellschaftliche Entwicklung.* Berlin: de Gruyter, S. 518–543.

MAYER, K. U. (1989): Das Altern der Gesellschaft — Theorie- und methodenkritische Anmerkungen. In: M. B. Baltes; M. Kohli; K. Sames (Hrsg.), *Erfolgreiches Altern. Bedingungen und Variationen.* Bern: Huber, S. 67–75.

MAYER, K. U. (1987): Zum Verhältnis von Theorie und empirischer Forschung zur sozialen Ungleichheit. In: B. Giesen; H. Haferkamp (Hrsg.), *Soziologie der sozialen Ungleichheit.* Opladen: Westdeutscher Verlag, S. 370–392.

MAYER, K. U.; BLOSSFELD, H.-P. (1990): Die gesellschaftliche Konstruktion sozialer Ungleichheit im Lebensverlauf. In: P. A. Berger; S. Hradil (Hrsg.), *Lebenslagen, Lebensläufe, Lebensstile.* Göttingen: Schwartz, S. 297–318.

Medizinischer Dienst der Spitzenverbände der Krankenkassen (Hrsg.) (1997): *Richtlinien der Spitzenverbände der Pflegekassen zur Begutachtung von Pflegebedürftigkeit nach dem XI. Buch des SGB.* Essen: MDK.

MEIFORT, B. (2001): Eliten brauchen Heloten. Heiteres Berufebasteln in der Krankenpflege. *Mabuse,* 26, H. 130, S. 40–44.

MEIFORT, B. (1998): Mädge der Dienstleistungsgesellschaft? Ausbildung in den Frauenschulberufen. *Erziehung & Wissenschaft,* 50, S. 21–22.

MEIFORT, B. (1997): Qualifikation, Löhne und Arbeitsbedingungen der Pflegekräfte: ein frauenspezifisches Berufsbild. In: Friedrich-Ebert-Stiftung (Hrsg.), *Konsequenzen der Pflegeversicherung für die Pflegeberufe.* Bonn: Friedrich-Ebert-Stiftung, S. 69–93.

MEIFORT, B. (1994): ›Pflegenotstand‹ in den alten Bundesländern. Zur Situation der ambulanten und stationären Pflege und des Pflegepersonals aus der Sicht der Berufsbildungsforschung. In: Friedrich-Ebert-Stiftung (Hrsg.), *Zukunft der Pflege – Zukunft der Pflegeberufe.* Bonn: Friedrich-Ebert-Stiftung, S. 31–48.

MEIFORT, B. (1991): Berufsalltag und Arbeitswirklichkeit in der ambulanten und stationären gesundheitlichen Versorgung Pflegebedürftiger: Berufe, Bildungsvoraussetzungen und Arbeitsbedingungen im Berufsfeld Gesundheit. In: dies. (Hrsg.), *Schlüsselqualifikationen für gesundheits- und sozialpflegerische Berufe.* Alsbach: Leuchtturm, S. 12–26.

MEIFORT, B. (1988): Berufliche Diskriminierung von Frauen in ›Frauenberufen‹: Das Beispiel ›Gesundheitsberufe‹. *Berufsbildung in Wissenschaft und Praxis,* 17, S. 82–87

MEIFORT, B.; METTIN, G. (1999): *Gesundheitspflege. Überlegungen zu einem BBiG-Pflegeberuf.* Bielefeld: Bertelsmann.

MEIFORT, B.; PAULINI, H. (1984): *Analyse beruflicher Bildungsinhalte und Anforderungsstrukturen bei ausgewählten nichtärztlichen Gesundheitsberufen.* Berlin: BiBB.

MEYER, J. A. (1996): *Der Weg zur Pflegeversicherung.* Frankfurt/M.: Mabuse.

MICHAELIS, M. (1999): *Prävention von Wirbelsäulenerkrankungen durch technische Hebehilfsmittel. Eine Interventionsstudie in der Altenpflege.* Universität-Gesamthochschule Wuppertal, Dissertation.

MICHAELIS, M.; HOFMANN, F.; STÖSSEL, U.; KÖLMEL, J. (1997): Die Rolle des Lendenwirbelsäulensyndroms beim Ausstieg aus dem Pflegeberuf – zum Stellenwert des ›healthy worker effects‹. In: F. Hofmann; G. Reschauer; U. Stößel (Hrsg.), *Arbeitsmedizin im Gesundheitsdienst.* Freiburg i. B.: Edition FFAS. S. 236–244.

MICHALKE, C. (1998): *Zur personellen Situation in der stationären Altenpflege.* [http://vulcan.umis.de/isfp/beruf/politik/situation.html] März 1998.

MIKL-HORKE, G. (2000⁵): *Industrie- und Arbeitssoziologie.* München: Oldenbourg.

MÖRTLBAUER, F. (1993): Heime der Altenhilfe in Bayern von 1980 bis 1992. *Bayern in Zahlen,* H. 7, S. 205–212.

MOLLE, F. (1968): Definitionsfragen in der Berufsforschung dargestellt am Beispiel der Begriffe Beruf und Berufswechsel. *MittlAB,* 1, S. 148–159.

MORTENSEN, R. A. (1998): *Pflegediagnosen. Entwicklung und Anwendung.* Heidelberg: Decker.

MÜLLER, E. (1998): Grundpflege und Behandlungspflege. Historische Wurzeln eines reformbedürftigen Pflegebegriffs. *Pflege & Gesellschaft*, 3, H. 2, S. 1–6.

MÜLLER, R. (1993): Bandscheibenbedingte Erkrankungen der Wirbelsäule als Berufskrankheiten. *Arbeit & Ökologie-Briefe*, H. 13, S. 7–12.

MYBES, U.; PFAU, C.; RÜCKERT, W. (1988[2]): *Zur Organisation pflegerischer Dienste in Altenpflege-/ Altenkrankenheimen.* Stuttgart: Kohlhammer.

MYRDAL, A.; KLEIN, V. (1956): *Die Doppelrolle der Frau in Familie und Beruf.* Köln: Kiepenheuer & Witsch.

NAEGELE, G.; OLBERMANN, E.; DIETZEL-PAPAKYRIAKOU, M. (1997): Älter werden in der Migration. *Sozialer Fortschritt*, 13, S. 81–86.

NAEGELE, G.; SCHMIDT, W. (1993): Zukünftige Schwerpunkte kommunalpolitischen Handelns in Altenpolitik und Altenarbeit auf dem Hintergrund des demographischen und sozialstrukturellen Wandels des Alters. In: S. Kühnert; G. Naegele (Hrsg.), *Perspektiven moderner Altenpolitik und Altenarbeit.* Hannover: Vincentz, S. 1–26.

NAHR, H. (1991): *Die Personalstruktur des deutschen Gesundheitswesens Mitte der achtziger Jahre: Bestandsaufnahme und Bewertung aktueller Datenquellen.* Köln: Max-Planck-Institut für Gesellschaftsforschung (Discussion Paper 91/7).

NASCHOLD, F. (1967): *Kassenärzte und Krankenversicherungsreform. Zu einer Theorie der Statuspolitik.* Freiburg i. B.: Rombach.

NEANDER, K.-D. (1993): Dekubitus Prophylaxe. Was hat sich geändert? *Forum Sozialstation*, 17, H. 1, S. 50–54.

NIENHAUS, U. (1982): *Berufsstand weiblich. Die ersten weiblichen Angestellten.* Berlin: Transit.

ÖTV (Hrsg.) (1998): *Das Recht der Ausbildung für die Berufe in der Krankenpflege und Geburtshilfe.* Stuttgart: ÖTV.

ÖTV (Hrsg.) (1996a): *Reform der Aus-, Fort- und Weiterbildung in den Pflegeberufen.* Stuttgart: ÖTV.

ÖTV (Hrsg.) (1996b): *100 Jahre ÖTV. Die Geschichte einer Gewerkschaft und ihrer Vorläuferorganisationen.* Frankfurt/M.: Union.

ÖTV Tarifsekretariat (1995): *Eckpunkte für tarifvertragliche Regelungen im Bereich des privaten Gesundheitswesens, der Kirchen und der Wohlfahrtsverbände.* Stuttgart: ÖTV.

OFFE, C. (1983): Arbeit als soziologische Schlüsselkategorie? In: J. Matthes (Hrsg.), *Krise der Arbeitsgesellschaft? Verhandlungen des 21. Deutschen Soziologentages.* Frankfurt/M.: Campus, S. 38–65.

OFFE, C.; WIESENTHAL, H. (1980): Two Logics of Collective Action: Theoretical Notes on Social Class and Organizational Form. *Political Power and Social Theory*, 1, S. 67–115.

OLK, T.; RAUSCHENBACH, T.; SACHSSE, C. (1995): Von der Wertgemeinschaft zum Dienstleistungsunternehmen. Oder: über die Schwierigkeit, Solidarität zu üben. In: T. Rauschenbach; C. Sachße; T. Olk (Hrsg.), *Von der Wertgemeinschaft zum Dienstleistungsunternehmen.* Frankfurt/M.: Suhrkamp, S. 11–33.

OLSON, M. (1968): *Die Logik des kollektiven Handelns. Kollektivgüter und die Theorie der Gruppen.* Tübingen: Mohr (Siebeck).

OSTNER, I.; BECK-GERNSHEIM, E. (1979): *Mitmenschlichkeit als Beruf. Eine Analyse des Alltags in der Krankenpflege.* Frankfurt/M.: Campus.

PABST, S. (1999): *Sozialpolitische Entscheidungsprozesse in der Bundesrepublik Deutschland zwischen 1982 und 1989. Eine Literaturübersicht.* ZeS-Arbeitspapier 8/99, Bremen: ZeS.

PARMENTIER, K.; SCHADE, H.-J.; SCHREYER, F. (1996): *Berufe im Spiegel der Statistik. Beschäftigung und Arbeitslosigkeit 1985–1995.* Nürnberg: IAB.

PARSONS, T. (1969): Evolutionäre Universalien der Gesellschaft. In: W. Zapf (Hrsg.), *Theorien des Sozialen Wandels.* Köln: Kiepenheuer & Witsch, S. 55–74.

PFANNENDÖRFER, G. (1996): Editorial zum Themenheft ›Pflegeversicherung: Bilanz und Ausblick‹. *Blätter der Wohlfahrtspflege*, 143, S. 264.

PIORE, M. J. (1978): Lernprozesse, Mobilitätsketten und Arbeitsmarktsegmente. In: W. Sengenberger (Hrsg.), *Der gespaltene Arbeitsmarkt. Probleme der Arbeitsmarktsegmentation.* Frankfurt/M.: Campus, S. 67–98.

POSER, M. (1990): Wissen und Können. Zur Geschichte und Problematik des Wissenschaftstransfers. In: H. J. Schuster (Hrsg.), *Handbuch des Wissenschaftstransfers.* Berlin: Springer, S. 13–27.

POWERS, P. (1999): *Der Diskurs der Pflegediagnosen.* Bern: Huber.

Prognos/Dornier (1990): *Angebot und Bedarf an Krankenpflegepersonal bis zum Jahr 2010.* Bonn: BMAS.

PRÜFER, A. (1997): *Vom Liebesdienst zur Profession. Krankenpflege als weiblicher Beruf 1918–1933.* Hagen: Kunz.

RABE, B.; SCHMID, G. (2000): Strategie der Befähigung: Zur Weiterentwicklung der Arbeitsmarkt- und Rentenpolitik. *WSI-Mitteilungen*, 53, S. 305–311.

REGUS, M.; TRENK-HINTERBERGER, P. (1985): Armutspolitik und Krankheit im Alter: Deprofessionalisierung und Privatisierung der Pflegehilfe. In: S. Leibfried; F. Tennstedt (Hrsg.), *Politik der Armut und Die Spaltung des Sozialstaats*. Frankfurt/M.: Suhrkamp, S. 336–356.

REIF, K. (1997): Vergleichende Parteien- und Verbändeforschung. In: D. Berg-Schlosser; F. Müller-Rommel (Hrsg.), *Vergleichende Politikwissenschaft*. Opladen: Leske + Budrich, S. 175–190.

REINBERG, A. (1999): Der qualifikatorische Strukturwandel auf dem deutschen Arbeitsmarkt. Entwicklungen, Perspektiven und Bestimmungsgründe. *MittAB*, 32, S. 434–448.

RESCHL-RÜHLING, G. (1998): *Erwartungen an die Ausbildung und den Beruf des Altenpflegers*. Frankfurt/M.: Lang.

RETTLER, J. (1992): *Heilhilfsberufe und Gesundheitshandwerker in der Bundesrepublik Deutschland. Ihre Verbandsorganisation und Interessenpolitik im Bereich der gesetzlichen Krankenversicherung*. Universität Innsbruck, Dissertation.

Robert-Bosch-Stiftung (2000): *Pflege neu denken. Zur Zukunft der Pflegeausbildungen*. Stuttgart: Schattauer.

Robert-Bosch-Stiftung (1996[2]): *Pflegewissenschaft: Grundlegung für Lehre, Forschung und Praxis*. Gerlingen: Bleicher.

Robert-Bosch-Stiftung (1992): *Pflege braucht Eliten. Denkschrift zur Hochschulausbildung für Lehr- und Leitungskräfte in der Pflege*. Gerlingen: Bleicher.

ROHLEDER, C. (2001): *Landesberichterstattung Gesundheitsberufe Nordrhein-Westfalen 2000. Situation der Ausbildung und der Beschäftigung*. Düsseldorf: Ministerium für Frauen, Jugend, Familie und Gesundheit.

ROHWER, G. (1998): *Wissenschaftstheorie der Soziologie*. Bochum: Ruhr-Universität (mimeo).

ROSENBROCK, R.; NOACK, H.; MOERS, M. (1993): *Öffentliche Gesundheit und Pflege in NRW. Qualitative Abschätzung des Bedarfs an akademischen Fachkräften*. Düsseldorf: MAGS.

ROTHGANG, H. (2000): *Finanzwirtschaftliche und strukturelle Entwicklungen in der Pflegeversicherung bis 2040 und mögliche alternative Konzepte*. Expertise für die Enquete-Kommission ›Demographischer Wandel‹. Bremen: ZeS.

ROTHGANG, H. (1997): *Ziele und Wirkungen der Pflegeversicherung*. Frankfurt/M.: Campus.

RÜCKERT, W. (1992): *Bevölkerungsentwicklung und Altenhilfe*. Köln: KDA.

RÜEGG, W. (1969): *Soziologie*. Frankfurt/M.: Fischer.

RYTLEWSKI, R.; OPP DE HIPT, M. 1987: *Die Bundesrepublik Deutschland in Zahlen 1945/49–1980*. München: Beck.

Sachverständigenrat für die Konzertierte Aktion im Gesundheitswesen (1990): *Herausforderungen und Perspektiven der Gesundheitsversorgung*. Baden-Baden: Nomos.

SACHWEH, S. (1999): *Schätzle hinsitze! Kommunikation in der Altenpflege*. Frankfurt/M.: Lang.

SCHAEFFER, D. (1994): Zur Professionalisierung von Public Health und Pflege. In: D. Schaeffer; M. Moers; R. Rosenbrock (Hrsg.), *Public Health und Pflege*. Berlin: Edition Sigma, S. 103–126.

SCHAPER, H.-P. (1987): *Krankenwartung und Krankenpflege. Tendenzen der Verberuflichung in der ersten Hälfte des 19. Jahrhunderts*. Opladen: Leske + Budrich.

SCHELSKY, H. (1979[2]): *Auf der Suche nach Wirklichkeit*. München: Goldmann.

SCHELTER, W. (1996[5]): *Tarifrecht der Angestellten im Pflegedienst*. Stuttgart: Courier.

SCHERPNER, H. (1974[2]): *Theorie der Fürsorge*. Göttingen: Vandenhoeck & Ruprecht.

SCHMID, G. (1993): Übergänge in die Vollbeschäftigung. Formen und Finanzierung einer zukunftsgerechten Arbeitsmarktpolitik. Berlin: WZB (Discussion Paper FS I 93-208).

SCHMIDT, P. (1999): Methodik zur Berechnung der Bildungsausgaben Deutschlands im Rahmen der internationalen Bildungsberichterstattung. *Wirtschaft und Statistik*, H. 5, S. 406–414.

SCHMIDT, R. (1993): Altenhilfe zwischen Modernisierungsdruck und sinkender Fachlichkeit. In: BiBB (Hrsg.), *Gesundheits- und sozialpflegerische Berufe. Entwicklungstendenzen und Lösungswege*. Bielefeld: Bertelsmann, S. 71–76.

SCHMIDBAUER, W. (1993[2]): *Hilflose Helfer. Über die seelische Problematik der helfenden Berufe*. Reinbek: Rowohlt.

SCHMITTER, P. (1977): Modes of Interest Intermediation and Models of Societal Change in Western Europe. *Comparative Political Studies*, 10, S. 7–38.

SCHMITZ-SCHERZER, R.; SCHICK, I.; KÜHN, D. (1978): *Altenwohnheime, Personal und Bewohner*. Stuttgart: Kohlhammer.

SCHNEEKLOTH, U.; MÜLLER, U. (2000): *Wirkungen der Pflegeversicherung*. Baden-Baden: Nomos.

SCHNEEKLOTH, U. (1996): Entwicklung der Pflegebedürftigkeit im Alter. *Zeitschrift für Gerontologie und Geriatrie*, 29, S. 11–17.

SCHNEEKLOTH, U.; MÜLLER, U. (1997): *Hilfe- und Pflegebedürftige in Heimen*. Stuttgart: Kohlhammer.

SCHNEEKLOTH, U.; POTTHOFF, P. (1996[2]): *Hilfe-und Pflegebedürftige in privaten Haushalten.* Stuttgart: Kohlhammer.

SCHNEEMANN, N. (1987): Über die Gerontophobie der Ärzte. *Medizin Mensch Gesellschaft,* 12, S. 125–134.

SCHNEIDER, T. (2000): *Altert die Gesellschaft auf Kosten von Frauen? Eine Längsschnittstudie zum Einfluss von pflegebedürftigen Personen im Haushalt auf die Erwerbstätigkeit verheirateter Frauen.* Universität Bremen, Diplomarbeit (Soziologie).

SCHNIEWIND, F. (1982): *Die Entwicklung des Berufsbildes der Gesundheitspflegerin.* Freie Universität Berlin, Dissertation.

SCHÖB, A. (1999): Verminderung gesellschaftlichen Zusammenhalts oder stabile Integration? *Informationsdienst Soziale Indikatoren,* H. 22, S. 8–11.

SCHOLZ, J. F.; WITTGENS, H. (Hrsg.) (1992): *Arbeitsmedizinische Berufskunde.* Stuttgart: Gentner.

SCHÜTTE, F. (2000): *Strukturelle und sozioökonomische Auswirkungen des Pflegeversicherungsgesetzes auf die ambulanten sozialpflegerischen Dienste der Wohlfahrtsverbände in Schleswig-Holstein.* Universität Bremen, Dissertation.

SCHULENBERG, J.-M. V. D. (1986): Verbände als Interessenwahrer von Berufsgruppen im Gesundheitswesen. In: L. Männer; G. Sieben (Hrsg.), *Der Arbeitsmarkt im Gesundheitswesen.* Gerlingen: Bleicher, S. 373–418.

SCHULTE, M.; DRERUP, E. (1992): *Berufsverbände der Krankenpflege.* Freiburg i. B.: Lambertus.

SCHUPP, J. (2001): Wandel der Dienstleistungs-und Informationsgesellschaft fördert Ausweitung der Sonntagsarbeit. *DIW-Wochenbericht,* 27, S. 410–419.

SCHWARZ, K. (1995): Gefährdet der demografische Wandel die Altenpflege? *Sozialer Fortschritt,* 44, S. 243–247.

SENGENBERGER, W. (Hrsg.) (1987): *Struktur und Funktionsweise von Arbeitsmärkten.* Frankfurt/M.: Campus.

SENGENBERGER, W. (1979): Zur Dynamik der Arbeitsmarktsegmentierung. In: C. Brinkmann; J. Kühl; R. Schultz-Wild; W. Sengenberger (Hrsg.), *Arbeitsmarktsegmentation. Theorie und Therapie im Lichte der empirischen Befunde.* Nürnberg: IAB, S. 1–44.

SEYD, W. (1995a): ›Pflege‹ an der Universität-Gesamthochschule Kassel. Kassel: Gesamthochschul-Bibliothek.

SEYD, W. (1995b): Duales System – auch für Pflegeberufe? *IBV,* Nr. 32, S. 2453–2455.

SIEGEL, A. (1994): Lendenwirbelsäulenerkrankungen im Pflegeberuf – arbeitsmedizinische und epidemiologische Aspekte. In: F. Hofmann; M. Michaelis; A. Siegel; U. Stößel (Hrsg.), *Wirbelsäulenerkrankungen im Pflegeberuf.* Landsberg: ecomed, S. 13–23.

SIEGRIST, H. (1988): Bürgerliche Berufe. Die Professionen und das Bürgertum. In: ders. (Hrsg.), *Bürgerliche Berufe. Zur Sozialgeschichte der freien und akademischen Berufe im internationalen Vergleich.* Göttingen: Vandenhoeck & Ruprecht, S. 11–51.

SOMBART, W. (1959[2]): Beruf. In: A. Vierkandt (Hrsg.), *Handwörterbuch der Soziologie.* Stuttgart: Enke, S. 25–31.

SOMMER, B. (1994): Entwicklung der Bevölkerung bis 2040. Ergebnis der achten koordinierten Bevölkerungsvorausberechnung. *Wirtschaft und Statistik,* H. 7, S. 497–503, S. 438*–440*.

SPERLING, H. (1995): *Art, Wahrnehmung und Reaktion der Pflegeberufe auf die Hilfe- und Pflegebedürftigkeit alter Menschen.* Universität-Gesamthochschule Kassel, Dissertation.

Spiegel (1997): Auf Kosten der Jungen. *Der Spiegel,* H. 25.

SPIESS, K. (1993): *Angebot und Nachfrage stationärer Altenhilfeeinrichtungen. Analyse eines regulierten Marktes.* Köln: KDA.

SPRONDEL, W. M. (1972): ›Emanzipation‹ und ›Professionalisierung‹ des Pflegeberufs. In: M. Pinding (Hrsg.), *Krankenpflege in unserer Gesellschaft.* Stuttgart: Enke, S. 17–26.

StBA (2000): *Leben und Arbeiten in Deutschland. Ergebnisse des Mikrozensus 1999.* Wiesbaden: StBA.

StBA (1992): *Klassifizierung der Berufe. Systematisches und alphabetisches Verzeichnis der Berufsbenennungen. Ausgabe 1992.* Stuttgart: Metzler-Poeschel.

StBA (1982ff.): *Fachserie Bildung und Kultur. R 2: Berufliche Schulen.* Stuttgart: Metzler-Poeschel.

StBA (1979ff.): *Fachserie Bevölkerung und Erwerbstätigkeit. R 4.2.1: Sozialversicherungspflichtig Beschäftigte.* Stuttgart: Metzler-Poeschel.

StBA (1975): *Klassifizierung der Berufe. Systematisches und alphabetisches Verzeichnis der Berufsbenennungen. Ausgabe 1975.* Stuttgart: Kohlhammer.

StBA (Hrsg.) (1972): *Bevölkerung und Wirtschaft 1872–1972.* Stuttgart: Kohlhammer.

STEPPE, H. (1994): Caritas oder öffentliche Ordnung? Zur historischen Entwicklung der Pflege. In: D. Schaeffer; M. Moers; R. Rosenbrock (Hrsg.), *Public Health und Pflege.* Berlin: Edition Sigma, S. 43–51.

STIEGLER, B. (1996): *Das Geschlecht als Bremse? Lebenswirklichkeiten junger Frauen und gewerkschaftliche Organisation.* Bonn: Friedrich-Ebert-Stiftung.

STÖSSEL, U.; HOFMANN, F.; MLANGENI, D. (1990): *Zur Belastung und Beanspruchung der Wirbelsäule bei Beschäftigten im Gesundheitsdienst.* Hamburg: BGW.

STOOSS, F. (1996): Wegweiser durch den Berufe-Dschungel. In: L. Alex; F. Stooß (Hrsg.), *Berufsreport.* Berlin: Argon, S. 86–91.

STOOSS, F. (1980): Zur Analyse beruflichen Wandels. Überblick zum Stand der Überlegungen. In: K. Bohl; F. Stooß; L. Troll (Hrsg.), *Berufs- und Tätigkeitsinhalte im Wandel.* Nürnberg: IAB, S. 145–179.

STREECK, W. (1987): Vielfalt und Interdependenz. Überlegungen zur Rolle von intermediären Organisationen in sich verändernden Umwelten. *KZfSS,* 39, S. 452–470.

STREITER, G. (1924[2]): *Die wirtschaftliche und soziale Lage der beruflichen Krankenpflege in Deutschland.* Jena: Gustav Fischer.

STRUCK, P. (1994): *Neue Lehrer braucht das Land.* Darmstadt: Wissenschaftliche Buchgesellschaft.

STRÜNCK, C. (2000): *Pflegeversicherung – Barmherzigkeit mit beschränkter Haftung: Institutioneller Wandel, Machtbeziehungen und organisatorische Anpassungsprozesse.* Opladen: Leske + Budrich.

Studienstiftung der Verwaltungsleiter deutscher Krankenanstalten (Hrsg.) (1969): *Die gesellschaftliche Einschätzung von Krankenpflegeberufen in der Bundesrepublik Deutschland.* Kulmbach: Baumann.

Tarifkommission der Gewerkschaft Pflege (1995): Neues Tarifmodell der Gewerkschaft Pflege. *Die Schwester/Der Pfleger,* 34, S. 820–825.

TEICHLER, U. (1999): *Ist Studium wissenschaftliche Berufsbildung?* Beitrag zur GEW-Wissenschaftskonferenz ›Innovation und Partizipation‹, 3.–5. Juni 1999, Bad Honnef.

TRIESCH, G.; OCKENFELS, W. (1995): *Interessenverbände in Deutschland.* München: Olzog.

TROLL, L. (1996): Die Berufsbezeichnungen in Stelleninseraten als Indikatoren neuer Beschäftigungsfelder. *IBV,* Nr. 20, S. 1099–1110.

ULICH, E. (1998[4]): *Arbeitspsychologie.* Zürich: vdf Hochschulverlag.

VEIT, A. (1998): Erwartungen an den Pflegeberuf zu Ausbildungsbeginn und ihre Realisierung am Ende des zweiten Ausbildungsjahres (Längsschnittstudie). *Pflege,* 11, S. 100–107.

VIEFHUES, H. (1982): Behandlungsfall oder Pflegefall – Bemerkungen aus sozialmedizinischer Sicht. *ZSR,* 28, S. 357–365.

VOGES, W. (1996): Ungleiche Voraussetzungen für Langlebigkeit. Bestimmungsgründe für Mortalität im zeitlichen Verlauf. *Zeitschrift für Gerontologie und Geriatrie,* 29, S. 18–22.

VOGES, W. (1993): Aufgabe des Haushalts und Einzug in das Altenheim. *Zeitschrift für Gerontologie,* 26, S. 386–394.

VOGES, W. (1993[2]): *Soziologie des höheren Lebensalters. Eine Einführung in die Alterssoziologie und Altenhilfe.* Augsburg: Maro.

VOGES, W. (1989): Ein Kommentar zu den strukturellen Versorgungsproblemen alter, chronisch kranker Patienten. *ZSR,* 35, S. 750–760.

VOGES, W. (1983): Alter und Lebensverlauf. Ein systematisierender Überblick über Grundpositionen und Perspektiven. In: ders. (Hrsg.), *Soziologie der Lebensalter. Alter und Lebenslauf.* München: Verlag Sozialforschungsinstitut (Soziologenkorrespondenz Bd. 9), S. 7–33.

VOGES, W.; KONEBERG, L. (1984): *Berufsbild Altenpfleger/Altenpflegerin. Eine Untersuchung der Stellungnahmen von Berufs- und Wohlfahrtsverbänden.* Augsburg: Maro.

VOLKHOLZ, V. (1973): *Krankenschwester, Krankenhaus, Gesundheitssystem.* Stuttgart: Enke.

VOSS, F. (1993): *Pflege isch-medizinische Arbeit im formal organisierten Sozialsystem des Krankenhauses.* Bochum: Schallwig.

VOSS, H. (1990): *Motivation und Organisation im Altenheim.* Hannover: Vincentz.

WAGNER, G. (1991): *Altersgrenze, Arbeitsmarkt und Altersaustritt.* Technische Universität Berlin, Habilitationsschrift.

WALTER, U.; SCHWARTZ, F. W.; SEIDLER, A. (1997): Krankheitstypologie des Alters – Konsequenzen für Präventionskonzepte. *Zeitschrift für Gerontologie und Geriatrie,* 30, S. 10–17.

WEBER, G.; ERLEMEIER, N.; NASSEHI, A.; SAAKE, I.; WATERMANN, R. (1997): *Altersbilder in der professionellen Altenpflege.* Opladen: Leske + Budrich.

WEBER, M. (1972[5]): *Wirtschaft und Gesellschaft.* Tübingen: Mohr (Siebeck).

WEGENER, B. (1988): *Kritik des Prestiges.* Opladen: Westdeutscher Verlag.

WEGENER, B. (1986): *Dokumentation der probeweisen Konstruktion von FPS: Frauenprestigeskala.* Mannheim: ZUMA (mimeo).

WEISS, F. J. (1986): *Entwicklungen im Besuch von Krankenpflegeschulen. Schuljahr 1966/67 bis 1984/85.* Wiesbaden: StBA (mimeo). Gekürzt in: *Wirtschaft und Statistik,* H. 1, S. 57–61.

WERNER, B. (1997): *Demenz. Epidemiologie, Ursachen und Folgen einer psychischen Erkrankung.* Weinheim: Juventa.

WEINKOPF, C. (1996): *Arbeitskräftepools. Überbetriebliche Beschäftigung im Spannungsfeld von Flexibilität, Mobilität und sozialer Sicherheit.* München: Hampp.

WEYERER, S.; ZIMBER, A. (1997): Psychopharmakagebrauch und -missbrauch im Alter. In: H. Förstl (Hrsg.), *Lehrbuch der Gerontopsychiatrie.* Stuttgart: Enke, S. 453–462.

WILENSKY, H. L. (1972): Jeder Beruf eine Profession? In: T. Luckmann; W. M. Sprondel (Hrsg.), *Berufssoziologie.* Köln: Kiepenheuer & Witsch, S. 198–218.

ZANDERS, E. (1990): *Die Ökonomie der Altenheime. Betriebsvergleiche und Arbeitsverträge.* Frankfurt/M.: Campus.

ZAPP, W.; FUNKE, M.; SCHIEDER, S. (1999): Mehr Transparenz für das Leistungsgeschehen. Interne Budgetierung im Pflegedienst der stationären Altenpflege. *Heilberufe,* 51, H. 9, S. 18–19; H. 10, S. 28–31.

ZELLER, E.; BECK, U. (1980): Berufskonstruktionen als Medien der Vermittlung von Bildung und Beschäftigung, untersucht am Beispiel der Entstehung und Schneidung der medizinisch-technischen Dienstleistungsberufe. In: U. Beck; K. H. Hörning; W. Thomssen (Hrsg.), *Bildungsexpansion und Beschäftigungspolitik.* Frankfurt/M.: Campus, S. 80–97.

ZIMBER, A.; ALBRECHT, A.; WEYERER, S. (1999): Die Beanspruchungssituation in der stationären Altenpflege nach Einführung der Pflegeversicherung: Ergebnisse einer Verlaufsstudie. *Zeitschrift für Arbeitswissenschaft,* 53, S. 194–201.

ZIMBER, A.; SCHÄUFELE, M.; WEYERER, S. (1998): Alten- und Pflegeheime im Wandel: Alltagseinschätzungen und Verhaltensauffälligkeiten der Bewohner nehmen zu. *Gesundheitswesen,* 60, S. 239–246.

ZIMBER, A.; WEYERER, S. (1998): *Stress in der stationären Altenpflege. Arbeitsbedingungen und Arbeitsbelastungen in Heimen.* Köln: KDA.

ZINNECKER, J. (1975): *Der heimliche Lehrplan.* Weinheim: Beltz.

ZINSMEISTER, R. (1996): Architekturkonzepte für Altenwohnen und Altenpflege. In: Akademie der Diözese Rottenburg-Stuttgart (Hrsg.), *Das Altenheim vor neuen Anforderungen. Leistungsspektrum, Versorgungsstrategien, Architektur.* Stuttgart: Diözese Rottenburg-Stuttgart, S. 101–115.

YASUDA, S. (1964): A Methodological Inquiry into Social Mobility. *American Sociological Review,* 29, S. 16–23.

# Anhang

## Weiterführende Angaben

## Tabellen und Übersichten im Detail

# A.1 Tabellen und Übersichten

| | | |
|---|---|---|
| *Tabelle A.1:* Merkmale der Pflege- versicherung | Träger | Träger der sozialen Pflegeversicherung sind die Pfle- gekassen, für die private Pflege-Pflichtversicherung die Versicherungsunternehmen. |
| | Grundsatz | Die Versicherungspflicht richtet sich nach dem Grundsatz: ›Die Pflegeversicherung folgt der Kran- kenversicherung‹. |
| | versicherter Personenkreis | Der versicherte Personenkreis der sozialen Pfle- geversicherung umfasst die in der gesetzlichen Krankenversicherung Versicherten (Pflichtmitglie- der, freiwillige Mitglieder, Familienversicherte). Alle privat Krankenversicherten wurden in der privaten Pflegeversicherung abgesichert. Diese hat zu gewähr- leisten, dass ihre Leistungen mindestens denen der sozialen Pflegeversicherung entsprechen. |
| | anspruchs- berechtigter Personenkreis | Leistungsberechtigt sind Personen, die wegen einer Krankheit oder einer Behinderung für die gewöhn- lichen und regelmäßig wiederkehrenden Verrichtun- gen im Ablauf des täglichen Lebens auf Dauer in erheblichem Maße der Hilfe bedürfen. Die pflege- bedürftigen Menschen werden nach dem Umfang des Hilfebedarfs in drei Pflegestufen unterteilt. |
| | Leistungs- umfang | Die Leistungen der Pflegeversicherung richten sich danach, ob ambulante, teilstationäre oder stationäre Pflege erforderlich ist. Bei teilstationärer und sta- tionärer Pflege gewähren die sozialen Pflegekassen Pflegesachleistungen (beziehungsweise die privaten Versicherungsunternehmen eine entsprechende Kos- tenerstattung), bei ambulanter Pflege hat der Pfle- gebedürftige die Wahl zwischen Pflegesachleistun- gen (Einsätze zugelassener ambulanter Dienste), dem Pflegegeld oder der anteiligen Kombination beider Leistungsarten. Für die häuslichen Pflegepersonen werden Beiträge zur gesetzlichen Rentenversiche- rung entrichtet. |
| | Inkrafttreten | Die Leistungen für die ambulante Pflege gibt es seit 1.4.1995, für stationäre Pflege seit 1.7.1996. |

Quelle: StBA.

*Tabelle A.2:* Struktur der Betreuung und Versorgung älterer Menschen (65 Jahre und älter) 1992–94

| Kategorien | nichtorganisierte ›primäre Netzwerke‹ | | | ambulante Pflegedienste | | | stationäre Pflegedienste |
|---|---|---|---|---|---|---|---|
| | familiale Hilfen[a] | | Nachbarn, Bekannte, Freunde[b] | Nachbarschaftshilfe | private Träger | öffentliche und freie Träger | Pflegeheime, Krankenheime, Wohnheime |
| | innerhalb des Haushalts | außerhalb des Haushalts | | | | | |
| Hilfe- und Pflegebedürftige | 2 265 000[c] | | | | | | 680 000[d] |
| Versorgte nach Institutionen[e] | 46 % | 30 % | 7 % | 5 % | 3 % | 21 % | 32 % aller Pflegebedürftigen[f] |
| Versorgende Institutionen | | | | 1234[g] | 10382[g] | | 8634[h] |
| Pflegerisch Ausgebildete | 14000[i] | | — | 6093[j] | 55192[j] | | 160000[k] |

[a] hauptsächlich Hilfen vom Lebenspartner oder von anderen Familienangehörigen, im Haushalt = gemeinsamer Haushalt, außerhalb = zu versorgende Person lebt außerhalb des Haushalts der betreuenden Person  [b] überwiegend Hilfen von Angehörigen des nicht-familialen Netzwerks  [c] davon Pflegebedürftige 792 000 und Hilfebedürftige 1 472 000, SCHNEEKLOTH, POTTHOFF 1996  [d] Bundesministerium für Familie, Senioren, Frauen und Jugend (BMFSFJ): Heimstatistik 1994  [e] Sonderauswertung Infratest 1995  [f] ausgehend von 1 262 000 Pflegebedürftigen  [g] Berufsgenossenschaft für Gesundheitsdienst und Wohlfahrtspflege (BGW): Umlagejahr 1993  [h] Altenheim-Adressbuch 1994  [i] Sozio-Oekonomisches Panel (SOEP) 1991  [j] in Vollzeit einschließlich nicht-pflegerisch tätigem Personal, BGW 1993  [k] in Vollzeit, SCHNEEKLOTH, MÜLLER 1995.

Erläuterung: Die Infratest-Angaben (SCHNEEKLOTH, POTTHOFF 1996) beziehen sich auf *alle* über 65-Jährigen mit einem Versorgungsbedarf. Sie umfassen auch Ältere, die ›vorrangig hilfebedürftig‹ sind und keine Leistungen nach SGB XI erhalten. In der Infratest-Studie 1998/99 (SCHNEEKLOTH, MÜLLER 2000) werden dagegen *ausschließlich* Pflegebedürftige mit Leistungen nach SGB XI betrachtet. Nach der Ergebnissen anderer Infratest-Studien haben sich jedoch die Versorgungsarrangements (familiale und/oder berufliche Pflege) seit der Einführung der Pflegeversicherung strukturell nicht wesentlich verändert. Lediglich der demografische Effekt (Kap. 2.1, S. 58 ff.) hat eine leicht höhere Inanspruchnahme von beruflichen, insbesondere stationären Versorgungsleistungen bewirkt.

*Tabelle A.3*: Stellung ausgewählter Pflegeberufe in der amtlichen Berufssystematik (Ausgabe 1975)

| Kategorien | Anzahl | Abgrenzungskriterien | Arbeitsfeld | |
|---|---|---|---|---|
| | | | Dienstleistungsbereich V | |
| | | | Vg    Sozial- und Erziehungsberufe    Vh | |
| Berufsbereiche | 6 | Urproduktion, Fertigung, Dienstleistungen | | |
| Berufsabschnitte | 33 | nach Tätigkeit und Aufgabe ähnliche Berufe | Gesundheitsdienstberufe | Sozial- und Erziehungsberufe |
| Berufsgruppen | 86 | nach Tätigkeit und Aufgabe verwandte Berufe | übrige Gesundheitsdienstberufe (85) | Sozialpflegerische Berufe (86) |
| Berufsordnungen | 328 | nach Tätigkeit und Aufgabe gleiche Berufe | Krankenpflege (853)<br>Krankenpflegehilfe (854)<br>Diätassistentin (855) | Sozialarbeit, Sozialpflege (861) |
| Berufsklassen | 1672 | Berufsaufgabe und Arbeitsverrichtungen gemeinsamer Tätigkeitstyp | Krankenschwester (8531)<br>Kinderkrankenschwester (8532)<br>Psychiatrieschwester (8533)<br>Operationsschwester (8534)<br>Anästhesieschwester (8535)<br>Hebammen (8536)<br>andere Fach-/Funktions-krankenschwester (8539) | Sozialarbeiter/in (8611)<br>Haus-, Familienpflegerin (8612)<br>Altenpflegerin (8613)<br>Sozialpflegehelfer/in (8617)<br>andere Sozialpfleger (8619) |

Erläuterung: In der Berufsklassifizierung wird jede auf Erwerb ausgerichtete Tätigkeit unabhängig vom Fähigkeitsprofil als ›Beruf‹ angesehen. Angaben in Klammern stehen für den Berufscode. Quelle: StBA 1975.

*Tabelle A.4:* Stellung ausgewählter Pflegeberufe in der amtlichen Berufssystematik (Ausgabe 1992)

| Kategorien | Anzahl | Abgrenzungskriterien | Arbeitsfeld | | |
|---|---|---|---|---|---|
| | | | Dienstleistungsbereich V | | |
| | | | V g | Sozial- und Erziehungsberufe | Vh |
| Berufsbereiche | 6 | Urproduktion, Fertigung, Dienstleistungen | | | |
| Berufsabschnitte | 33 | nach Tätigkeit und Aufgabe ähnliche Berufe | Gesundheitsdienstberufe | Sozial- und Erziehungsberufe | Vh |
| Berufsgruppen | 88 | nach Tätigkeit und Aufgabe verwandte Berufe | übrige Gesundheitsdienstberufe (85) | Soziale Berufe (86) | |
| Berufsordnungen | 369 | nach Tätigkeit und Aufgabe gleiche Berufe | Krankenpflege (853)<br>Krankenpflegehilfe (854)<br>Diätassistentin (855) | Altenpflege (864)<br>Familienpflege (865)<br>Heilerziehungspflege (866) | |
| Berufsklassen | 2287 | Berufsaufgabe und Arbeitsverrichtungen gemeinsamer Tätigkeitstyp | Krankenschwester (8530)<br>Unterrichtsschwester (8531)<br>Kinderkrankenschwester (8532)<br>Psychiatrieschwester (8533)<br>Operationsschwester (8534)<br>Anästhesieschwester (8535)<br>Hebammen (8536)<br>Gemeindeschwester (8538)<br>andere Fach-/Funktionskrankenschwester (8539) | Altenpflegerin (8640)<br>Pflegedienstleiterin (8641)<br>Altentherapeutin (8642)<br>Unterrichtsaltenpflegerin (8643)<br>Altenpflegehelferin (8647)<br>andere Altenpflegerinnen (8649) | |

Erläuterung: vgl. Tabelle A.3

Quelle: StBA 1992, MACHTL 1992.

*Tabelle A.5:* Bedarfskategorien der Pflegeversicherung

| Merkmal | Pflegestufen | | | | | |
|---|---|---|---|---|---|---|
| | 0 | I | II | III | III+ | sonstige |
| Pflegebedürftigkeit | geringe[a] | erhebliche | schwere | schwerste | Härte | sonstige |
| Hilfebedarf | unregelmäßig bei Körperpflege, Ernährung oder Mobilität | mindestens 1× täglich bei Körperpflege, Ernährung oder Mobilität für mindestens zwei Verrichtungen aus einem dieser drei Bereiche sowie mehrfach wöchentlich bei hauswirtschaftlicher Versorgung | mindestens 3× zu verschiedenen Tageszeiten bei Körperpflege, Ernährung oder Mobilität sowie mehrfach wöchentlich bei hauswirtschaftlicher Versorgung | täglich rund um die Uhr, auch nachts, bei Körperpflege, Ernährung oder Mobilität sowie mehrfach wöchentlich bei hauswirtschaftlicher Versorgung | täglich rund um die Uhr, auch nachts (mind. 120 Min.), bei Körperpflege, Ernährung oder Mobilität sowie ständig bei hauswirtschaftlicher Versorgung | täglich rund um die Uhr, auch nachts (mind. 120 Min.), bei Körperpflege, Ernährung oder Mobilität sowie besondere gerontopsychiatrische Versorgung |
| Versorgungsleistungen | keine nach PflegeVG u.U. §68 BSHG | Leistungen nach dem PflegeVG §14, 15 SGB XI | | Leistungen nach dem PflegeVG §36, Abs. 4, §43 Abs. 2 SGB XI | | |
| täglicher Mindestzeitbedarf[b] | <90 Min. | ≥90 Min. | ≥180 Min. | ≥300 Min. | ≥420 Minuten | |
| Zeitanteil für Hauswirtschaft | – | ≤45 Min. | ≤60 Min. | ständig | | |
| Pflegepersonal | Laienpflege oder Pflegefachkraft | | | nur Pflegefachkraft | | |

[a]Eine Zuordnung in diese Kategorie kann auch erfolgen, wenn eine potenzielle Dauer der Pflegebedürftigkeit von weniger als sechs Monaten begutachtet wird. [b]Der tatsächliche Pflegebedarf kann durchaus höher liegen und vom zeitlichen Umfang her bis zur nächst höheren Pflegestufe reichen.

Quelle: SGB XI, Medizinischer Dienst 1997.

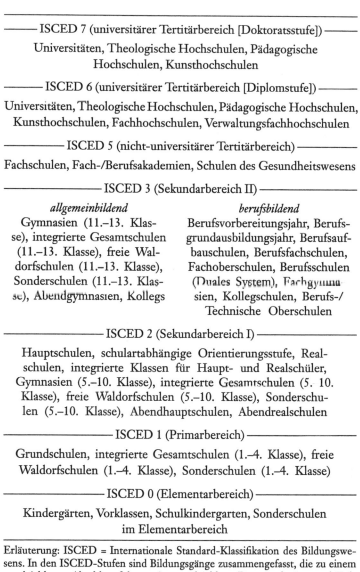

——— ISCED 7 (universitärer Tertitärbereich [Doktoratsstufe]) ———
Universitäten, Theologische Hochschulen, Pädagogische
Hochschulen, Kunsthochschulen

——— ISCED 6 (universitärer Tertitärbereich [Diplomstufe]) ———

Universitäten, Theologische Hochschulen, Pädagogische Hochschulen,
Kunsthochschulen, Fachhochschulen, Verwaltungsfachhochschulen

——————— ISCED 5 (nicht-universitärer Tertitärbereich) ———————

Fachschulen, Fach-/Berufsakademien, Schulen des Gesundheitswesens

————————— ISCED 3 (Sekundarbereich II) —————————

| *allgemeinbildend* | *berufsbildend* |
| --- | --- |
| Gymnasien (11.–13. Klasse), integrierte Gesamtschulen (11.–13. Klasse), freie Waldorfschulen (11.–13. Klasse), Sonderschulen (11.–13. Klasse), Abendgymnasien, Kollegs | Berufsvorbereitungsjahr, Berufsgrundausbildungsjahr, Berufsaufbauschulen, Berufsfachschulen, Fachoberschulen, Berufsschulen (Duales System), Fachgymnasien, Kollegschulen, Berufs-/Technische Oberschulen |

————————— ISCED 2 (Sekundarbereich I) —————————

Hauptschulen, schulartabhängige Orientierungsstufe, Realschulen, integrierte Klassen für Haupt- und Realschüler, Gymnasien (5.–10. Klasse), integrierte Gesamtschulen (5. 10. Klasse), freie Waldorfschulen (5.–10. Klasse), Sonderschulen (5.–10. Klasse), Abendhauptschulen, Abendrealschulen

————————— ISCED 1 (Primarbereich) —————————

Grundschulen, integrierte Gesamtschulen (1.–4. Klasse), freie Waldorfschulen (1.–4. Klasse), Sonderschulen (1.–4. Klasse)

————————— ISCED 0 (Elementarbereich) —————————

Kindergärten, Vorklassen, Schulkindergarten, Sonderschulen
im Elementarbereich

Erläuterung: ISCED = Internationale Standard-Klassifikation des Bildungswesens. In den ISCED-Stufen sind Bildungsgänge zusammengefasst, die zu einem vergleichbaren Abschluss führen, eine vergleichbare Dauer aufweisen und Teilnehmer einer gleichen Altersgruppe haben. ISCED-Stufe 4 ist nicht besetzt.
Quelle: Europäische Kommission 1997, SCHMIDT 1999.

*Tabelle A.6:*
*Zuordnung*
*deutscher*
*Bildungsgänge*
*zur ISCED*

*Tabelle A.7:* Altenpflege-Ausbildungen nach Trägerschaft und Bundesland 1993/1999

| Bundesland | Ausbildungen 1993 | | | | | | Ausbildungen 1999 | | | | | |
|---|---|---|---|---|---|---|---|---|---|---|---|---|
| | gesamt | davon in Prozent | | | | | gesamt | davon in Prozent | | | | |
| | | öffent-lich | konfes-sionell[a] | sonstige verbandl.[b] | privat[c] | unbe-kannt[d] | | öffent-lich | konfes-sionell[a] | sonstige verbandl.[b] | privat[c] | unbe-kannt[d] |
| Baden-Württemberg | 91 | 39,6 | 39,6 | 12,1 | 7,7 | 1,1 | 146 | 36,3 | 33,6 | 17,1 | 8,9 | 4,1 |
| Bayern | 119 | 7,6 | 30,3 | 27,7 | 31,9 | 2,5 | 167 | 8,4 | 44,9 | 25,7 | 19,2 | 1,8 |
| Berlin | 22 | 22,7 | 27,3 | 13,6 | 36,4 | – | 15 | 6,7 | 46,7 | 26,7 | 20,0 | – |
| Brandenburg | 30 | 46,7 | 3,3 | 13,3 | 33,3 | 3,3 | 33 | 42,4 | 12,1 | 6,1 | 36,4 | 3,0 |
| Hessen | 38 | 10,5 | 36,8 | 26,3 | 21,1 | 5,3 | 67 | 13,4 | 35,8 | 16,4 | 31,3 | 3,0 |
| Mecklenburg-Vorpom. | 32 | 15,6 | 12,5 | 12,5 | 59,4 | – | 14 | 21,4 | 28,6 | – | 35,7 | 14,3 |
| Niedersachsen/Bremen | 94 | 18,1 | 29,8 | 8,5 | 38,3 | 5,3 | 91 | 25,3 | 26,4 | 12,1 | 27,5 | 8,8 |
| Nordrhein-Westfalen | 126 | 12,7 | 53,2 | 22,2 | 10,3 | 1,6 | 276 | 4,7 | 44,9 | 25,7 | 21,4 | 3,3 |
| Rheinland-P./Saarland | 22 | 54,5 | 31,8 | 13,6 | – | – | 36 | 47,2 | 22,2 | 22,2 | 8,3 | – |
| Sachsen | 50 | 18,0 | 4,0 | 10,0 | 42,0 | 26,0 | 57 | 7,0 | 12,3 | 17,5 | 42,1 | 21,1 |
| Sachsen-Anhalt | 35 | 37,1 | – | 31,4 | 28,6 | 2,9 | 37 | 29,7 | 5,4 | 13,5 | 48,6 | 2,7 |
| Schleswig-H./Hamburg | 40 | 7,5 | 17,5 | 17,5 | 57,5 | – | 36 | 8,3 | 27,8 | 33,3 | 30,6 | – |
| Thüringen | 38 | 16,7 | 9,5 | 16,7 | 47,6 | 9,5 | 25 | 20,0 | 12,0 | 20,0 | 44,0 | 4,0 |

[a] konfessionelle Wohlfahrtsverbände und andere kirchliche Einrichtungen  [b] sonstige nicht-konfessionelle, verbandliche Träger (Wohlfahrtsverbände, Gewerkschaften)  [c] private Träger (eigenwirtschaftliche oder gemeinnützige Ausrichtung) ohne verbandliche Kontrolle  [d] von mehreren Trägern unterschiedlicher Ausrichtung betriebene Ausbildungsstätten bzw. mit sich verändernder Trägerschaft.

Quelle: BA, Datenbank KURS, Stand: Oktober 1993 und März 1999; eigene Zusatzerhebung.

| *Direkte Pflegeleistungen*[a] | | *Tabelle A.8:* |
|---|---|---|
| allgemeine Pflege *Grundpflege* | Arbeitstätigkeiten, die die existenziellen Grundbedürfnisse (schwer-)pflegebedürftiger Klienten befriedigen und in der Verantwortung einer Pflegefachkraft liegen. Dazu gehören Betten und Lagern, Anziehen und Waschen, Unterstützung bei der Körperpflege, Beobachtung des Krankheits- und Allgemeinzustandes, vorbeugende Maßnahmen (z. B. gegen Pneumonie, Dekubitus, Thrombose, Kontraktur), Mobilisationsübungen. | *Potenzielle* ›sichtbare‹ Tätigkeiten im Rahmen primärer Pflege |
| spezielle Pflege *krankheitsbezogene Pflege* ≈ *Krankenpflege* | Arbeitstätigkeiten, die zur Besserung oder Heilung von Erkrankungen der Klienten beitragen und von einer Pflegefachkraft auf Grund ärztlicher Verordnung selbstständig oder zusammen mit dem behandelnden Arzt durchgeführt werden. Dazu gehören Wechseln von Verbänden, Wundversorgung/-pflege, Dekubitusversorgung, Anus-Praeter-Versorgung, Injektionen, Durchführung und Überwachung von Infusionen, Reinigung von Instrumenten, Nachversorgung von Patienten. | |
| hauswirtschaftliche Versorgung | Arbeitstätigkeiten, die Klienten eine relativ eigenständige Lebensführung im eigenen Haushalt ermöglichen. Dazu gehören Unterstützung bei der Körperpflege, Zubereitung kalter oder fertiger Mahlzeiten, Reinigung von Wäsche und Kleidung, Erledigen von Einkäufen und Besorgungen. | |

| *Indirekte Pflegeleistungen* | |
|---|---|
| klientenbezogene Tätigkeiten | Arbeitstätigkeiten, die bei der Organisation der Pflegearbeit für die Klienten anfallen. Dazu zählen Pflegeplanung und -dokumentation, Pflegeübergabegespräche, Gespräche mit Arzt und Therapeuten, Begutachtung durch MDK, Unterstützung beim Heimeintritt, Bestellung von Pflegehilfsmitteln und Medikamenten für Klienten, Verwaltungstätigkeiten bei einem Sterbefall. |
| betriebsbezogene Tätigkeiten | Arbeitstätigkeiten, die bei der betrieblichen Organisation von Pflegearbeit einrichtungsbezogen anfallen. Dazu zählen Dienstpläne erstellen und auswerten, Dienstbesprechung, Anleiten von Mitarbeitern, Bestellen von Pflegeartikeln, Pflege und Instandhaltung von Pflegehilfsmitteln, Umsetzung und Überwachung von Vorschriften, stationsbezogene Qualitätssicherung. |

[a]Sie sollen idealtypisch gemeinsam mit dem Klienten durchgeführt werden.
Quelle: in Anlehnung an BPA, ZAPP et al. 1999.

*Tabelle A.9:* Träger von Pflegediensten

| öffentliche Träger | | freigemeinnützige Träger/freie Wohlfahrtspflege[a] | | | private Träger |
|---|---|---|---|---|---|
| | | konfessionelle Träger[a] | | nicht-konfessionelle Träger | |
| örtliche Träger | überörtliche Träger | katholische | evangelische | | |
| Land-/Stadtkreis (kreisfreie Städte), Gemeinde oder Gemeindeverband | je nach Bundesland sind dies entweder die Kommunalverbände (Bezirke, Landeswohlfahrtsbzw. Landschaftsverbände) oder die Länder selbst | Caritas-Verband, katholische Kirchengemeinden, Orden, Stiftungen des öffentlichen Rechts, Trägerschaft des bischöflichen Stuhls | Diakonische Werke der Evangelischen Kirchen, evangelische Kirchengemeinden und Kirchenkreise, Verband freikirchlicher Diakoniewerke | Deutsches Rotes Kreuz, Arbeiterwohlfahrt, Deutscher Paritätischer Wohlfahrtsverband | natürliche und juristische Personen des privaten Rechts als privatwirtschaftliche Träger oder sonstige private Träger, die nach dem Steuerrecht als gemeinnützig anerkannt sind, soweit sie nicht unter die freigemeinnützigen Träger zu subsumieren sind |
| 854 vollstationäre Einrichtungen (88 258 Plätze) | | 4 651 vollstationäre Einrichtungen (429 609 Plätze) | | | 2 573 vollstationäre Einrichtungen (138 565 Plätze) |
| 111 Kurzzeitpflege-Einrichtungen (603 Plätze) | | 742 Kurzzeitpflege-Einrichtungen (5 155 Plätze) | | | 462 Kurzzeitpflege-Einrichtungen (3 075 Plätze) |
| 472 ambulante Dienste | | 6 018 ambulante Dienste[b] | | | 5 074 ambulante Dienste |

[a] Die Aktivitäten der Zentralen Wohlfahrtsstelle der Juden in Deutschland (ZWST) als überregionaler Einrichtungsträger fallen aus den bekannten historischen Gründen kaum ins Gewicht. [b] Bei den freien Trägern gibt es weiterhin zahlreiche ›semi-professionelle‹ Nachbarschaftshilfen. Sie sind zumeist im Kontext der ›Anti-Heim-Bewegung‹ der 1980er Jahre aus Bürgerinitiativen hervorgegangen. Nur ein Teil hat sich nach 1995 als ambulante Pflegedienste mit einer ›verantwortlichen‹ ausgebildeten Pflegefachkraft nach dem SGB XI §71 reorganisiert. Andere Nachbarschaftshilfen, die diesen Schritt nicht vollzogen haben, werden von den Pflegekassen nicht als Pflegedienste im Sinne des PflegeVG anerkannt. Deren Zahl ist seit 1996 um 9% auf 1 151 Organisationen gestiegen.
Quelle: BGW 2000, Heimstatistik 1999, ZANDERS 1990, eigene Ergänzungen.

Tabelle A.10: Erwerbstätigkeiten mit hohen Arbeitsbelastungen

| Art der Belastung | exemplarische Beschäftigtengruppen | Beispiele für Problemlösungen |
|---|---|---|
| 1. hohe Einseitigkeit | Textverarbeiterin, Näherin | Arbeitsstrukturierung, Erholzeit, Bewegungsförderung |
| 2. hohe Informationsdichte | Pilot, Fluglotsen, Leitwartenbediener, Disponent | mehr Planstellen, Arbeitszeitverkürzung, Erholzeiten, Berufslaufbahngestaltung |
| 3. *Heben und Tragen von schweren Lasten* | Bauhandwerker, Speditionsfacharbeiter, *Pflegepersonal*, Reinigungskräfte | technische Hilfen, Umgestaltung der Arbeitsbedingungen, Rückenschule, berufsspezifische präventive Rehabilitation |
| 4. schädliche Arbeitsstoffe | Gießereien, Schmieden, Lackierereien | Stoffkontrolle und -überwachung, Verbote und Gebote |
| 5. *wechselnder Zeitrhythmus (Nacht- und Schichtarbeit)* | *Krankenhaus- und Pflegeheimpersonal*, Leitwartenpersonal, Energieüberwachung, Polizei, Feuerwehr, Verkehrspersonal | Unterscheidung nach der Vermeidbarkeit von Nacht- und Schichtarbeit: vermeidbare Schichtarbeit: Umorganisation, mehr Planstellen, ›kleine‹ und ›billige‹ Technik unvermeidbare Schichtarbeit: Arbeitszeitverkürzung, Erholzeiten, individuelle Wahl der Schichtrhythmen, Berufslaufbahngestaltung |
| 6. hohe Umwelteinwirkungen (Lärm, Hitze) | Bergmann, Stahlkocher | Ergonomie, technische Hilfen, Erholzeiten, Arbeitszeitverkürzung |
| 7. *hohe sozio-emotionale Anforderungen (Burnout-Syndrom ›Hilflose Helfer‹)* | *(Sozial-)Pflegeberufe*, Bildungsberufe, Ordnungsberufe, Serviceberufe, Leitungstätigkeiten | mehr Planstellen, Arbeitszeitverkürzung, Berufslaufbahngestaltung, Stressbewältigungstraining, Erweiterung der Dispositionsspielräume |
| 8. *hochgradige Aufgabenintegration* | ›Universalfacharbeiter‹, *Berufe mit diffuser ›Allzuständigkeit‹* | Arbeitsstrukturierung, mehr Planstellen, Erholzeiten |
| 9. hochgradige Belastungskombination | Fahrer im öffentlichen Personennahverkehr | Berufslaufbahngestaltung, Arbeitsstrukturierung, Arbeitszeitverkürzung, Erholzeiten, Ergonomie |

Erläuterung: Belastungen im Zusammenhang mit Pflegearbeit sind kursiv dargestellt.

Quelle: in Anlehnung an KÖCHLING 1992.

*Tabelle A.11:* Kollektive und individualisierte Entlohnung in Tarifverträgen und kirchenspezifischen Regelungen nach Einrichtungsträgern

| Einrichtungsträger[a] und wirtschaftliche Zielsetzung[b] | tarifvertragliche oder kirchenspezifische Regelung | Determinanten für Höhe der Entlohnung | Möglichkeit individueller Entlohnung |
|---|---|---|---|
| öffentlich-rechtliche Träger gemeinwirtschaftliche Ziele | Bundes-Angestelltentarifvertrag (BAT) ergänzende Spezialtarifverträge (z.B. für Urlaubsgeld) | Tätigkeitsdauer, Einsatzbereich, Zahl der unterstellten Pflegekräfte, Überstunden, Nachtdienste; Besonderheit: Zulagen, Zusatzversorgung des öffentlichen Dienstes | gering |
| freigemeinnützige Träger gemeinnützige Ziele | spezielle Tarifverträge für einzelne Trägerverbände (DRK, AWO, DPWV) | Tätigkeitsdauer, Einsatzbereich, Zahl der unterstellten Pflegekräfte, Überstunden, Nachtdienste; Besonderheit: | gering |
| | Arbeitsvertragsrichtlinien (AVR, BAT-KF u.a.) der konfessionellen Träger (DCV, DW[c], ZWST) | Zusatzversorgung bei konfessionellen Trägern, kirchliche Mitarbeiter erhalten keine tarifvertragliche Vergütung | hoch |
| privatwirtschaftliche Träger erwerbswirtschaftliche Ziele | eigener Bundesmanteltarifvertrag landesweite Vergütungstarifverträge Haustarifverträge | Tätigkeitsdauer, Einsatzbereich, Zahl der unterstellten Pflegekräfte; Besonderheit: Beteiligungen am betrieblichen Erfolg[d], höhere Zuschläge für Sonderdienste | hoch |

[a] zur Trägerstruktur vgl. Übersicht in Tabelle A.9  [b] zu Merkmalen des Zielsystems vgl. Übersicht in Tabelle 5.1, S. 197  [c] Als Folge der Gründung eines eigenen Arbeitgeberverbands (Verband diakonischer Dienstgeber in Deutschland – VdDD) werden die Engeltregelungen dieses Trägers künftig eine deutlich größere Variation aufweisen.  [d] nur im Bereich sekundärer Pflege

Quelle: Moos 1995, Angaben der Träger und der ÖTV-Hauptverwaltung.

# A.2 Glossar

Das Glossar beschränkt sich auf Begriffe, die in der Einführung nicht weiter erläutert werden. Dabei handelt es sich sowohl um allgemeine soziologische als auch pflegewissenschaftliche Begriffe. Für einen weiterführenden Einstieg in die Begrifflichkeit sollte die nachstehend angeführte Literatur herangezogen werden.

BAHRDT, H. P. (1990[4]): *Schlüsselbegriffe der Soziologie*. München: Beck.

BELLEBAUM, A. (2001[13]): *Soziologische Grundbegriffe. Eine Einführung für soziale Berufe.* Stuttgart: Kohlhammer.

Deutscher Verein für öffentliche und private Fürsorge (Hrsg.) (1997[4]): *Fachlexikon der sozialen Arbeit*. Frankfurt/M.: DV.

FUCHS-HEINRITZ, W.; LAUTMANN, R.; RAMMSTEDT, O.; WIENOLD, H. (Hrsg.) (1995[3]): *Lexikon zur Soziologie*. Opladen: Westdeutscher Verlag.

GEORG, J.; FROHMEIER, M. (Hrsg.) (1999): *PflegeLexikon*. Wiesbaden: Ullstein.

HILLMANN, K.-H. (1994[4]): *Wörterbuch der Soziologie*. Stuttgart: Kröner.

LANDAU, K. (Hrsg.) (1990): *Der Wert der Haushaltsarbeit. Begriffslexikon und Arbeitsbewertungsverfahren*. München: Lexika.

OSWALD, W. D.; HERMANN, W. M.; KANOWSKI, S. A.; LEHR, U. M.; THOMAE, H. (Hrsg.) (1991[2]): *Gerontologie. Medizinische, psychologische und sozialwissenschaftliche Grundbegriffe*. Stuttgart: Kohlhammer.

WAHL, H.-W.; TESCH-RÖMER, C. (Hrsg.) (1999): *Angewandte Gerontologie in Schlüsselbegriffen*. Stuttgart: Kohlhammer.

Auch in einigen Internet-Datenbanken finden sich weiterführende Ausführungen zu hier nur kurz erläuterten Begriffen.

Die Datenbank ›LARS‹ umfasst zahlreiche Definitionen mit Quellenangaben zur gesundheitlichen Versorgung
`http://www.heclinet.TU-Berlin.DE/infoserv/Produkt/ONLINEDB.HTM`
Im Lexikon ›sociologicus‹ werden sozialwissenschaftliche Grundbegriffe erklärt und andere damit zusammenhängende Begriffe ausgewiesen
`http://www.sociologicus.de/lexikon/`
In der Begriffsdefinitions-Datenbank ›Altenpflege wehrt sich‹ werden zahlreiche pflegebezogene Grundbegriffe mit Querverweisen erläutert
`http://www.members.aol.com/rogahn3/`

*ADL-Skala:* Skala zur subjektiven Bewertung der Alltagskompetenz (ADL = Aktivitäten des täglichen Lebens) bzw. des Risikos funktionaler Abhängigkeit. Die ursprüngliche ADL-Skala umfasst sechs Bereiche zur Abschätzung der Selbstständigkeit des Klienten: 1. Duschen und Waschen, 2. An-/Auskleiden, 3. Toilette benutzen, 4. Fortbewegung (gehen, Treppen steigen, Rollstuhl fahren), 5. Blase und Darm kontrollieren, 6. Essen und Trinken. Am häufigsten wird eine als Barthel-Index bezeichnete Variante eingesetzt.

*Akteur:* handelnde Einheit oder Handlungsträger in einer Gesellschaft. Dabei kann es sich sowohl um eine Person (Individuum) als auch um ein Kollektiv von Personen (Interessengruppe, Verband u.ä.) handeln. Körperschaften und Verbände werden häufig als korporative Akteure bezeichnet. Akteure sind Träger sozialer Rollen mit situativen, normativen und motivationalen Orientierungen.

*Allokation:* Zuteilung begrenzt zur Verfügung stehender Güter oder spezifischer gesellschaftlicher Arbeitsaufgaben auf ausgewählte Akteure oder Institutionen.

*Alzheimer-Erkrankung:* fortschreitende, unheilbare, degenerative Veränderung der Großhirnrinde mit schwerer Demenz (S. 359) in zunehmendem Alter, ›verwaschene‹ neuro-psychologische Symptome im Bereich der Bewegungsabläufe, des Erinnerungsvermögens u.a., geht zumeist mit einem immer stärker werdenden Sprachverlust einher.

*Arbeitsvermögen:* Kenntnisse und Fertigkeiten einer Person sowie deren psychosoziale und somatische Leistungsfähigkeit.

*Bedürfnis:* Antrieb um einen gewünschten Zustand zu erreichen (Bedürfnisbefriedigung). Nach MASLOW (1954) sind Bedürfnisse hierarchisch aufeinander bezogen. Bedürfnisse auf einer höheren Stufe kommen erst auf, wenn Bedürfnisse auf einer niedrigeren Stufe befriedigt sind. Die Basis bilden physiologische Bedürfnisse (Nahrung, Sexualität, Schlaf). Auf den nächst höheren Stufen schließen sich Sicherheitsbedürfnis (Verlangen nach Stabilität, Schutz, Ordnung, planbare Zukunft) und Bedürfnis nach Liebe und Zuneigung an. Die nächste Stufe repräsentiert die Bedürfnisse nach Selbstachtung und Achtung anderer (Bedürfnis nach Stärke, Kompetenz und Bedürfnis nach Prestige, Anerkennung). An der Spitze steht das Bedürfnis nach Selbsterfüllung und Selbstverwirklichung.

Bedürfnisse lassen sich nach Existenz-, Grund- und Luxusbedürfnissen unterscheiden. Die sozialstaatlichen Pflegeleistungen sollen vor allem die Existenzbedürfnisse befriedigen. Bedürfnisse lassen sich aber auch nach Mangel- und Wachstumsbedürfnissen differenzieren. Zu den ersteren gehören alle Bedürfnisse der Pyramide, die unterhalb des Bedürfnisses auf Selbstverwirklichung angesiedelt sind. Die Befriedigung dieser Bedürfnislage dient nicht der Beseitigung eines Mangelzustands, sondern der Vervollkommnung der individuellen Persönlichkeit. Als angemessene Versorgung Älterer wird mitunter die weitgehende Befriedigung der Mangelbedürfnisse betrachtet.

*Berufsfreiheit:* aus dem Prinzip der Gewerbefreiheit entwickeltes Grundrecht. Danach kann jeder Deutsche jede (sinnvolle, erlaubte) Tätigkeit, für die er sich als geeignet ansieht, als ›Beruf‹ (im weitesten Sinne) frei wählen. Die Freiheit der Berufswahl beinhaltet auch das Recht auf freie Wahl des Arbeitsplatzes und der Ausbildungsstätte. Das Recht kann aber durch Gesetz eingeschränkt werden.

*Berufskrankheiten:* durch Einwirkungen am Arbeitsplatz (analog zum Arbeitsunfall) über einen längeren Zeitraum verursachte gesundheitliche Beeinträchtigungen mit zumeist chronischem Verlauf. Sie treten unter den Angehörigen bestimmter Berufsgruppen im erheblich größeren Maße auf als unter den übrigen Erwerbstätigen. Für Berufskrankheiten besteht eine Entschädigungspflicht durch die zuständigen Unfallversicherungsträger (Berufsgenossenschaften). Diese sind im SGB VII definiert und in der Berufskrankheitenverordnung (BKVO) aufgelistet. Die Auflistung von Berufskrankheiten (>Enumerationsprinzip<) soll Erkrankungen, die alle Personen treffen können, von Entschädigungen ausschließen.

*Berufsvorbehalt:* Die Erledigung einer gesellschaftlichen Arbeitsaufgabe ist bestimmten Berufsgruppen vorbehalten (z. B. Geburtshilfe). Er setzt eine formalrechtliche Normierung (Gesetze) von Aufgaben und Verantwortlichkeiten sowie der Berufsausübung voraus.

*Beschäftigtenstatistik:* jährliche Auswertung des Bestands sozialversicherungspflichtig Beschäftigter (per 30.6.); Angaben basieren auf Meldungen für das integrierte Meldeverfahren zur Sozialversicherung.

*BiBB/IAB-Erhebung:* Survey des Bundesinstituts für Berufsbildung (BiBB) und des Instituts für Arbeitsmarkt- und Berufsforschung der Bundesanstalt für Arbeit (IAB) zu Qualifikation und Erwerbstätigkeit, Erhebungszeitpunkte 1978/79, 1985/86, 1991/92 und 1998/99, Stichprobe von 0,1 % der Erwerbstätigen.

*Dekubitus:* Druckgeschwür entstanden durch Wundliegen und unzureichende Gewebsernährung als Folge falscher Lagerung bei langfristiger Bettlägerigkeit.

*Demenz:* Symptome von Hirnschädigungen wie Abbau der kognitiven Leistungsfähigkeit und Zunahme von Störungen der Wahrnehmungs- und Sprachfähigkeit, die mit Veränderungen der Persönlichkeit und des Bezugs zur Umwelt einhergehen.

*Dichotomie:* Differenzierung eines sozialen Phänomens nach zwei entgegengesetzte Kategorien, Gesichtspunkten u. ä.

*Diffusion:* schrittweise Verbreitung von Erkenntnissen in einer Gesellschaft. Bei der Diffusion wird etwa nach dem Zeitpunkt der Übernahme der Neuerungen zwischen Innovatoren, Frühadoptoren, früher Mehrheit, später Mehrheit und Nachzüglern unterschieden.

*Disposition:* besondere Neigung bzw. Anfälligkeit für bestimmte Erkrankungen.

*Dissonanz:* unangenehm erlebter Zustand, der aus widersprüchlichen Erkenntnissen in Bezug auf den gleichen Gegenstand resultiert und nach Auflösung der Spannung verlangt; kognitive Dissonanz wird verringert durch 1. Nichtwahrnehmen oder Leugnen von Erkenntnissen, 2. Änderung von Einstellungen oder Handlungsmustern oder 3. selektive Wahrnehmung Dissonanz verringernder Informationen.

*endogen:* durch innere Gegebenheiten einer biologischen Einheit (z. B. menschlicher Körper) oder sozialen Einheit (z. B. Gesellschaft, Organisation) bedingt.

*Emphysem:* irreversible Ansammlung von Luft und Gas im Gewebe oder in Organen, z. B. Lungenemphysem, nicht selten mit chronischer Bronchitis verbunden.

*Erwerbspersonen:* alle Personen über 15 Jahre mit Wohnsitz im Bundesgebiet, die eine auf Erwerb ausgerichtete Arbeitstätigkeit ausüben oder suchen. Erwerbspersonen sind sowohl die Erwerbstätigen als auch die Erwerbslosen (Erwerbspersonen ohne Arbeitsverhältnis).

*Exposition:* Ausgesetztsein des menschlichen Organismus gegenüber Umweltbedingungen, die auf das Leistungsvermögen einwirken und bei Überbeanspruchung das Entstehen von Krankheiten begünstigen.

*Ganzheitlichkeit:* umfassende Sicht vom Klienten und dessen Beeinträchtigungen, dabei werden neben den somatischen Faktoren und der physio-psychischen Konstitution des Klienten auch dessen Bewältigungsstil und Handlungsmöglichkeiten sowie die krankheitsbezogenen Bedingungen in dessen sozialen Umfeld mit in die Betrachtung von pathologischen Veränderungen einbezogen.

*Gebrauchswert:* Wert eines Gutes, um einen bestimmten Zweck zu erreichen oder ein Bedürfnis zu befriedigen; die Nützlichkeit des Gutes zur Zielerreichung bestimmt dessen Gebrauchswert, z. B. ein höherer Berufsabschluss um ein besseres Einkommen zu erzielen. Gebrauchsgüter behalten ihre Nützlichkeit über längere Zeit.

*Gratifikation:* materielle und immaterielle Belohnungen für positive Folgen sozialer Handlungen, z. B. Betriebszugehörigkeit, Professionalität.

*Güter:* planmäßig erstellte Mittel zur Befriedigung von Bedürfnissen sozialer Akteure. Dabei wird unterschieden zwischen Sachgütern oder materiellen Gütern (Auto, Haus, Einkommen) und Idealgütern oder immateriellen Gütern (Dienstleistungen, Positionen, Prestige).

*Hedonismus:* Einstellung, bei der das Streben nach Lust und Genuss die handlungsleitende Maxime bildet.

*Helfer-Syndrom:* übersteigertes persönliches Engagement professionellen Helfens; Überidentifikation mit Klienten und Werten des Helfens, die auf Grund der Dauerbelastung emotionale Erschöpfung mit sich bringen und letztlich zum distanzierten, verhärteten Umgang mit Klienten führen; kommt dadurch zum Ausdruck, dass der Helfende selbst Hilfe braucht.

*Hospiz:* stationäre oder ambulante Einrichtung in der ausschließlich palliative Pflege (S. 362) zur Betreuung Sterbender und Schwerstpflegebedürftiger geleistet wird.

*Huntington-Erkrankung:* unwillkürlich auftretende, nicht zu unterdrückende Bewegungsstörungen in Form von Zuckungen und ausfahrenden Bewegungen, die sich bei Erregung verstärken; mit starken psychischen Veränderungen (erblich) bis hin zur Demenz.

*idealtypisch:* modellhaft, einige markante Aspekte eines komplexen sozialen Phänomens werden zu dessen besserem Verständnis besonders hervorgehoben.

*Identität:* Verständnis einer Person von sich selber oder in den Augen anderer, relative Einheitlichkeit in der Bewertung sozialer Merkmale und/oder Konstanz im Verhalten in der Betrachtung seiner selbst (*personale Identität*) oder in den Augen anderer (*soziale Identität*). Identität bezieht sich auch auf das Bedürfnis nach Konsistenz.

*Indikator:* Merkmal, das als Anzeichen für ein (soziales) Phänomen oder als Hinweis auf etwas anderes anzusehen ist. So könnte etwa Erwerbseinkommen als Indikator für die Berufsposition angesehen werden.

*Institution:* ein an vielen Zielen ausgerichtetes, relativ konstantes soziales Handlungs- und Beziehungsmuster. Institutionen wie Familie, Betrieb, Beruf regeln gesellschaftlich bedeutsame Verläufe. Institutionalisierung bezieht sich auf den Prozess.

*Inkontinenz:* fehlendes Vermögen, Harn- und Stuhlabgang zu kontrollieren; resultiert aus Beeinträchtigung des Schließmuskels von Blase oder Darm.

*Insuffizienz:* Funktionsstörung, verminderte Leistungsfähigkeit eines Organs.

*intrinsisch:* von innen heraus, Verhalten aus eigenem Antrieb; im Gegensatz dazu *extrinsisch* von außen her, Verhalten als Folge von Bekräftigungen, Gratifikationen.

*Jedermann-Qualifikationen:* Arbeitsfertigkeiten, die stets von ›Jedermann‹ sofort voll eingesetzt werden können. Als Jede*frau*-Qualifikationen wird häufig ein bestimmtes weibliches Arbeitsvermögen bezeichnet. Arbeitskräfte mit Jedermann-Fähigkeiten sind über Betriebe und Branchen transferierbar und leicht austauschbar.

*Kohorte:* vom gleichen historischen Ereignis betroffene Personengruppe. Häufig wird der Zeitpunkt der Geburt gewählt. Bei Berufseinsteigern ist es das erste Jahr der Berufsausübung. Kohorten treffen im Lebensverlauf auf gesellschaftlich-historisch einmalige Situationen, wirken auf diese ein und werden von ihnen unterschiedlich beeinflusst. Durch Kohortenvergleich lässt sich der Kohorteneffekt auf soziale Veränderungen aufzeigen.

*Kontraktur:* angeborene oder durch Narbenbildung hervorgerufene Funktions- und Bewegungseinschränkung von Gelenken, die zur völligen Versteifung führen kann.

*Lebenserwartung:* der Mittelwert an Lebensjahren, die in einer Bevölkerung erreicht werden. Sie wird sowohl für Neugeborene als auch für Personen mit einem bereits erreichten Alter als fernere Lebenserwartung ausgewiesen.

*Leistungsvermögen:* Einsatz der Fähigkeiten einer Erwerbsperson zur Bewältigung von Arbeitsaufgaben.

*Markt:* bezeichnet einen fiktiven Ort, an dem Güter einer bestimmten Kategorie gegen Güter oder Geld getauscht werden. Beim *vollkommenen Markt* wird von folgende Prämissen ausgegangen: 1. Alle Marktteilnehmer streben eine Maximierung ihres Nutzens an. Es ist keine Sättigungsgrenze vorhanden (*Maximumprinzip*). 2. Anbieter und Nachfrager sind jederzeit gleichermaßen über alle Gegebenheiten des Marktes informiert (*Markttransparenz*). 3. Tauschbeziehungen kommen ausschließlich über das Preis-Leistungs-Verhältnis zu Stande. Andere Kriterien haben keine Bedeutung (*Präferenzfreiheit*). 4. Marktteilnehmer reagieren unverzüglich auf Veränderungen von Marktpreisen (*große Reaktionsgeschwindigkeit*). Ist eine dieser *Homogenitätsbedingungen* nicht erfüllt, wird von einem *unvollkommenen Markt* gesprochen.

*Mikrozensus:* jährliche Bevölkerungsbefragung (repräsentative 1%-Stichprobe der Haushalte) zwischen den Volkszählungen; dient dazu, Ergebnisse der Volkszählung fortzuschreiben und demografische Veränderungen aufzuzeigen.

*Monopol:* Marktform, bei der nur ein Anbieter oder Nachfrager das Marktgeschehen ohne Konkurrenten bestimmt. In der Vergangenheit hatte das Subsidiaritätsprinzip

(S. 364) den Wohlfahrtsverbänden in einigen Teilen des Gesundheits- und Sozialwesens diese Position ermöglicht.

*Multimorbidität:* gleichzeitiges Vorliegen von mehreren Erkrankungen, die nicht eindeutig voneinander zu trennen sind und als Folge- oder Begleiterkrankung einer Grunderkrankung auftreten können.

*Nettoreproduktionsrate:* mittlere Zahl der lebend geborenen Mädchen einer Frau im gebärfähigen Alter. Ein Wert unter 1 bedeutet, dass die nachwachsende Müttergeneration schwächer besetzt ist als die vorausgegangene Generation. Eine Rate von 0,67 verweist auf ein um ein Drittel niedrigeres Geburtenniveau.

*Normalarbeitsverhältnis:* Leitbild des Sozialstaats für eine kontinuierliche, auf Dauer angelegte, vollzeitige Beschäftigung als einzige Grundlage der Erzielung von Einkommen und Versorgungsansprüchen. Als Folge der Zunahme von Arbeitslosigkeit, Teilzeitarbeit und geringfügiger Beschäftigung hat es als *Leitbild* an Bedeutung verloren. Dies wird mitunter als ›Krise‹ dargestellt. In der *Realität* kann nicht von dessen ›Auflösung‹ gesprochen werden.

*Normalfamilie:* sozialstaatliches Leitbild von der Struktur und Dynamik der Familie. *Strukturell* handelt es sich dabei um einen kernfamilialen Haushalt eines männlichen Ernährers, seiner mit Kinderbetreuung befassten Ehepartnerin und beider leiblichen Kinder. In Bezug auf die *Dynamik* wird ein normatives Ablaufschema mit den Phasen der Gründung, Erweiterung, Schrumpfung und Auflösung der Familie unterstellt. Die Realität lässt das Leitbild immer mehr zur Fiktion werden.

*Oligopol:* Marktform, bei der nur wenige Anbieter oder Nachfrager von Gütern (Produkten, Dienstleistungen, Arbeitskraft u. a.) auftreten.

*Opportunität:* Zweckmäßigkeit sozialen Verhaltens; *Opportunitätsstruktur* kennzeichnet soziale Gegebenheiten, die Anreize oder Hindernisse für die Durchsetzung von Intentionen, Wünschen setzen; dadurch werden Handlungen begünstigt oder verhindert.

*Organisation:* tendenziell auf Dauer angelegte soziale Einheit mit institutionalisierten Regelungen, die das Verhalten der Mitglieder steuert und spezifische Zielsetzungen aufweist (z. b. gewinn- oder gemeinwohlorientiert), die von den Beteiligten durch Ableistung von Kollektivbeiträgen erreicht werden sollen.

*Palliation:* Schmerzen oder belastende Symptome lindernde und nicht deren Ursachen behandelnde Versorgung; setzt zu dem Zeitpunkt ein, da eine Erkrankung nicht mehr auf eine kurative Intervention anspricht; soll bestmögliche Lebensqualität für unheilbar Erkrankte erhalten.

*Parkinson-Erkrankung:* Degeneration von Nervenzellen im Gehirnbereich durch Mangel des Signalübertragungsstoffs Dopamin, Symptome sind unwillkürlich auftretende, nicht kontrollierbare Bewegungsstörungen in Form von Zuckungen und ausfahrenden Bewegungen sowie Mimikverlust (Gesichtsstarre) und Verlangsamung der Bewegungsabläufe; geht häufig auch mit Depressionen einher.

*Paradigma:* Konstellation von Überzeugungen, Grundannahmen, Wertvorstellungen und Techniken, die von den Mitgliedern einer Wissenschaftsdisziplin oder Organisation geteilt und akzeptiert werden. Beim *normativen Paradigma* wird soziales Handeln aus Regeln und Normen abgeleitet. Nach dem *interpretativen Paradigma* haben Normen eine geringe soziale Relevanz. Handlungsleitende Setzungen ergeben sich danach aus der Interaktion in der jeweiligen Situation.

*pathologisch:* anomale Entwicklungen und krankhafte Veränderungen im menschlichen Organismus.

*Periodeneffekt:* bezeichnet den Einfluss von Gegebenheiten zu einem Zeitpunkt in einer bestimmten historisch-gesellschaftlichen Situation auf soziale Phänomene (z. B. die Wende in der DDR auf die niedrige Geburtenrate der 1990er Jahre).

*Pflegekultur:* Gesamtheit der Grundannahmen, Werte und Normen der Mitglieder einer Organisation (Pflegeeinrichtung) in Bezug auf den Organisationszweck (Betreuung und Versorgung Pflegebedürftiger). Sie manifestiert sich in bestimmten verbalen und non-verbalen Äußerungen, Interaktionen (z. B. Arbeitsrolle) und Objektivationen (z. B. Rituale, Legenden, Identifikationsmuster, Sprachregelungen, Kleiderordnungen u. ä.). Sie dient dazu, das komplexe Wertesystem eines Einrichtungsträgers zu vereinfachen sowie Arbeitsanreize und Loyalität der Organisationsmitglieder zu verstärken.

*Projektion:* Verallgemeinerung vergangener und noch andauernder Entwicklungen auf die Zukunft. Nimmt etwa die Sterblichkeit einer bestimmten Altersgruppe ab, wird davon ausgegangen, dass diese Entwicklung auch in der Zukunft anhält und nicht abrupt in das Gegenteil umschlägt.

*Pneumomie:* Entzündung der Lunge.

*Prämisse:* Voraussetzung, Grundannahme für eine Entschließung.

*Prävalenz:* gibt die Verbreitung einer Erkrankung zu einem Zeitpunkt oder in einer Zeitperiode in einer bestimmten Bevölkerungsgruppe an. Die Prävalenzrate ist zumeist auf 100 Personen bezogen und wird als relativer Wert angegeben. Da diese Bestandsbetrachtung kurzfristige Erkrankungen statistisch unterschätzt, wird häufig auch die Inzidenzrate als Neuerkrankungsziffer herangezogen.

*Prozentpunkte:* Prozentsatzdifferenz, die den Unterschied zwischen zwei Anteilswerten (prozentuale Häufigkeiten) wiedergibt. So stieg der Anteil an Sterbefällen im Krankenhaus von 10 % 1910 auf 70 % 1991 und damit um 60 Prozentpunkte.

*Regelkreis:* Grundmodell eines sich selbst steuernden Systems. Dabei wird ein Soll-Wert vorgegeben, an dem bei davon abweichenden Ist-Werten die weiteren Strecken eines Regelkreises ausgerichtet sind.

*Reputation:* soziales Ansehen, (guter) Ruf.

*Ressourcen:* Hilfsmittel für Handlungen von Akteuren. Dabei wird unterschieden zwischen materiellen Ressourcen (etwa Einkommen) und nicht-materiellen Ressourcen (etwa Berufsausbildung). Bei den Letzteren wird mitunter zwischen sozialen und kulturellen Ressourcen differenziert. Als kulturelle Ressource werden angeeignete Bildungsinhalte angesehen, die über das Fachwissen hinausgehen. Soziale Ressourcen sind soziale Beziehungen, die mehr als die mit Positionen verbundenen Rollenmuster umfassen. Dazu zählen Bekanntschaften mit Stützungspotenzial, die Zugang zu erstrebenswerten Gütern und Leistungen ermöglichen. Mitunter wird auch von ökonomischem, sozialem und kulturellem Kapital gesprochen.

*Risiko:* die Wahrscheinlichkeit für das Eintreten eines Ereignisses $A$, wenn $B$ bereits eintreten ist, z. B. Pflegebedürftigkeit ($A$) innerhalb der Bevölkerungsgruppe der über 80-Jährigen ($B$ = Lebensalter $\geq$ 80 erreicht). Risiko steht für eine (bedingte) Wahrscheinlichkeit und impliziert nicht unmittelbar negative soziale Folgen.

*Sanktionen:* gesellschaftliche Reaktion auf normkonformes sowie abweichendes Verhalten. Sie kann daher sowohl negativen, zurechtweisenden als auch positiven, belohnenden Charakter haben. Ist genau festgelegt, worauf wer in welcher Form reagiert, wird von *formalen Sanktionen* gesprochen. Gibt es keine Festlegung und können Reaktionen ausbleiben oder in unterschiedlicher Form auftreten, handelt es sich um *informale Sanktionen*.

*Scheuermannsche Krankheit:* krankhafte Veränderung der Brustwirbelsäule, die sich als Folge gestörter Verknöcherung weiter als normal biegt und einen Rundrücken

bewirkt, manifestiert sich im Jugendalter. Die Ursache für deren Auftreten ist weitgehend unbekannt. Die Krankheitssymptome werden häufig nicht bemerkt. Bei der Begutachtung von Rückenbeschwerden als potenzielle Berufskrankheiten im Erwachsenenalter kommt dieser Erkrankung eine große Bedeutung zu.

*Schließung:* Prozess, durch den sich Gemeinschaften vorteilhafte Positionen auf Kosten anderer Gruppen verschaffen, indem sie den Wettbewerb um erstrebenswerte Güter durch ausgewählte Zugangskriterien auf einen bestimmten Personenkreis beschränken. Auf dem Arbeitsmarkt haben formale Vorgaben für den Zugang zu bestimmten Berufspositionen wie etwa Schul- oder Berufsabschlüsse den Charakter von Schließungsmechanismen.

*Senioritätsprinzip:* Zuteilung materieller und sozialer Gratifikationen nach Alter und Betriebszugehörigkeit. Dadurch haben jüngere Beschäftigte ein niedrigeres Erwerbseinkommen, dass in der Phase der Familiengründung zu erheblichen finanziellen Problemen führt. Umgekehrt sind ältere Beschäftigte für ein Unternehmen kostspielig und es wird ihnen der Weg in den Vorruhestand ›offeriert‹. Mitunter wird daher eine Abkehr vom Senioritätsprinzip oder aber eine Abflachung der Lebenseinkommenskurve gefordert.

*somatisch:* den Körper bzw. körperliche Strukturen und Funktionen betreffend.

*Stand:* bezeichnet die Rangstellung von Personen und gesellschaftlichen Gruppen. Angehörige eines Standes haben bestimmte Rechte und Pflichten. In der vorindustriellen Gesellschaft ergab sich Standeszugehörigkeit aus Geburt und Herkunft (z. B. Adelsstand). In der modernen Gesellschaft steht Berufsstand für Berufsgruppen mit einem spezifischen Berufsethos (z. B. Ärzte) und Standesorganisation für deren Interessenvertretung.

*Statusinkonsistenz:* ungleichzeitige und unausgewogene Beziehung von Statusdimensionen; tritt bei Personen auf, denen in einzelnen Dimensionen sozialer Ungleichheit unterschiedliche Rangplätze zugeschrieben werden. Korrelieren sie dagegen hoch untereinander, geht etwa hohes Einkommen mit hohem Ausmaß an kulturellem und sozialem Kapital, Partizipation und Sozialprestige einher, wird von hochgradiger *Statuskonsistenz* gesprochen. Durch Statusinkonsistenz werden Selbst- und Fremdeinschätzung von Personen im Statusgefüge erschwert.

*Sterbetafel:* Verfahren zur Beschreibung gegenwärtigen Sterblichkeitsgeschehens und Berechnung der Lebenserwartung. Bei der abgekürzten Sterbetafel (Periodensterbetafel) werden alters- und geschlechtsspezifische Sterbe- bzw. Überlebenswahrscheinlichkeiten anhand einer fiktiven Kohorte von 100 000 männlichen oder weiblichen Personen unter der Annahme stabiler Sterblichkeitsverhältnisse während der Lebenszeit der Geburtsjahrgänge berechnet. Diese Sterbetafeln basieren auf Angaben von Gestorbenen und der Bevölkerung (Vitalstatus) der letzten drei Jahre. Sie stellen keine Prognose über die künftige Entwicklung des Sterblichkeitsgeschehens dar.

*Stereotyp:* festgefügte, für lange Zeit gleichbleibende emotional positiv oder negativ getönte Vorstellung von Personen, Berufsgruppen, die nur begrenzt veränderbar ist.

*Subsidiarität:* Prinzip der katholischen Soziallehre, nach dem kleinere soziale Einheiten (Familie, Gemeinde, Wohlfahrtsverbände) von größeren Sozialgebilden (Sozialstaat) unterstützt und ergänzt, aber nicht ersetzt werden sollen. So hatten die Kommunen die Versorgung Älterer sicherzustellen und vorrangig die Wohl-fahrtsverbände mit der Durchführung der Maßnahmen zu betrauen.

*Syndrom:* typische Kombination einer Gruppe von Krankheitszeichen.

*Szenario:* Darstellung möglicher Pfade einer Entwicklung und künftiger Zustände auf Grund alternativer Plausibilitätsannahmen und abschätzbarer Einflussgrößen.

*Tauschwert:* Wert eines Gutes einer bestimmten Kategorie, zu dem Marktteilnehmer bereit sind, eine Tauschbeziehung einzugehen; er abstrahiert von konkreten Eigenschaften des Gutes und gibt lediglich das Wertverhältnis beim Tausch wieder.

*Tendenzbetriebe:* Einrichtungen und Betriebe der Religionsgemeinschaften sowie mit einer spezifisch geistig-ideellen Zwecksetzung erfahren einen besonderen Tendenzschutz. Zum Schutz der Grundrechte von Inhabern gelten Vorgaben des Betriebsverfassungsgesetzes nur eingeschränkt.

*Thrombose:* teilweiser oder vollständiger Verschluss einer Vene durch ein Blutgerinnsel.

*Zielberuf:* in amtlichen Statistiken wird jede quantitativ relevante Erwerbstätigkeit als ›Beruf‹ ausgewiesen. Zielberuf steht in der Arbeitsverwaltung für eine Erwerbstätigkeit, für die einem Arbeit Suchenden Erwerbschancen zugeschrieben werden. Bei Altenpflege stellt sich das Problem, dass es sich dabei sowohl um einen Beruf im soziologischen Sinne als auch um eine Bezeichnung für Erwerbsarbeit in einem spezifischen Tätigkeitsfeld handelt. Der Zielberuf Altenpflege der Arbeitslosen-Statistik bezieht sich somit sowohl auf Berufsinhaber als auch Nicht-Berufsinhaber. Mitunter wird auch *Ausbildungsberuf* zusätzlich zur Kennzeichnung von Ausgebildeten *und* Angelernten verwendet.

# A.3 Literaturhinweise zu Pflege als Beruf zur Versorgung Älterer

In dieser Einführung sind einige Themen verständlicherweise nur kurz angesprochen worden. Insbesondere kann eine Einführung nur im begrenzten Umfang Antworten auf Fragen zum aktuellen Diskussionsstand in Bezug auf Berufszuschnitt und Professionalisierung der Pflegeberufe oder der Versorgungslage Älterer und Hochbetagter geben. Für eine weiterführende Beschäftigung wird daher auf Ausführungen und Angaben in den nachstehend angeführten Fachzeitschriften, Bibliografien sowie in Literaturdatenbanken verwiesen.

Die berufliche und nicht-berufliche Versorgung Älterer unterscheidet sich selbst zwischen modernen Gesellschaften. Ebenso verschieden ist die gesellschaftliche Organisation damit verbundener Arbeitstätigkeiten als Beruf. Daher wird hier auf Literaturangaben verwiesen, die sich auf die deutschsprachigen Länder beziehen.

Bei den Fachzeitschriften sollte darüber hinaus beachtet werden, dass nur ein Teil den Kriterien einer *wissenschaftlichen* Fachzeitschrift im engeren Sinn entspricht. Bei einem anderen Teil handelt es sich um Fachzeitschriften, die den Charakter von Verbandszeitschriften (›Standespresse‹) oder praxisorientierten Zeitschriften haben. Dementsprechend variiert die wissenschaftliche Qualität der Beiträge mitunter erheblich.

In die Liste weiterführender Literaturhinweise im Internet wurden nur jene Internet-Adressen aufgenommen, bei denen Angaben zum Thema ohne weitere Kosten abrufbar sind. Bei den Fachzeitschriften wurden Adressen angegeben, wenn Zusammenfassungen der Beiträge oder mindestens Jahresübersichten zur Verfügung gestellt werden. Einige Verlage erlauben keinen direkten Zugriff auf die Homepage der Fachzeitschrift. Hier muss man sich über die Homepage des Verlags bis zur Fachzeitschrift ›weiterklicken‹.

Auch auf Adressen von Literaturdatenbanken wurde nur dann verwiesen, wenn Literaturhinweise mindestens in Auszügen kostenfrei einsehbar sind. Bei den Internet-Adressen ist die Groß- und Kleinschreibung nach der Angabe WWW zu beachten. Internet-Adressen (URLs) ändern sich sehr schnell, die hier angegebenen spiegeln daher den Stand im November 2001 wider.

# Zeitschriften

Zeitschriften, in denen regelmäßig Fragen zur Verberuflichung und Professionalisierung von Pflege angesprochen werden:

*Altenheim*, Zeitschrift für das Altenhilfe-Management. Hannover: Vincentz.
http://www.altenhilfe.de/AH/frames.htm

*Altenpflege*, Fachmagazin für ambulante und stationäre Altenpflege. Hannover: Vincentz.
http://www.altenhilfe.de/AP/frames.htm

*Altenpflege Forum*, Texte aus Pflegeforschung und Pflegewissenschaft. Supplement der Zeitschrift *Altenpflege*. Hannover: Vincentz.

*Altenpflege-Journal*, Fachzeitschrift für innovative Führungskräfte und Mitarbeiter der Altenpflege. Jengen: Sieber.

*Altenpflegerin + Altenpfleger*, Fach- und Informationszeitschrift des Deutschen Berufsverbandes für Altenpflege. Duisburg: DBVA.
http://www.dbva.de/A__A/a__a.html

*BALK Info*, Fachzeitschrift für Pflegemanagement. Wiesbaden: BALK.

*Brennpunkt Gesundheit*, Zeitschrift der Gewerkschaft Beschäftigte im Gesundheitswesen. Radolfzell: BiG.

*Caritas und Pflege*, Zeitschrift der Caritasgemeinschaft für Pflege- und Sozialberufe. Freiburg: Lambertus.

*Die Schwester*, Das Magazin der Schwesternschaften vom Deutschen Roten Kreuz. München: Süddeutscher Verlag.

*Die Schwester/Der Pfleger*, Zeitschrift für Pflegeberufe. Melsungen: Bibliomed.
http://www.bibliomed.de

*Dr. med. Mabuse*, Zeitschrift im Gesundheitswesen. Frankfurt/M.: Mabuse-Verlag.
http://www.mabuse-verlag.de/zeitschrift/index.htm

*Forum Sozialstation*, Magazin für ambulante Pflege. Bonn: Tintenfass-Verlag.
http://www.forum-sozialstation.de

*Häusliche Pflege*, Organisieren · Betreuen · Kompetent Beraten. Hannover: Vincentz.
http://www.altenhilfe.de/HP/frames.htm

*Heim + Pflege*, Magazin für das Management in Alten- und Pflegeheimen. München: Neuer Merkur.
http://www.vnm-gmbh.de/ZSmanagement/PflegeAktuel/PflegeAktuel.htm

*Heilberufe*, Das Pflegemagazin. München: Urban & Vogel.
http://www.heilberufe-online.de

*Mitteilungen für Pflegeberufe*. Mainz: Katholischer Berufsverband für Pflegeberufe.

*Pflege*, Die wissenschaftliche Zeitschrift für Pflegeberufe. Bern: Huber.
http://verlag.hanshuber.com/Zeitschriften/Pflege/index.html

*Pflege aktuell*, Fachzeitschrift des Deutschen Berufsverbands für Pflegeberufe. Eschborn: DBfK-Verlag.
http://www.dbfk-pflegeaktuell.de

*Pflegemagazin*, Zeitschrift für den gesamten Pflegebereich. Weinheim: Juventa.
http://www.juventa.de

*Pflegen Ambulant*, Magazin für Pflege – Organisation – Betriebsführung: Melsungen: Bibliomed.
http://www.bibliomed.de

*Pflege & Gesellschaft*. Duisburg: DV-Pflegewissenschaft.
http://www.dv-pflegewissenschaft.de/P_G/ThemenZeitschr.htm

*Pflegezeitschrift*, Fachzeitschrift für stationäre und ambulante Pflege. Stuttgart: Kohlhammer.

*PR-Internet*, Europäisches Magazin für PflegePädagogik, PflegeManagement und Pflege-Informatik. Mönchaltorf: HpS-Medienverlag.
http://www.pr-internet.com

*ProCare*, Das Fortbildungsmagazin für Pflegeberufe. Wien: Springer.
http://www.link.springer.de/link/service/journals/00735/

*Psych. Pflege Heute*, Fachzeitschrift für Psychiatrische Pflege. Stuttgart: Thieme.


Zeitschriften, in denen allgemeine Fragen zu Beruf, Erwerbsarbeit und Arbeitsmarkt behandelt werden:

*Arbeit*, Zeitschrift für Arbeitsforschung, Arbeitsgestaltung und Arbeitspolitik. Stuttgart: Lucius & Lucius.
http://www.sfs-dortmund.de/Transfer/main/main.htm

*Arbeit und Beruf*. Nürnberg: Verlag Arbeit und Beruf.

*A & O*, Zeitschrift für Arbeits- und Organisationspsychologie. Göttingen: Hogrefe & Huber.
http://www.Hogrefe.de/ao/index.html

*Arbeit und Sozialpolitik*. Baden-Baden: Nomos.
http://www.nomos.de/nomos/zeitschr/as/as.htm

*Gewerkschaftliche Monatshefte*. Wiesbaden: Westdeutscher Verlag.
http://www.gmh.dgb.de/index.html

*Mitteilungen aus der Arbeitsmarkt- und Berufsforschung*. Stuttgart: Kohlhammer.
http://www.iab.de/iab/publikationen/mittab.htm

*Personalführung*, Nachrichten und Informationen. Düsseldorf: Deutsche Gesellschaft für Personalführung.

*Soziale Sicherheit*, Zeitschrift für Arbeitsmarkt- und Sozialpolitik. Köln: Bund.

*WSI-Mitteilungen*, Monatszeitschrift des Wirtschafts- und Sozialwissenschaftlichen Instituts in der Hans-Böckler-Stiftung. Köln: Bund.
http://www.boeckler.de/ergebnis/zs_wsim.htm

*Zeitschrift für Arbeitswissenschaft*. Stuttgart: Ergon.
http://zfa-online.de/kurzfassung/kurzfassung.htm

*Zeitschrift für Personalforschung*. München: Hampp.
http://www.hampp-verlag.de/hampp_ZS04.htm

Zeitschriften, in denen regelmäßig Fragen der Versorgung und Betreuung älterer Menschen behandelt werden:

*informationsdienst altersfragen.* Berlin: DZA.
　http://www.fh-fulda.de/dza

*Blätter der Wohlfahrtspflege,* Zeitschrift für Sozialarbeit und Sozialpädagogik in der Bundesrepublik Deutschland. Stuttgart: Kohlhammer.
　http://www.fh-fulda.de/bldw

*Caritas,* Zeitschrift für Caritasarbeit und Caritaswissenschaft. Freiburg: Lambertus.

*Evangelische Impulse,* Zeitschrift für die Arbeit mit alten Menschen. Stuttgart: Lithos.
　http://www.diakonie.de/html/altenh/publik.htm

*Geriatrie Praxis,* Journal für Altersmedizin. München: MMV Medizin Verlag.
　http://www.geriatrie.de/gp/index/index2.htm

*Mitteilungen zur Altenhilfe,* Zeitschrift des Verbands katholischer Heime und Einrichtungen der Altenhilfe in Deutschland. Freiburg: Herder.

*Nachrichtendienst des Deutschen Vereins für öffentliche und private Fürsorge.* Frankfurt/M.: DV.

*Neue Praxis,* Zeitschrift für Sozialarbeit, Sozialpädagogik und Sozialpolitik. Neuwied: Luchterhand.

*pro Alter,* Magazin des Kuratoriums Deutsche Altershilfe. Köln: KDA.
　http://www.KDA.de/info/proalter/index.htm

*SOCIALmanagement,* Zeitschrift für Sozialwirtschaft. Baden-Baden: Nomos.
　http://www.nomos.de/nomos/zeitschr/sm/sm.htm

*Sozialer Fortschritt,* Unabhängige Zeitschrift für Sozialpolitik. Berlin: Duncker & Humblot.
　http://www.sozialerfortschritt.de/Zeitschrift/zeitschrift.html

*Sozialmagazin,* Zeitschrift für soziale Arbeit. Weinheim: Juventa.
　http://www.juventa.de

*Zeitschrift für Gerontologie und Geriatrie,* Europäische Zeitschrift für Altersmedizin und interdisziplinäre Altersforschung. Darmstadt: Steinkopff.
　http://www.link.springer-ny.com/link/service/journals/00391/tocs.htm

*Zeitschrift für Gerontopsychologie & -psychiatrie.* Bern: Huber.
　http//verlag.hanshuber.com/Zeitschriften/ZGerPP/index.html

*Zeitschrift für Gesundheitswissenschaften.* Weinheim: Juventa.
　http://www.juventa.de

*Zeitschrift für Sozialreform.* Wiesbaden: Chmielorz.


Veröffentlichungen, die das Auffinden von Literaturhinweisen erleichtern:

BAHR, I. (1995): ›Alten-..., Alters-..., Geronto-...‹. *Literatur finden zu Fragen aus Gerontologie und Altenhilfe.* Köln: KDA.

Studentische Projektgruppe ›Literatur‹ der FH Frankfurt/M., Fachbereich Pflege und Gesundheit (Hrsg.) (1997): *Wegweiser für die Pflegeliteratur.* Köln: KDA.

ZIEGLER, H.; DIEPOLD, P. (1993): *Beschaffung von Literaturinformationen zur beruflichen Bildung.* Bonn: BMBT.

# Gedruckte Bibliografien

ADLER, U. (1992 ff.): *Sozialwissenschaftlicher Fachinformationsdienst: Bevölkerungsforschung.* Bonn: IZ.

BALLUSECK, H. VON (1980): Literaturhinweise zur Geschichte sowie Theorie und Praxis der Pflegeberufe. In: dies., *Die Pflege alter Menschen. Institutionen, Arbeitsfelder und Berufe.* Berlin: DZA, S. 301–306.

BINDER, G. (1982 ff.): *Sozialwissenschaftlicher Fachinformationsdienst: Berufssoziologie.* Bonn: IZ.

Deutsches Zentrum für Altersfragen (1988): Auswahlbibliographie Altenpflegeausbildung. In: dass., *Synopse der Verordnungen und Erlasse der Bundesländer zur Altenpflege-Ausbildung sowie der Rahmenvereinbarung der Bundesländer über die Ausbildung und Prüfung von Altenpflegern und Altenpflegerinnen.* Berlin: DZA, S. 303–310.

Deutscher Verein für Pflegewissenschaft (1999[7]): *Deutschsprachige Literatur zur Pflegeforschung.* Münster: DVP.

GERARDS, A. (1997): *Alten- und Krankenpflege. Eine Spezialbibliographie psychologischer Literatur aus den deutschsprachigen Ländern.* Trier: Zentralstelle für Psychologische Information und Dokumentation.

HINSCHÜTZER, U. (1993): *Forschungsdokumentation Gerontologie 1988–1992.* Berlin: DZA.

NIEHORSTER, G.; VAHRENHORST, V. (1994): *Kommentierte Bibliographie zur Pflegequalität.* Berlin: Institut für Gesundheitsanalysen und soziale Konzepte.

NITTEL, D. (1992): *Report: Altersforschung.* Frankfurt/M.: Pädagogische Arbeitsstelle des Deutschen Volkshochschul-Verbandes.

REAL, K.-P. (2001): *Thema Alter 2001. Verzeichnis aller lieferbaren Bücher.* Frankfurt/M.: Mabuse-Verlag.

Robert-Bosch-Stiftung (2000): Veröffentlichungen und Manuskripte. In: dies. (Hrsg.), *Pflege neu denken. Zur Zukunft der Pflegeausbildung.* Stuttgart: Schattauer, S. 404–415.

RUST, H. H. (1994[3]): *Bücherverzeichnis zur Alten- und Krankenpflege.* Berlin: Rudolf-Virchow-Buchhandlung.

SCHOCK, H. (1986 ff.): *Sozialwissenschaftlicher Fachinformationsdienst: Sozialpolitik.* Bonn: IZ.

SCHOCK, H. (1990 ff.): *Sozialwissenschaftlicher Fachinformationsdienst: Soziale Probleme.* Bonn: IZ.

SCHRÖCK, R. (1992): Deutschsprachige Literatur zum Thema Pflegeforschung. In: Robert-Bosch-Stiftung (Hrsg.), *Pflege braucht Eliten.* Gerlingen: Bleicher, S. 226–235.

SCHWEFEL, E. (1980 ff.): *Sozialwissenschaftlicher Fachinformationsdienst: Medizinsoziologie + Sozialmedizin.* Bonn: IZ.

WINGENFELD, K.; MIKULA, M.; SCHAEFFER, D. (2000): *Kooperation, Vernetzung, integrierte Versorgung: Positionierungen der Pflege. Bibliographie.* Bonn: IPW.

THÜRKOW, K. u. a. (1977 ff.): *Zeitschriftenbibliographie Gerontologie.* Frankfurt/M.: Mabuse-Verlag. Die Bibliografie basiert auf der DZA-Literaturdatenbank GEROLIT.

# Pflege als Beruf im Internet

Das Thema Pflege als Beruf ist auch im Internet kein Bereich zu dem die Literatur leicht auffindbar ist. Von daher empfiehlt es sich, sich zunächst mit dem Prinzip der Internet-Recherche vertraut zu machen.

### Allgemeine Hinweise zum Auffinden von Literatur und Informationen:

GOSSEN, W. T. F. (1998): *Pflegeinformatik*. Herausgegeben von U. Schrader. Wiesbaden: Ullstein-Medical.

KRÄMER, W. (2000[5]): *Suchen und Finden im Internet oder Die Nadel im Heuhaufen*. Hannover: Regionales Rechenzentrum für Niedersachsen. Die URLs des Handbuchs finden sich unter:

```
http://www.rrzn.uni-hannover.de/Dokumentation/Handbuecher/
     Suchen_URLs2.html
```

### Allgemeine Hinweise zu Pflege als Beruf:

*Altenpflege.*
```
http://www.thema_altenpflege.de/home.htm
```
Der Server gibt praktische Hinweise zum Arbeitsalltag in der Altenpflege sowie Informationen zum Hospiz. Darüber hinaus steht eine Gesetzesdatenbank zu Altenpflege zur Verfügung.

*Internet Server für Pflege.*
```
http://www.pflegenet.com
```
Der Pflege-Server bietet Texte und Artikel zur Pflege, Sammlung von Pflegestandards, Nachrichten zu pflegebezogenen Themen sowie Diskussionsforen. Auf dem Server kann das Internet-Magazin (ezine) ›Der Pflegebrief‹ abgerufen werden. Zahlreiche Verweise auf andere pflegebezogene Angebote im Internet.

*Pflege, Soziologie und Public Health.*
```
http://www.sw.fh-jena.de/~boerger/
```
Der Server bietet Hinweise zur Pflegewissenschaft sowie Pflegethemen in Gesundheitswissenschaften, Public Health und Soziologie. Darüber hinaus werden Informationen zur Gesundheitspolitik und Gesundheitsökonomie angeboten. Zahlreiche pflegebezogene Verknüpfungen.

# Datenbanken auf CD-ROM und Online

Eine Suche nach Hinweisen zu komplexeren Fragestellungen wird durch eine CD-ROM- oder Online-Recherche und die Möglichkeit zur logischen Verknüpfung von Begriffen erheblich vereinfacht.

*CareLit:* Die Datenbank umfasst Nachweise aus den Bereichen Krankenhausmanagement, Heimleitung und Pflege. Die Angaben zum Betriebsmanagement reichen bis in die 1960er Jahre und die zur Pflege bis in die 1950er Jahre und beziehen sich auch auf die in der ehemaligen DDR verlegten Zeitschriften. Die Datenbank wird von der Lisk Datenbank GmbH Göttingen gepflegt.
`http://www.lisk.de/lisk_fs_d.htm`

*GeroLit:* Die Datenbank ›**Gero**ntologische **Lit**eratur‹ bezieht sich auf ein »multidisziplinär geprägtes sozialwissenschaftliches Sachgebiet«. Sie umfasst Hinweise zur Altenhilfe und Altenpolitik, Gerontologie, Geriatrie, Gerontopsychiatrie sowie Pflegewissenschaften seit 1979. Die Datenbank wird vom DZA gepflegt.
`http://www.dimdi.de/germ/fr_rech.htm`

*HecLinet:* Die Datenbank ›**Health Care Literature Information Network**‹ enthält Angaben seit 1969 zu den Fachgebieten Krankenhauswesen, Gesundheitssystem und Pflege (ohne klinische Aspekte). Die Angaben werden vom Institut Gesundheitswissenschaft der Technischen Universität Berlin in die Datenbank eingebracht.

*proArbeit:* versteht sich als »Informationssystem zu Arbeit, Beruf, Qualifikation und Arbeitswissenschaft«. Die CD enthält Datenbanken zur Arbeitsmarkt- und Berufsforschung *LitDokAB* (Literatur-Dokumentation), *FoDokAB* (Forschungs-Dokumentation), *InstDokAB* (Institutionen-Dokumentation) des IAB seit 1970, zur Arbeitswissenschaft *PRODIS* des IW sowie zur beruflichen Bildung *LitDokBB* der Arbeitsgemeinschaft Berufsbildungs-Forschungsnetz.
*LitDokBB*   `http://www.educat.hu-berlin.de/bfn/ldbform.htm`
*PRODIS*   `http://www.insti.de/prodis/framre.htm`

*PsyIndex:* Die Datenbank enthält Literaturangaben und zum Teil Zusammenfassungen seit 1977 aus der Psychologie und angrenzenden Wissenschaftsdisziplinen. Die Datenbank wird von der Zentralstelle für Psychologische Information und Dokumentation der Universität Trier gepflegt.
`http://www.dimdi.de/germ/fr_rech.htm`

*SoMed:* Die Datenbank ›**Sozial**Medizin‹ enthält Literaturangaben und zum Teil Zusammenfassungen seit 1978 zu Public Health und Gesundheitswissenschaften aus unterschiedlichen Disziplinen. Die Angaben werden vom Landesinstitut für den Öffentlichen Gesundheitsdienst NW zusammengestellt.
`http://www.dimdi.de/germ/fr_roch.htm`

*SoLit-PC:* Umfasst in den Datenbanken *SoLit-Pflegeberufe/Krankenpflege* und *SoLit-Sozialarbeit/Sozialpädagogik* des DZI Nachweise zu sozialen und beruflichen Fragen dieser beiden Arbeitsbereiche.

*Thema Alter:* Die Datenbank umfasst neben lieferbaren Publikationen des Buchhandels auch die Veröffentlichungen ausgewählter Institutionen (z. B. DZA, KDA). Die Angaben werden von Klaus-Peter Real zusammengestellt.

*VLB:* Die Datenbank ›Verzeichnis Lieferbarer Bücher‹ umfasst Publikationen, die im Buchhandel des deutschsprachigen Raumes lieferbar oder angekündigt sind. Sie wird von der Buchhändler-Vereinigung, Frankfurt/M., erstellt.
`http://www.buchhandel.de`

*WiSo III:* Die CD enthält die Datenbanken *SOLIS* (**So**zialwissenschaftliches **Li**teraturinformationssystem Sozialwissenschaften) mit Hinweisen und z. T. Abstracts seit 1945 und *FORIS* (**For**schungsinformationssystem Sozialwissenschaften) seit 1978 des IZ zu Soziologie im weitesten Sinne mit zahlreichen Schwerpunkten (u. a. Arbeitsmarkt- und Berufsforschung).
`http://www.wiso-net.de/cgi-bin/intranet?wiso-net`

# A.4   Sachregister

# Bildquellennachweis

S. 36: Privatbesitz Jens Dietrich, Dortmund.
S. 103: Original im Staatsarchiv der Freien und
Hansestadt Hamburg.
S. 180: Franziska Becker, *Demokratisches Gesund-
heitswesen*. 2. Jg., Köln: Pahl-Rugenstein 1981

S. 195: Privatbesitz Hogli (Amelie Glienke-Holt-
freder), Berlin.
S. 251: Marie Marcks, *FrauenBilderLeseBuch*.
Reinbek: Rowohlt 1982.

Werner Fuchs-Heinritz, Rüdiger Lautmann, Otthein Rammstedt,
Hanns Wienold (Hrsg.)
## Lexikon zur Soziologie
3., völlig neubearb. u. erw. Aufl. 1994. 763 S. Br. € 41,00
ISBN 3-531-11417-4

Das Lexikon zur Soziologie ist das umfassendste Nachschlagewerk für die
sozialwissenschaftliche Fachsprache. Es bietet aktuelle, zuverlässige
Erklärungen von Begriffen aus der Soziologie sowie aus Sozialphilosophie,
Politikwissenschaft und Politischer Ökonomie, Sozialpsychologie, Psycho-
analyse und allgemeiner Psychologie, Anthropologie und Verhaltensfor-
schung, Wissenschaftstheorie und Statistik.


Rainer Geißler
## Die Sozialstruktur Deutschlands
Zur gesellschaftlichen Entwicklung mit einer Zwischenbilanz
zur Vereinigung. Mit einem Beitrag von Thomas Meyer
2., neubearb. und erw. Aufl. 1996. 421 S. Br. € 22,00
ISBN 3-531-12923-6

Der Autor bietet einem umfassenden Überblick über die sozialstrukturelle
Entwicklung und die Perspektiven des sozialen Wandels im Deutschland
vor und nach der Wiedervereinigung. Durch vergleichende Gegenüberstellung der Verhältnisse in DDR und Bundesrepublik bzw. neuen und
alten Bundesländern werden dabei Unterschiede und Gemeinsamkeiten
herausgearbeitet.


Richard Alba, Peter Schmidt, Martina Wasmer (Hrsg.)
## Deutsche und Ausländer: Freunde, Fremde
## oder Feinde?
Empirische Befunde und theoretische Erklärungen.
Blickpunkt Gesellschaft 5
2000. 539 S. mit 50 Abb. Br. € 59,00
ISBN 3-531-13491-4

Der fünfte Band der Reihe 'Blickpunkt Gesellschaft' widmet sich dem Thema
'Ethnische Gruppen in Deutschland'. Im Mittelpunkt stehen Ergebnisse der
Allgemeinen Bevölkerungsumfrage der Sozialwissenschaften (ALLBUS) zur
Verbreitung und Erklärung ausländerfeindlicher und antisemitischer Einstellungen in der deutschen Bevölkerung. Die in Deutschland lebenden Ausländer sind nicht nur als Einstellungsobjekte Gegenstand dieses Buches. Es
werden verschiedene Datenquellen (u.a. das Sozioökonomische Panel und
die Ausländerbefragungen des Instituts MARPLAN) intensiv genutzt, um den
Leser auch über die soziale Struktur von Deutschlands Zuwanderern, über
ihre Lebenssituation und -perspektive sowie über ihre Sicht des Verhältnisses zwischen Deutschen und Ausländern zu informieren.

**www.westdeutschervlg.de**

Erhältlich im Buchhandel oder beim Verlag.
Änderungen vorbehalten. Stand: November 2001.

Abraham-Lincoln-Str. 46
65189 Wiesbaden
Tel. 06 11. 78 78 - 285
Fax. 06 11. 78 78 - 400

West-
deutscher
Verlag

Heinz Abels

## Einführung in die Soziologie

*Band 1: Der Blick auf die Gesellschaft*
2001. 410 S. mit 1 Abb. und 1 Tab.
Hagener Studientexte zur Soziologie, Bd. 7. Br. € 19,00
ISBN 3-531-13610-0

*Band 2: Die Individuen in ihrer Gesellschaft*
2001. 334 S. mit 1 Abb. und 4 Tab.
Hagener Studientexte zur Soziologie, Bd. 8. Br. € 17,00
ISBN 3-531-13611-9

Was ist Soziologie? Was sind zentrale Themen? Welche theoretischen Erklärungen haben sich zu bestimmten Fragen durchgesetzt? Auf diese Fragen will diese zweibändige Einführung in die Soziologie Antwort geben. Die Sprache ist so gehalten, dass der Anfänger sicher auf abstrakte Themen und Theorien zugeführt wird und der Fortgeschrittene sein Wissen noch einmal in Ruhe rekonstruieren kann.

Werner Fuchs-Heinritz

## Biographische Forschung

Eine Einführung in Praxis und Methoden
2., überarb. und erw. Aufl. 2000. 384 S.
Hagener Studientexte zur Soziologie, Bd. 5. Br. € 18,00
ISBN 3-531-33127-2

Dieses Buch führt in die Erhebung und Interpretation von lebensgeschichtlichen Texten ein. Kapitel I begründet die biographische Forschung aus den alltäglichen Formen biographischer Reflexion und Kommunikation. Kapitel II informiert über die Geschichte der biographischen Forschung und über wichtige Kontroversen. Kapitel III folgt den Schritten eines biographischen Forschungsprojekts von der Konzeption bis zur Publikation und diskutiert die jeweils möglichen forschungspraktischen Entscheidungen.

Thomas Brüsemeister

## Qualitative Forschung

Ein Überblick
2000. 305 S. mit 1 Abb. und 11 Tab.
Hagener Studientexte zur Soziologie, Bd. 6. Br. € 19,00
ISBN 3-531-13594-5

Dieses Buch stellt Grundzüge von fünf Verfahren der qualitativen Forschung vergleichend vor: qualitative Einzelfallstudien, narratives Interview, Grounded Theory, ethnomethodologische Konversationsanalyse und objektive Hermeneutik. Die Darstellung beginnt mit qualitativen Einzelfallstudien, bei denen Beschreibungen von Daten im Mittelpunkt stehen. Am Ende werden Methoden diskutiert, die ihren Gegenstand stärker theoretisch deuten.

**www.westdeutschervlg.de**

Erhältlich im Buchhandel oder beim Verlag.
Änderungen vorbehalten. Stand: November 2001.

Abraham-Lincoln-Str. 46
65189 Wiesbaden
Tel. 06 11. 78 78 - 285
Fax. 06 11. 78 78 - 400

**West-deutscher Verlag**